प्राथमिक उपचार
का
मैनुअल
(Manual of First Aid)

यदि कोई तकलीफ में है तो मुस्कुरा नहीं सकता केवल बुद्धि के द्वारा, उसकी तकलीफों को समाप्त किया जा सकता है।

— जे.पी. गुप्ता

अडवोकेट

प्राथमिक उपचार का मैनुअल

(Manual of First Aid)

सामान्य-चोटें, खेल-कूद की चोटें तथा सामान्य बीमारियों की देखभाल

एल० सी० गुप्ता एमडी एमएनएएमएस
अभिताभ गुप्ता एमडी डीएमआरई

JAYPEE BROTHERS MEDICAL PUBLISHERS
The Health Sciences Publisher
New Delhi | London

Jaypee Brothers Medical Publishers (P) Ltd

Headquarters
EMCA House, 23/23-B Ansari Road,
Daryaganj New Delhi 110 002, India
Landline: +91-11-23272143,
+91-11-23272703
+91-11-23282021, +91-11-23245672
e-mail: jaypee@jaypeebrothers.com

Corporate Office
4838/24, Ansari Road,
Daryaganj New Delhi 110 002, India
Phone: +91-11-43574357
Fax: +91-11-43574314
e-mail: jaypee@jaypeebrothers.com

Overseas Office
JP Medical Ltd.
83, Victoria Street, London
SW1H 0HW (UK)
Phone: +44-20 3170 8910
e-mail: info@jpmedpub.com

EU GPSR Authorised Representative
Logos Europe, 9 rue Nicolas Poussin
17000, La Rochelle, France
Phone: +33 (0) 6 67 93 73 78
e-mail: contact@logoseurope.eu

Website: www.jaypeebrothers.com
Website: www.jaypeedigital.com

Manual of First Aid (Hindi)
First Edition: 2001
Reprint: 2004, 2024, **2026**
ISBN 978-81-7179-868-1
Printed in India

श्री डी के आर्या आईपीएस
मार्गदर्शक एवं दार्शनिक
तथा
श्रीमती सी के आर्या
को
महिलाओं के स्तर में सुधार हेतु
समर्पित।

प्राक्कथन

यह पूर्णतः संशोधित एवं वृहद मैनुअल हमारे प्रकाशन फर्स्ट ऐडः मैनेजमेंट आफ इंजरीज एंड कामन एलीमेंट्स का हिन्दी अनुवाद है जो मानव रचना विज्ञान, विभिन्न अंगो की शरीर वैज्ञानिक क्रियात्मकता तथा हताहतों को प्राथमिक उपचार उपलब्ध कराने के सामान्य सिद्धातों तथा डाक्टर के आने तक रोगी को साधारण चिकित्सीय समस्याओं तक संभाले रहना जैसे तमाम विषयों के लिए एक सामान्य रूपरेखा खींचने का प्रयास हैं। यह पुस्तिका निरंतर एक सामान्य बुद्धि वाले व्यक्ति को प्राथमिक उपचार प्रदान करने हेतु एक बहुल व्यापक तथा मूलभूत सिद्धातों पर प्रकाश डालते हुए पर्याप्त ज्ञान उपलब्ध कराएगी।

जैसाकि हम सभी 21 वीं सदी में प्रवेश कर चुके हैं अतः विभिन्न विश्व प्रक्षेत्रों के जीवन शैली में तेजी से बदलाव आ रहा है क्योंकि गहन प्रभावी कार्य दशाएं, रहन–सहन का वातावरण तथा कार्य संबंधी विशिष्टताएं एवं कार्य संबंधी जोखिम आदि चीजें बढती जा रही हैं। इस परिदृश्य में यह अत्यावश्यक है कि प्रत्येक जिम्मेदार नागरिक में ऐसी योग्यता हो कि वह एक रोगी या हताहत का तबतक प्राथमिक उपचार कर सके जबतक कि डाक्टर न आ जाय। प्रस्तुत पुस्तक जहाँ एक ओर प्राथमिक उपचार के सिद्धातों की व्याख्या करता है वहीं दूसरी ओर सामान्य चोंटों/क्षतियों, खेल–कूद की क्षतियों, तथा दिन प्रतिदिन की सामान्य परेशानियों के समाधान पर प्रकाश डालता है। इसके साथ ही यह सामान्य औषधियों को उनकी खुराक के साथ प्रदान करने के उपाय भी बताता है। यह पुस्तक प्राथमिक उपचारक को पट्टी बाँधने की प्रक्रिया तथा मरहम–पट्टी से संबधित सामग्री के बारे में सुबोधगम्य एवं अपेक्षित जानकारी देती है।

हम आशा करते हैं कि यह पुस्तक न केवल सामान्य व्यक्ति के लिए सहायक होगी बल्कि अन्य पेशेवर डाक्टरों को भी लाभ पहुँचाएगी जिन्हें निश्चित तौर पर विभिन्न परिस्थितियों–दुर्घटना, प्राकृतिक आपदा, मानव निर्मित आपदा या हिंसात्मक घटनाए, आदि में प्राथमिक उपचार प्रदान करने के अवसर आ सकते हैं।

एल सी गुप्ता
अभिताभ गुप्ता

विषय–सूची

प्राथमिक उपचार के सिद्धान्त

आपात् स्थितियाँ

सामान्य चिकित्सीय समस्याएं

कुछ महत्वपूर्ण विषय

1
प्राथमिक उपचार के लक्ष्य एवं उद्देश्य

प्राथमिक उपचार

परिभाषा

प्राथमिक उपचार किसी घायल या अचानक बीमार हुए व्यक्ति को अस्थाई एवं तुरंत दी गई उपचार सहायता है जिसमें नियमित चिकित्सा देने से पहले वहाँ उस समय उपलब्ध सामग्री का उपयोग किया जाता है।

उद्देश्य

1. जीवन की रक्षा करना।
2. और अधिक क्षति से बचाना तथा स्थिति बिगड़ने से रोकना।
3. जहाँ तक संभव हो सके, पीड़ित की क्षमता बनाए रखने के लिये उसे ज्यादा से ज्यादा आरामदेह स्थिति में लाना।
4. घायल व्यक्ति को जल्दी से जल्दी विशिष्ट चिकित्सा सेवाओं के अन्तर्गत लाना।

सिद्धांत

प्राथमिक उपचार के सामान्य सिद्धांतों को चित्र. 1.1 में दर्शाया गया है।

प्राथमिक उपचारक

प्राथमिक उपचारक एक आम आदमी हो सकता है जो अपने बेहतर कौशल के अनुसार प्राथमिक चिकित्सा के मानक उपायों को लागू करना सीख सकता है। उसे रोगी के पास

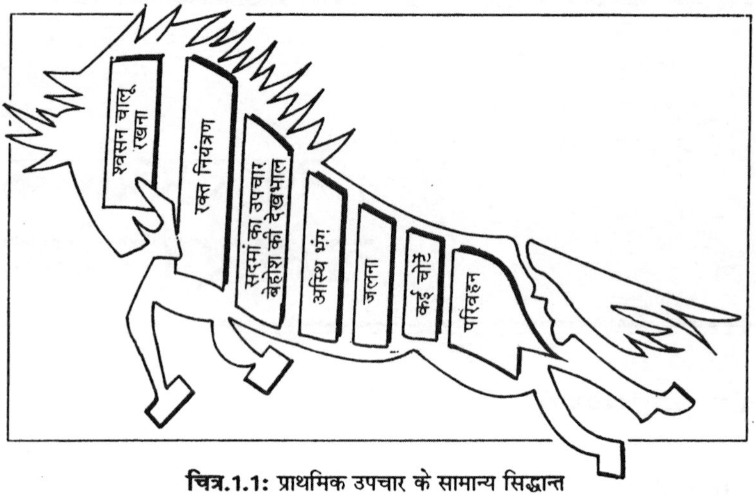

चित्र.1.1: प्राथमिक उपचार के सामान्य सिद्धान्त

पहुँचने, समस्या को पहचानने तथा आपात् स्थिति में प्राथमिक उपचार उपलब्ध कराने में प्रशिक्षित होना चाहिए और जब आवश्यक हो तो रोगी को और आगे क्षति पहुँचाए बिना अपेक्षित जगह पर ले जा सके।

योग्यताएं

1. एक अच्छा अवलोकनकर्ता होना चाहिए।
2. तुरंत कार्यवाही करने में सक्षम होना चाहिए।
3. हड़बड़ाहट या अतिउत्तेजना में न आए।
4. भीड़ को संभालने व नेतृत्व की क्षमता होनी चाहिए ताकि पास खड़े देखने वालों से सहायता ले सके।
5. आत्मविश्वास पूर्ण हो तथा प्राथमिक उपचार के दौरान क्षति को समझने की योग्यता होनी चाहिए।
6. आशंकित या घबराए हुए घायल व्यक्ति को भरोसा दिलाने वाला तथा उसके उत्तेजित या निराश संबंधियों के बीच अपनी योग्यता एवं सहानुभूति दिखाकर बेहतर परामर्श एवं संतुष्टि दिलाने वाला होना चाहिए।

जिम्मेदारियाँ

1. रोगी के पास सरलता एवं सुरक्षित तरीके से पहुँच का लाभ उठाना।
2. दुर्घटना के दृश्यों का अवलोकन करना तथा स्थिति का मूल्यांकन करना।
3. यदि आवश्यक हो तो दूसरों को तथा यातायात को दूसरी ओर मोड़ने का निर्देश दें और

नजारा देखने वालों को पर्याप्त दूरी पर खड़ा होने को कहें। जरूरी टेलीफोन करें। यदि वाहन के इंजिन चालू हैं तो उन्हें बंद करें।

4. यह पता करें कि घायल बेहोश है या होश में है, वह जीवित है अथवा मृत है।
5. स्थिति या बीमारी को पहचानना, जिसके कारण यह दुर्घटना हुई है एवं घायल प्रभावित हुआ है।
6. प्राथमिक उपचार के उपायों को प्राथमिकता देते हुए तुरंत उचित और पर्याप्त उपचार प्रदान करें जैसे कि इसमें पहली प्राथमिकता घायल की श्वसन प्रक्रिया चालू करना तथा रक्त संचार जारी रखना है जबकि दूसरी प्राथमिकता रक्तस्राव को रोकना होना चाहिए।
7. यह सदैव ध्यान में रखें कि एक दुर्घटना में घायल को एक से ज्यादा क्षतियाँ हो सकती हैं और इनमें कुछ क्षतियों पर तुरंत ध्यान देने की जरूरत हो सकती है।
8. घायल को बिना किसी देरी के एक डाक्टर के पास या अस्पताल या घर पहुँचाने की कोशिश करें जोकि हताहत की दशा के अनुसार करना होगा जैसेकि घायल की चोट बहुत जटिल न हो या घायल व्यक्ति खुद को अनावश्यक रूप से असुविधापूर्ण महसूस करें जोकि उसकी क्षति या दशा पर निर्भर करेगा।
9. रोगी तथा दुर्घटना का रिकार्ड रखें और उसका पता तथा गवाह आदि लिख लें।
10. एक बार जब प्राथमिक उपचारक स्वैच्छिक रूप से सेवाएं प्रदान करता है तब उसे घायल को तबतक नहीं छोड़ना चाहिए, जब तक कि कोई योग्य या जिम्मेदार व्यक्ति आकर उसे मुक्त न करें।

जब जिम्मेदारियाँ खत्म हो जाएं

एक प्राथमिक उपचारक की जिम्मेदारी तब खत्म होती है जब वह घायल को देखरेख के लिए किसी नर्स, डाक्टर या जिम्मेदार व्यक्ति को सौंप देता है। बाद में वह डाक्टर की सहायता कर सकता है।

प्राथमिक उपचारक के लिए चेतावनी

1. प्राथमिक उपचारक को यह बात सदैव याद रखना चाहिए कि वह एक डाक्टर नहीं है।
2. उसे उन घावों को खोलकर नहीं जाँचने चाहिए जिन्हें किसी अन्य व्यक्ति के द्वारा पहले ही बाँधा जा चुका है।
3. उसे किसी भी व्यक्ति को मृत नहीं घोषित करना चाहिए; क्योंकि यह उसका कार्यक्षेत्र नहीं है।

प्राथमिक उपचार के कार्यक्षेत्र

एक दुर्घटना में, जो किसी सड़क, घर, कारखाना, भवन में घटती है या फिर प्राकृतिक विपदा, बिजली-आघात, जलना या सर्प-दंश से हो सकती है। ऐसी सभी दुर्घटनाएं प्राथमिक चिकित्सा के कार्यक्षेत्र में आती हैं।

प्राथमिक उपचारक के कौशलों का सारांश

1. दुर्घटना के दृश्य को नियंत्रित करना।
2. घायल तक पहुँच बनाना।
3. सुरक्षा तथा दुर्घटना के संभावित कारणों के मद्देनजर दृश्य का मूल्यांकन करना।
4. रोगी तथा आसपास खड़े लोगों से सूचनाएं एकत्र करना।
5. महत्वपूर्ण संकेत सुनिश्चित करें – जैसे नाड़ी, साँस चलना, त्वचा ताप ।
6. नैदानिक संकेतों तथा उससे जुड़े संकेत, जैसेकि संभावित क्षतियाँ या अचानक बीमारियाँ/कमजोरियाँ जिनमें आपात्स्थिति उत्पन्न हो सकती है, को सुनिश्चित करना।
7. आपात्स्थिति की दशा में आवश्यक आद्योपांत (एबीसीज) प्रक्रिया पूरी करें:
   - क. वायुमार्ग साफ करें।
   - ख. साँस चालू करें (यदि साँस टूट रही हो तो कृत्रिम वायु दें)।
   - ग. रक्त संचार देखें (नाड़ी की गति डूब रही हो – उसे तुरंत हृदय-दबाव एक व दो की प्रक्रिया वाला उपचार दें)।
   - घ. खून का बहाव (रक्तस्राव) नियंत्रण करें (रक्तस्राव को सीधे हाथ से दबाकर, ऊपर उठाकर, प्रेसर प्वाइंट (दाब बिन्दुओं) एवं रक्त बंध (टेरनी क्यूट्स) द्वारा नियंत्रित करें)।
8. सदमे का निदान-जाँच एवं देखभाल करें।
9. नरम ऊतकों की निदान-जाँच एवं देखभाल करें जिसमें आतंरिक चोट के साथ पट्टी बाँधने एवं मरहम पट्टी की तकनीकी भी शामिल है।
10. खुले एवं बंद अस्थि भंग, ऐंठन, खिंचाव तथा उखड़ने आदि की निदान-जाँच एवं देखभाल करें जिसमें शीत उपचार तथा मूलभूत स्पलिनटिंग (खपच्ची) तकनीकें भी शामिल हैं।
11. मद्यपान एवं नशीली दवाओं के उपयोग के साथ विषाक्तता की जाँच एवं देखभाल करें।
12. हृदयाघात, सदमे, मधुमेह, कॉमा (बेहोशी), इन्सुलिन शॉक तथा मिरगी या दौरों को जाँचें व देखभाल करें।
13. चेहरे की चोट, सिर की चोट, गर्दन एवं रीढ़ की हड्डी की चोट तथा छिदे हुए छाती के घाव शामिल हैं, आदि की जाँच एवं देखभाल करें।
14. जलने एवं धुआँ गुटकने की जाँच एवं देखभाल करें।

15. ताप या गरमी में झुलसने या ठंड लगने की निदान, जाँच व देखभाल करें जिसमें ताप ऐंठन, तापाघात, ताप से जलना, हाइपोथर्मिया तथा हिम दंश आदि शामिल है।
16. शिशु प्रसव एवं नवजात शिशु की देखभाल में मदद करना।
17. संकट काल एवं आपदा प्रभावित व्यक्तियों को मनोवैज्ञानिक एवं उचित आपात्कालिक उपचार देना।
18. उचित रूप से ले जाने (परिवहन) की तकनीक को उपयोग में लाएं।

प्राथमिक उपचार के स्वर्णिम नियम

1. पहला काम पहले, तुरंत, शांत भाव से बिना हड़बड़ी के करें।
2. घायल एवं उसके संबंधियों को सहानुभूतिपूर्वक भरोसा दिलाएं।
3. निम्न बातों पर गौर करें:
   क. क्या साँसों का आवागमन ठीक नहीं है? यदि हाँ, तो कृत्रिम श्वसन शुरू करें।
   ख. क्या रक्त संचालन में व्यवधान है? यदि हाँ तो हृदय में बाहर से मालिश शुरू करें।
   ग. क्या गंभीर रक्तस्राव है? यदि हाँ, तो दबाव बिन्दु पर दबाकर रक्त का बहाव रोकें। एक साफ पैड के द्वारा सख्ती से रक्त बहाव वाली जगह दबाएं और कुछ मिनटों तक रक्त बहाव वाली जगह को दबाए रहें।
4. घायल को अनावश्यक रूप से इधर-उधर करने से बचें।
5. जहाँ तक संभव हो जल्दी से जल्दी घायल को सुरक्षित ढंग से डाक्टर या अस्पताल ले जाने की व्यवस्था करें।

प्राथमिक उपचारक के लिए दवा पेटी (किट)

1. तिकोनी पट्टियाँ
2. रोलर (गोल) टाइप पट्टियाँ
3. मरहम पट्टी/गाज पैड्स
4. चिकपने वाली (एढेसिव) टेप
5. बैंडेंज शीट्स
6. नेत्र आवरण या संरक्षक
7. रक्त बंध के लिए स्टिक (मोटी पट्टी)
8. कंबल
9. तकिया
10. अपर इक्सट्रीमिटी स्प्लींट (खपच्ची) सेट
11. लोवर इक्सट्रीमिटी स्प्लींट (खपच्ची) सेट

2

मानव शरीर रचना विज्ञान तथा शरीर क्रिया विज्ञान

मनुष्य के शरीर की तुलना आसानी से एक संगीतकार-दल से की जा सकती है जिसमें मधुर संगीत हेतु विभिन्न क्रियाकलापों को पूरा करने के लिए कुछ अन्य प्रणालियों के साथ बेहतर तालमेल की आवश्यकता होती है। एक स्वस्थ शरीर के लिए प्रत्येक प्रणाली एवं उसकी समन्वित प्रक्रिया आवश्यक है अत: इसमें किसी एक प्रणाली को बहुत महत्वपूर्ण नहीं कहा जा सकता है। प्रत्येक उपचार कर्ता को शरीर की विभिन्न प्रणालियों एवं क्रियाविज्ञान से सुपरिचित होना चाहिए। बिना पर्याप्त जानकारी के वह किसी व्यापक कमजोरी (बीमारी), क्षति आदि की विवेचना (गुण-दोष मूल्यांकन) नहीं कर सकेगा और इस प्रकार प्राथमिक उपचार की कार्यवाही घट कर साधारण सी नीम हकीमी रह जाएगी।

प्रत्येक जीवधारी की न्यूनतम कार्यशील इकाई कोशिकाओं से संरचित होती है। मानव का शरीर करोड़ों कोशिकाओं से मिलकर बना होता है। कोशिकाओं के हर एक समूह को कार्य सुपुर्द होते हैं जिन्हें ऊतक (टिशू) के नाम से जानते हैं।

शरीर रचना विज्ञान स्थिति

अपनी तरफ मुँह किए हुए सीधे खड़े शरीर को ध्यान से देखें जिसमें दो बाहें नीचे की ओर जा रही होती हैं तथा हाथों की हथेलियाँ सामने की ओर हों। शरीर संरचना के सभी सदंर्भों को तब देखें जब मानव शरीर एक शरीर रचनाविज्ञान की स्थिति में सीधा खड़ा हो।

दायाँ एवं बायाँ: सदैव रोगी के दाहिनी ओर एवं बाईं ओर का संदर्भ दें (चित्र 2.1 क)।

अग्र एवं पश्च: अग्र का तात्पर्य शरीर के आगे का भाग है तथा पश्च का अर्थ शरीर का पिछला भाग है। सिर के आगे का भाग चेहरे के रूप में तथा शेष भाग पीछे के हिस्से पश्च के रूप में संबोधित किया जाता है।

मध्यवर्ती: एक खड़ी रेखा के द्वारा शरीर को बीच से दाएं एवं बाएं के रूप में विभाजित कर लें। मध्यवर्ती रेखा के बीच में आने वाला कोई भी भाग मध्यस्थ कहलाएगा, जबकि

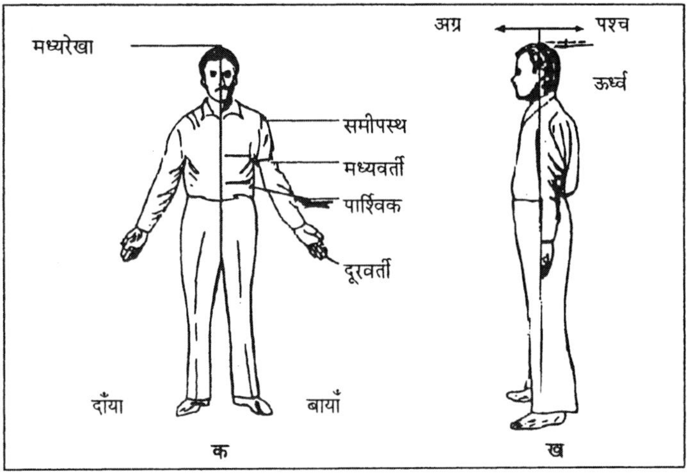

चित्र. 2.1 क से ख: दिशा प्रदर्शन

मध्यरेखा से दूर का भग पार्श्विक या पश्च कहलाएगा। बिल्कुल सीधे खड़े शरीर में छोटी उंगली मध्य भाग में आती हैं जबकि अंगूठा पार्श्विक भाग में अता है (चित्र. 2.1 ख)।

ऊर्ध्व: सिर की ओर, जैसे नाक की अपेक्षा आँखें ऊर्ध्व है।

निम्न: पैरों की ओर जैसे नाक की अपेक्षा मुँह निम्न है।

समीपस्थ: कंधे के जोड़ के आसपास एवं कूल्हों के जोड़ के पास का कोई भी भाग (चित्र. 2.1)।

दूरवर्ती: कंधों के जोड़ या कूल्हों के जोड़ से दूर के कोई भी अंग या भाग।

शरीर के उपभाग या प्रक्षेत्र

मानव शरीर को पाँच उपभागों में विभाजित किया जा सकता है:

1. सिर
   - खोपड़ी (क्रैनियम)
   - चेहरा
   - निचला जबड़ा (आधो हनु)
2. गर्दन
3. धड़
   - छाती (वक्ष)

पेट-निचली पसली से लेकर श्रोणि अस्थि तक

4. श्रोणि-श्रेणि अस्थि के द्वारा संरक्षित

ऊपरी अग्रांग

कंधे के जोड़

ऊपरी बाजू

कुहनी

बाजू (कलाई से कुहनी के बीच)

कलाई

हाथ (हथेली आदि)

5. निम्न अग्रांग

कूल्हे के जोड़

जाँघें

घुटना

पिंडली

टखना

पैर

शरीर की गुहाएं (कैविटीज)

शरीर में मुख्य चार गुहाएं होती हैं, दो अग्र और दो पश्च। इन गुहाओं में सभी प्रमुख अंग, ग्रन्थियाँ, रक्त वाहिनियाँ तथा नाड़ियाँ आदि होती है।

I. अग्र गुहाएं

क. *वक्ष गुहा :* इसे सीने या छाती की गुहा के नाम से जानते हैं जोकि पसलियों के द्वारा चारों ओर घिरी और सुरक्षित पिंजरे जैसी होती है। यह फेफड़े, हृदय, बड़ी रक्त वाहिनियाँ, ग्रासनली तथा श्वास वाहिका (प्रणाली) आदि को सुरक्षा देती है। वक्ष गुहा के निचले भाग पर तन्तु पटल (डायाफ्राम) होता है। यह एक ऐसी माँसपेशी तन्तु है जो श्वसन में उपयोगी होती है। यह तन्तु पटल शरीर को वक्ष गुहा और उदर गुहा में विभाजित करता है (चित्र. 2.2)।

ख. उदर *श्रोणिय गुहा :* तन्तु पटल से नीचे वह सारे शरीर की पश्च गुहा है जो दो भागों में बंटी होती है :

I. उदर गुहा : निचली पसली से शुरू होकर श्रोणि अस्थि क्षेत्र तक को सुरक्षित करती है (चित्र. 2.3 और 2.4)।

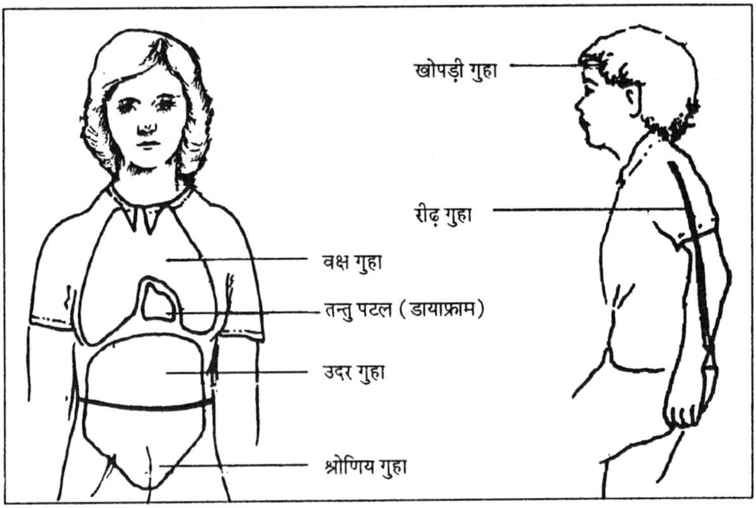

चित्र. 2.2: विभिन्न गुहाओं का प्रदर्शन

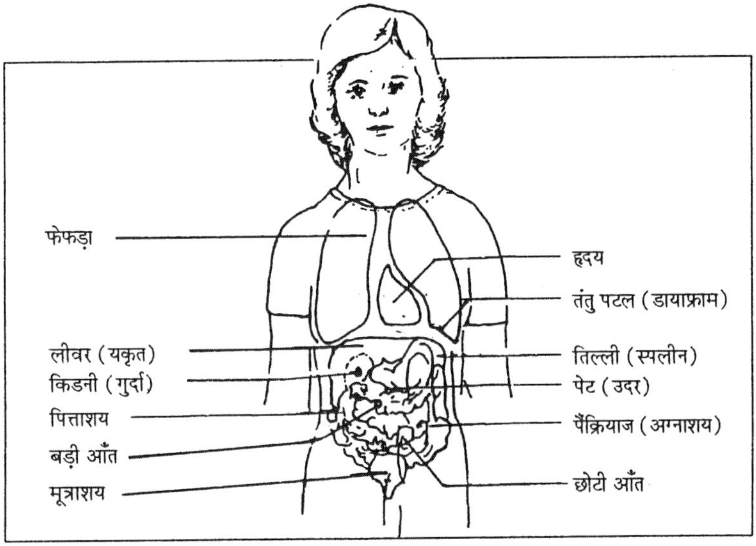

चित्र. 2.3: उदर क्षेत्र के विभिन्न अंग

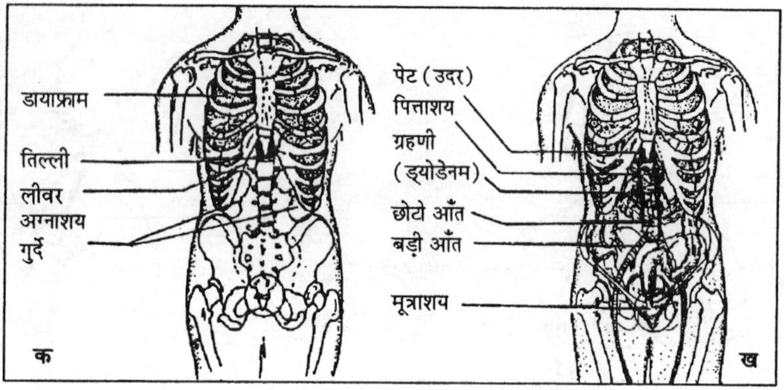

चित्र. 2.4 क से ख: उदर (पेट) के विभिन्न अंग

इसमें शामिल हैं:

पेट (उदर)

यकृत (लीवर)

पित्ताशय

पैंक्रियाज (अग्नाशय)

प्लीहा/तिल्ली (स्पलीन)

छोटी आँत

लगभग पूरी बड़ी आँत

इस गुहा के आसपास हड्डियाँ नहीं होती हैं।

II. श्रोणिय गुहा : यह गुहा श्रोणि अस्थियों (मेखला) द्वारा संरक्षित होती है। इसमें आते हैं :

मूत्राशय

बड़ी आँत का कुछ भाग

आंतरिक प्रजनन अंग

II. पार्श्विक (पश्च) गुहाएं

क. कपाल (खोपड़ी) गुहा : यह कपाल अस्थि द्वारा संरक्षित होती है और इसमें मस्तिष्क तथा विशेषीकृत झिल्ली तंतु होते हैं (चित्र. 2.5)।

ख. रीढ़ गुहा : यह गुहा रीढ़ की हड्डी के बीचो-बीच होती है और इसमें सुषुम्ना नाड़ी तथा इसके विशेषीकृत झिल्ली तंतु होते हैं (चित्र. 2.6)।

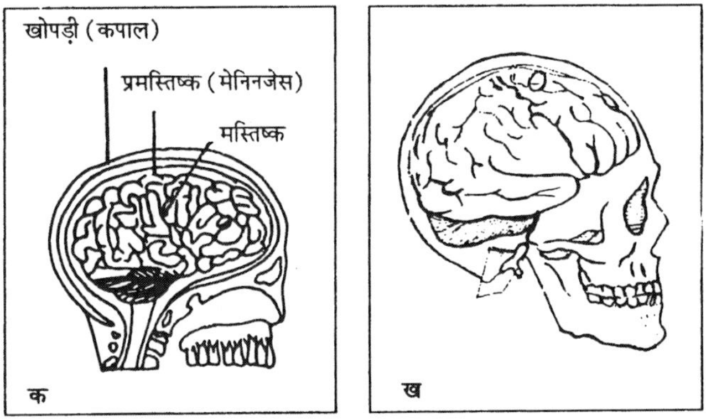

चित्र. 2.5 क से ख: मस्तिष्क का चित्र

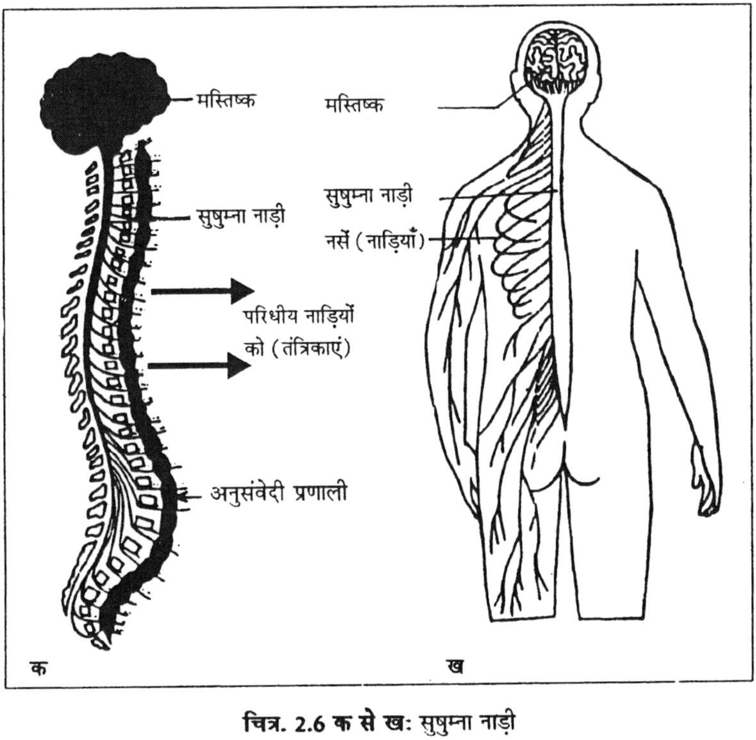

चित्र. 2.6 क से ख: सुषुम्ना नाड़ी

केन्द्रीय तंत्रिका प्रणाली

सबसे पहले क्रियाशील होने वाले व्यक्ति के रूप में आपको यह अवबोध करना आवश्यक है कि सिर और रीढ़ की हड्डी की क्षतियाँ कहीं ज्यादा जटिल हो सकती हैं, अपेक्षाकृत साधारण हड्डियों के बने ढाँचे से। मस्तिष्क, सुषुम्ना नाड़ी तथा कुछ मुख्य नाड़ियों से मिलकर बनी रचना को केन्द्रीय तंत्रिका तंत्र कहते हैं। मस्तिष्क न केवल सोचने की प्रक्रिया को नियंत्रित करता है; बल्कि यह हमारी बहुत सारी मुख्य एवं आधारभूत प्रक्रियाओं को भी नियंत्रित करता है। जिसमें हृदय की गतिविधि एवं श्वसन क्रिया भी शामिल है। मस्तिष्क हमारी माँसपेशियों को निर्देश देता है कि कब संकुचित हों या शरीर से संदेश ग्रहण करता है और यह तय करता है कि शरीर इन संदेशों के प्रति क्या प्रतिक्रिया व्यक्त करें। खोपड़ी (सिर) पर लगी कोई भी चोट (क्षति) मस्तिष्क को चोटिल कर सकती है जिसके कारण शरीर के महत्वपूर्ण क्रियाकलाप समाप्त हो सकते हैं।

सुषुम्ना नाड़ी शरीर के अधिकतर भागों से संदेश लेकर मस्तिष्क तक पहुँचाती और मस्तिष्क से शरीर की ओर ले जाती है। रीढ़ की हड्डी में लगी चोट सुषुम्ना नाड़ी को क्षतिग्रस्त कर सकती है और इससे शरीर मस्तिष्क से अलग-थलग पड़ सकता है, क्योंकि मस्तिष्क का शरीर से संपर्क खत्म हो जाता हैं। यदि यह क्षति काफी गंभीर है तो घायल/रोगी के शरीर का एक भाग कभी भी उपयोग न करने वाला हो सकता है। इसके अतिरिक्त स्पाइनल कार्ड (सुषुम्ना नाड़ी) हमारी तमाम प्रतिवर्ती क्रियाओं (सहज क्रियाओं) का स्थल होती है। यह प्रतिवर्ती क्रियाएं हमें कुछ चीजों के लिए तुरन्त प्रतिक्रिया करने के लिए प्रेरित करती हैं जैसे कि दर्द (चुभन) या आग/ताप आदि। सुषुम्ना नाड़ी की क्षति के फलस्वरूप हमारे शरीर के कई भागों की प्रतिवर्ती क्रियाएं असफल हो सकती हैं।

उदरीय चतुष्पाद (क्वाडरेंट्स)

हमारे उदर भाग को चार भागों में बाँटा गया है जिसमें नाभि या नाभिनाल को सुसंगत केन्द्र बिन्दु मानकर विभाजन किया गया है।

1. *दाहिना ऊपरी चतुष्पाद (RUQ)*

   इसमें शामिल हैं:

   यकृत (लीवर) का अधिकतर भाग

   पित्ताशय

   बड़ी आँत का कुछ भाग

2. *बायाँ ऊपरी चतुष्पाद (LUQ)*

   इसमें शामिल हैं:

   पेट (आमाशय) का ज्यादातर भाग

तिल्ली या प्लीहा

बड़ी आँत का कुछ भाग

3. *दाहिनी निचला भाग (RLQ)*

इसमें शामिल हैं:

एपेन्डिक्स (उंड पुच्छक)

बड़ी आंत का कुछ भाग

4. *बायाँ निचला भाग (LLQ)*

इसमें आता हैं:

बड़ी आँत का भाग

कुछ अंग और ग्रंथियाँ एक चतुष्पाद के बाहर दूसरे चतुष्पादों तक स्थित हैं। गुर्दे उदरीय गुहा के भाग नहीं हैं लेकिन यह उदरीय गुहा की झिल्ली पर्त के ठीक पीछे स्थित होते हैं (चित्र. 2.7)।

शरीर प्रणालियाँ

1. *रक्त संचार तंत्र (प्रणाली)*

यह शरीर की कोशिकाओं तक भोजन एवं ऑक्सीजन युक्त रक्त को ले जाता है और उन्हीं कोशिकाओं के अवशेषों एवं कार्बनडाइआक्साइड को वापस लाता है।

2. *श्वसन तंत्र*

यह वायु में बदलाव ऑक्सीजन लाने तथा कार्बनडाइआक्साइड को निकालने में सहायता करता है। यह ऑक्सीजन रक्त नलिकाओं में दी जाती है और उनसे कार्बनडाई-आक्साइड निकाली जाती है।

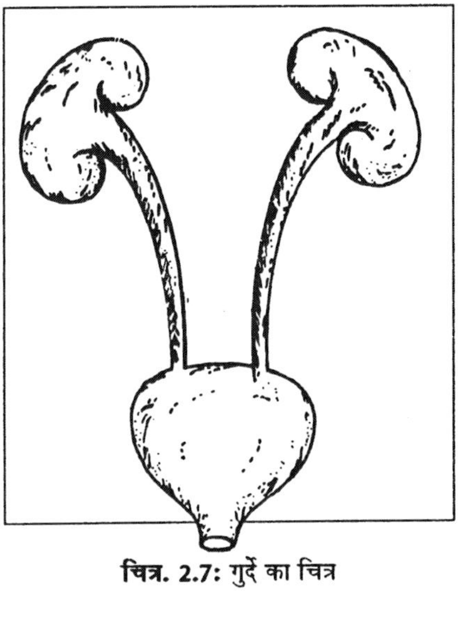

चित्र. 2.7: गुर्दे का चित्र

3. *पाचन तंत्र*

यह हमें भोजन ग्रहण करने, पचाने तथा भोजन अवशोषित करने तथा बचे अवशेष को निकालने के योग्य बनाता है।

4. *मूत्रीय तंत्र (मूत्र-प्रणाली)*

इसके अन्तर्गत रक्त से खराब पदार्थों को निकालने तथा खून में पानी व नमक की मात्रा संतुलित बनाए रखने में मदद की प्रक्रिया शामिल है।

5. *प्रजनन तंत्र*

इसके अन्तर्गत वे सभी संरचनाएं एवं हार्मोन्स आते हैं जो यौन-प्रजनन के लिए आवश्यक होते हैं।

6. *तंत्रिका तंत्र*

यह गतिविधियों को नियंत्रित करने, संवेदनाओं को विश्लेषित करने तथा शरीर की क्रियाओं को नियमित बनाने और स्मृति एवं विचारों को पैदा करने का काम करता है।

7. *अंत:स्रावी तंत्र (इंडोक्राइन सिस्टम)*

इसके अन्तर्गत वे रसायन पैदा किए जाते हैं जिन्हें हार्मोन्स कहते हैं। जोकि शरीर की ज्यादातर गतिविधियों एवं क्रियाओं को नियमित करने में मदद करते हैं।

8. *पेशी कंकाल तंत्र*

इसके अन्तर्गत सभी अस्थियाँ आती हैं जो शरीर के कंकाल तथा माँसपेशियों को संरक्षण एवं समर्थन देती हैं। माँसपेशियाँ अस्थियों के साथ मिलकर शरीर को गति करने की छूट देती हैं।

9. *विशेष इंद्रियाँ (संवेदनाएं)*

इसके अन्तर्गत विभिन्न अंग शामिल है जो तंत्रिका तंत्र के साथ जुड़कर कार्य करते हैं:

- दृष्टि
- श्रवण
- स्वाद (जीभ)
- घ्राण (सूँघ)
- दर्द, सर्दी, गरमी तथा स्पर्श प्रतिक्रियाओं के लिए संवेदनाएं।

10. *त्वचा*

इसके अन्तर्गत त्वचा, बाल तथा पसीना (स्वेद) ग्रंथियाँ शामिल हैं।

11. *रुधिर तंत्र (रक्त प्रणाली)*

- खून

12. *प्रतिरक्षा तंत्र*

इसके द्वारा जीवाणुओं से पैदा की जाने वाली बीमारियों से बचाव प्राप्त होता है।

रक्त संचार तंत्र

इसके अन्तर्गत हृदय, धमनियाँ, तथा शिराएं आदि आती हैं। इसका प्रमुख काम रक्त का शुद्धिकरण तथा रक्त संचार करना और शरीर के विभिन्न भागों तक पोषण को पहुँचाने में मदद करना शामिल है।

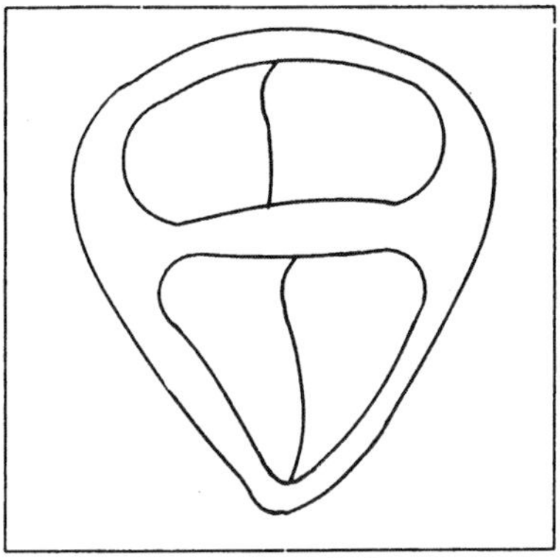

चित्र. 2.8: हृदय के कोष्ठक

हृदय एक माँसपेशी ऊतक है जो रक्त को प्रवाहित (पंप) करने के लिए लगातार संकुचित होता रहता है। यह छाती की बाईं ओर फेफड़े तथा अन्य छाती के अंगों के बीच स्थित होता है। यह दाहिनी तरफ बहुत कम ही स्थित होता है।

इसके अन्तर्गत चार अलग-अलग खोखले कक्ष (कोष्ठक) होते हैं। ऊपर के दो कक्षों को दाहिने और बाएं परिकोष्ठक के नाम से जानते हैं तथा नीचे के दाएं व बाएं निलय (कक्ष) के नाम से जानते हैं (चित्र. 2.8)।

हृदय की मुख्य क्रिया विधि के अन्तर्गत शरीर के विभिन्न भागों से प्राप्त किया गया अशुद्ध रक्त एवं आक्सीजन रहित रक्त को फेफड़ों तक लाना तथा वहाँ से शुद्ध रक्त को लेकर शरीर के विभिन्न हिस्सों में लचीली नलिकाओं द्वारा भेजना शामिल है। इन रक्त नलिकाओं को रक्तवाहिकाएं कहते हैं।

रक्त वाहिकाएं या नलिकाएं

यह तीन प्रकार की होती हैं (चित्र. 2.9):

1. *धमनियाँ (आरटेरीज) :* यह शुद्ध रक्त को हृदय से विभिन्न भागों की ओर ले जाती हैं। यह मजबूत रक्त वाहिनियाँ होती हैं। यह लाल रंग की होती हैं। यह ऊतकों के पास पहुँचते हुए छोटी एवं पतली धमनियाँ तब तक विभक्त होती रहती हैं जब तक कि ये केशिका नली (पतली रक्त नली) नहीं बन जाती हैं।
2. यह बहुत छोटी एवं सूक्ष्म रक्त नलिकाएं होती हैं जो बहुत कोशिकाओं की पतली पर्त में निहित होती है जो ऊतक की कोशिकाओं से द्रव पदार्थ एवं गैसें लाती एवं ले जाती हैं। इसके बाद वापसी वाली यह पतली रक्त नलिकाएं धीरे-धीरे एक दूसरे से मिलते हुए शिराओं का रूप ले लेती हैं।
3. *शिराएं :* यह रक्त नलिकाएं अशुद्ध रक्त को हृदय की ओर लाती हैं छोटी-छोटी

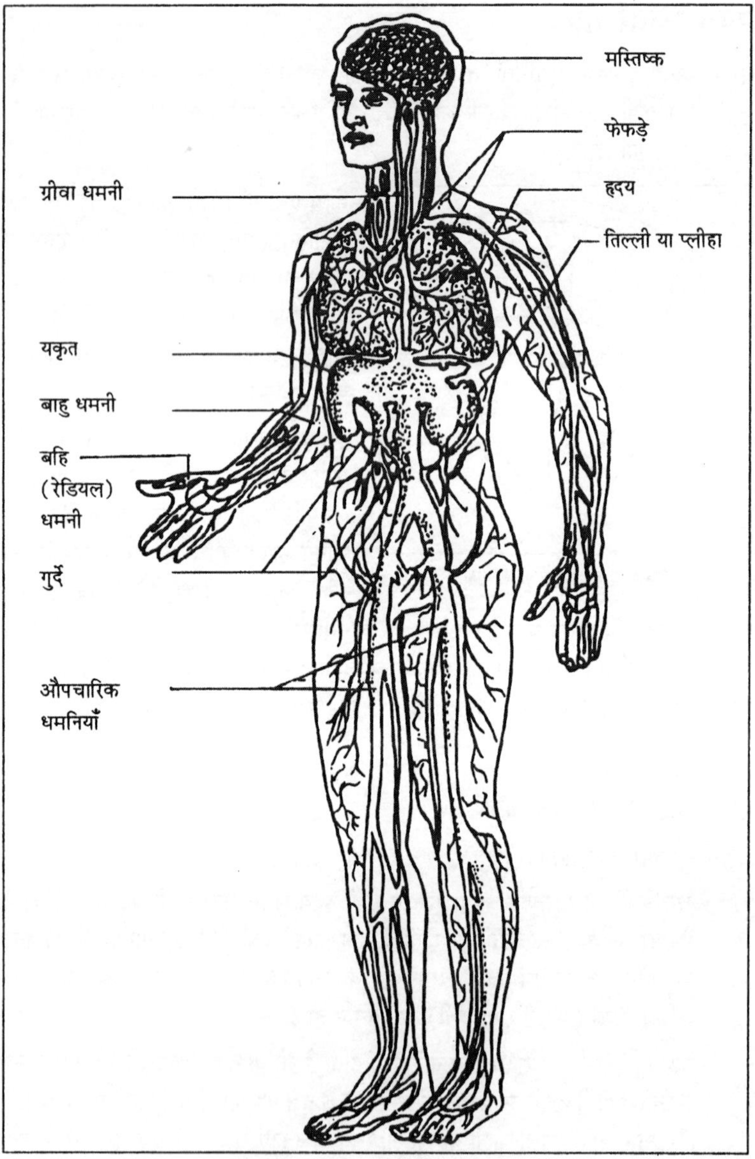

चित्र. 2.9: रक्त एवं रक्त संचार

शिराएं आपस में जुड़ कर धीरे-धीरे शिराएं बनती जाती हैं। और तब तक जुड़ती रहती हैं जब तक कि दो बड़ी शिराएं नहीं बन जाती हैं। जो हृदय के दाहिनी ओर के संग्रह कोष्ठकों (कक्षों) में रक्त को वापस लाती हैं। यह रंग में नीलापन युक्त होती हैं।

श्वसन तंत्र

जीवन के लिए आक्सीजन अति आवश्यक है। श्वसन क्रिया का उद्देश्य वायु के साथ ली गई आक्सीजन को फेफड़ों में लाकर स्थानांतरित करना है जहाँ रक्त द्वारा ग्रहण करके पूरे शरीर में संचारित की जाती है और रक्त द्वारा वापस लाई गई कार्बन-डाईऑक्साइड (एक बचा हुआ अवशेष) वापस छोड़ी जाती है।

वायु

वायु विभिन्न गैसों का समिश्रण होती है। जिसमें 21% ऑक्सीजन होती है और श्वसन क्रिया के द्वारा शरीर में केवल 5% ऑक्सीजन उपयोग में लाई जाती है। इसलिए जब हम हवा को गुटकते (खींचते) हैं तो हम 16% अतिरिक्त ऑक्सीजन लेते हैं और वापसी पर इसमें थोड़ी सी मात्रा कार्बन-डाईआक्साइड की बढ़ जाती है। इसीलिए हम जितनी मात्रा में ऑक्सीजन को वापस निकालते हैं वह अन्य व्यक्ति की साँस चलाने (प्राण रक्षा बचाव) के लिए पर्याप्त होती है।

वायु मार्ग रचना विज्ञान

नाक: वायु सबसे पहले यहीं से प्रवेश करती है और श्वसन प्रणाली में छोड़ दी जाती है।

मुख: दूसरे रास्ते से वायु मुँह द्वारा प्रवेश करती है और श्वसन प्रणाली में छोड़ दी जाती है।

ग्रसनी: यह वायु एवं आहार लेने का एक सामान्य मार्ग है।

कंठ (स्वर तंत्र): गले में वायु जाने का मार्ग (नली)।

श्वास नली: कंठ नली से आगे वायु जाने का मार्ग।

श्वसनी शाखा: यह श्वास नली का वह भाग है जहाँ से श्वास नली द्वारा लाई गई वायु फेफड़े में बदलाव के लिए विभक्त होकर जाती है।

फेफड़े: यह तन्यतापूर्ण अंग है जो सूक्ष्मदर्शी हवा के कूपों (या थैलियों) से बने होते हैं जहाँ ऑक्सीजन लेकर कार्बनडाइआक्साइड के बदलाव का कार्य सम्पन्न होता है। चित्र. 2.10 में वायु मार्ग प्रणाली की शरीर रचना विज्ञान को स्पष्ट दर्शाया गया है।

साँस लेने की प्रक्रिया (श्वसन क्रिया)

श्वसन की प्रक्रिया एक स्वचालित गतिविधि है इसे तीन चरणों में बाँटा गया है:

1. साँस खींचना
2. साँस छोड़ना
3. विराम (पॉज)

साँस लेने में मुख्य माँसपेशियाँ तन्तु पटल (डायाफ्राम) द्वारा उपयोग की जाती हैं। छाती की पसलियों के बीच की माँसपेशियाँ भी भूमिकाएं निभाती है।

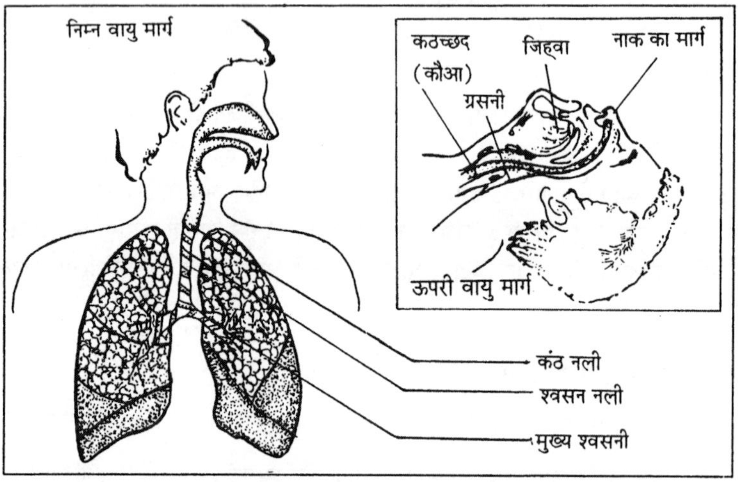

चित्र. 2.10: वायु मार्ग रचना विज्ञान

जब हम साँस खींचते हैं तो छाती की माँसपेशियाँ पसलियों को बाहर की ओर फैलाती है और छाती ऊँचाई एवं चौड़ाई में फैल जाती हैं। डायाफ्राम अर्थात् तंतु पटल एक सुदृढ़ माँसपेशीय विभाजक है जो छाती (वक्ष) गुहा को उदर गुहा से अलग करता है। यह सिकुड़ता एवं सपाट फैलता है तथा वक्ष गुहा को नीचे की ओर व्यापक बनाता है। यह संयुक्त कार्यवाही ही फेफड़ों द्वारा वायु को चूषित होने में सहायक होती है जिससे फेफड़े के अंदर गैसों का आपसी बदलाव (विनिमय) जगह ले सके।

जब साँस बाहर निकलती है तब पसलियाँ भी माँसपेशी तथा तंतु पटल शिथिलता की अवस्था में होती है और वे अपनी पहली जैसी स्थिति को पा जाती हैं। यह चक्र फिर से शुरू हो इसके पहले एक छोटा सा विराम आता है। सामान्य श्वसन प्रक्रिया में कुछ अवशिष्ट वायु

फेफड़े में रह जाती है जिससे संचालित रक्त को हर समय कुछ ऑक्सीजन उपलब्ध रहती है (चित्र. 2.11 क और ख)।

मस्तिष्क में एक श्वसन केन्द्र साँस लेने की दर एवं गहनता को निर्धारित करता है।

औसतन वयस्क की दर	=	16–18/ प्रति मिनट
बच्चों एवं शिशुओं की दर	=	20–30/ प्रति मिनट

तनाव, व्यायाम, क्षति या बीमारी के दौरान यह दर बढ़ जाती है। शरीर को अतिरिक्त ऑक्सीजन उपलब्ध कराने के लिए उसी के अनुसार हृदय की गति भी बढ़ जाती है।

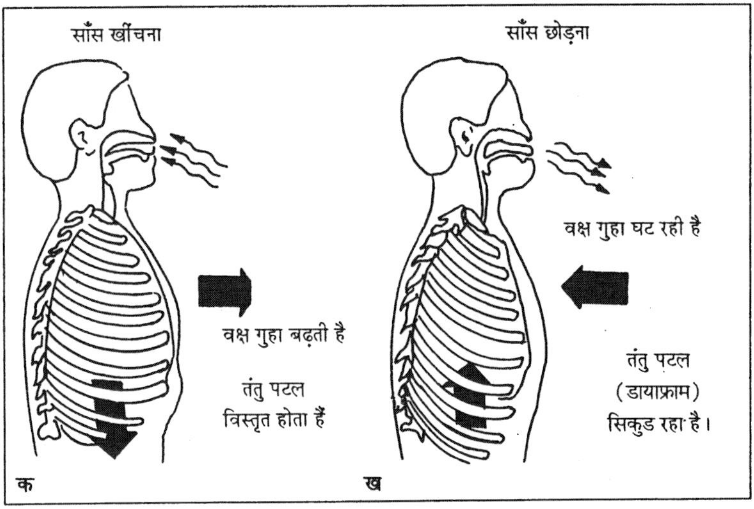

(साँस लेने और छोड़ने की रचना विज्ञान)

चित्र. 2.11 क से ख: (क) वक्ष गुहा के अन्दर वायु का दबाव बाहर की अपेक्षा कम है अतः वायु फेफड़े की ओर जा रही है। ताकि वायु का दबाव बराबर बना रहे। (ख) अब बाहर की अपेक्षा हृदय के अन्दर हवा का दबाव अधिक है। अतः हवा धकेली जा रही है।

रक्त में ऑक्सीजन कैसे संचारित होती है?

सारे शरीर में रक्त के अन्तर्गत लाल रक्त कोशिकाओं द्वारा ऑक्सीजन वहन करके ले जाई जाती है। रक्त की आपूर्ति निरंतर रूप से पुनरावृत्ति चक्र से हृदय के संकुचन-शिथिलन प्रक्रिया द्वारा संचारित होती रहती है।

हर बार जब हृदय की माँसपेशी संकुचित होती है तब प्रवाह (पंपिग) प्रकोष्ठ द्वारा रक्त को बाहर की ओर धकेल जाता है। जब माँसपेशी शिथिल होती है संग्रह कक्ष से रक्त (आकर) उड़ेलता हुआ जगह ले लेता है।

हृदय की धड़कन की औसत दर
आराम के समय वयस्कों में 72 प्रति मिनट

बिना ऑक्सीजनयुक्त रक्त ऊतकों से दो मुख्य शिराओं की ओर प्रवाहित होता है और फिर हृदय के दाईं ओर लौटकर आता है। इसके बाद हृदय के द्वारा फेफड़ों की ओर धकेला जाता है जहाँ वायु का आदान-प्रदान होता है।

ऑक्सीजनयुक्त रक्त हृदय के दाहिनी ओर लौटता है और इसे पुनः मुख्य धमनी की ओर प्रवाहित कर दिया जाता है। जहाँ से यह शरीर के सभी अंगों की ओर वितरित होता है। हृदय में लगे हुए वाल्व यह सुनिश्चित करते हैं कि रक्त लगातार सही दिशाओं की ओर प्रवाहित होता रहे।

रक्त के ऑक्सीजनयुक्त लाल रक्त कण उसे सुर्ख लाल रंग देते हैं। रक्त में नीलापन (साइनोसिस) तब उभरता है जब रक्त में ऑक्सीजन की कमी होती है। त्वचा में खून की

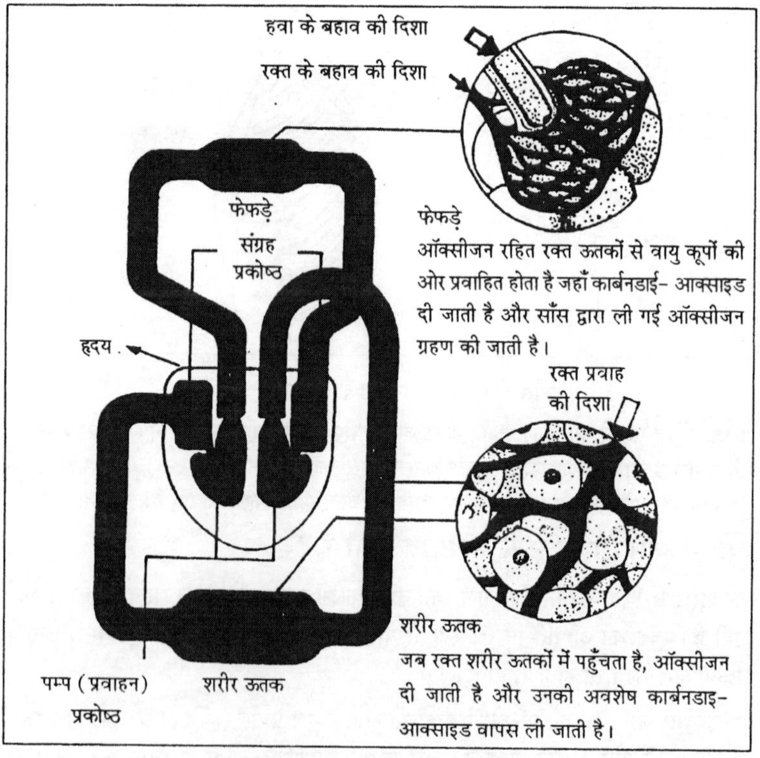

चित्र 2.12: रक्त संचार का प्रदर्शन

कमी के नतीजन पीलापन उभरता है। यह रंग का बदलाव विशेष रूप से होंठों, कान के कुंतलों तथा नाखूनों में दिखाई देता है।

रक्त में ऑक्सीजन के संचार तंत्र को चित्र 2.12 में दिखाया गया है।

आंत्र तंत्र

खाया गया भोजन चबा कर या मुँह की लार के द्वारा मिश्रित करके गुटका जाता है। इस भोजन को ग्रासनली के माध्यम से संकोचन प्रक्रिया के द्वारा अंदर धकेला जाता है। यह छाती में स्थित होती है तथा पेट (आमाशय) से जुड़ी होती है जहाँ भोजन एकत्र होता है। वहाँ छोटे कणों में विभक्त एवं आंत्रीय रसों से समिश्रित होता है। इसके बाद भोजन को आगे छोटी आँत के रास्ते से धकेला जाता है जहाँ यह इंजाइम (पाचक रसों) की सहायता से अवशोषित किया जाता है। यह पोषक तत्व आगे यकृत की ओर भेजा जाता है।

अवशिष्ट (बचा हुआ): भोजन बड़ी आँत की ओर बढ़ते हुए मलाशय में एकत्र होता है और यहाँ से गुदा मार्ग से मल के रूप में बाहर निकाल दिया जाता है।

पित्ताशय: एक थैली होती है जो यकृत के बीच स्थित होकर (पाचक) पीला खट्टा रस पैदा करती है जो वसा युक्त भोजन को पचाने में मदद करता है। यह आंत्र प्रणाली (या तंत्र) के चित्र 2.13 में प्रदर्शित किया गया है।

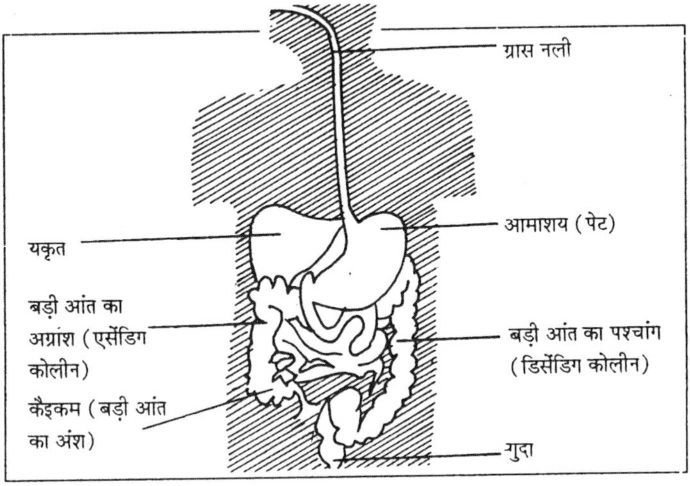

चित्र. 2.13: आँत्र प्रणाली (पाचन तंत्र)

मूत्रीय तंत्र

इसके अन्तर्गत गुर्दे, मूत्र नलिकाएँ, मूत्र मार्ग तथा मूत्राशय शामिल होते हैं (चित्र. 2.14)।

इसका मूल कार्य उन अवशेष तत्वों एवं हानिकारक तत्वों को छानकर निकालना है जो शरीर के लिए आवश्यक नहीं है। इसका कार्य मूत्र को तैयार करना तथा उसे मूत्राशय एवं मूत्र मार्ग के द्वारा बाहर निकालने में मदद करना है।

मूत्राशय कुछ और नहीं बल्कि माँसपेशियों की बढ़ सकने वाली एक थैली है जो मूत्र एवं शरीर के अन्य अवशिष्ट पदार्थों को मूत्र मार्ग से बाहर तब निकालती रहती है जब उसकी पर्याप्त मात्रा एकत्र हो जाती है।

एक सामान्य व्यक्ति एक दिन में औसतन 1500-2000 मिली०. मूत्र त्याग करता है।

तंत्रिका तंत्र

यह खोपड़ी की हड्डी (कपालास्थि) की गुहा में स्थित होता है। यह दो बराबर भागों में बँटा होता है जैसेकि अर्ध गोला (वृत)। यह सफेद और भूरे पदार्थ से संघनित होता है।

सफेद पदार्थ: यह इंद्रियों को संचार प्रदान करता है।

भूरा पदार्थ: यह संवेदनाओं एवं स्मृतियों को विभाजन एवं भंडारण उपलब्ध कराता है।

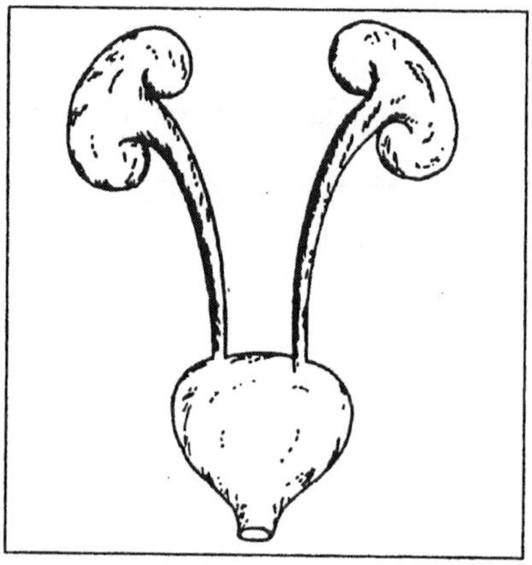

चित्र. 2.14: मूत्राशय को दिखाता हुआ

खोपड़ी अस्थि की गुहा के अन्दर विभिन्न रन्ध्रों (छिद्रों) से 12 नाड़ियों कपाल गुहा में आती है। हर नाड़ी को अलग काम सुनिश्चित होता है।

जैसेकि दृष्टि (आष्टिक) नाड़ी दृश्य संवेदना को वहन करती है जबकि श्रवण नाड़ी ध्वनि संवेदना को वहन करती है।

मस्तिष्क (चित्र 2.15) सारे शरीर से सुषुम्ना नाड़ी के माध्यम से जुड़ा होता है जोकि स्पर्श, पीड़ा, ताप तथा अन्य नियमित संवेदनाओं के संचार के लिए जिम्मेदार होती है। सभी महत्वपूर्ण क्रियाएं जैसेकि श्वसन एवं हृदय गति आदि सभी मस्तिष्क से संचालित होती हैं।

अस्थि संरचना (कंकाल तंत्र)

1. *सिर :* इसमें कपाल अस्थि होती है जो मस्तिष्क को ढकती एवं सुरक्षा प्रदान करती है। कपाल या खोपड़ी की अस्थि विभिन्न चपटी अस्थियों के सघन संग्रह से बनी होती है ताकि इन अस्थियों के बीच में हलचल न हो। निचले जबड़े की हड्डी खोपड़ी के दोनों ओर ठीक कान के सामने जुड़ी होती है।

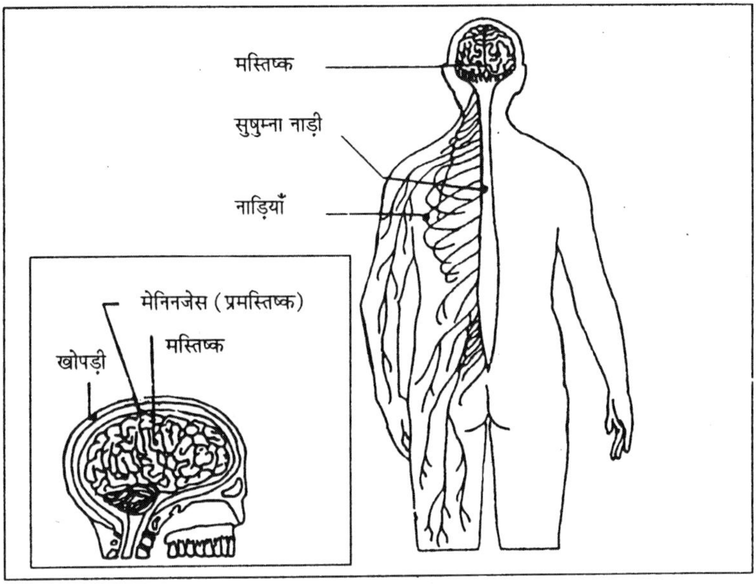

चित्रः 2.15: मस्तिष्क एवं सुषुम्ना नाड़ी

आँखें खोपड़ी की गुहा में स्थिति होते हैं जबकि नाक खोपड़ी से जुड़ी अस्थि के द्वारा बनी होती है।

2. *रीढ़ की हड्डी :* यह तैंतीस (33) हड्डियों से मिलकर बनी होती है इनमें से सात गर्दन में होती है। जिन्हें ग्रीवास्थि कहते हैं। 12 छाती के पिछले हिस्से में (पार्शिवक या पश्च) होती है। पाँच कटि प्रदेश में, पाँच सैक्रमी (सैकरल) तथा चार पुच्छस्थि के रूप में होती है।

ये सभी छोटे घेरे की हड्डियाँ होती हैं जिनमें केन्द्रीय गुहा होती हैं जिसके मध्य से नाड़ियों का समूह गुजरता है जिसे रीढ़ रज्जु मार्ग कहते हैं। यह सुषुम्ना नाड़ी की अनेक नाड़ियाँ शरीर के विभिन्न भागों से दिमाग को जोड़ती हैं।

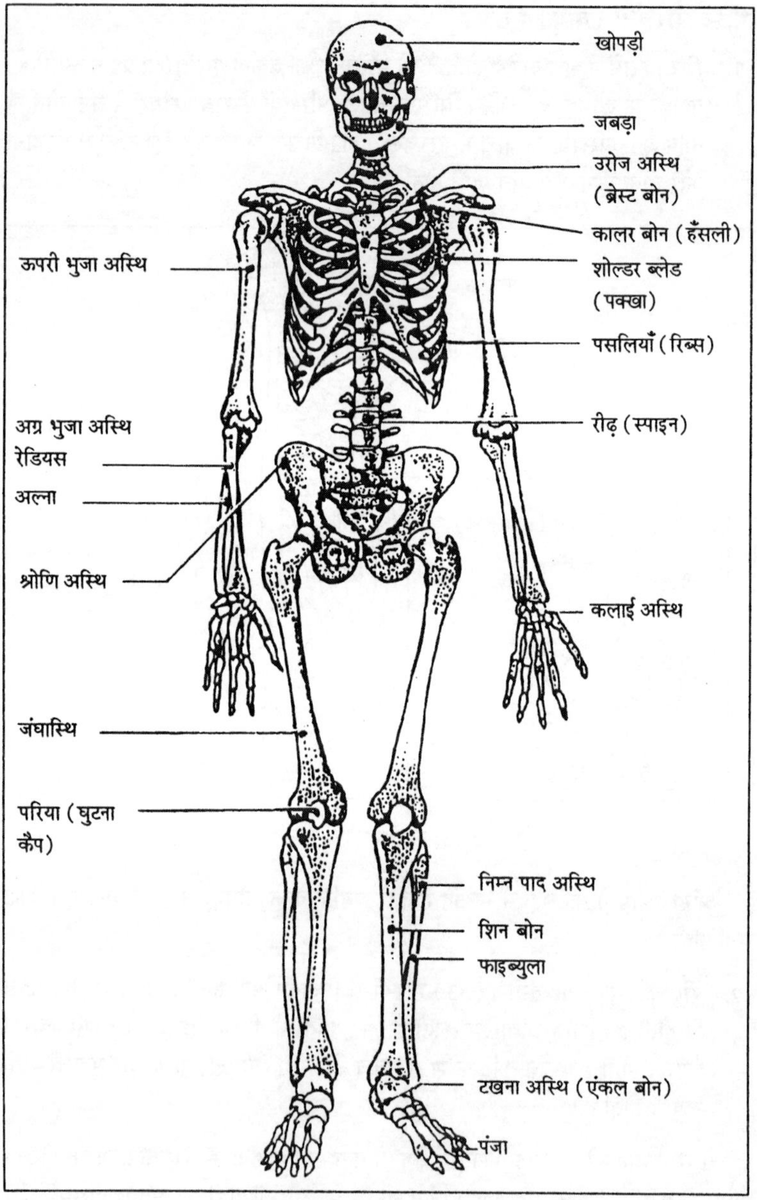

चित्र. 2.16: मानव कंकाल

गर्दन की (सात ग्रीवास्थि), छाती (12 अस्थियाँ) तथा कटि या कमर की 5 अस्थियाँ गति कर सकती हैं और गोल डिस्क (चकती) से अलग-अलग होती हैं। सैक्रैमी और पुच्छ अस्थि की हड्डियाँ स्थिर होती हैं।

3. *छाती :* छाती में (चित्र 2.16) हृदय और फेफड़े आते हैं जो 12 कशेरूकाओं से जुड़ी पसलियों से बने पिजरें के अंदर संरक्षित होते हैं। इनमें से ये अस्थियाँ रीढ़ की हड्डी से जुड़ी होती हैं और ऊपर की दस पसलियाँ छाती में बेस्ट बोन (उरोज अस्थि) से जुड़ी होती है।

उरोस्थि (स्टेरनम) आगे की ओर (छाती में) स्थित होती हैं। आखिर की दो पसलियाँ आगे की तरफ मुक्त होती हैं इन्हें झूलती अस्थियाँ कहा जाता है। पसलियों की गिनती ऊपर से होती है। पहली पसली के पास कालर बोन अर्थात् हँसली होती है जो आगे उरोस्थि में जुड़ी होती है और अगल-बगल कंधे से जुड़ी होती है। पिछली (पीठ) की तरफ, दो चपटी तिकोनी हड्डियाँ होती हैं जिन्हें स्कैप्यूला (स्कंध फलक) कहते हैं। जिससे ऊपर के अंग जुड़े होते हैं।

4. *ऊपरी अंग :* प्रत्येक ऊपरी अंग (बाजू) में एक अस्थि जुड़ी होती है जिसे ह्यूमेरस (प्रगंडिका) कहते हैं और निम्न बाजू में दो अस्थियाँ होती है जिन्हें रेडियस एवं अल्ना कहते हैं। इन्हें लंबी अस्थियाँ कहते हैं। हाथ (हथेली) और अंगुलियों में अनेक छोटी-छोटी अस्थियाँ पाई जाती हैं (चित्र. 2.17)।

5. *निम्न अंग (पादांग) :* प्रत्येक पादांग में (चित्र 2.18)में एक अस्थि जंघास्थि (फेमुर) तथा दो अस्थियाँ टाँग में (टिबिया एवं फिब्यूला) होती हैं। पैर (पंजे) में अनेक छोटी-छोटी अस्थियाँ होती हैं।

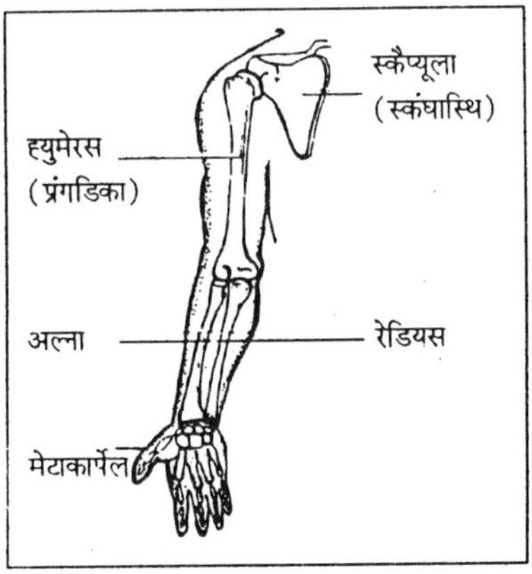

चित्र. 2.17: ऊपरी अंग (बाजू)

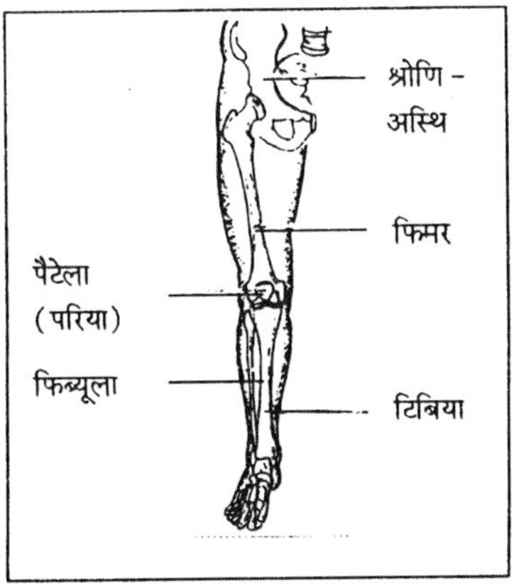

चित्र. 2.18: निम्न (पाद) अंग की अस्थियाँ

6. *श्रोणि अस्थि :* शरीर के निम्न (पाद) अंग श्रोणि अस्थि के द्वारा जुड़े होते हैं जिसमें अस्थियाँ पाई जाती हैं जोकि पीछे से सैकरम (सैक्रेमी) में और आगे श्रोणि (जघनास्थि) में जुड़े होते हैं। श्रोणि अस्थि के अन्तर्गत मूत्राशय, बड़ी आँत का अंतिम भाग तथा मलाशय और पुरुषों में पुरुषत्व ग्रन्थि (प्रोस्टेट ग्लैंड) तथा औरतों का गर्भाशय स्थित होता है (चित्र. 2.19)।

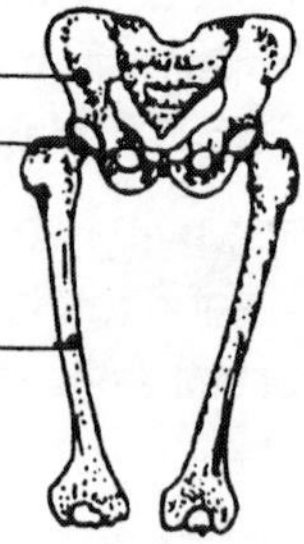

चित्र. 2.19: श्रोणि अस्थि

एक मानव कंकाल माँसपेशियों, नाड़ियों तथा रक्त वाहिनियों से जुड़ा होता है जो पूरी संरचना के आस-पास व बीच से गुजरती है। शरीर की माँसपेशियाँ विन्यास अंस्थियों के साथ मिलकर शरीर की विभिन्न गतिविधियों को पूरा करने में सहायता करती हैं।

रक्त परिसंचरण तंत्र

एक सामान्य मानव शरीर में लगभग 5 लीटर रक्त पाया जाता है। जब किसी क्षति या चोट से रक्तस्राव शुरू हो जाता है तो रक्त की मात्रा घटने लगती है, रक्त संचार असफल होने लगता है और शरीर को पर्याप्त ऑक्सीजन एवं पोषक तत्व नहीं मिल पाते हैं। ऐसी अवस्था में जड़ता या झटके पैदा होने लगते हैं। झटके या सदमे (या जड़ता) को इससे पहचानते हैं।

तीव्र नाड़ी गति: सामान्य नाड़ी गति 70-80 प्रति मिनट

रक्त दाब में कमी: सामान्य 100-140/60-90 एम एम एच जी

भ्रूण अवस्था में रक्त की रचना यकृत (लीवर) द्वारा की जाती है और बाद में यह प्रक्रिया बोन मैरो (अस्थि मज्जा) द्वारा निभाई जाती है। यहाँ पर रक्त में लाल रक्त कण (कोशिकाएं), श्वेत रक्त कण (कोशिकाएं), प्लेटलेट्स (विंषाणु) तथा वसा गोलिकाएं (फैट ग्लोबल्स) होती हैं।

लाल रक्त कोशिकाएं

लाल रक्त कोशिकाओं में हीमोग्लोबिन होता है जो ऑक्सीजन को फेफड़े से ग्रहण करके शरीर के विभिन्न अंगों तक पहुँचाती हैं और शरीर के विभिन्न अंगों से कार्बन-डाइआक्सायड ग्रहण करके फेफड़ों तक लाती है। यह सारा प्रवाहन (पम्पिंग) कार्य हृदय की सहायता से पूरा किया जाता है।

सामान्य वैल्यू (आँकलन) — 5-8 मिलियन आर बी सी / सी एम एम रक्त- एक वयस्क में

हीमोग्लोबिन वैल्यू (आँकलन) — 14-15 ग्राम%

श्वेत रक्त कोशिकाएं : श्वेत रक्त कोशिकाएं शरीर में लगने वाली विभिन्न संक्रमणों को रोकने में सहायक होती है।

सामान्य वैल्यू (आँकलन) — 5000/8000/ सी एम एम एक वयस्क के रक्त में

इसके साथ ही रक्त में कुछ अन्य पदार्थ में निहित होते हैं जो रक्त को थक्के के रूप में जमाने के लिए जिम्मेदार होते हैं।

रक्त समूह : रक्त को चार समूहों ए, बी, एबी और ओ में बाँटा गया है। एक वयस्क व्यक्ति से सामान्यत: 300 सीसी रक्त लेकर रखा जा सकता है और आपात्कालीन अवस्था में खून बहने से होने वाले शॉक (जड़ता/सदमे) की अवस्था में उपयोग में लाया जा सकता है।

3

आपात्कालीन अवस्था के दौरान एक प्राथमिक उपचारक को क्या करना चाहिए ?

प्राथमिक उपचारकर्ता अर्थात् उपचारक को निश्चित रूप से किसी के जीवन रक्षा हेतु तुरंत, शांत भाव से एवं सही तरीके से कार्यवाही करनी चाहिए जिसमें वह हताहत के जीवन को बचाए तथा उसको और अधिक क्षति होने से रोके तथा स्वास्थ्य लाभ को बढ़ावा दे।

उपर्युक्त तीन उद्देश्यों को निम्नलिखित के द्वारा प्राप्त किया जाना चाहिए:

1. एक तुरंत लेकिन शांत भाव की पहुँच।
2. स्थिति एवं दुर्घटना (एवं घायल) का तुरंत मूल्यांकन।
3. घटी घटना के इतिहास, लक्षणों तथा संकेतों के आधार पर स्थिति की सही नैदानिक जाँच या विश्लेषण।
4. किसी भी स्थिति का तुरंत और उपयुक्त उपचार।
5. क्षति और स्थिति के अनुसार हताहत की उचित चिकित्सा

पास जाना या पहुँच बनाना

- यह तुरंत लेकिन शांत एवं नियंत्रित होनी चाहिए।
- जब आप दुर्घटना के पास जा रहे हो तो स्वयं को खतरे की स्थिति में न डालें।
- आप अपना परिचय दें और यदि वहाँ कोई डाक्टर, नर्स या कोई अन्य प्रशिक्षिति व्यक्ति नहीं है तो सहज भाव से उत्तरदायित्व संभालें।

स्थिति का मूल्यांकन

आप दुर्घटना की स्थिति का मूल्यांकन करें और कार्यवाही की प्राथमिकताएं तय करें।

क. **सुरक्षा**

- अपना तथा आस-पास खड़े लोगों के लिए खतरों का जोखिम कम करें।
- किसी अन्य संभावित दुर्घटना के प्रति सुरक्षा अपनाएं।

सड़क की दुर्घटनाओं में -

- पास खड़े लोगों को कहें कि वह यातायात नियंत्रित करें। वे वाहनों एवं भीड़ को आप तथा घायलों से दूर रखें।
- किसी भी आग लगने की संभावना को देखें, विशेष रूप से पैट्रोल बिखरने से और संबंधित इंजिन को बंद करें।

गैस एवं विषैली गंध में -

- यदि संभव हो तो स्त्रोत से बंद कराएं।

बिजली का झटका लगने में -

- यदि संभव हो तो संपर्क को तोड़े और आगे संपर्क न हो पाए इसके लिए अग्रिम सावधानी की कार्यवाही करें।

आग लगने तथा भवन गिरनें में -

- घायल व्यक्ति को तुरंत ही सुरक्षित जगह पर ले जाएं।

ख. दूसरों से सहायता लेना

- आप आस-पास खड़े लोगों से उपचार में सहायता के लिए कहें, उदाहरण के तौर पर गंभीर रक्तस्त्राव को रोकने या गंभीर रूप से चोट लगे अंग को सहारा देने के लिए।
- जो आस-पास खड़े लोग हड़बड़ी या अव्यवस्था फैलाते हैं, उनसे यातायात या भीड़ को नियंत्रित करने के लिए कहें उसे सहायता पाने हेतु टेलीफोन करने को भेजें।
- उन्हें इस तरह समझाएं कि वे आपकी बात ठीक तरह से समझें।

ग. उपचार की प्राथमिकताएं तय करना

- दुर्घटना / घायल की स्थिति को तय करने के क्रम में निम्नलिखित जाँच तुरंत करें।

श्वसन मार्ग एवं साँसे चलना -

- तुरंत जाँच करें कि श्वसन मार्ग खुला है और घायल साँसे ले रहा है या नहीं। यदि साँसें नहीं हैं तो तुरंत कृत्रिम हवा दें।

नाड़ी गति एवं रक्त संचार -

- तुरंत ही नाड़ी की गति एवं हृदय की धड़कन जाँचें और यदि चालू नहीं है तो तुरंत ब्राहर से हृदय (छाती) को रगड़ें।

रक्तस्राव –

- तुरंत की घायल को जाँचकर गंभीर रक्तस्राव देखें और उसे नियंत्रित करें।

बेहोशी –

- एक बेहोश घायल व्यक्ति को या जिसकी साँस लेने में आवाज आ रही है, उसे स्वास्थ्य लाभ की स्थिति में लाएं और उसकी साँस लेने की प्रतिक्रिया का स्तर स्थापित करें।
- यदि रीढ़ की हड्डी की क्षति की संभावना है तो घायल को तब तक हिलाएं जब तक कि साँस चालू करने के लिए बिल्कुल आवश्यक न हो।

शॉक या सदमा/जड़ता –

- घायल को तब तक गरम रखें तथा शांत एवं लेटी हुई स्थिति में रहने दें जब तक कि कोई अनुभवी डाक्टर न आ जाए।

अन्य आवश्यकताएं –

- जब तक घायल के जीवन को तुरंत ही कोई आस-पास से खतरा न हो तो उसके हड्डी टूटने एवं बड़े घावों का उपचार पहले करें और इसके बाद उसे हटाएं।
- यदि घायल की जान खतरे में हैं तो उसे इधर-उधर हटाने से पहले उसके घायल अंग को अस्थाई तौर पर सुस्थिर (अचल) कर दें।

प्राथमिक उपचारक के लिए निम्नलिखित स्थितियों पर तुरंत ध्यान देने की जरूरत होती है अर्थात् घायल के उपचार हेतु निम्नानुसार प्राथमिकताएं तय कर सकते हैं:

उच्च प्राथमिकताएं –

- श्वसन बंद होना तथा साँस के मार्ग में अवरोध
- हृदय की धड़कन बंद होना
- गंभीर रक्तस्राव
- सिर पर गंभीर चोट
- छाती पर गंभीर खुला घाव
- पेट पर खुला घाव
- गंभीर सदमा
- जलन से श्वसन अवरोध का उपचार
- बेहोशी आना

मध्यम प्राथमिकताएं –

- गंभीर जलना
- रीढ़ की हड्डी में क्षति

- मध्यम स्तर का रक्त बहना
- सिर पर चोट लगना, किन्तु होश वाला रोगी
- बहु अस्थि भंग (मल्टीपल फ्रैक्चर)

निम्न प्राथमिकताएं -

- अत्यंत कम रक्त बहना
- साधारण सी जलन
- सुस्पष्ट प्राणघातक घाव, जहाँ प्रथम प्रतिक्रिया मददगार नहीं हैं
- सुस्पष्ट मृत्यु

एक घायल का मूल्यांकन कैसे करें?

एक घायल व्यक्ति का मूल्यांकन करते समय आपको उन स्थितियों को देखना चाहिए जिनसे उसके जीवन को खतरा हो, जैसे-

- साँस लेने में कठिनाई
- हृदय की गति रुकना
- अनियंत्रित या गंभीर रक्तस्राव
- सिर की गंभीर चोट
- छाती या पेट के खुले घाव
- गंभीर सदमा
- गंभीर चिकित्सीय समस्या

बहुत सारे घायलों के बीच चिकित्सीय देखभाल के लिए प्राथमिकताओं को तय करने का बढ़िया तरीका यह है कि उनकी गंभीरता के हिसाब से तुरंत वर्गीकरण करें, खासकर, जहाँ एक से ज्यादा व्यक्ति घायल हुए हों। यदि आपका सामना किसी दुर्घटना से होता है जहाँ चार-पाँच लोग घायल हो, वहाँ आपके द्वारा यह तय करना अत्यंत महत्वपूर्ण है कि कौन से व्यक्ति का उपचार पहले किया जाए।

क. सबसे पहले उस व्यक्ति का उपचार करें जिसकी जान को खतरा हो। यदि एक से ज्यादा व्यक्ति को जानलेवा चोटें लगी हैं तो सबसे पहले उन लोगों की प्राणघातक चोटें का उपचार करें। आप दूसरे का उपचार करने के बाद पहले रोगी को फिर से देख सकते हैं।

ख. दूसरे स्तर पर उनका उपचार करें जिन्हें मुख्य रूप से चोंटें लगी हों जैसेकि सन्निकट अस्थि भंग, बड़ी-बड़ी चीरन या फटाव तथा बड़े घाव हों। ऐसे घायलों को थोड़ी देर के लिए बिना उपचार के छोड़ा जा सकता है क्योंकि जान का खतरा नहीं है जबकि जान का खतरा वालों को पहले देखना चाहिए।

ग. तीसरे चक्र में उन्हें उपचार दें जिन्हें साधारण चोंटे आई हों और उनके उपचार में देरी की जा सकती हैं क्योंकि उन्हें विशेष उपचार की जरूरत हो सकती और नहीं भी।

घ. सबसे बाद में उन्हें उपचार दें, जो मर रहे हैं और जिन्हें नहीं बचाया जा सकता है या जो सुस्पष्ट तौर पर मर चुके हैं। कुछ क्षतियाँ या चोटें इतनी गंभीर होती है कि कोई भी चिकित्सा सहायता उन्हें बचा सकने में असमर्थ होती है। इसलिए उन घायलों पर ध्यान दें जिन्हें उपचार करके बचाया जा सकता है।

घ. सहायता प्राप्त करना

- एक बार जब आप तय कर लें कि सहायता की जरूरत है अतः तुरंत सहायता के लिए प्रयास करें।
- एम्बुलैंस, पुलिस तथा अग्नि शमन दस्ते का बुलाएं।
- नजदीक के टेलीफोन केन्द्र पर जाएं या किसी पास खड़े व्यक्ति को भेजें।
- निम्नलिखित जानकारी प्रदान करें –
    - आपका टेलीफोन नम्बर
    - दुर्घटना की एकदम सही स्थित (जगह)
    - दुर्घटना के प्रकार एवं गंभीर स्थिति का संकेत
    - घायलों की संख्या, लिंग, अनुमानित आयु और यदि संभव हो तो चोटों की प्रकृति बताएं
    - यदि आपको हृदयाघात या शिशु जन्म संबंधी आशंका है तो तुरंत विशेष सहायता की माँग करें
- गंभीर सिर की चोट।
- छाती और पेट के खुले घाव।
- गंभीर चिकित्सीय समस्या।

नैदानिकी (जाँच)

इसके अन्तर्गत रोगी का इतिहास, लक्षण, संकेत तथा होश (चेतना) के स्तर का विवरण आता है।

इतिहास (घटना विवरण)

- इसमें दुर्घटना कैसे घटी और परेशानी/बीमारी कैसे शुरू हुई की पूरी कहानी आती है।
- इसे सीधे घायल से या किसी जिम्मेदार घटना को देखने वाले व्यक्ति से मालूम करना चाहिए।
- सभी सूचना डाक्टर को बताएं।

लक्षण

- ये वे संवेदनाएं हैं जो घायल महसूस करता एवं आपको बताता है।
- ये हैं- दर्द, सिर चकराना, उबकाई सी आना, गरमी या सरदी को महसूस करना या संवेदना घटना अथवा माँसपेशी पर नियंत्रण खत्म हो जाना।
- यदि घायल व्यक्ति बेहोश है या अविश्वसनीय (चकित) है; क्योंकि सदमे में है भौंचक्का या घबराहट में है, तब निदान जाँच लक्षणों पर आधारित नहीं हो सकती है। बल्कि आस-पास खड़े लोगों से प्राप्त जानकारी एवं प्रकट चिन्हों पर आधारित हो सकती है।

संकेत या चिन्ह

- ये चीजें आपकी अपनी बुद्धि उपयोग को विस्तृत एवं निर्धारित करने में सहायक होंगी:
  — दृष्टि, स्पर्श, श्रवण तथा महक।
- ये भी हो सकती हैं:
  - क्षति के चिन्ह या संकेत: जैसे कि रक्तस्राव, सूजन, विकृति।
  - बीमारी अस्वस्थता के संकेत: जैसे ताप में वृद्धि और/या तीव्र अथवा अनियमित नाड़ी गति।
- ये सभी संकेत या चिन्ह तुरंत ही सुस्पष्ट हो सकते हैं, या संयोगवश दिख सकते हैं या ध्यानपूर्वक जाँच-पड़ताल से मालूम हो सकते हैं।

अनिवार्य संकेत

अनिवार्य या सजीव संकेत दर्शनीय संकेत होते हैं जो हमसे घायल की स्थिति को प्रकट करते हैं। ये हैं:

1. साँस लेने की गति और यदि घायल साँस ले रहा है
2. नाड़ी गति / दर
3. आँख के पुतली की प्रतिक्रिया
4. होश का स्तर
5. त्वचा का ताप
6. त्वचा का रंग
7. चलने की क्षमता
8. दर्द के लिए प्रतिक्रिया

1. साँस लेने की दर

साँस लेना/श्वसन एक प्रक्रिया है जिसमें हवा भीतर और बाहर की जाती है।

श्वसन दर गणना की प्रक्रिया:

क. कलाई को पकड़ने के बाद जब आप नाड़ी गति गिन लें तब साँस की गति गिनें ताकि उस व्यक्ति को यह न पता चले कि आप उसकी साँस की गति व प्रकृति का अवलोकन कर रहे हैं।

ख. अपने हाथ की स्थिति ऐसी बनाए जो घायल की छाती के आर-पार जाती हो। इस प्रकार की स्थिति से छाती की गति एवं फैलाव को देखने की प्रक्रिया आसान हो जाती है (चित्र. 3.1)।

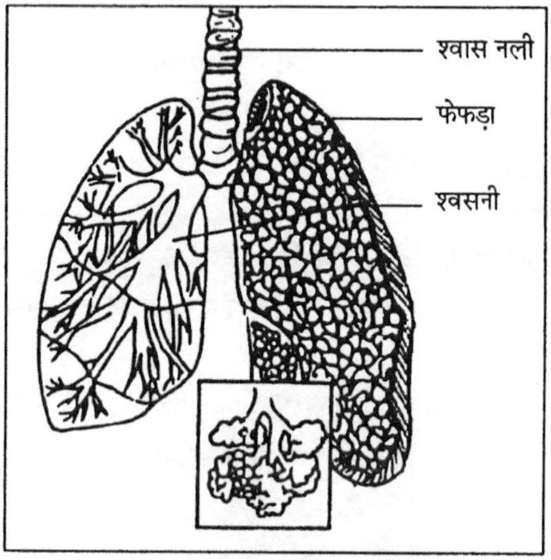

चित्र. 3.1: फेफड़े की रचना विज्ञान

ग. घड़ी का उपयोग करते हुए एक निनट तक अवलोकन द्वारा साँसों की गणना करें।

तालिका 3.1: सामान्य श्वसन दर

आयु	*श्वसन दर / प्रति मिनट*
2 माह से 2 साल तक	35
2 साल से 6 साल तक	23
6 से 12 साल तक	20
12 से 15 साल तक	18
15 से 21 साल तक	16-21

मानव की औसत श्वसन दर को प्रतिमिनट के हिसाब से तालिका 3.1 में दर्शाया गया है। श्वसन दर एक पुरुष की अपेक्षा स्त्री में थोड़ा ज्यादा तेज गति से होती है।

श्वसन गति निम्न स्थिति में बढ़ती है:

1. बुखार
2. स्नायु उत्तेजना या कठिन श्रम
3. श्वास संबंधी बीमारी, जैसे- निमोनिया, श्वसनी शोथ, फुस्फुसशोथ आदि

यह निम्नलिखित स्थिति में घटती है:

1. गहन निद्रा
2. बेहोशी
3. कुछ खास दवाओं जैसे मार्फीन आदि का प्रभाव हो। सामान्यत: साँसों की गति और नाड़ी गति में 1: 4 का औसत होता है।

श्वसन गति सामान्य तीव्र या कम हो सकती है।

श्वसन दर के प्रकार एवं कारण

तालिका 3.2: श्वसन दर के नैदानिक संकेत की रूपरेखा प्रस्तुत करती है।

तालिका 3.2: श्वसन के नैदानिक संकेत

अवलोकन	*संभावित समस्या*
तीव्र, हल्की	सदमा, हृदय समस्या, तापाघात, इंसुलिन शॉक, हृदयाघात / हार्टफेल
गहन, हाँफना, कठिनाई पूर्ण	वायु मार्ग में बाधा, हार्टफेल, हृदयाघात, फेफड़े के रोग, छाती की चोट, फेफड़े में ताप से क्षति, मधुमेह से कोमा
खर्राटेदार	आघात (दौरा), चोंटिल खोपड़ी, नशीली दवाएं/मद्यपान
घरघराना (क्रोईंग)	श्वसन मार्ग में बाधा, श्वसन मार्ग में ताप या चोट से क्षति
गड़गड़ाना (गरारा युक्त)	श्वसन में बाधा, फेफड़े के राग, फेफड़े में ताप या चोट से क्षति
रक्त के साथ खाँसना	छाती में घाव/पसली का टूटना, फेफड़े का छिदना, अंदरूनी चोट

2. नाड़ी गति की दर

नाड़ी की गति हृदय द्वारा धमनियों में धकेले जाने वाले रक्त की गति से होती है जोकि बाएँ निलय (हृदय प्रकोष्ठ) के संकुचन से होता है। सामान्य तौर पर नियमित अभ्यास में कलाई की रेडियल धमनी टटोली (स्पर्श की) जाती है। इसे शरीर में कही भी अस्थि के ऊपर गुजरने वाली किसी भी धमनी पर महसूस किया जा सकता है (चित्र. 3.2)।

धमनी स्थल

ग्रीवा धमनी	—	गले में
बाहु (ब्रॉचियल) धमनी	—	कुहनी पर
रेडियल (बहि) धमनी	—	कलाई -सामान्य स्थल

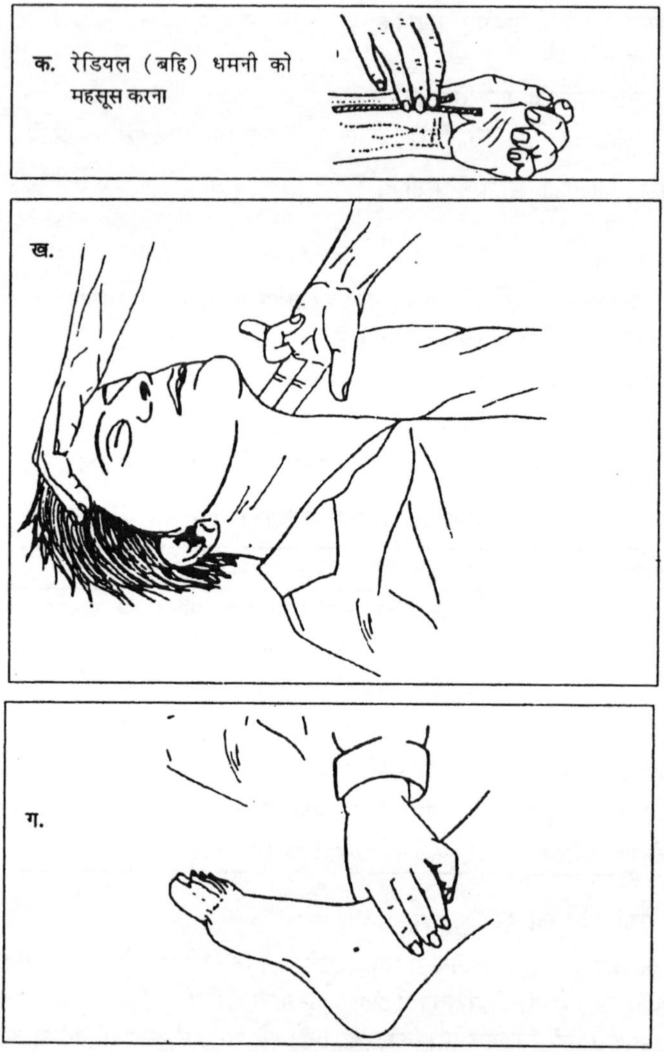

चित्र. 3.2 क से ग: (क) रेडियल (बहि) धमनी को महसूस करना (ख) ग्रीवा धमनी की गति जाँच करते हुए (ग) पश्च टिबियल नाड़ी को देखते हुए ग्रीवा, रेडियल तथा पश्च टिबियल धमनी की स्थितियाँ एवं क्षति का अवलोकन करना

पोपटियल धमनी	—	घुटने के पीछे
पोस्टेरिया (पश्च) टिबियल	—	टखने के ठीक पीछे
डोरसैलिस पैडिस	—	पैर में बड़ी और छोटी अंगुली के बीच

नाड़ी गति को गिनने की प्रक्रिया : अलग-अलग व्यक्तियों को सहज स्थिति में बिठाएं या लिटा दें। यह उस बाजू की तरफ से करें जिसे आप उपयोग में लाएं, उसे सहारा दें और उसे फैलाई हुई स्थिति में देखें।

आप उसकी कलाई में अँगूठे के आधार में हलके से पहली तीन अँगुलियों को इधर-उधर करके महसूस करें।

आप नाड़ी गति को गिनने के लिए अपने अँगूठे का इस्तेमाल न करें, क्योंकि उसमें अपनी खुद गति (धड़कन) होती है अत: यह गणना में बाधा डालेगा।

एक मिनट तक नाड़ी गति (उछाल) को गिने। उसकी सुदृढ़ता एवं नियमितता को ध्यान से महसूस करें (तालिका 3.3)।

तालिका 3.3: सामान्य नाड़ी गति

आयु	*गति प्रति मिनट*
गर्भ के भ्रूण में	140-150
नवजात	130-140
पहले वर्ष में	115-130
दूसरे वर्ष में	110-115
तीसरे वर्ष में	95-105
7-13 वर्ष में	80-90
14-21 वर्ष में	75-85
21-60 वर्ष	75-80

नाड़ी गति सामान्यत: पुरुषों की अपेक्षा स्त्रियों में ज्यादा होती है इसके अलावा कठिन श्रम, पाचन प्रक्रिया, मानसिक उत्तेजना में भी ज्यादा होती है।

नाड़ी गति पूरे दिन की अपेक्षा सुबह के समय थोड़ी ज्यादा होती है।

शारीरिक स्थिति में अचानक बदलाव से यह जरा देर के लिए बढ़ जाती है।

नाड़ी गति इस दौरान बढ़ती है :

1. व्यायाम के समय
2. ताप/बुखार के समय
3. ग्रीवा विषाक्त रोग (थायरोटोक्सिकोसिस) में
4. मानसिक उत्तेजना में

निम्नलिखित स्थिति में नाड़ी गति घटती हैं :

1. मियादी बुखार/सिर की क्षति
2. माइक्सोडेमा
3. कसरती व्यक्ति

नाड़ी गति के प्रकार एवं संभावित कारण

तालिका 3.4 नाड़ी गति के प्रकार तथा उसके नैदानिक जाँच के परिणामों को दिखाती है।

तालिका 3.4 नैदानिक संकेत : नाड़ी गति

अवलोकन	*संभावित समसयाएं*
तीव्र, पूर्ण	बुखार, अत्याधिक श्रम, तापाघात, उच्च रक्तचाप, आंतरिक रक्तस्राव
तीव्र, पतली (धीमी दाब)	सदमा, रक्त की हानि, ताप में रहने की थकावट, मधुमेह, कोमा, रक्त संचार तंत्र में गिरावट
धीमी, पूर्ण	आघात, खोपड़ी में अस्थि भंग
शून्य नाड़ी गति	हृदय की धड़कन रुकना (हृदयाघात)

3. आँख की पुतली की प्रतिक्रिया

निम्न के लिए आँखों की पुतली देखें :

1. आकार में एकरूपता
2. प्रकाश के प्रति प्रतिक्रिया

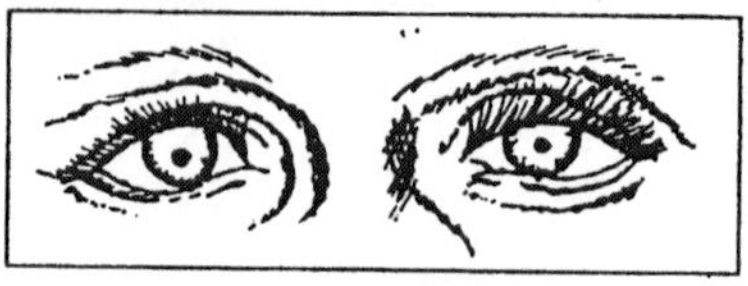

चित्र. 3.3: संकुचित आँख की पुतली (तारा)

आँख की पुतली की गति समानता या असमानता, विस्तारण या संकोचन के संदर्भ में आँखों की पुतली में बदलाव एवं विभिन्नता एक महत्वपूर्ण नैदानिक संकेत है (चित्र. 3. 3 से 3.5)।

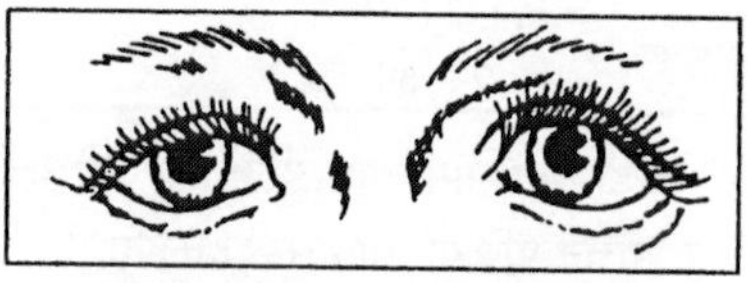

चित्र. 3.4: विस्तारित आँख की पुतली

संकुचित आँख की पुतली नशीले पदार्थों/दवाओं की लत का संकेत दे सकती है। एक ऐसी बीमारी जो केन्द्रीय तंत्रिका तंत्र को प्रभावित करती है जोकि अवसादात्मक (डिप्रेस्टैंट) दवाओं के उपयोग के कारण है।

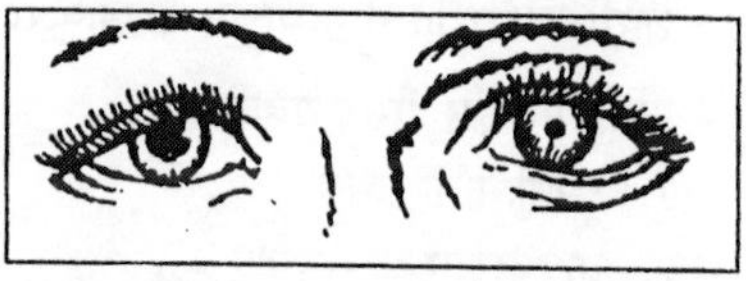

चित्र. 3.5: असमान आँख की पुतली

विस्तारित आँख की पुतली सहजता या बेहोशी की अवस्था का संकेत देती है जोकि उत्प्रेरक दवाओं (स्टीमुलैंट) के उपयोग का

संकेत देती है। आँखों की पुतली मृत्यु की अवस्था में भी विस्तारित होती है और कोई भी प्रतिक्रिया नहीं दर्शाती है।

आँखों की पुतली के आकार में असमानता को हताहत के सिर की चोंट या आघात के द्वारा जोड़कर देखा जाता है।

पुतली के प्रकार तथा संभावित कारण

तालिका 3.5: नैदानिक संकेत: आँख की पुतली

अवलोकन	*संभावित समस्याएं*
विस्तारित प्रतिक्रिया हीन	बेहोशी, आघात, हृदयाघात, रक्तस्त्राव कुछ निश्चित नशीली दवाओं का दुरुपयोग
संकुचित प्रतिक्रिया हीन	केन्द्रीय तंत्रिका तंत्र की क्षति, खास नशीली दवाओं का दुरुपयोग
असमान पुतली	आघात, सिर की चोट
भाव शून्य (निस्तेज)	आघात/सदमा, कॉमा

4. होश (चेतना) का स्तर

इससे अनेक प्रकार की क्षतियों की जानकारी प्राप्त होती है। इसके बारे में निम्नलिखित वर्गीकरण विकसित किया गया है।

पूर्ण चेतन (होश) : क्या हो रहा है, के बारे में पूर्ण जागरूक

अशांत : माहौल (पर्यावरण) के प्रति अत्याधिक संवेदी

उदासीनता/भावशून्यता : पर्याप्त सोया सा लगता है, अनिच्छा से मूत्र त्याग या मल त्याग करता है। उसे आवाज देकर या हाथ से शरीर थपथपाकर जगाया जा सकता है।

कॉमा (बेहोशी) : सोया-सा लगता है, परन्तु जगाया नहीं जा सकता है।

चेतना (होश) के स्तर एवं संभावित कारण

चौकस (चेतन) : मस्तिष्क ठीक तरह से काम कर रहा है।

चेतना/भाव शून्य : आतंकित (संत्रास), चिंता, दर्द, रक्तस्त्राव, सिर की चोट, ब्रेन, ट्यूमर (दिमागी फोड़ा), हार्ट अटैक, सदमा

बेहोशी : उपर्युक्त सभी कारण

5. त्वचा का ताप (चित्र. 3.6)

ताप एक प्रकार से एक तत्व के गर्माहट या शीत का अंश (मान) है जो स्वीकृत मानक से मापा जाता है। मानव शरीर के ताप मापने के लिए प्रयोग किया जाने वाला यंत्र थर्मामीटर कहलाता है।

वे स्थल जहाँ से ताप मापते हैं

1. मुँह में – जो एक सामान्य ताप प्रदान करता है
2. काँख (अक्षि) में
3. जँघास्थि जोड़ (संधि) में

   ये दोनों जगह मुँह की अपेक्षा ½° फा० कम ताप प्रकट करते हैं।
4. गुदा (मलाशय) में : यह उच्च परिणाम देता है। यहाँ मुँह से भी ½° फा० ज्यादा ताप होता है।

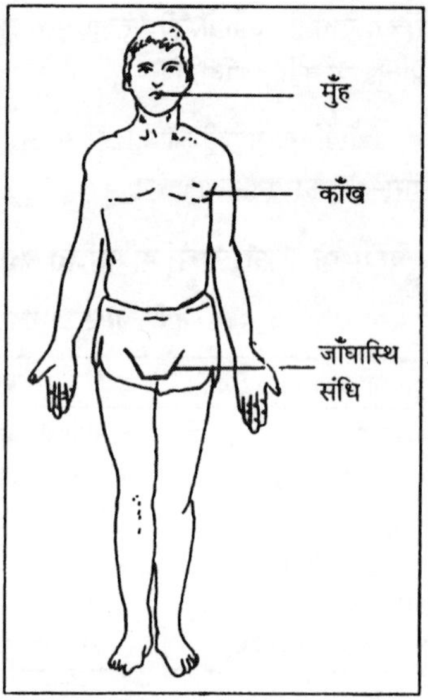

चित्र. 3.6: ताप मापने की जगहें

ताप मापने वाले यंत्र

क्लीनिकल थर्मामीटर (या तापमापी)

यह एक ऐसा यंत्र है जिसके अन्तर्गत पारा (मर्करी) धातु होती है जोकि ताप के द्वारा फैलती है (चित्र. 3.7)।

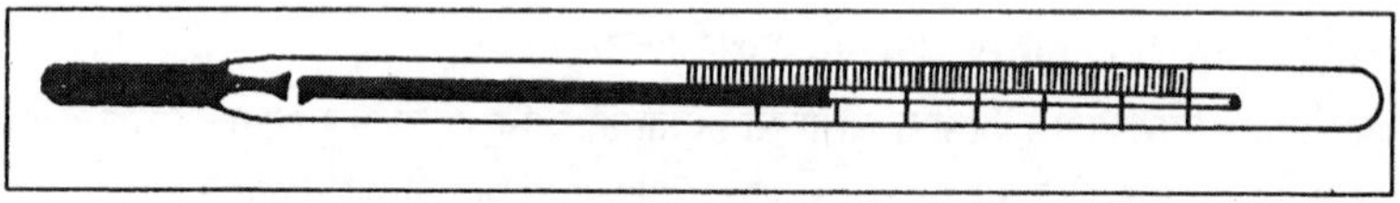

चित्र. 3.7: क्लीनिकल थर्मामीटर (तापमापी)

ताप एक प्रकार से एक तत्व के गर्माहट या शीत का (मान) अंश है जिसे एक मान्य मानक से मापा जाता है। जिस यंत्र से मानव शरीर का ताप मापा जाता है उसे थर्मामीटर कहते हैं।

थर्मामीटर काँच का बना होता है और इसमें तीन भाग होते हैं:

बल्व (गुल्म) : यह पारे से भरा होता है क्योंकि पारा आसानी एवं जल्दी से शरीर के ताप को अवशोषित करता है और यह काँच को गीला नहीं करता है।

संकीर्णन : यह पारे को तब तक वापस लौटने से रोकता है जब ताप लेने के बाद इसे शरीर से हटाया जाता है।

मुख्य काँच की नली : इसमें खाली जगह होती है ताकि पारा फैल सके और साथ में पैमाना भी बना होता है।

थर्मामीटर के बल्व का पारा शरीर के ताप के अनुसार फैलता है। जब इसे शरीर से हटाते हैं तब संकोचन बिन्दु एक बाल्व के भाँति काम करता है और पारे को वापस लौटने से रोकता है। थर्मामीटर पर अंश (डिग्रीज) काली रेखा से अंकित होती है। इसमें एक लाल रंग का तीर चिन्ह अंकित होता है जो मानव शरीर के सामान्य ताप 98.4° फारे० को दर्शाता है। प्रत्येक अंश को 5 भागों में विभाजित किया गया होता है। प्रत्येक भाग 0.2° फारे० का प्रतिनिधित्व करता है।

ताप लेना

मानव शरीर में ताप मापने के चार उपयुक्त स्थल होते हैं लेकिन चारो थोड़ी भिन्न माप देते हैं। अत: एक व्यक्ति में हर बार एक ही जगह का इस्तेमाल करके ताप लेना चाहिए।

पैमाना : यह दो प्रकार में उपलब्ध होता है

फॉरेनहाइट — 94 से 110° फारे० तक की माप

सेंटीग्रेड — 35 से 42° से० तक की माप

मुँह के द्वारा ताप मापने की प्रक्रिया

- उस थर्मामीटर का उपयोग करें जिसमें पारायुक्त सुस्पष्ट, फैला हुआ बल्व हो।
- यदि रोगी ने थोड़ी देर पहले ही कोई गरम या ठंडा पेय लिया है य धूम्रपान किया है तब 15 मिनट इंतजार करने के बाद ताप मापें।
- थर्मामीटर को उसके डिब्बे या फिर संक्रमण नाशक घोल के डिब्बे, जिसमें उसकी नोक या बल्व डुबा रहता है, से निकाले। उसका अग्र भाग पकड़ें, बल्व वाला हिस्सा नहीं।
- थर्मामीटर को अग्र भाग (सिरे) से पकड़ें और नीचे की ओर को तेजी से कलाई के सहारे तब तक हिलाएं, जबतक कि पारा 37° से० से नीचे न आ जाए।
- थर्मामीटर को दो मिनट लगा रहने दें, फिर निकाले और पढ़ें। इसे धीरे से क्षैतिज अवस्था में पकड़कर तब तक रखें जब तक कि आप सही पैमाने पर न देख लें।
- थर्मामीटर देखने के बाद उसे साबुन व पानी से धोएं, हिलाकर पारा नीचे करें और सुखाएं। इसके बाद डिब्बे में रख लें।

थर्मामीटर को काँख (अक्षि) या जंघास्थि संधि पर लगाने की प्रक्रिया (चित्र. 3.8)

- काँख या जंघास्थि संधि पर ताप लेने के लिए मुँह वाला थर्मामीटर ही इस्तेमाल करें।

- काँख या जंघास्थि संधि के भाग को पोंछ दें ताकि वह सूख जाए।
- काँख से ताप के लिए थर्मामीटर काँख में लगाएं और बाजू को नीचे करके कोहनी छाती की ओर लाएं ताकि निचला बाजू व कलाई पेट के ऊपर से दबा रहे।
- किसी भी तरफ की काँख पर थर्मामीटर दो मिनट तक लगा रहने दें।

सामान्य ताप

यह अलग-अलग लोगों में थोड़ा भिन्न हो सकता है जो 97.4° फारे० लेकर 99° फारे० तक हो सकता है।

तापक्रम का दायरा (या परिधि) (तालिका 3.6 और 3.7)

तालिका 3.6: सेंटीग्रेड से फारेनहाइट में बदलने की तालिका

सेंटीग्रेड	फॉरे०	सेंटीग्रेड	फॉरे०	सेंटीग्रेड	फॉरे०
36.5	97.7	38.4	101.1	39.7	103.5
36.8	98.2	38.6	101.5	40.0	104.0
37.2	98.4	38.8	101.8	40.2	104.4
37.4	99.0	38.9	102.0	40.4	104.7
37.6	99.7	39.0	102.2	40.7	105.4
37.8	100.2	39.2	102.6	41.0	105.5
38.0	100.4	39.5	103.1	41.1	106.0

तालिका 3.7: ताप की परिधि (दायरा)

बीमार पड़ जाना (ढहना)	95° फारे० से नीचे
सामान्य से कम	95 से 97° फारे०
सामान्य	97.4 से 99° फारे०
ज्वर (बुखार)	99° फारे० से ऊपर
अति उच्च ज्वर	107° फारे० से ऊपर

शरीर के ताप को प्रभावित करने वाले तथ्य

काँख या जँघास्थि संधि से थर्मामीटर निकाले और ताप को पढ़ें जोकि 36.5° से० अर्थात् 97.6° फारे० या मुँह के ताप से एक डिग्री (अंश) कम हो सकता है।

गुदा से ताप लेने की प्रक्रिया

- गुदा तापमापी का प्रयोग करे जिसमें बल्व गोलाकार होता है

- बच्चे या शिशु को आया या माँ गोद में पेट के बल लिटा लें। अपने हाथ में एक कपड़ा भी रखें। यदि बच्चे ने मल त्याग कर दी तो सहूलियत होगी

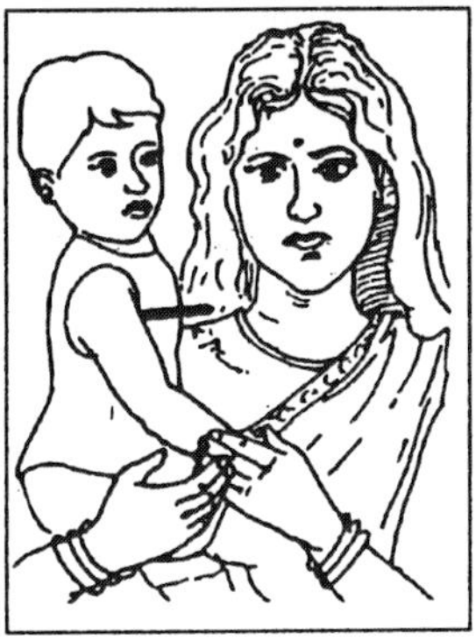

चित्र. 3.8: काँख से ताप लेने की प्रक्रिया

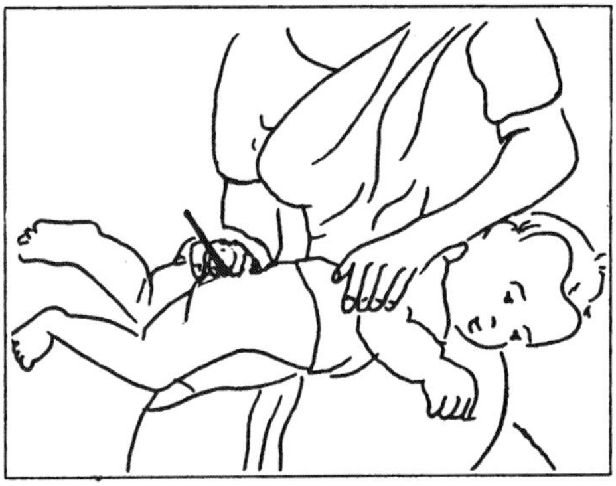

चित्र. 3.9: गुदा से ताप मापने की प्रक्रिया

- रुई के गोले को तेल या किसी चिकने पदार्थ से गीला करें और बल्व के छोर पर चिकनाई लगाएं
- अब धीरे से थर्मामीटर के बल्व को शिशु की गुदा में 3.5 सेमी० तक घुसेड़ें। इससे जबरदस्ती न धकेलें अन्यथा गुदा की दीवारों को क्षति पहुँचा सकती है (चित्र. 3.9)
- थर्मामीटर को दो मिनट यही रहने दें, इसके बाद बाहर निकालें, रूई से मल आदि पोंछ दें ताकि पारा स्पष्ट दिखाई दें। गुदा का समान्य ताप 37.5° सें० (99.6° फारे०) होता है। जोकि मुँह के ताप से एक डिग्री ज्यादा होता है।

शरीर का ताप यह प्रकट करता है कि शरीर में कितनी गरमी है। शरीर तब ताप पैदा करता है जब वह आहार को जलाती (पचाती) है और त्वचा एवं फेफड़ों के द्वारा ताप को निकालता है। जब तक शरीर में पैदा की गई गरमी और खोई जाने वाली गरमी में उचित संतुलन बना रहता है तब तक शरीर का ताप निरंतर लगभग 37° से० अर्थात् 98.4° फारे० बना रहता है।

शरीर के ताप को प्रभावित करने वाले घटक निम्नलिखित हो सकते हैं:

1. *संक्रमण :* संक्रमण के दौरान शरीर की सुरक्षा प्रणाली सक्रिय हो जाती है जिससे शरीर के ऊतकों में अतिरिक्त क्रियाकलाप शुरू हो जाते हैं और इस कारण शरीर का ताप बढ़ता है।
2. *शारीरिक क्रियाकलाप :* माँसपेशियों के क्रियाकलाप से गरमी पैदा होती है और इससे शरीर का ताप बढ़ जाता है।

3. *पानी की मात्रा :* उत्सर्जन (वाष्पन) शरीर के ताप को नीचा रखता है क्योंकि यह त्वचा से भी उत्सर्जित होता है और गरमी कम होती है।

रक्तस्राव के दौरान शरीर से पानी और ताप दोनों ही खोते हैं और ताप गिरने लगता है। इसी प्रकार से दस्त रोग और उल्टी होने पर भी यदि जलापूर्ति न की जाए तो ताप घटता है। यदि लंबे समय तक ऊपरी द्रव पदार्थ न लिया जाए तो फिर से ताप बढ़ सकता है।

ताप और संभावित कारण

तालिका 3.8: नैदानिक संकेत : त्वचा का ताप

अवलोकन	*संभावित कारण*
ठंडा, नम (आर्द्र) त्वचा	सदमा, रक्त स्राव, शरीर से ताप घटना, ताप प्रभाव
ठंडी, सूखी त्वचा	ठंड में उघड़ना (नंगा बदन)
ठंड़ी, चिपचिपी त्वचा	सदमा
गरम, सूखी त्वचा	उच्च बुखार, तापाघात (लू लगना)
गरम, नम त्वचा	संक्रमण

6. त्वचा का रंग

यह शरीर में रक्त संचार के बारे में जानकारी देती है। त्वचा के रंग में बदलाव और संभावित कारण, त्वचा के रंग के नैदानिक संकेत और उसके परिणामों को तालिका 3.9 में दिया गया है।

तालिका 3.9: नैदानिक संकेत : त्वचा का रंग

अवलोकन	*संभावित कारण*
लाल त्वचा	उच्च रक्तचाप, हृदयाघात, रक्तस्राव, तापाघात, मधुमेह, कॉमा
चैरी (हल्की) लाल त्वचा	कार्बन मोनोक्साइड की विषाक्तता
पीली, भूरी पीली त्वचा	सदमा, हृदयाघात, रक्तस्राव, भयाकुल, इन्सुलिन शॉक
नहलह त्वचा	हार्ट फेल, श्वसन मार्ग समस्या, फेफड़े की बीमारी, विशेष विषाक्तता

7. गति की क्षमता

गति या चल-फिर न पाने की स्थिति, अस्थि भंग, सुषुम्ना नाड़ी क्षति, आघात या सिर की चोट की ओर इशारा करता है।

• किसी भी या सभी अग्रांगों का सीमित उपयोग	सुषुम्ना नाड़ी क्षति
• किसी भी अग्रांग का सीमित उपयोग या अक्षमता	अस्थि भंग
• शरीर का एक भाग लकवा ग्रस्त होना	कमर के पिछले हिस्से में, नीचे की तरफ सुषुम्ना नाड़ी में क्षति
• पाँव या टाँग को चला पाने में असमर्थता	आघात, सिर की क्षति/ब्रेन डैमेज या रक्तस्राव के साथ

8. दर्द के लिए प्रतिक्रिया

• अग्रांग में दर्द	अस्थि भंग
• चोट के साथ सामान्य दर्द	शारीरिक क्षति
• दर्द या संवेदना का अहसास नहीं	हिस्टीरिया, सदमा, अत्याधिक शराब, नशीले पदार्थ का दुरुपयोग
• गंभीर दर्द और अग्रांग पर कोई नाड़ी गति नहीं	उस अंग के लिए मुख्य धमनी में अवरोधन
• जड़ता या उस अग्रांग में चिलकन	सुषुम्ना क्षति में क्षति

रक्तचाप

यह एक प्रकार का दबाव है जो रक्त वाहनियों में रक्तनलियों द्वारा दबाव डाला जाता है।

I. प्रकुंचक (साइस्टोलिक) दबाव : जब हृदय की माँसपेशी अपने अधिकतम संकुचन में होती है तब इस दबाव को प्रकुंचक दबाव कहते हैं। यह भौतिक (शरीर वैज्ञानिक) स्थितियों जैसे कठिन श्रम/अभ्यास, मानसिक हालत, नींद या भोजन के साथ कम या ज्यादा होता है।

II. अनुशिथिलन (डाइएस्टोलिक) दबाव : यह एक प्रकार का न्यूनतम दबाव है जो रक्त द्वारा बड़ी धमनियों में संकुचन के अंत में प्रसारित होता है। यह बाहरी वातावरण द्वारा आसानी से प्रभावित नहीं होता है।

III. नाड़ी (पल्स) दबाव : यह दो दबावों साइस्टोलिक दबाव और डाइस्टोलिक दबाव के बीच का अन्तर है अर्थात् प्रकुंचक दाब अनुशिथिलन दाब = नाड़ी दाब।

नाड़ी का दाब 25 से नीचे और 50 से ऊपर रोग के लक्षण के रूप में जाना जाता है।

साइस्टोलिक प्रेशर

I. 100-140 एम एम एच जी वयस्कों में होता है।
II. वयस्क औरतों में यह सामान्यतया 5-10 एम एम एच जी कम होता है।
III. शैशव अवस्था में यह 75 से 90 एम एम एच जी के बीच होता है।
IV. बचपन में यह 90-100 एम एम एच जी होता है।

डाइएस्टोलिक प्रेशर

I. यह जीवन के पहले पाँच वर्षों में लगभग 30 एम एम एच जी होता है।
II. बाद में यह 60-90 एम एम एच जी होता है।

रक्त दबाव अर्थात् रक्तचाप मापना

रक्तचाप मापने वाले यंत्र को रक्तचापमापी अर्थात् स्फाइग्मोमैनोमीटर के नाम से जानते हैं। आमतौर पर इसे बी पी (रक्तचापमापी) यंत्र कहते हैं जो दो भागों में एक बाक्स के रूप में बना होता है। इसके ढक्कन के ऊपरी पल्ले में 0 से 300 एम एम एच जी का निशान बना होता है। नीचे के (आधार वाले) पल्ले या खाने में खाली जगह पर रबर की नलियाँ तथा बाजू बंद (आर्मलेट) रखा होता है।

रक्तचाप लेने के लिए रोगी को सीधे बैठने या लेटने के लिए कहा जाता है। इसके बाद मैनोमीटर देखने वाले की आँख के सामने रखा जाता है और ऊपर के बाजू में ठीक कोहनी के ऊपर बाजू बंद (आर्मलेट) बाँधा जाता है।

इसके बाद बाजू बंद के अन्दर वायु कूपों में पंप करके हवा भरी जाती है और यह दबाव तेजी के साथ 200 एम एम एच जी पहुँच जाता है। जब स्टैथोस्कोप की बेल को बाहु (ब्राचियल) धमनी पर रखा जाता है और बाजू बंद में दबाव धीरे-धीरे घटने लगता है जिसे ध्वनि की शृंखला सुनी जाती है।

- *पहला चरण :* दबाव कम होने के साथ पहली स्पष्ट ध्वनि का संकेत, मैनोमीटर में पारे के कालम के साथ ध्यान दिया जाता है। इसे साइस्येलिक रक्त (प्रकुंचक) चाप कहते हैं। यहाँ दबाई गई धमनी के माध्यम से रक्तचाप का पहला बहाव उभरता है।
- *दूसरा चरण :* यह ध्वनि और ज्यादा लगातार एवं मरमर की ध्वनि के साथ आती है।
- *तीसरा चरण :* यह मरमर की ध्वनि उस ध्वनि में बदल जाती है जो धीरे-धीरे ज्यादा ऊँची होती जाती है।
- *चौथा चरण :* यह ध्वनि नरम और बुदबुदाहट में बदल जाती है। जिस बिन्दु पर यह ध्वनि निशब्द या धीमी पड़ने लगती है, वहीं डाइएस्येलिक प्रेशर है।
- *पाँचवा चरण :* ध्वनि सुनाई देना बंद हो जाती है।

  सामान्य रक्त दाब- 100-140/ 60-90 एम एम एच जी।

उच्च रक्तचाप (हाइपरटेंशन)

लगातार 140 या उससे ज्यादा का उच्च प्रकुंचन (साइस्टोलिक) दाब और 90 से ऊपर का डाईएस्टोलिक (अनुशिथिलन) दाब को उच्च रक्तचाप माना जाता है। यह निम्नवत्‌ हो सकता है :

I. अनिवार्य (इसेंशनल) उच्च रक्तचाप : जहाँ केवल बढ़ा हुआ रक्त दाब यह प्रमुख संकेत हो सकता है

II. द्वितीयक (सेकेन्डरी) : यह चिरकालिक वृक्क शोथ (नेफ्राइटिस), मधुमेह आदि हो सकता है।

उच्च रक्तचाप वाले रोगी को आराम की सलाह दी जाती है। उसे अपना वजन कम करने की सलाह दी जानी चाहिए। उसे वसा, तली हुई चीजें, अंडे की जर्दी (पीला भाग) खाने से बचना चाहिए तथा नमक कम कर देना चाहिए।

मृत्यु के संकेत या चिंह

इसमें निम्न बातें शामिल होती हैं :

- कम से कम 20 मिनट तक साँस न चलना
- कम से कम 20 मिनट तक हृदय की धड़कन न होना
- आँख की कोर्निया की पारदर्शिता खत्म होना (कोर्निया का रंग दूधिया या मटमैला और शिकन (झुर्री) दार हो जाती है)
- शरीर के ताप में गिरावट आ जाती है
    - शरीर में अकड़न (माँसपेशियों में सख्ती)
    - शरीर के टिके हुए हिस्से पर त्वचा में रंग बदलाव; क्योंकि रक्त नीचे की ओर त्वचा के तल पर आ जाता है
    - सड़न: इसे प्रकट होने में कई दिन लग सकते हैं
- हमें हर संभव तरीके से यह सुनिश्चित कर लेना चाहिए कि किसी भी जीवित व्यक्ति को मरा हुआ न घोषित कर दें
- मुँह में या नथुनों में रूई के फोहे रखने से आपको यह जानने में सहायता मिलेगी कि हल्की सी साँस चल रही है या नहीं। स्टैथेस्कोप से भी हृदय की हल्की से हल्की (धीमी) धड़कन ग्रहण की जा सकती है।
- निलंबित प्राण-संचारण : बिल्कुल मृत्यु जैसी परिस्थितियाँ इन कारणों से भी उभर सकती हैं :
    - सदमा (शॉक)
    - भारी चोट
    - गैस विषाक्तता
    - तंत्रिका मनोविकृति अव्यवस्था

- निमज्जन (लगभग डूबना)
- मधुमेह-बीमारियाँ।

ऐसे मामलों में बिल्कुल सही नैदानिक जाँच संबंधी योग्यता द्वारा जीवन और मृत्यु के बीच अंतर को बताया जा सकता है।

सामान्य शिरोपाद परीक्षण

रोगी का द्वितीयक परीक्षण

यह आवश्यक नहीं है कि निम्नलिखित चीजें क्रमानुसार पूरी की जाएं। लेकिन प्राथमिक उपचारक को विशिष्ट योजना के प्रति सुसंगत होना चाहिए। यह शिरोपाद परीक्षण करने में एक दो मिनट का समय लगना चाहिए जब तक कि कोई आपात्कालिक चोट/क्षति न दिखें (तालिका 3.10)।

शारीरिक परीक्षण

सिर

- त्वचा का रंग, चिरना-फटना (विदीर्ण), गुमटा या नील पड़ना तथा चेहरे की सुसंगति देखनी चाहिए।
- होश या चेतना के स्तर का मूल्यांकन करें।
- आँख की पुतली (तारे) जाँचें।
- खोपड़ी या कपालास्थि को धीरे से थपथपाकर दबी (चोंटिल) जगहों को देखें।
- कान एवं नाक का जाँच करें और रक्त या द्रव का बहाव देखें।
- यदि आवश्यक हो, तो मुँह में किसी बाहरी चीज और रक्तस्राव के बारे में जाँचें।

गर्दन

- गले के तनाव या विकृतियों को देखें और थपथपाकर (टटोल कर) पता करें।

भुजाएं

- समूची बाजू को दर्द, घाव, विकृति तथा संवेदना आदि के लिए टटोल कर देखें
- दर्द, चिलचिलाहट, शून्यता एवं गति आदि के बारे में पूछें।

छाती

- कॉलर एवं कंधे की हड्डियाँ टटोल कर देखें
- घावों का अवलोकन करें और यह देखें कि श्वसन क्रिया में छाती सामान्य रूप से फैल रही है

तालिका 3.10: प्रमुख चिन्हों / संकेतों की मदद के द्वारा रोगी का मूल्यांकन

जाँचें	*अवलोकन/देखें*	*संकेत/चिन्ह*	*संभावित समस्याएं*
साँसें चलना	देखें और महसूस करें कि छाती ऊपर-नीचे हो रही है, साँस को सुनें, त्वचा का रंग देखें	श्वसन क्रिया नहीं, नीलापन, पीली भारी त्वचा या सामान्य मृत्यु जैसा लक्षण	श्वसन क्रिया अवरोधित
		तीव्र, धीमी श्वसन क्रिया	वायु मार्ग अवरोधित, हार्ट फेल, सदमा
		गहरी, मरमराना, झटके से श्वसन, रुकी हुई साँसें	उच्च रक्तचाप, दर्द, उच्च वायु संचार
		नाक व मुँह पर झागदार खून, खाँसना	फेफड़े में क्षति, पसली का टूटना, बाहरी तत्व (गोली) पलमोनरी इडिमा (फुस्फुसीय विकार) गंभीर फेफड़े में चिरावट (विदीर्ण)
नाड़ी गति	ग्रीवा धमनी में महसूस करें	गति नहीं	हृदय अवरोध (कार्डियक अरेस्ट) मृत्यु,
		तीव्र, जोरदार	भयाकुल, लू लगना, उच्च रक्तचाप, आशंकित
		तीव्र, कमजोर	सद्मा, तापाशक्त (निर्बल)
			रक्तचाप, मधुमेह कॉमा
		धीमी, जोरदार	आघात, मस्तिष्काघात
रक्तस्राव	घावों को देखें	गंभीर	रक्तस्राव, सद्मा
	शरीर के खुले हिस्सों को देखें	साधारण	घाव
	कपड़ों में गीलापन देखें। महसूस करें शरीर का महसूस करें	आंतरिक	बंद घाव (अदंरूनी)

सशेष...

तालिका 3.10 का शेष भाग

जाँचें	अवलोकन/देखें	संकेत/चिन्ह	संभावित समस्याएं
विषाक्तता	मुँह में देखें	मुँह पर जलना	कॉस्टिक (अम्लीय) विषाक्तता
	आसपास विष के पात्र देखें,		नशीले पदार्थ ज्यादा लेना/खाया या खिलाया गया विष,
	मरीज की बात सुनें आसपास वालों से पूछें,	सिर चकराना	
	कोई गंध महसूस करें (सूंघें)		विषैली गैस का अंत:श्वसन (कश), जहर या दवाएं सुई के द्वारा ली गई हो, किसी पौधे का जहर हो।
होश का स्तर	सामान्य अवलोकन	छोटी अवधि की बेहोशी	साधारण सा डर, आशंका
	हताहत से सवाल पूछें	संभ्रम, आत्म विस्मृति या स्थिति भ्रांति	सिर पर चोट, मनोचिकित्सीय विकार, आशंका, हिस्टीरिया (दौरे) शराब या नशीले पदार्थ की अति मात्रा, दिमागी (अंदरूनी स्तर पर) ऑक्सीजन की कमी, भावनात्मक बाधाएं
		भावशून्यता (जड़ता)	मस्तिष्क में ऑक्सीजन की कमी, शराब की विषाक्तता
		गहन कॉमा (बेहोशी)	आशंका, मस्तिष्क क्षति, खोपड़ी में अस्थि भंग, सिर पर गंभीर चोट, मधुमेह, सद्मा, दौरे (हिस्टीरिया) विषाक्तता
		ऐंठन (अकड़न)	इन्सुलिन का झटका (शॉक) मिरगी

सशेष...

तालिका 3.10 का शेष भाग

जाँचें	अवलोकन/देखें	संकेत/चिन्ह	संभावित समस्याएं
आँखों की पुतली (तारों) की प्रतिक्रिया	हताहत की आँखें की पलकें उठाएं और प्रकाश के प्रति पुतली (तारों) की प्रतिक्रिया देखें	विस्फारित (फैली हुई)	सद्मा (शॉक), बेहोशी, हृदय अवरोध, मस्तिष्क क्षति, अत्यधिक नशे का उपयोग, केन्द्रीय तंत्रिका तंत्र में खराबी
		सिकुड़ी हुई (संकोचन)	सिर की चोंट, आघात/स्ट्रोक
		असमान	सिर की चोंट
		आँखें उलट गई, प्रकाश के प्रति कोई प्रतिक्रिया नहीं	मृत्यु, कॉमा, निस्तेज आँखें, मोतियाबिंद
त्वचा का रंग	सभी अग्रांग तथा अँगुली के नाखूनों को जाँचें। होठों के अन्दरूनी तरफ उन पर्तो को जाँचें, जिनकी त्वचा का रंग काला हैं	लाल त्वचा	उच्च रक्तचाप, कार्बन मोनोआक्साइड विषाक्तता, हृदयाघात, त्वचा जलना
		श्वेत त्वचा	व्याकुलता, सदमा, हृदयाघात
		नीली त्वचा (श्यामल)	श्वांस अवरोध, एनोक्सिया, हृदयाघात, बिजली लगना
त्वचा का ताप	थर्मामीटर (तापमापी) से शरीर का ताप मुँह या गुदा से लें, पीठ पर हाथ रखकर ताप महसूस करें	ठंडी, चिपचिपी त्वचा	अभिघात, रक्तस्राव, सदमा, तापह्रास, तंत्रिका (नाड़ी) उत्प्रेरण, रक्तस्राव
		ठंडी एवं सूखी त्वचा	तेज ठंड में शरीर खुलना,
		गरम, सूखी त्वचा	बुखार (बीमारी में), तेज धूप में शरीर रहना (लू लगना)

सशेष...

तालिका 3.10 का शेष भाग

जाँचें	अवलोकन/देखें	संकेत/चिन्ह	संभावित समस्याएं
दर्द के लिए प्रतिक्रिया	आहत व्यक्ति के विभिन्न भागों/अंगों को छुएं	भावशून्यता या जड़ता या अंग्रागों में झुनझुनाहट (जलना), गंभीर दर्द और अंग्रागों में नाड़ी गति नहीं,	सुषुम्ना नाड़ी की क्षति उस विशेष अंग के लिए धमनी (रक्त वाहिनी) में अवरोधक से तीव्र दर्द
अत्यधिक शराब या		स्पष्ट चोट/क्षति के साथ कोई दर्द या संवेदना नहीं	हिस्टीरिया, उग्र सदमा, नशीले पदार्थ का उपयोग सुषुम्ना नाड़ी क्षति
		चोट/घाव के साथ सामान्य दर्द	शरीर में क्षति/घात्र, रीढ़ में शायद कोई क्षति नहीं
		अग्रांग में स्थानीय दर्द	अस्थि भंग
चलने-फिरने या गति करने की क्षमता	हताहत से अपने अंगों को हिलाने के लिए कहें, हाथों से दबा कर जाँच करें	सभी अंगों का या किसी एक अंग का सीमित उपयोग	गर्दन के पास सुषुम्ना नाड़ी में क्षति
		एक तरफ में लकवा का प्रभाव	कमर में पीछे सुषुम्ना क्षति में चोट, आघात
		हाथ व बाजू चला पाने में सक्षम	सुषुम्ना नाड़ी या मस्तिष्क में दबाव
		पाँव व पंजा चला पाने में असक्षम	आघात, दिमागी क्षति के साथ सिर में चोट या रक्तस्राव

- छाती के दर्द को देखने के लिए छाती की पसलियों को उरोस्थि पर दबा कर देखें
- नीचे की पसलियों को धीरे से दबाएं और पसलियों के संयोजन की जाँच करें।

उदर (पेट)

- पेट में किसी फुलाव या दबाव या घाव को देखें
- धड़ (पेट) के चारों चतुष्पादों को टटोलकर देख लें कि कोई तनाव या सख्तीपन तो नहीं है (सूजन तकनीकी को अपनाएं)।

श्रोणि

- दर्द के लिए श्रोणिबंध और जंघास्थि को देखें
- अनिवार्य क्रियाओं (पेशाब एवं मलत्याग) में किसी भी अवरोध का अवलोकन करें।

रीढ़ की हड्डी

- कंधों से लेकर पुट्ठों तक थपथपाकर तनाव-सूजन, घाव या किसी विकृति को देख लें।

टाँगें

- समूची टाँग को थपथपाकर ऊपर से नीचे तक दर्द, विकृति, घावों तथा संवेदना के लिए जाँचें।
- हताहत से झुनझुनाहट, दर्द, जड़ता तथा गतिशीलता के बारे में पूछें।

उपचार

जीवन बचाने हेतु :

- घायल को सही स्थिति में लाकर उसकी साँस का मार्ग खुला रखें।
- यदि घायल साँस नहीं ले रहा है तो पुनः साँसें चालू करने का प्रयास करें। यदि हृदय की धड़कन ठहर गई तो उसे चालू करने का प्रयास तब तक जारी रखें जब तक कोई अनुभवी डाक्टर न आ जाएं।
- रक्तस्राव को नियंत्रित करें।

हालत खराब होने से बचाएं :

- घावों की मरहम पट्टी करें।
- किसी भी बड़े घाव या अस्थि भंग को स्थिर (गतिहीन) करें।
- घायल को ज्यादा से ज्यादा आराम की स्थिति में रखें, लगातार उपचार की जरूरत तक।

क्षतिपूर्ति या सुधार के बढ़ावा हेतु :

- घायल के अन्दर से भय एवं आशंका को मिटाएं एवं आत्मविश्वास बढ़ाएं।
- घायल को दर्द एवं असुविधा से राहत दिलाने का प्रयास करें।
- घायल को सहजता से संभालें।
- घायल को ठंड या सर्दी/भीगने से बचाएं।

कपड़े निकालना (चित्र. 3.10)

कोट या जैकेट (सर्दी) निकालना

1. घायल को ऊपर उठाएं और उसके कंधों से उसके कपड़े को हटाएं, ठीक दिशा में उसकी बाजू को घुमाएं और सबसे पहले उस दिशा से कोट निकाले, इसके बाद घायल के तरफ की बाजू से खिसकाएं, जहाँ तक संभव हो सके उसकी बाजू को बिल्कुल सीधा रखें।
2. यदि आवश्यक हो तो चोट वाली तरफ की बाजू की सींवन उधेड़कर निकाल दें।

कमीज या बंडी (फतूही) निकालना

1. कोट की भाँति ही इसे भी निकालने की कोशिश करें। यदि जरूरी हो तो सामने या बगल से सींवन से उधेड़ दें।

पैजामा या पैंट निकालना

1. उसे कमर से नीचे खिसका दें और जाँघों को उघाड़ दें या पिंडली और घुटने को उघाड़ने हेतु पैजामे की टाँग को उठाएँ।
2. यदि जरूरी तो, तो अदंरूनी सिलन से फाड़ दें।

जूते या बूट निकालना

1. टखने को सहारा दें, फीते या तस्में खोलें या काट दें और सावधानी के साथ जूता निकालें।
2. यदि घायल में लंबे वाले जूते (बूट) पहन रखे हैं, जो ढीले नहीं हो सकते, उन्हें सावधानी से पिछली सींवन से चाकू द्वारा काटकर नीचे को खिसकाएं।

मोजे या जुराबें निकालना

1. यदि इन्हें निकालना मुश्किल हो तो टांग और मोजे के बीच अपनी पहली दो अंगुलियों को डालें।
2. मोजे को थोड़ा खींचे और दोनों अंगुलियों के बीच से उसे काट दें।

घायल को ठिकाने पर पहुँचाना

1. अस्पताल ले जाने के लिए एक एंबुलेंस या पास में प्राप्त किसी वाहन के द्वारा इंतजाम करें।

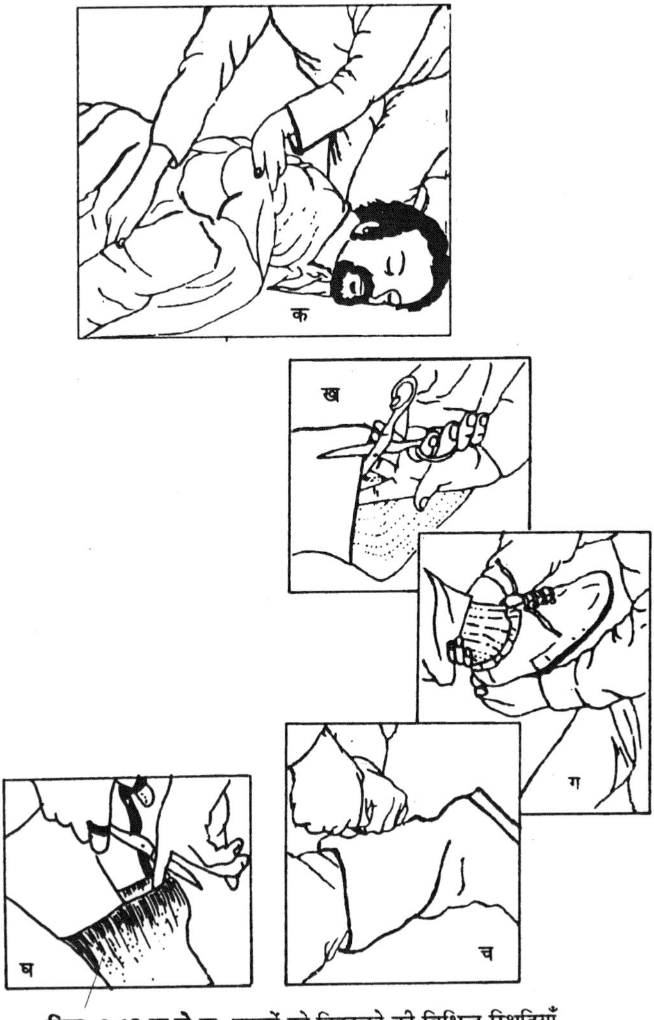

चित्र. 3.10 क से च: कपड़ों को निकालने की विभिन्न स्थितियाँ

2. एक डाक्टर या नर्स की देख-रेख में घायल को सिपुर्द कर दें।
3. एक डाक्टर या एंबुलेंस आने तक घायल को आसपास के घर, मकान या किसी आवास में ले जाइए।
4. यदि चोट बिल्कुल साधारण है तो घायल को अपने घर जाने दें और यदि जरूरी हो तो उससे कहें कि चिकित्सा सहायता/परामर्श प्राप्त करे।

4
पुनरुज्जीवन तकनीक

आधारभूत जीवन समर्थन (एबीसी)

आधारभूत जीवन समर्थन के एबीसी (A.B.C.) को चित्र 4.1 में दर्शाया गया है।

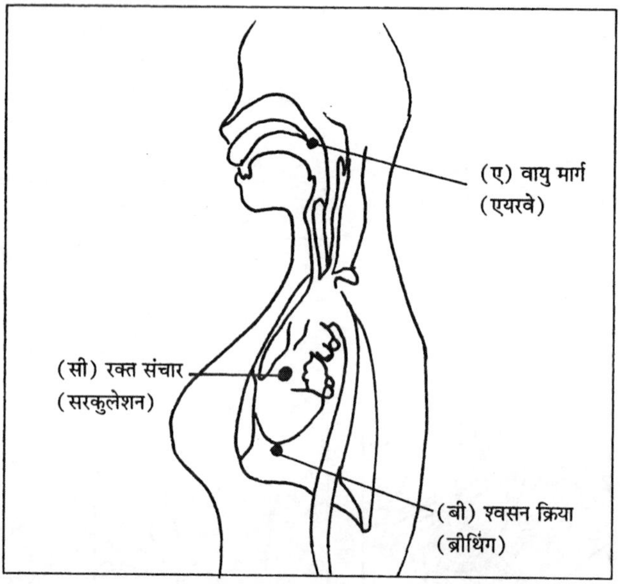

चित्र. 4.1: आधारभूत जीवन समर्थन के ए बी सी

ए. वायु मार्ग खोलना (एयरवे)

वायु मार्ग को खोलें

हताहत को पीठ के बल (चित) लिटाएं।

देखें कि क्या घायल बेहोश है। यदि हाँ तो उसे हिलाकर जगाते हुए दर्द के बारे में प्रतिक्रिया प्राप्त करें (चित्र. 4.2)।

साँस लेने की जाँच

- घायल के मुँह पर अपने कान लगाएं और साथ ही उसकी छाती या पेट को भी देखें।
- किसी भी तरह की साँस को सुनें व महसूस करें।
- छाती और पेट के साथ कोई हरकत देखें।

वायु मार्ग को खोलना

- उसके मुँह और गले से कोई भी मलवा या बाधा हटाएं। इसमें टूटे हुए दाँत, उलटी से पदार्थ, टूटी हुई बत्तीसी (या नकली दाँत भी) बलगम/कफ तथा बाहरी वस्तुएं आदि हो सकती हैं जो क्षति के समय मुँह में जा सकती है।

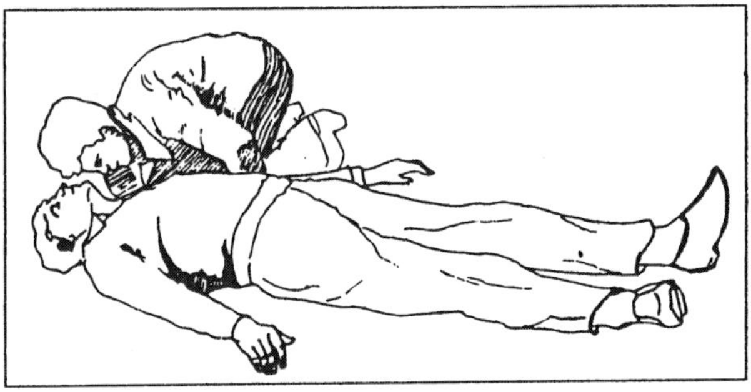

चित्र. 4.2: पुनरुज्जीवन देना

वायु मार्ग दो तरीकों से खोलते हैं:

क. *सिर टेढ़ा करके*

- अपना एक हाथ हताहत के माथे पर रखें
- थोड़ी सख्ती से उसे पीछे को दबाएं।
- हताहत का सिर, जितना ज्यादा संभव हो सके, पीछे की ओर जाने दें।
- अतिरिक्त सहायता के लिए अपने दूसरे हाथ को हताहत के गले या दाढ़ी के नीचे लगाकर सहारा दें। हाथ से दाढ़ी पर तथा गले पर हथेली का सहारा देकर सिर झुकाने की स्थिति को चित्र 4.3 क और ख में दिखाया गया है।

ख. *जबड़ा धकेलना*

- यह प्रक्रिया तब की जाती है जब गर्दन या रीढ़ की हड्डी की क्षति की संभावना होती है
- गीव्रास्थि के अवस्थित होने (उखड़ने) की स्थिति में हाथों से आगे की ओर

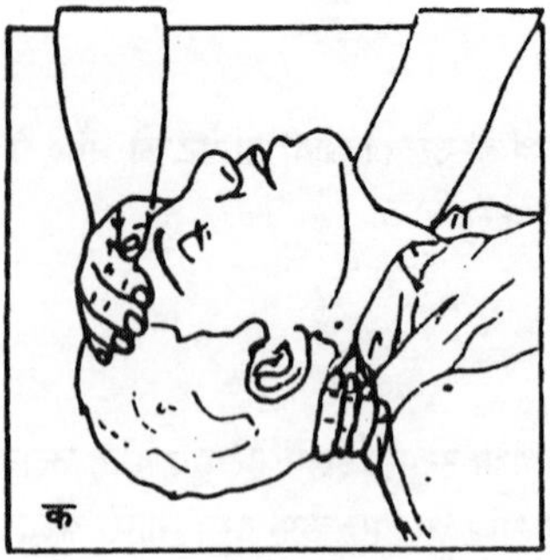

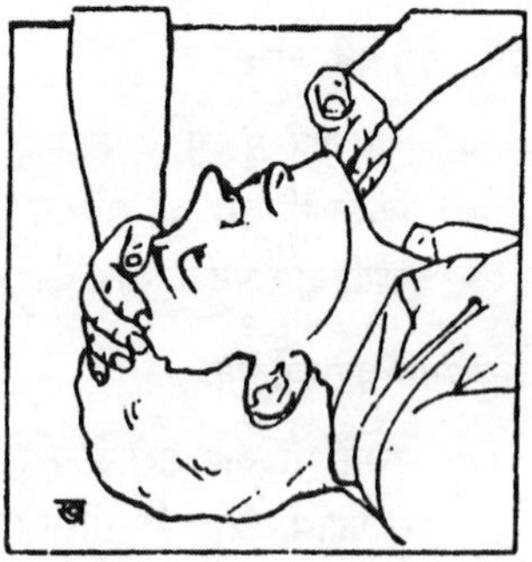

चित्र. 4.3 क से ख: (क) हाथ से सिर को झुकाया व गर्दन उठायी (ख) हाथ से सिर को झुकाया व दाढ़ी पर सहारा दिया

सावधानी पूर्वक बिना पींछे को मोड़े हुए या अगल-बगल को मोड़े बिना सिर को सहारा दिया जाता है (चित्र. 4.4)।

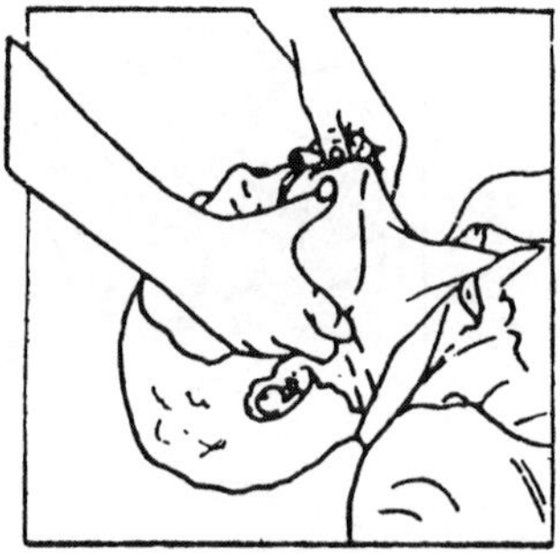

चित्र. 4.4: जबड़ा धकेल कर सिर को सहारा

बी. साँस लेना (श्वसन)

- श्वसन क्रिया पुनः चालू करें।

मुखामुख श्वसन

- हम अपने शरीर से जो हवा निकालते है उसमें 16% ऑक्सीजन होती है। जोकि जीवन बचाए रखने के लिए काफी होती है

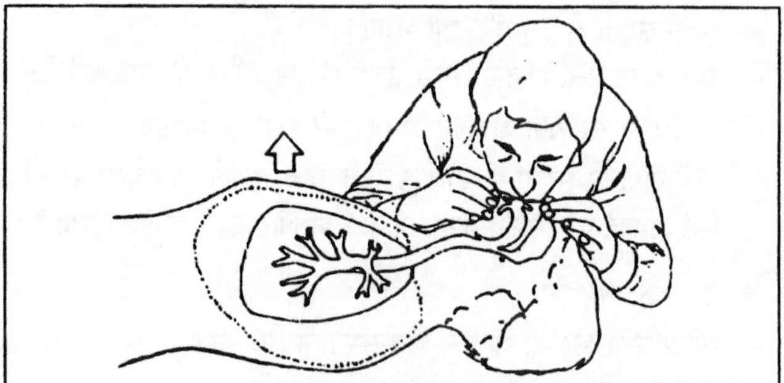

चित्र. 4.5: मुखामुख श्वसन

- आप घायल के मुख या नाक पर अपने मुँह से (यदि बच्चा है तो नाक और मुँह में एक साथ) हवा करें और उसके फेफड़े में हवा भर दें। जब आप अपना मुँह हटा लेगे तो घायल स्वत: ही साँस को बाहर फेकेगा क्योंकि छाती की दीवारें लचीली होती है और पहली जैसी स्थिति में आएंगी।
- मुखामुख श्वसन (चित्र 4.5) तब नहीं करना चाहिए, यदि हताहत ने विष लिया है, गंभीर चेहरे पर क्षति आई है, उसे उलटी आ रही है और यदि घायल पेट के बल पड़ा है। ऐसे मामलों में मुख-नासा श्वसन करें।

प्रक्रिया

1. मुँह के ऊपर चेहरे पर या गर्दन के आसपास के किसी भी अवरोध को हटाइए। वायु मार्ग को खोलें और गले या मुँह के अंदर से कोई भी गंदगी साफ करें (चित्र. 4.6 क)।

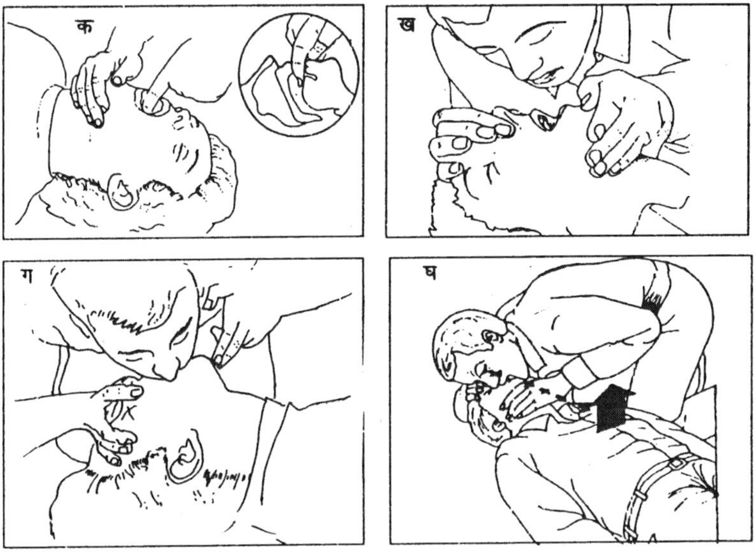

चित्र. 4.6 क से घ: (क) मुंह से बाधा हटाना/निकालना (ख) मुखामुख श्वसन (ग से घ) घायल को मुखामुख श्वसन कराते हुए

2. अपना मुँह पूरी चौड़ाई से खोलिए। गहरी साँस खींचिए, अपने एक हाथ की चुटकी से नाक के रास्ते बंद कीजिए और हताहत के मुँह पर अपने होंठों को रखकर बिल्कुल सील कीजिए। मुँह से नाक श्वसन के लिए हताहत के मुँह को अपने अँगूठे बंद कीजिए और अपने होठों से उसकी नाक ढक लीजिए। (चित्र. 4.6 ख एवं ग)

3. घायल की छाती की ओर देखते हुए उसके फेफड़ों को तब तक फुलाइए, जब तक उसकी छाती को खूब फूलता हुआ न देख लें। (चित्र 4.6 घ)

यदि हताहत की छाती नहीं फूलती है तो सबसे पहले अनुमान करें कि क्या श्वसन मार्ग अवरूद्ध है। सबसे पहले उसके सिर की सही स्थिति में लाएं और जबड़ा ठीक करें तथा फिर से प्रयास करें। यदि फिर भी हवा नहीं जाती है तो निश्चित ही वायुमार्ग बंद है। सबसे पहले वायु मार्ग खोलने का प्रयास करें।

4. आप हताहत के मुँह से अपने मुँह को बिल्कुल दूर हटा लें और सारी साँस बाहर को निकाल दें। छाती को धँसता हुआ देखें और आप फिर से ताजी हवा भरें, फिर से श्वसन प्रदान (फुलाव) क्रिया करें। पहले चार बार फुलाने की क्रिया जल्दी-जल्दी करें, उसके फेफड़े को पूरी तरह खाली होने का इंतजार किए बिना फुलाते रहे (चित्र. 4.6 च)।

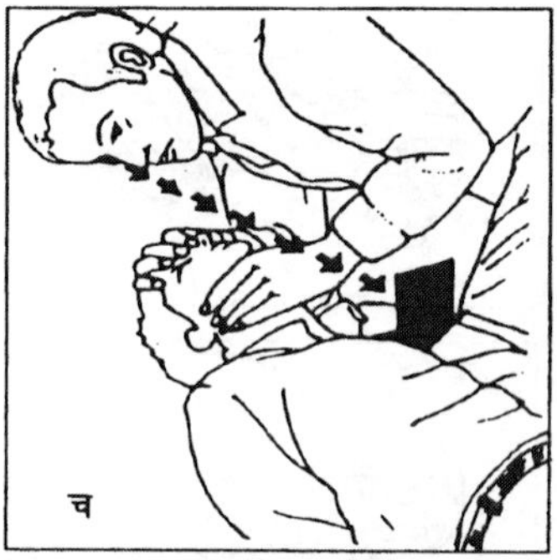

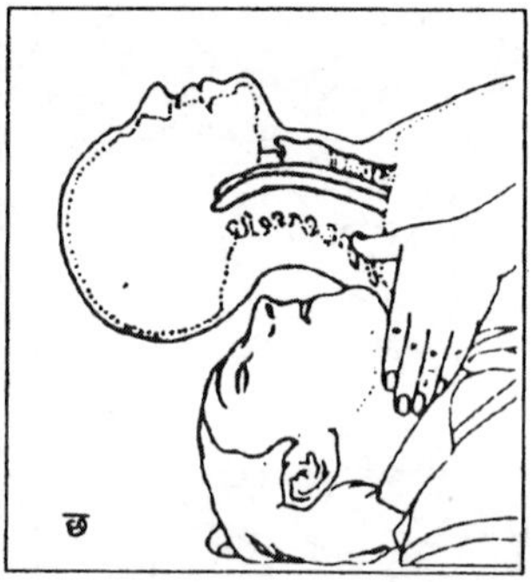

चित्र. 4.6 च से छः (च) मुखामुख श्वसन का प्रारम्भ (छ) ग्रीवा नाड़ी की स्थिति

5. हताहत (या घायल) की नाड़ी गति को जाँचें और सुनिश्चित करें, हृदय धड़क रहा है (चित्र. 4.6 छ)।
6. यदि हृदय सामान्यत : धड़क रहा है तो सामान्य श्वसन दर के हिसाब से फुलाने की क्रिया से उसे हवा तबतक देते रहें (16-18 प्रति मिनट) जबतब कि सामान्य स्वाभाविक साँस लेने की क्रिया न चालू हो जाए। जब आवश्यक हो हताहत की मदद करें और उसकी श्वसन दर को सामान्य होने दें। जब घायल सामान्य दर से श्वसन करने लगे तो उसे स्वास्थ्य लाभ (सुधार) की स्थिति में लाएं।

यदि हृदय न धड़क रहा हो तो आप तुरंत ही बाहर से छाती का संपीडन (दबाव) शुरू कर दें।

7. मुँह से नाक की श्वसन क्रिया देने की प्रक्रिया तब शुरू की जा सकती है। जब क्षति के कारण हताहत के मुँह का खोलना संभव न हो।

जब हताहत पेट के बल (पट्ट) लेटा हो तब कृत्रिम श्वसन की प्रक्रिया

स्कैफर की विधि / होलगर नीलसन विधि

1. इस उपाय में हताहत का मुँह नीचे की ओर होता है। उसका माथा उसके मुड़े हुए हाथों पर रखा होता है और चेहरा एक ओर को मुड़ा होता है (चित्र. 4.7 क)।
2. प्राथमिक उपचारकर्ता हताहत की बगल में अपने दोनों घुटनों के बल बैठकर झुकंता है और घायल का सिर ठीक उसके कूल्हों के जोड़ के पास होता है। इसके बाद वह अपने हाथ घायल के कमर पर रखता है। उसकी दोनों हथेलियाँ रीढ़ की हड्डी के दोनों तरफ होती है और उसकी कलाई भी लगभग पीठ को स्पर्श कर रही होती है तथा अंगूठे तक हाथ सपाट होता है। कमर के अगल बगल अंगुलियों के एक साथ रखते हुए स्वाभाविक गुहा के लिए कोख के ऊपर झुकता है अंगुलियों का अगला भाग फर्श की ओर होता है (चित्र 4.7 ख)।

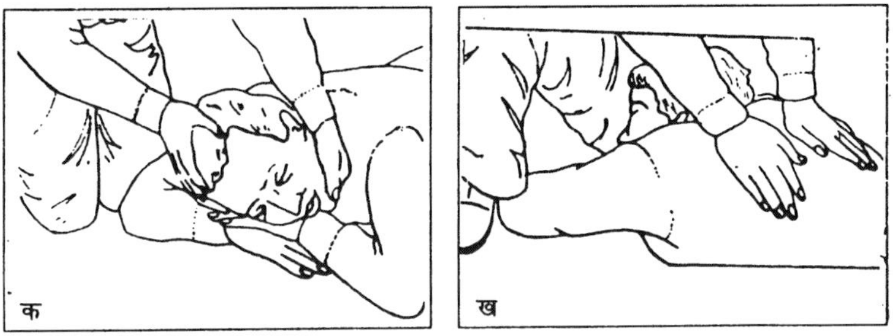

चित्र. 4.7 क से ख: (क) स्कैफर विधि द्वारा कृत्रिम श्वसन
(ख) कृत्रिम श्वसन को दिखाते हुए

3. अब प्राथमिक उपचारक बिना घुटनों और कुहनी को मोड़े हुए आगे को धीरे-धीरे झुकता है। प्राथमिक उपचारक के कंधे बिल्कुल सामान्तर हाथों की ओर आगे आते हैं (चित्र. 4.7 ग)।
4. उसके शरीर का भार रोगी की कमर पर संचारित होता है। जिसके परिणाम स्वरूप घायल का उदर जमीन के साथ लगकर दबता है और ऊपर से डायाफ्राम (तंतु पटल) दबता है। इससे वायु दबकर बाहर निकलती है। यह दबाव 60 एलबीएस से ज्यादा नहीं होना चाहिए।

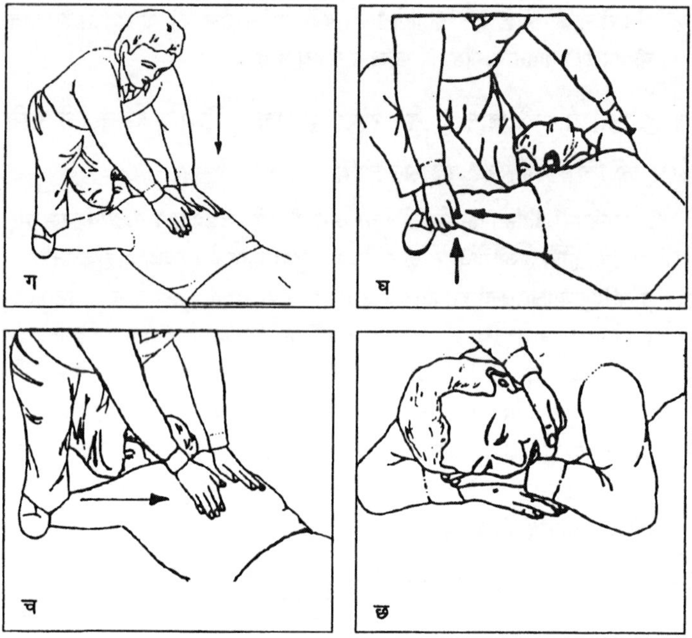

चित्र. 4.7 ग से छ: स्कैफर विधि द्वारा कृत्रिम श्वसन

5. अब प्राथमिक उपचारक को दबाव छोड़ देना चाहिए, ऐसा करते ही पेट के अंग अपनी पहली अवस्था में आएंगे, डायाफ्राम भी फैलेगा और श्वसन क्रिया प्रेरित होगी (चित्र. 4.7 घ)।
6. यह दोनों गतिविधियाँ 5 सेकेंड का समय लेगी अर्थात् एक मिनट में 12 बार होगा (चित्र 4.7 च)।
7. कृत्रिम श्वसन तक तक जारी रखनी चाहिए जब तक कि स्वाभाविक श्वसन क्रिया न जारी हो जाए या कोई डाक्टर यह न तय करें कि आगे का प्रयास करना बेकार है (चित्र. 4.7 छ)।

सिल्वेस्टर उपाय या विधि

इसका उपयोग तब किया जाता है जब हताहत बिल्कुल पीछे को मुड़ा हो या फिर छाती को बाहरी दबाव के लिए पीछे की ओर मोड़ दिया गया हो।

1. घायल को किसी समतल फर्श पर पीठ के सहारे लिटाएं और फर्श पर दिखने वाली बाधाओं को हटा दें। अब मोड़ी गई जैकेट या अन्य कोई गद्दी उसके कंधों के नीचे लगा

दें, ताकि वह पर्याप्त उठ जाए और उसकी गर्दन पीछे की ओर झुक जाए तथा उसके साँस लेने का मार्ग खुल जाए (चित्र. 4.8 क)।

2. घायल के सिर के पास घुटनों के बल बैठ जाएं तथा उसकी दोनों बाहों को कलाई से पकड़ कर एक दूसरे का क्रास बनाते हुए छाती के निचले तरफ से आरपार ले जाएं, उन्हें स्पष्ट रूप से नीचे पेट के ऊपर रखें। आप अपने शरीर को आगे की तरफ झुकाएं तथा अपनी पीठ बिल्कुल सीधी रखते हुए, सख्ती के साथ घायल के छाती के निचले

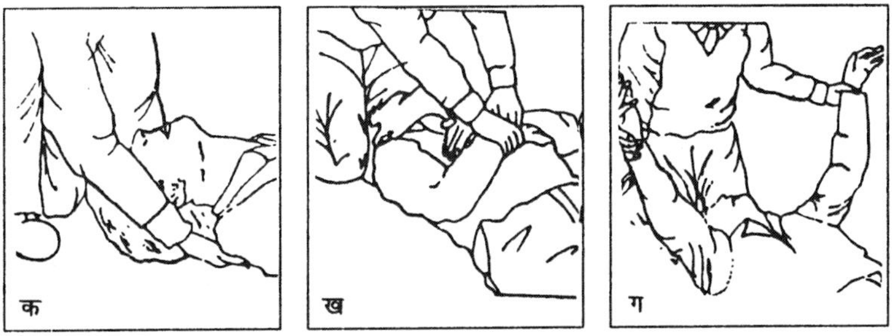

चित्र. 4.8 क से ग: सिल्वेस्टर उपाय के विभिन्न चरण

भाग को दृढ़ता के साथ दबाएं। यहाँ तक दबाएं जैसे कि होलगर नीलसन विधि में करते हैं, यह दो सेकेंड के लिए करें (चित्र 4.8 ख)।

3. अब दबाव को ढीला करें, फिर से अपनी एड़ियों की तरफ को आइए। निरंतर पोंछती हुई स्थिति में हाथों को भी पीछे की ओर (छाती की ओर) खींचिए। जितना ज्यादा से ज्यादा संभव हो हताहत के हाथों को ऊपर की ओर खींचिए और बाहर को फैलाइए। ऐसा केवल तीन सेकेंड के लिए कीजिए और फिर से वही क्रिया पुनः दोहराइए, लगभग 12 बार प्रति मिनट की गति से ऐसा करें (चित्र 4.8 ग)।

4. चार क्रमों के बाद, हृदय की गति को जाँचें। यदि हृदय सामान्य क्रम में धड़क रहा है तो यह विधि तब तक चालू रखें, जब तक कि स्वाभाविक श्वसन क्रिया न शुरू हो जाए। यदि धड़कन नहीं है तो बाहरी छाती पर दबाव डालें और नियमित रूप से उपचार के परिणाम भी जाँचते रहें।

   यदि घायल कोई प्रतिक्रिया नहीं दिखता है तो 15 बार छाती दबाकर और दो सिल्वेस्टर श्वसन उपाय जारी रखते हुए पुनरुज्जीवन का प्रयास करें।

5. जैसे ही हताहत सामान्य श्वसन चालू करे उसे तुरंत स्वास्थ्य लाभ (रिकवरी) की स्थिति में रखें।

श्वसन प्रक्रिया के प्रभावीपन को कैसे मूल्यांकित करें?

इसे अवलोकन के द्वारा करते हैं:

- छाती का ऊपर-नीचे होना।
- हताहत की छाती के फुलाव के साथ वायुमार्ग में प्रतिरोध का अहसास होना।
- दबाव के दौरान वायु निष्कासन को सुनना एवं महसूस करना।

सी. रक्त संचार

मुखा-मुख श्वसन क्रिया में वायु संचार तब तक बेकार है जबतक घायल के हृदय की गति/धड़कन ठहरी हुई है आप निश्चित दौर पर उसकी छाती पर बाहरी दबाव प्रक्रिया करें और साथ ही साथ मुखा-मुख श्वसन की जारी रखें। यदि हृदय क्रियाशील नहीं है तो रक्त का संचार नहीं होगा और घायल के दिमाग तक रक्त नहीं पहुँचेगा।

सी पी आर (हृदय-फुस्फुसीय पुनरुज्जीवन)

हृदय को बाहर से दबाकर कृत्रिम श्वास संचार को कार्डियो पल्मोनरी रीससिटेशन (CPR) अर्थात् हृदय-फुस्फुसीय पुनरुज्जीवन कहते हैं। यह प्रक्रिया हृदय अवरोध (अचानक मौत) के सभी मामलों में अवश्य शुरू की जानी चाहिए।

अचानक मृत्यु (सडेन डेथ)

यह श्वसन एवं रक्त संचार क्रिया के तत्काल और अनपेक्षित विराम (अवसान) की स्थिति है। इसे कार्डियो पलमोनरी अरेस्ट अर्थात् हृदय-फुस्फुसीय अवरोधन कहते हैं। चिरकालिक रोगों से मरने वाले व्यक्ति को अचानक मृत्यु (सडेन डेथ) के अन्तर्गत नहीं शामिल किया जाता है।

हृदय अवरोधन (कार्डियेक अरेस्ट) के कारण

- हृदयाघात (हार्ट अटैक)
- बिजली का झटका (इलैक्ट्रिक शॉक)
- श्वास अवरोधन (ऐसफिक्सियेशन)
- घुटन या दम घुटना (सफोकेशन)
- डुबना (ड्रॉनिंग)
- कंठावरोधन (चोकिंग)
- एलर्जी प्रतिक्रिया (एलर्जिक रियेक्शन)
- गंभीर क्षति के द्वितीयक परिणाम

जैसे ही श्वास अवरोधन के साथ-साथ हृदय गति ठहर जाती है उस व्यक्ति को चिकित्सीय रूप से मृत मान लिया जाता है।

लेकिन केन्द्रीय तंत्रिका तंत्र के मार्मिक केन्द्र चार से छह मिनट तक के अधिकतम समय के लिए जीवन सक्षम रहते हैं। चिकित्सीय (क्लीनिकल) मृत्यु के चार से छह मिनट के बीच अनपलट (अनिवार्य) मृत्यु मानव मस्तिष्क की कोशिकाओं के (मृत होने के) साथ उभरती है। अचानक मृत्यु के बाद पुनरुज्जीवन का उपचार इस अवधि के दौरान बेहतर स्वास्थ्य लाभ (रिकवरी) पर निर्भर करता है।

हृदय अवरोधन के संकेत

1. बेहोशी
2. गर्दन, कलाई या जाँघ पर नाड़ी गति नहीं
3. साँस न चलना
4. हृदय में धड़कन नहीं
5. विस्तारित एवं स्थिर आँख की पुतली
6. त्वचा, होठों या नाखूनों के कोपओं का रंग नीलापन युक्त।

सीपीआर (हृदय-फुस्फुसीय पुनरुज्जीवन) के पूर्वगामी चरण

1. तय करें कि हताहत बेहोश है।
2. एम्बुलेंस के इंतजाम के लिए मदद माँगें और सीपीआर में मदद करें।
3. सख्त एवं समतल फर्श पर हताहत को पीठ के बल लिटाएं।
4. हाथ से उसकी गर्दन को सिर के द्वारा पीछे को झुकाते हुए जबड़ा दबाव विधि द्वारा वायु मार्ग को खोलें। पाँच सेकेंड तक साँस का चलना देखें और सुने व महसूस करें।
5. मुखामुख श्वसन करके चार बार सफल वायु संचार के प्रयास करें। प्रत्येक वायु संचार के दौरान हताहत के फेफड़े को पूरी तरह से खाली होने का अवसर न दें और यह सुनिश्चित करें कि साँस पूरी-पूरी मात्रा में दे रहे हैं।
6. यदि हताहत की छाती नहीं उभरती है तब अवरोधित वायु मार्ग देखने की जरूरत होती है। मुँह खोलें और कोई बाहरी पदार्थ देखें। यदि कुछ भी नहीं दिखता तो हाथों से ऊपर-नीचे का दबाव देकर फुलाव करें।

सीपीआर कैसे काम करता है

सीपीआर के दौरान हृदय छाती में उरोस्थि तथा रीढ़ की हड्डी के बीच पिचकता है तथा फेफड़ों में वायु संचार होता है (चित्र. 4.9 और 4.10)।

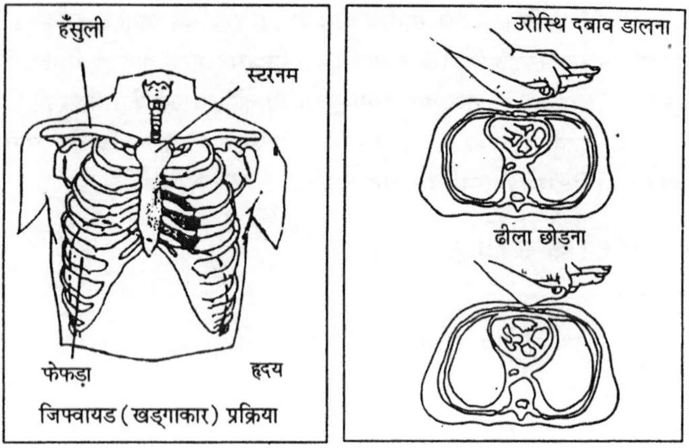

चित्र. 4.9: सीपीआर के दौरान हृदय उरोस्थि एवं रीढ़ की हड्डी के बीच पिचकता (दबता) है।

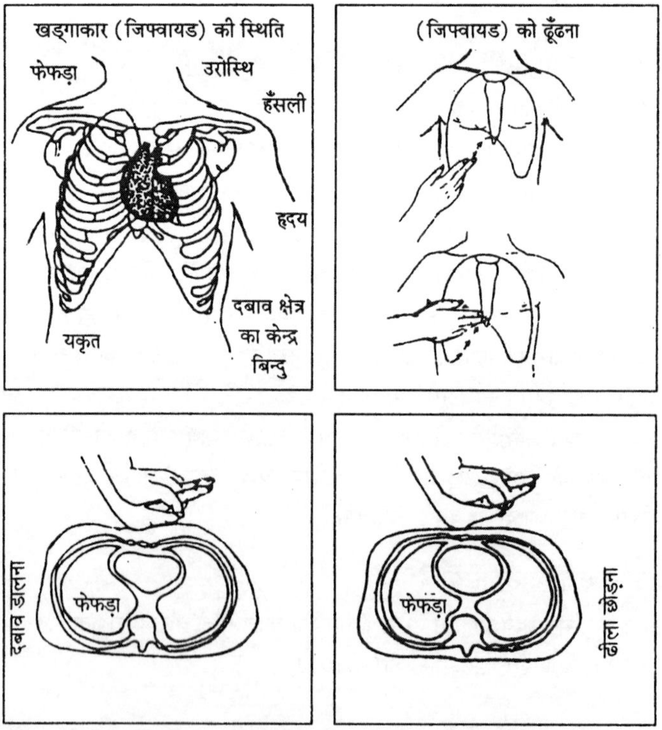

चित्र. 4.10: सीपीआर के लिए हाथों की सही स्थिति

सीपीआर दबाव (सम्पीडन) की जगह कैसे तलाशें ?

1. *हाथों की सही स्थिति (तालिका 4.11 और 4.12)*

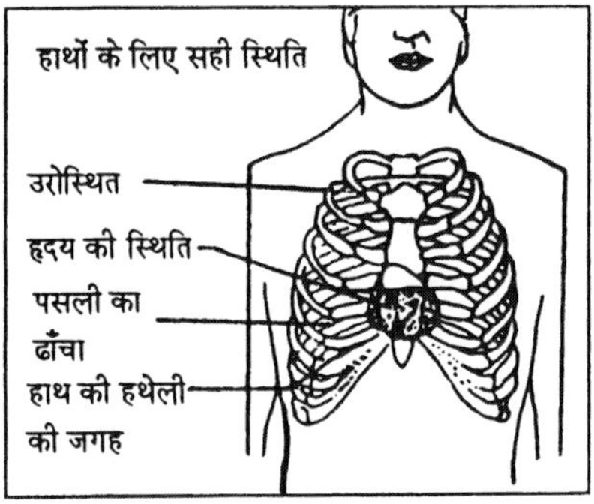

चित्र. 4.11: सीपीआर संपीडन के लिए हाथ की सही स्थिति

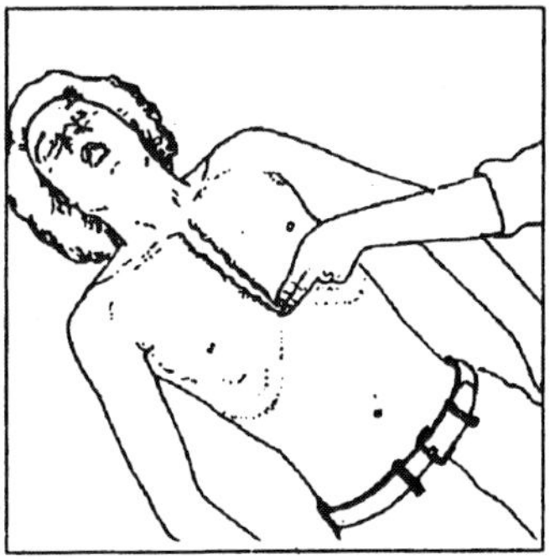

चित्र. 4.12: उरोस्थि के नीचे के आधे भाग की स्थिति

2. *स्थान निर्धारण*

क. उरोस्थित के आधे निचले भाग का स्पर्श करके पता करें या खड्गाकार स्थिति से देखें। बड़ी वाली व तर्जनी अगुंली की सहायता से हताहत के पसली के पिंजर के

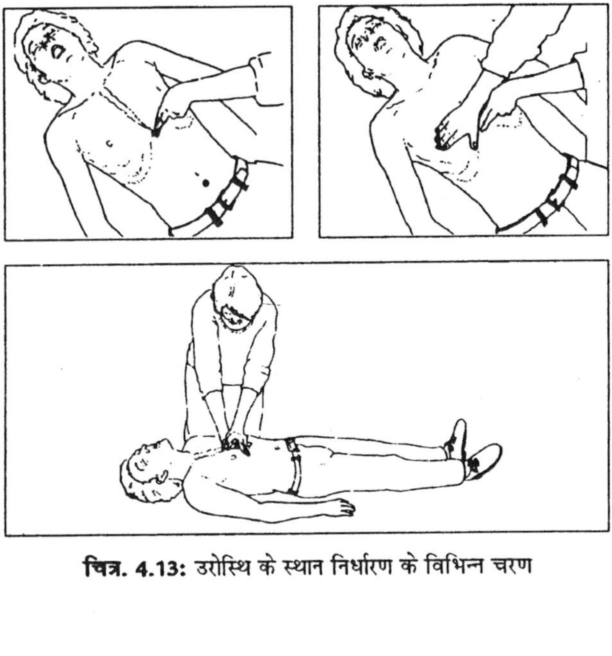

चित्र. 4.13: उरोस्थि के स्थान निर्धारण के विभिन्न चरण

किनारे की ओर हाथ चलाएं, जिस तरफ से आपके पास पड़े। अपने हाथ को पसली के पिंजर में वहाँ तक ले जाएं, जहाँ उरोस्थि का अंतिम भाग, छाती के निचले केन्द्र पर आता हो। एक उंगली को उरोस्थि के अंतिम छोर पर रखें (चित्र. 4.13)।

ख. अब आप उरोस्थि के आखिरी छोर से दो अंगुल ऊपर अपने हाथ की हथेली रखें इसे (जिप होल्ड प्रक्रिया हेतु) शरीर के अक्ष के समानन्तर रखें। अब इसके बाद अपने पहचान (खोज) करने वाले हाथ को इस हाथ के ऊपर रखे और आगे को झुकते हुए हाथों को सीधा रखकर अपने कंधों का पूरा जोर हताहत की उरोस्थि (छाती) पर डालें

बाह्य वक्ष संपीडन

यदि मुखा-मुखा श्वसन अपने आप असफल रहता है और हताहत के हृदय की धड़कन रुकी होती है या श्वसन प्रक्रिया ठहरी हुई है तो आप निश्चित तौर पर बाह्य वक्ष संपीडन (छाती पर दबाव डालना) शुरू कर दें। और साथ ही साथ मुखा-मुख श्वसन संचार भी जारी रखें। ऐसा इसलिए जरूरी है क्योंकि हृदय की गति के बिना रक्त संचार नहीं होगा और ऑक्सीजन युक्त रक्त घायल के दिमाग तक नहीं पहुँच सकेगा।

प्रविधि (तरीका)

1. हताहत व्यक्ति को सख्त एवं समतल फर्श पर पीठ के बल लिटा दें और आप हताहत के बगल में उसकी ओर मुँह करके घुटनों के बल बैठ जाएं, बिल्कुल हृदय की सीध में। अब उरोस्थि का निचला आधा भाग पता करें। ऊपरी तरफ उरोस्थि का ऊपरी ओर नीचे के तरफ पसलियों के बीच के मिलान बिन्दु के छोर पर हाथ रखें और दोनों तरफ से हाथ रखकर बीच में अंगूठों के मिलान बिन्दु पर, दोनों छोरों से केन्द्र का पता करें।
2. अब एक हाथ की गदेली उरोस्थि के आधे निचले भाग के केन्द्र में रखें और अपनी अंगुलियों को पसलियों पर रखें। अब इस हाथ की हथेली के ऊपर दूसरे हाथ की हथेली रखकर एक दूसरे की अंगुलियों में फँसा लें।

सीपीआर प्रक्रिया कैसे करें?

संपीडन (दबाव) वाली जगह पर दोनों हाथ रखें और अंगुलियों को एक-दूसरे के साथ फँसा दें। अपनी बाजुओं को बिल्कुल सीधा रखते हुए नीचे को दबाएँ, जिससे कि उरोस्थि 4 से 5 सेमी० तक नीचे को दबे (चित्र 4.14 क)।

प्रत्येक संपीडन के पश्चात, दबाव को कम करें ताकि उरोस्थि अपनी पहली जैसी स्थिति

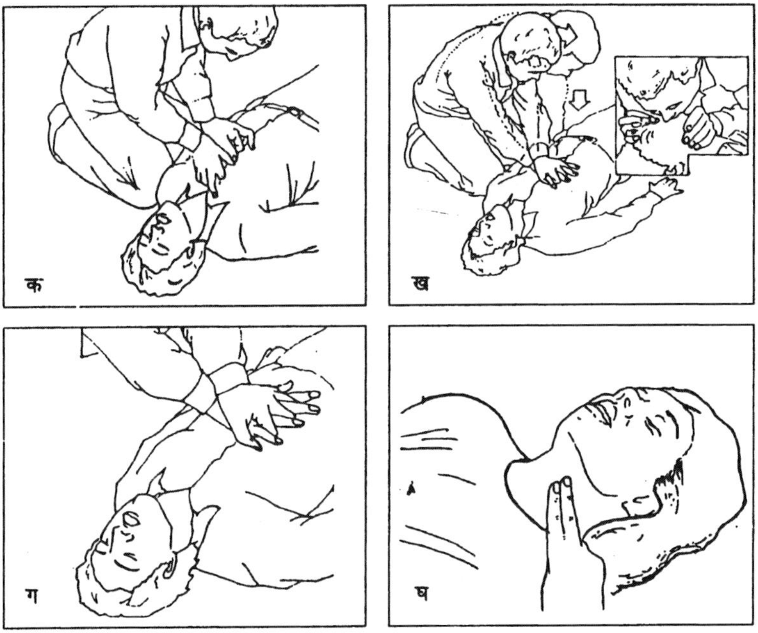

चित्र. 4.14 क से घः (क) उरोस्थि का पता करना (ख) उरोस्थि पर दबाव (ग) पुनरुज्जीवन (घ) गले की नाड़ी देखना

में आए, लेकिन दबाव कम करने के दौरान भी अपने निचले हाथ की गदेली छाती पर ही टिकी रहने दें। यह संपीडन प्रक्रिया नियमित और बिना बाधा के करें। यह संपीडन एवं शिथलीकरण (दाब छोड़ने) की प्रक्रिया एक समान होनी चाहिए। 80 सम्पीडन प्रति मिनट की दर से 15 संपीडन पूरे करें (चित्र. 4.14 ख और ग)।

घायल के सिर को पीछे की ओर मोड़ें, ताकि वायु मार्ग खुला रहे। आप उसके मुँह को अपने मुँह से बंद करते हुए दो मुखा-मुख श्वसन कर के वायु संचार करें।

15 संपीडन और दो पूर्ण वायु संचार के प्रयासों को लगातार जारी रखें। लगातार यह प्रक्रिया दोहराने के एक मिनट बाद हृदय की गति को जाँचें। इसके बाद हर तीन मिनट के बाद हृदय की गति जाँचें।

जैसे ही जल्दी से जल्दी हृदय की गति (धड़कन) वापस आए, संपीडन प्रक्रिया बंद कर दें। मुखा-मुख श्वसन द्वारा वायु संचार तब तक जारी रखें जब तक कि स्वाभाविक श्वसन प्रक्रिया न आ जाए। उसे तब तक सहायता देते रहें जब तक हताहत की श्वसन दर के सामंजस्य के लिए जरूरी हो। इसके हताहत को रिकवरी (स्वास्थ्य लाभ) स्थिति में लाएं (चित्र. 4.14)।

एक व्यक्ति द्वारा सीपीआर

1. यदि आप अकेले हैं तो आप वयस्क के लिए 80 प्रति मिनट की दर से संपीडन जारी रखें और जल्दी-जल्दी दो बार पूर्ण मुखा-मुख श्वसन जारी रखें। ऐसा हर 15 संपीडनों के बाद करते रहें।
2. 5 सेकेंड में जल्दी से दो वायु संचार प्रदान करें। चूँकि आप 5 सेकेंड के लिए वायु संचार हेतु रुकते हैं अत: 80 प्रति मिनट की दर से संपीडन देने के बावजूद 60 प्रति मिनट ही दे पाते हैं (चित्र. 4.15)।

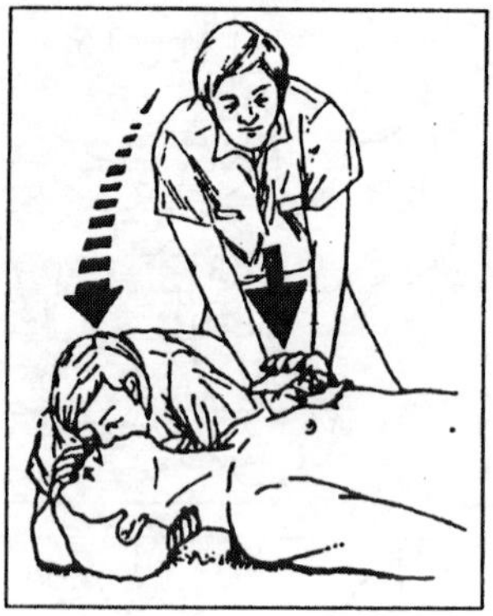

चित्र. 4.15: 80 प्रति मिनट की दर से छाती का संपीडन तथा दो त्वरित फेफड़े के फुलाव

दो व्यक्तियों द्वारा सीपीआर

यदि वहाँ पर दो प्राथमिक उपचारक मौजूद हैं तो एक उपचारक को हताहत की बगल में घुटनों के बल झुककर ह्दय संपीडन की क्रिया शुरू कर देनी चाहिए जबकि दूसरे को हताहत के बिल्कुल पीछे सिर के पास घुटने के बल बैठकर कृत्रिम वायु संचार की क्रिया शुरू करनी चाहिए।

जब ह्दय संपीडन वाला व्यक्ति थक जाए तो उसे दूसरे के साथ काम बदल लेना चाहिए। वायु संचार करने वाले को संपीडन प्रक्रिया तथा दूसरे को वायु संचार प्रक्रिया शुरू कर देनी चाहिए।

वायु संचार की प्रक्रिया हर पाँचवें संपीडन के बाद करनी चाहिए ताकि श्वसन की दर 12 प्रति मिनट बना रहे।

जब संपीडन प्रक्रिया करने वाला थक जाए तो उसे अपना काम वायु संचार वाले से बदल लेना चाहिए। इस बदलाव की प्रक्रिया में सात सेकेंड लग सकते हैं (चित्र 4.16)।

चित्र 4.17 में दो लोगों द्वारा एक अन्य पुनरुज्जीवन प्रतिरूप दृश्य (मॉडल वियू) दिखाया गया है।

सफलतापूर्ण सीपीआर के संकेत

1. प्रत्येक वायु संचार में फेफड़ों में फुलाव उभरेगा।
2. हर बार जब उरोस्थि पर दबाव डाला जाएगा तो नाड़ी गति का अहसास होगा।
3. आँख की पुतली प्रकाश के लिए प्रतिक्रिया करेगी या सामान्य सी दिखेगी।

4. सामान्य हृदय की धड़कन लौटेगी।
5. यकायक एक हाँफी (गैस्प) आएगी या श्वसन क्रिया चालू हो जाएगी।
6. हताहत अपने पाँव या हाथ को गति दे सकता है या त्वचा का रंग बेहतर सुधरेगा।

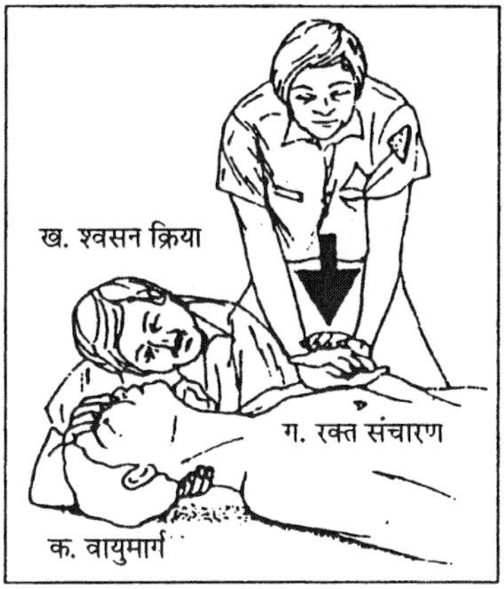

चित्र. 4.16: प्राथमिक उपचारक के काम बदलने का तरीका।

सफलता पूर्ण सीपीआर के लिए जाँच

1. थोड़ी-थोड़ी देर बाद बाहु धमनी (नाड़ी) की गति जाँचते रहें।
2. विस्तारित आँख के तारे को जाँचें, क्या वे सक्रिय रूप से पुन: ठीक हो रहे हैं या संकुचित हैं।

दो प्राथमिक उपचारकों द्वारा पुनरुज्जीवन

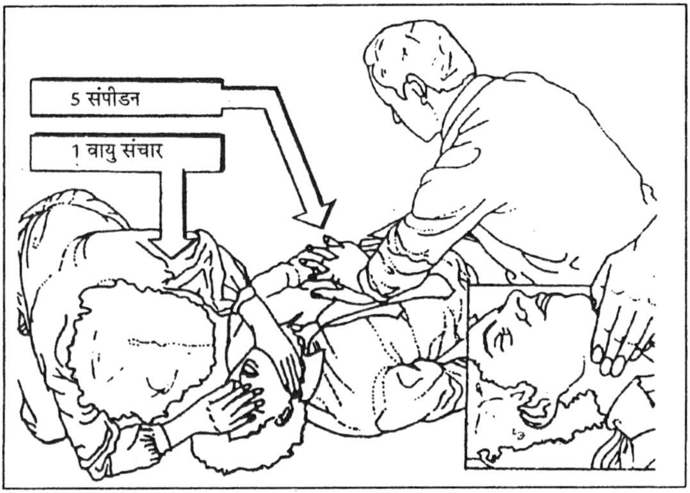

चित्र. 4.17: दो प्राथमिक उपचारकों के द्वारा पुनरुज्जीवन

3. अचानक हृदय की धड़कन चालू होने के बारे में देखें। यकायक साँस चालू होती है और होश वापस आ सकता है।

सीपीआर में अनुपालन के लिए महत्वपूर्ण तथ्य

जब सीपीआर प्रक्रिया अधूरी या अपर्याप्त तरीके से करते हैं तो यह आधारभूत जीवन समर्थन देने के लिए प्रभावहीन हो सकती है।

- किसी भी कारण से 5 सेकेंड से ज्यादा देर सीपीआर न रोकें
- हताहत को तब तक किसी और सुविधाजनक जगह पर न ले जाएं, जब तक कि पुनः जीवन संचार न हो जाए
- खड्गाकार (जिफ्वायड) प्रक्रिया पर कभी भी उरोस्थि के ऊपर सम्पीडन न करें। यहाँ पर दबाव के कारण यकृत पर चोट (चीरा) लग सकती है
- दो संपीडनों के बीच हाथ की गदेली का दबाव अवश्य ढीला करें, लेकिन हाथ लगातार वहीं पर रहना चाहिए
- छाती के संपीडन के समय अचानक दबाव या झटके देने से बचें
- प्राथमिक उपचारक के कंधें हताहत की उरोस्थि के ऊपर होने चाहिए। हाथों की कुहनी सीधी होनी चाहिए। उरोस्थि के नीचे वाले भाग पर सामान्तर/ऊर्ध्वाधर दबाव आना चाहिए
- एक वयस्क के उरोस्थि का निचला भाग कम से कम 1½ इंच नीचे तक संपीडन के दौरान जाना चाहिए अन्यथा यह प्रभावशाली नहीं होगा।

सीपीआर कब बंद करें ?

किसी व्यक्ति को तबतक पुनरुज्जीवन के प्रयास करते रहना चाहिए जबतक कि निम्नलिखित बातें न प्रकट हों:

1. यकायक प्रभावी वायु संचार तथा रक्त संचार कायम होना।
2. एक डाक्टर सीपीआर की जिम्मेदारी न ले ले।
3. हताहत को आपात्कालिक चिकित्सा केन्द्र पर स्थानांतरित कर दिया जाए।

बच्चों में पुनरुज्जीवन

बच्चों एवं नवयुवाओं को पुनरुज्जीवन देना वैसा ही है जैसा कि वयस्कों के लिए किया जाता है। लेकिन इनके लिए यह ज्यादा तेज गति से करना होता है तथा दबाव थोड़ा हल्का रखना होता है।

बच्चों के लिए

1. बच्चे की नाक एवं मुँह को एक साथ अपने होठों से ढकते हुए मुखामुख श्वसन करके मधुरता से फेफड़ों में वायु संचार क्रिया करें परन्तु यह गति थोड़ा तेज अर्थात् 20 बार प्रति मिनट की दर से करें। पहले चार बार वायु संचार देने के बाद बच्चे के हृदय की धड़कन जाँचें (चित्र 4.18 क)।

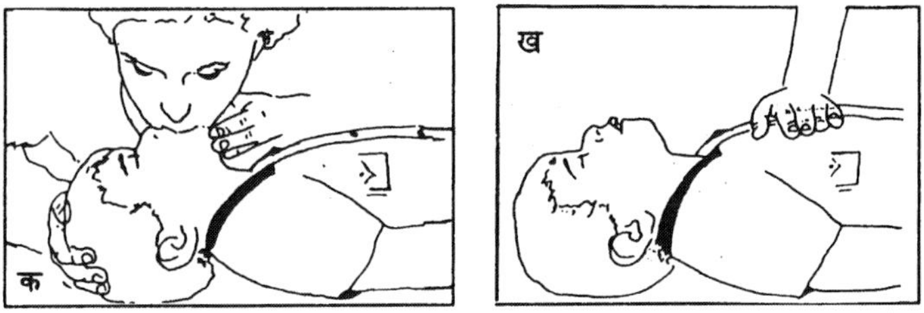

चित्र. 4.18 क से ख: (क) मुखामुख श्वसन द्वारा प्राण संचार (ख) छाती का संपीडन

2. अब बाहर से छाती का संपीडन शुरू करें, परन्तु हल्के से एवं केवल हाथों के द्वारा शिशु 100 संपीडन प्रति मिनट की दर से करें और इनकी गहराई 2.5 से 3.5 सेमी० होनी चाहिए। प्रत्येक पन्द्रह संपीडनों के बाद दो वायु संचार क्रियाएं संपन्न करें (चित्र. 4.18 ख)।

बिल्कुल छोटे बच्चों एवं शिशुओं के लिए

शिशुओं के लिए बिल्कुल हल्की फूंक मारे और बहुत हल्का दबाव केवल दो अंगुलियों से डालें। इसे प्रत्येक 15 संपीडन और दो प्राण संचार के हिसाब से लागू करें।

1. शिशु के मुख एवं नाक को अपने होठों से ढकते हुए मुखा-मुख श्वसन द्वारा प्राण संचार करें, लेकिन यह हवा का दबाव हल्का एवं मधुरता से करें। शिशु को प्रति मिनट 20 की दर से वायु संचार करें। पहले दो वायु संचार देने के बाद हृदय की धड़कन को जाँचें (चित्र 4.19 क)।

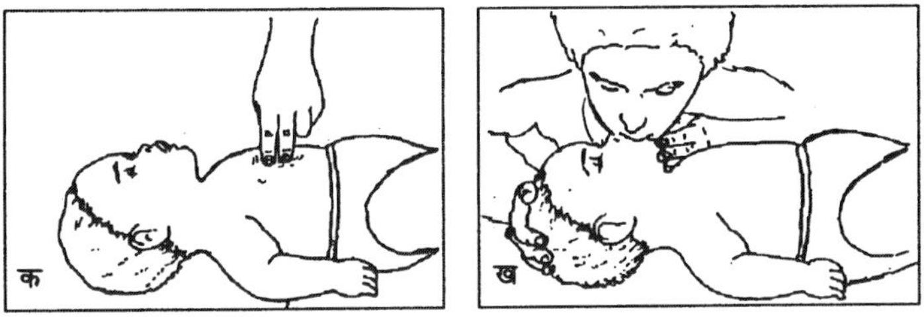

चित्र. 4.19 क से ख: (क) मुखा-मुख क्रिया द्वारा वायु संचार
(ख) दो अंगुलियों द्वारा संपीडन

2. अब शिशु की छाती पर दो अंगुलियों के द्वारा हल्के से दबाते हुए प्रति मिनट 100 की दर से संपीडन करें और इसकी गहराई 1.5 से 2.5 सेमी० होनी चाहिए (चित्र 4.19 ख)।

5
स्वास्थ्य लाभ की स्थिति

स्वास्थ्य लाभ स्थिति

इस स्थिति में किस मरीज को रखा जाना चाहिए — बेहोश मरीज को, जो साँस ले रहा हो और जिसकी हृदय की धड़कन चालू हो।

स्वास्थ्य लाभ की स्थिति के फायदे

1. इससे वायु मार्ग खुला रहने में मदद मिलती है।
2. जीभ उलट कर गले की ओर नहीं जा सकती।
3. सिर और गर्दन फैलाव की स्थिति में रहते हैं अतः वायुमार्ग चौड़ाई से खुला रहता है और वायु मार्ग में फँसने वाला कोई भी बलगम या उल्टी के द्रव पदार्थ आसानी से निकलते रहते हैं।
4. यह स्थिति शरीर को आवश्यक स्थिरता प्रदान करती है एवं उसे सुरक्षित एवं आराम देय स्थिति में सहारा देती है।

स्वास्थ्य लाभ की स्थिति कैसे बनाएं

1. हताहत व्यक्ति की छाती के पास लगभग 9 इंच की दूरी पर खुद घुटनों के बल समकोण (राइट एंगल) पर झुक कर बैठें। उसके सिर को अपनी तरफ को मोड़े, उसके सिर को पीछे की ओर तथा जबड़े को आगे की ओर करते हुए श्वसन मार्ग खुली हुई स्थिति में लाएं (चित्र. 5.1)
2. घायल की बाँह को अपनी तरफ अपने पास को लाएं। उसके हाथ को उसके पुट्ठों की ओर लाएं तथा संभव हो तो उसकी हथेली ऊपर की ओर रखें। उसकी दूसरी बाजू को उसकी छाती के पास लाएं। उसके ऊपर वाले पैर को अपनी ओर घुटने या टखने से पकड़कर अपनी ओर लाएं और इसे नीचे वाले पैर के ऊपर करते हुए घुटने के पास से पार करके अपनी ओर करें (चित्र. 5.2)।
3. एक हाथ से हताहत के सिर को बचाव एवं सहारा दें दूसरे हाथ के द्वारा उसके कूल्हे के पास से कपड़ों को थामकर हताहत को जल्दी से अपनी ओर खींचिए। हताहत को अपने घुटनों के द्वारा सहारा दें (चित्र. 5.3)।

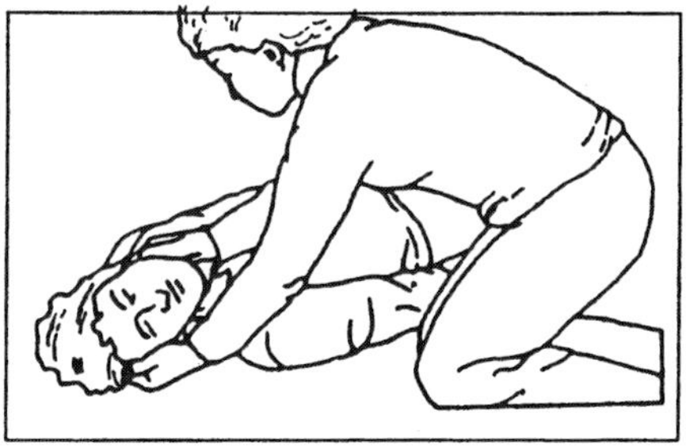

चित्र. 5.1: समकोण पर घुटनों के बल बैठना

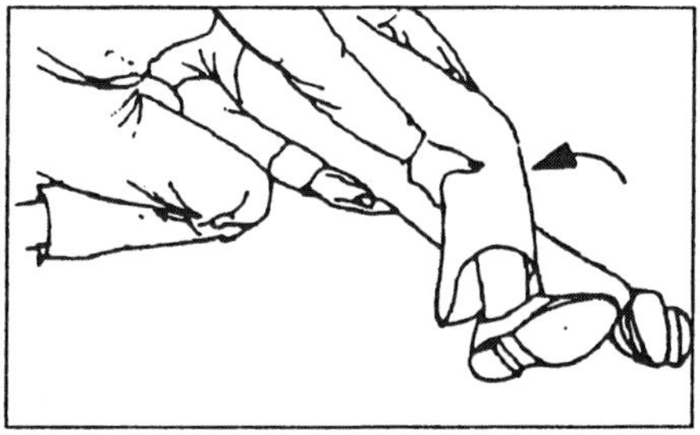

चित्र. 5.2: हताहत के पैर को उठाना

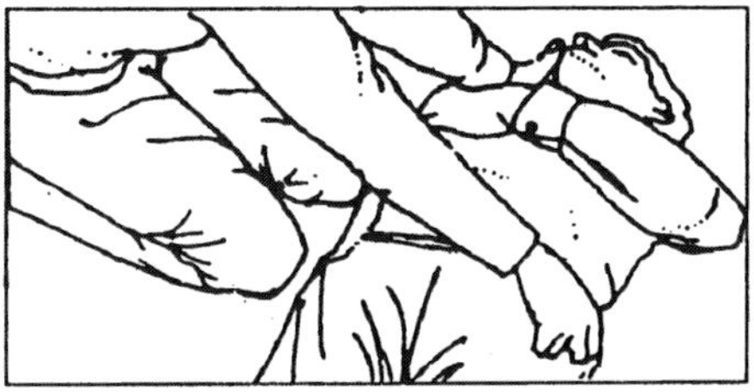

चित्र. 5.3: हताहत को सहारा

4. अभी भी अपने घुटनों से हताहत को सहारा देते हुए उसके सिर को पुनः से ठीक करें और यह सुनिश्चित करें कि उसका श्वसन (वायु) मार्ग खुला है।
5. हताहत की अपने सामने वाली ऊपरी बाजू को उठाकर सुविधा जनक स्थिति में कर शरीर के ऊपरी भाग को सहारा दें (चित्र. 5.4)।
6. हताहत के ऊपर वाले पाँव को घुटने से मोड़कर जाँघ की तरफ लाइए ताकि शरीर के निचले भाग (कमर आदि) को सहारा मिल सके (चित्र. 5.5)।

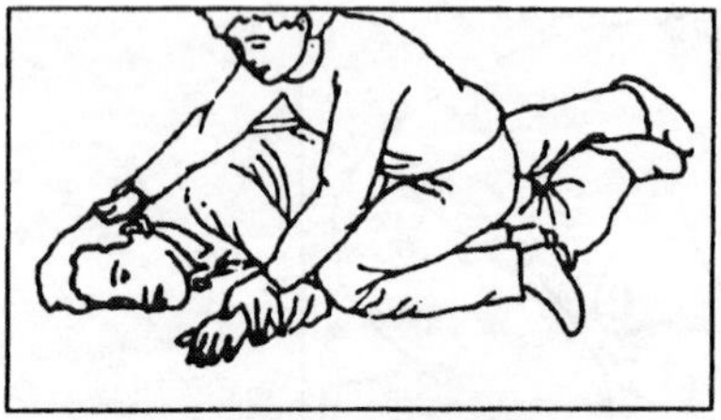

चित्र. 5.4: बाजू को मोड़ना

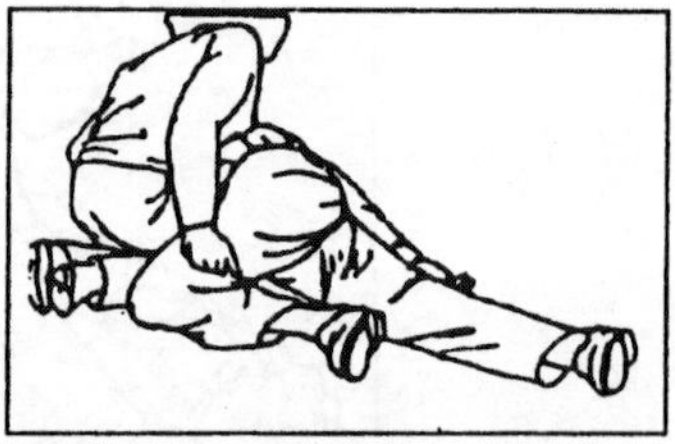

चित्र. 5.5: घुटने को मोड़ना

7. सावधानीपूर्वक हताहत की दूसरी बाजू को उसके नीचे से निकालिए और कंधे से नीचे की ओर कीजिए। इसे हताहत के शरीर के समानान्तर सीधी करके छोड़ दें। जिससे कि वह हताहत को पीठ के बल पलटने से रोकने में मदद करे (चित्र. 5.6)।

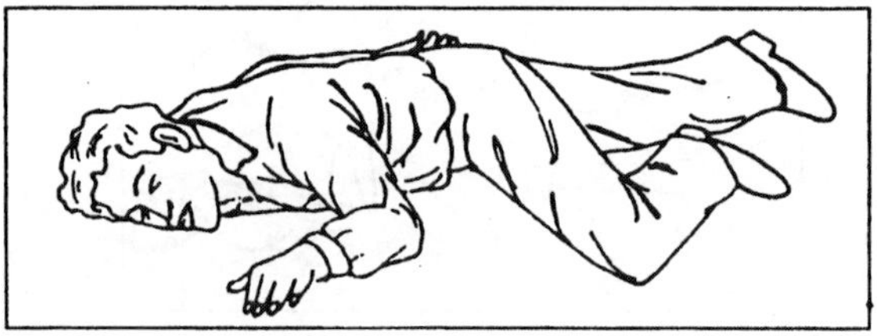

चित्र. 5.6: बाजू को खींचना

उपर्युक्त स्थिति के नुकसान

उपर्युक्त विधि तब न उपयोग में लाएं, जब:

1. शरीर के ऊपरी या निचले भाग पर हड्डी टूटी हों।
2. जब हताहत एक सीमित जगह में लेटा हो या उसके अंगों के सहारे वाली स्थिति में लाना संभव न हो।

इस प्रकार की परिस्थितियों में हताहत की स्वास्थ्य स्थिति को उसके शरीर के सामने गोलाई में मोड़े गए कपड़े/मसनद को लगाकर किया जा सकता है (चित्र. 5.7)।

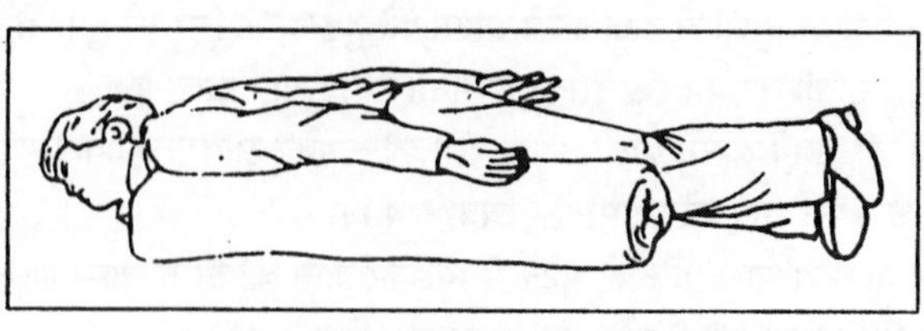

चित्र. 5.7: स्वास्थ्य लाभ की स्थिति

इस विधि का उपयोग तब भी किया जा सकता है जब किसी हताहत को कहीं ले जाना हो। हताहत को स्ट्रेचर पर स्वास्थ्य लाभ की स्थिति में ले जा सकते हैं।

अधिक वजन वाले हताहत के लिए

1. भारी वजन वाले हताहत को पलटने/मोड़ने के लिए दोनों से हाथों का उपयोग करें।
2. हताहत के कपड़ों को कंधे एवं कूल्हों के पास से पकड़ें और अपनी ओर खींचें ताकि हताहत आपकी जाघों के पास आ जाए।
3. यदि वहाँ अन्य लोग उपस्थित हों, तो एक व्यक्ति उसके सिर को तब सहारा दे सकता है जब आप उसे पलट रहे हों (चित्र 5.8)।

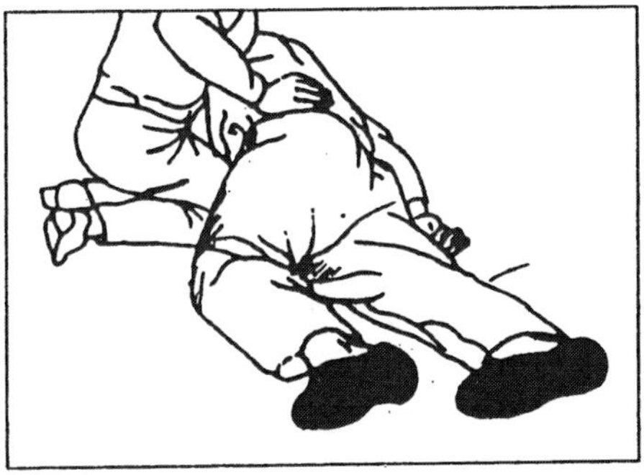

चित्र. 5.8: स्वास्थ्य लाभ की स्थिति के विभिन्न चरण (अधिक वजन वाला हताहत)

6

खून बहना या रक्तस्राव

खून बहना क्या है ?

खून बहना या रक्तस्राव का मतलब है धमनी, शिरा अथवा रक्तवाहिनियों से रक्तस्राव होना।

★ रक्तस्राव का प्रभाव

★ बिना जाँचे (या देखें) गए रक्तस्राव का प्रभाव

रक्तस्राव के प्रकार

यहाँ पर तीन विभिन्न प्रकार के रक्तस्राव या खून के बहाव होते हैं।

1. *धमनी से रक्तस्राव*
   - रक्त चटक लाल रंग का होता है।
   - यह प्रत्येक संकुचन (धड़कन) के साथ फुहार मार कर बहता है।
   - स्पंदी बहाव होता है।
2. *शिरा से रक्तस्राव*
   - रक्त गहरे लाल रंग का होता है।
   - यह फुहार नहीं मारता है।
   - एक सामान (स्थिर) बहाव होता है।
3. *कैपिलरी (कोशिका नली)*
   - रक्त लाल रंग का होता है।
   - यह फुहार मारकर नहीं बहता है।
   - यह धीमा होता है, किंतु बहता है।

रक्तस्राव की विशिष्टताएं चित्र. 6.1 में दिखाई गई हैं।

रक्तस्राव के प्रभाव

1. लाल रक्त कोशिकाओं की क्षति से शरीर-प्रणाली के लिए आक्सीजन की कमी हो जाती है।
2. रक्त की मात्रा में कमी आने से रक्त चाप (दाब) में कमी आती है।
3. घटे हुए रक्तचाप की भरपाई करने के लिए हृदय की धड़कन की दर बढ़ जाती है।

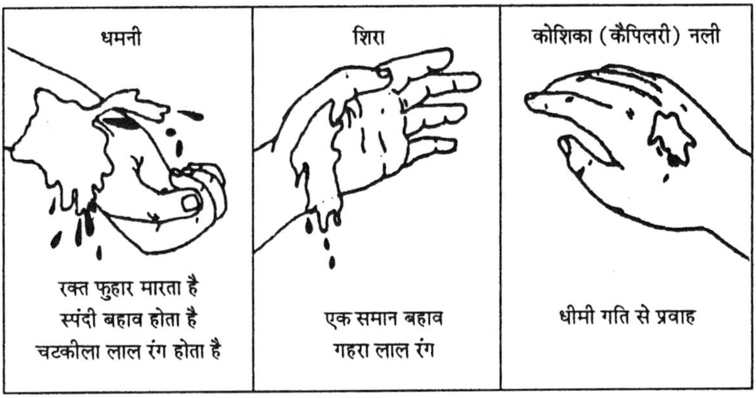

चित्र. 6.1: रक्तस्राव की विशिष्टताएं

4. रक्त की कमी से हृदय की धड़कन में तीव्रता (दबाव या उछाल) में कमी होने से रक्त की आपूर्ति में कमी आती है।

बिना जाँचे (देखे) गए रक्तस्राव के प्रभाव

- यदि बिना जाँचे गए स्रोत से रक्तस्राव होता है तो उपर्युक्त लक्षण तीव्रता से उभरते हैं और सदमा गहरा हो जाता है।
- एक सामान्य व्यक्ति में दो पाइंट की रक्तक्षति (15 प्रतिशत खून की मात्रा में कमी) से साधारण सदमे/बेहोशी आ सकती है।
- खून की मात्रा में 30 प्रतिशत या इससे ज्यादा कमी से गंभीर या जानलेवा सदमे/बेहोशी हो सकती है।

रक्तस्राव बाहरी या अंदरूनी हो सकता है।

यह बाहरी या अन्दरूनी रक्तस्राव भी धमनीय, शिरीय या केशिका नलीय हो सकता है।

निदान जाँच (डायगनोस) कैसे करें

बाहरी रक्तस्राव

1. रक्त की मुख्य क्षति के स्थानों को देखना
2. सदमे (शॉक) के लक्षण एवं संकेत देखना
   - हताहत के द्वारा प्यास की शिकायत
   - दृष्टि में तारे दिखना, धुँधलाहट या उनींदापन
   - चेहरा एवं होंठ पीले पड़ना

- त्वचा को ठंडी एवं नम/सर्द पड़ना
- नाड़ी की गति जल्दी-जल्दी किंतु कमजोर
- थकावट या आलस्यपन
- श्वसन में परेशानी या हल्कापन आना (वायु अवरोधक)
- शायद बेहोशी भी ऊभर सकती हैं

आंतरिक रक्तस्राव

1. पर्याप्त चोट के इतिहास के परिणाम स्वरूप आतंरिक रक्तस्राव हो सकता है।
2. वे घाव जो खोपड़ी को छेद करके हुए हों।
3. वे घाव जो छाती या पेट को छेद कर हुए हों।
4. आंतरिक स्राव का कारण बनने वाली चिकित्सीय परिस्थितियाँ जैसे कि अल्सर आदि।
5. प्रभावित क्षेत्र के आसपास दर्द एवं सूजन होना।
6. सदमे के लक्षण एवं संकेत।
7. शरीर के किसी भी एक निकास मार्ग जैसे कि छिद्र, नाक, मुँह, कान, गुदा, मूत्रमार्ग या योनिमार्ग से रक्त का आना।
8. हड्डियों का टूटना, विशेषकर लंबी हड्डियों का टूटना जैसे ऊपरी बाजू या जाँघ की हड्डी।

आतंरिक रक्तस्राव की सामान्य जगहें

चित्र. 6.2 आतंरिक रक्तस्राव की विभिन्न सामान्य जगहों के बारे में संकेत करता है।

देखभाल का उद्देश्य

1. जितना जल्दी से जल्दी संभव हो रक्तस्राव रोकें।
2. घाव को साफ करें और तुरंत मरहम-पट्टी करें, ताकि खून कम से कम बहे एवं संक्रमण लगने से बचाव हो।
3. हताहत को तुरंत अस्पताल ले जाने का प्रबंध करें।

सामान्य चिकित्सा या देखभाल

1. घायल या हताहत को इस स्थिति में लिएएं या रखें जिससे कि कम से कम खून बहने की हानि हो और रोगी उससे कम प्रभावित हो।
2. रोगी को लिटा दें और टाँगें आदि उठा दें तथा हल्की सी मोड़ी हुई स्थिति में रखें। इससे रीढ़ की हड्डी की क्षति की वृद्धि रोकने तथा साँस की बाधा रोकने में मदद मिलती है।
3. रक्तस्राव को नियंत्रित करें।

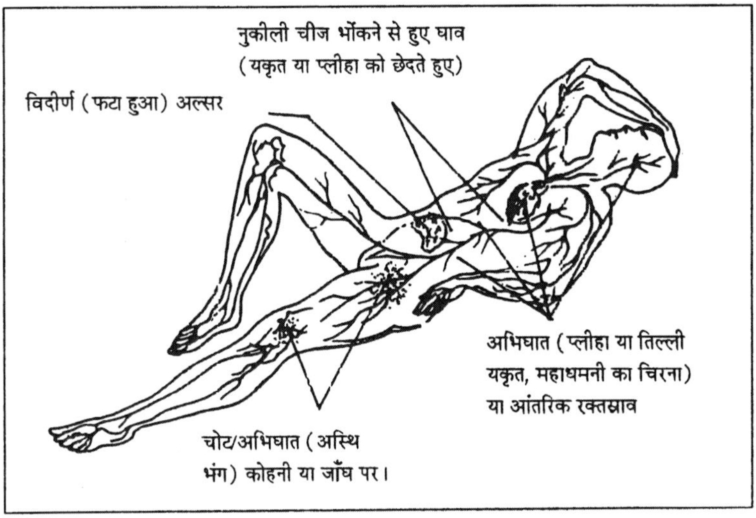

चित्र. 6.2: आंतरिक रक्तस्राव की सामान्य जगहें

4. श्वसन मार्ग खुला बनाए रखें।
5. रोगी के शरीर में ऊपर व नीचे कंबल लगाकर उसके शरीर से ताप में कमी आने से बचाएं।
6. घायल को बिल्कुल आराम की मुद्रा में रखा जाना चाहिए; क्योंकि गतिविधियों से हृदय की गति बढ़ती है; जिसके फलस्वरूप रक्तस्राव तेज होता है और बहुत संभव है कि खून का थक्का बनने में बाधा पैदा हो। यहाँ तक कि पहले से जमे थक्के को बहा दे।

विशेष देखभाल

क. *साधारण बाहरी रक्तस्राव*

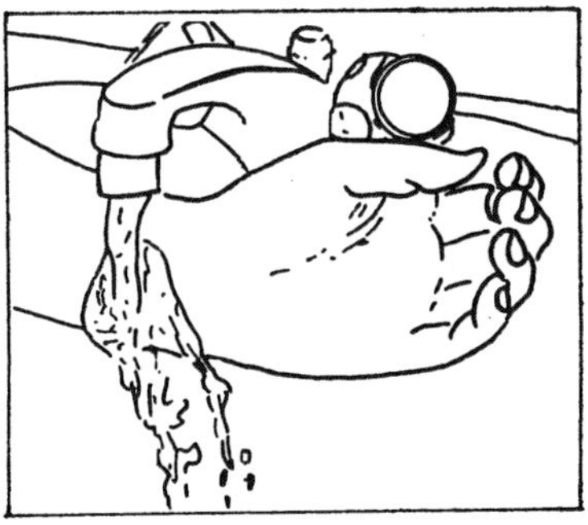

चित्र. 6.3 क.: पानी के द्वारा घाव को धोना

यदि संभव हो तो घाव की देखभाल करने से पहले अपने हाथों को धोएं। यदि घाव गंदा है तो उस पर तब तक पानी गिराएं जब तक कि साफ न हो जाएं (देखें चित्र 6.3 क)।

विसंक्रमित स्वाब (फोहे) से घाव को संरक्षित करें। यदि संभव हो तो घाव के आसपास की त्वचा भी साबुन पानी से धोलें। घाव को सुखाने के लिए फोहा लगाएं (चित्र. 6.3 ख और ग)।

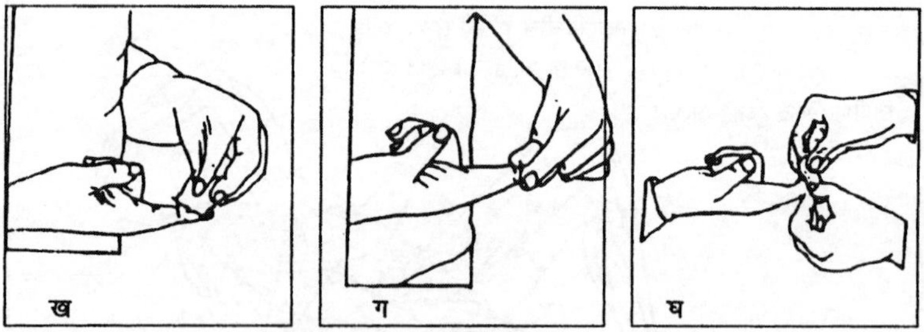

चित्र. 6.3 ख से घ: (ख) विसंक्रमित फोहा (स्वाब) रखें (ग) घाव को फोहे से सुखाएं (घ) घाव की मरहम पट्टी करें

छोटे घाव की मरहम पट्टी चिपकने वाली टेप से करें (चित्र. 6.3: घ)।

यदि आपको किसी अंग के अस्थि भंग की आशंका है तो उस भाग को समर्थन दें तथा उठाएं। यदि घाव बड़ा है तो विसंक्रमित अनमेडिकेटेड पट्टी या गाज (चौड़ी पट्टी) तथा साफ पैड (रुई) का इस्तेमाल करें और उसे सख्ती के साथ पट्टी करें। यदि कोई आशंका हैं तो चिकित्सा सहायता प्राप्त करें।

ख. गंभीर बाहरी रक्तस्राव

यहाँ पर बाहरी रक्तस्राव के नियंत्रण हेतु चार उपाय है:

1. *सीधे दबाना*

- मरहम-पट्टी की खोजबीन में समय बर्बाद न करें। तुरंत ही घाव के ऊपर अपना हाथ रखकर दबाव बनाए रखें। लगातार सख्ती एवं एक समान दबाव बनाए रखें। यदि घाव बहुत बड़ा है तो घाव के दोनों छोरों को मिलाकर दबाएं।
- यदि पट्टी उपलब्ध हो तो घाव पर विसंक्रमित पट्टी या साफ कपड़ा रखें। इसे तब तक दबाकर रखें जब तक कि रक्तस्राव न रुक जाए। इसमें शायद 10 से 30 मिनट तक का समय लग सकता है। इसके बाद अब पर्याप्त सख्ती के साथ पट्टी बाँध दें ताकि रक्तस्राव नियंत्रित रहे। लेकिन पट्टी इतनी ज्यादा सख्ती से न बाँधें कि रक्त प्रवाह ही रुक जाए (चित्र. 6.4)।

  घायल अंग की गति न करें। यदि पट्टी खून से भींग जाए तो भी इसे न बदले यदि वह एक बार सेट हो जाए। आप उसी भीगी हुई पट्टी के ऊपर दूसरी बाँध दें। उन दोनों पट्टियों को घाव के ऊपर सख्ती से बंधी रहने दें।

2. *ऊपर उठाना*

- इसका उपयोग सीधे रक्त दबाव के साथ तालमेल बिठाने के लिए प्रयोग किया जाता

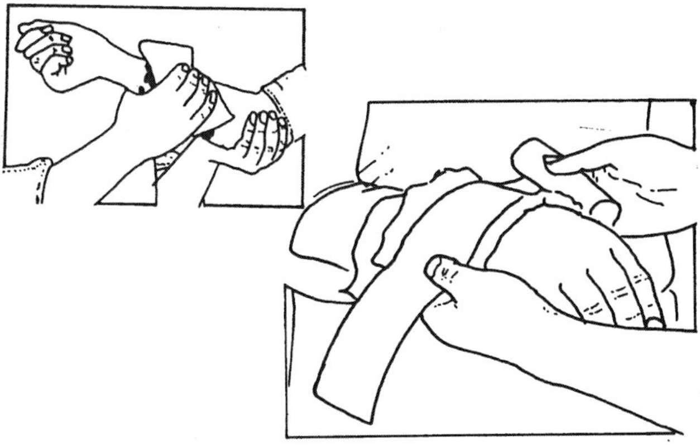

चित्र. 6.4: रक्तस्राव का नियंत्रण

है जब रक्तस्राव हाथ (बाजू) या पैर से हो रहा हो।

इस प्रक्रिया में रक्तस्राव वाले शरीर के भाग को हृदय की ऊँचाई से हाथ ऊपर उठा दें। ताकि उस भाग के लिए रक्त बहाव कम हो जाए और खून का थक्का जल्दी जमने लगे (चित्र. 6.5)।

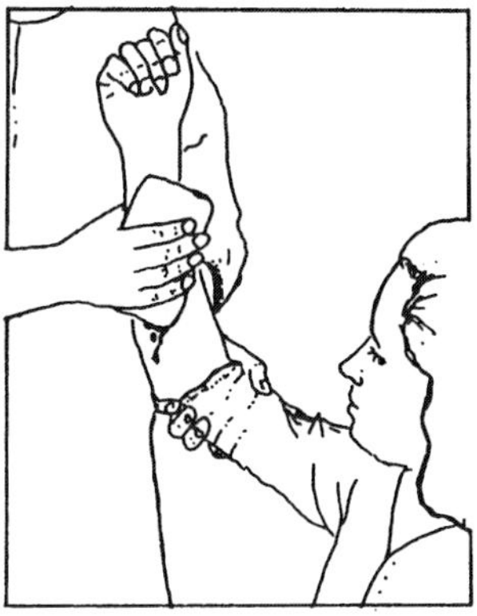

चित्र. 6.5: घायल भाग को ऊपर उठाना

3. *दबाव बिन्दु (प्रेशर पाइंट)*
   - धमनीय रक्तस्राव को अंगूठे या अँगुली के द्वारा दबाव बिन्दु पर डालकर रोका जा सकता है।

- दबाव बिन्दु अस्थि के ऊपर वे जगहें हैं जहाँ धमनियाँ त्वचा के बिल्कुल पास होती हैं।
- निचली हड्डी (अस्थि) के खिलाफ धमनी को दबाकर शरीर के घायल अंग से रक्तस्राव रोका जा सकता है।

दबाव बिन्दु

बांहों (बाहु दबाव बिन्दु) (चित्र. 6.6) एवं जाँघों (उरु दबाव बिन्दु) पर दबाव बिन्दुओं को अक्सर उपयोग में लाया जाता है।

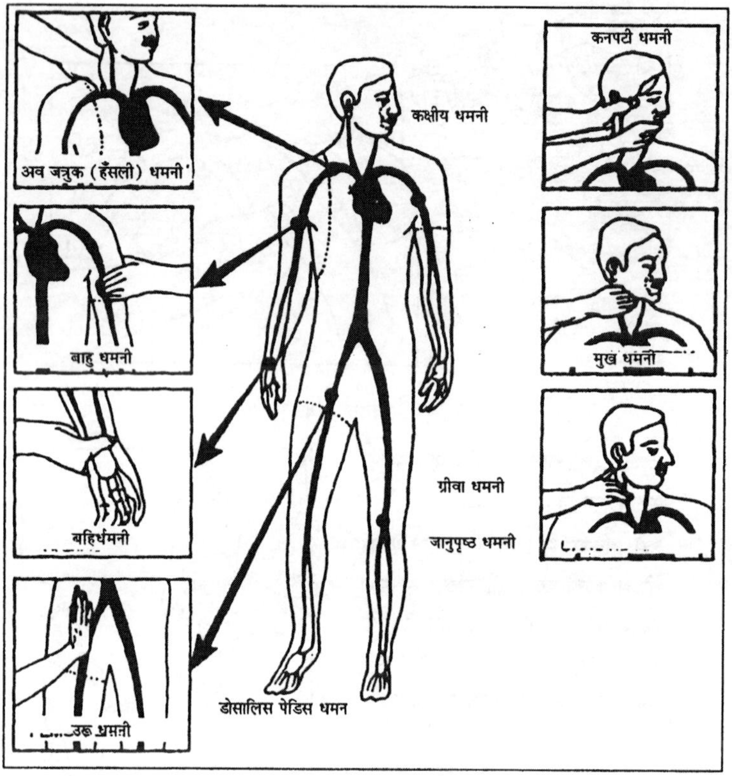

चित्र. 6.6: विभिन्न दबाव बिन्दु

बाजू से रक्तस्राव के लिए

- हताहत की मध्य बाजू को हाथ से पकड़ें जिसमें भुजा के ऊपरी (बाहरी) तरफ अंगूठा रखें और अदरूनी (निचली) तरफ अंगुलियाँ लगाएं।
- अंगुलियों को अँगूठे के प्रति खींचकर दबाव बनाएं।

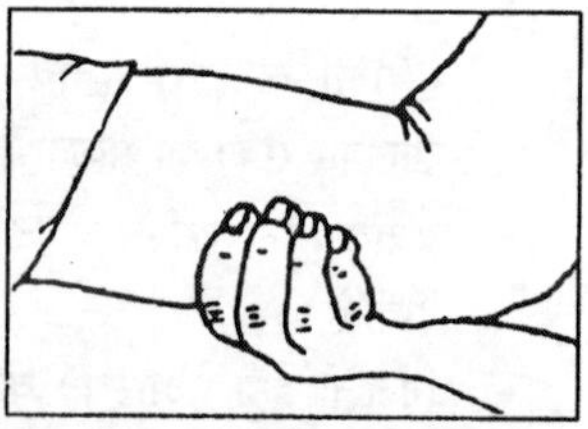

चित्र: 6.7: बाहु धमनी को दबाना

- अपने हाथ की पकड़ में अंगुलियाँ अंदर की पूरी सतह को लगाएं न कि अंगुलियों के किनारों का भाग। जिससे पास की धमनी में रक्तस्राव के प्रति बाहु धमनी में दबाव बनता है (चित्र 6.7)।

पाँव से रक्तस्राव होना

- यदि संभव हो तो हताहत को चित (पीठ के बल) लिटा दें।
- अब घायल अंग की दूसरी तरफ घुटनों के बल बैठ जाएं और दबाव बिन्दु पर सीधे अपनी हथेली को रखकर दबाव बनाएं। धमनी को बंद करने के लिए आगे को झुककर आवश्यकतानुसार दबाव बनाएं, ताकि रक्तस्राव रुक जाए।
- यदि रक्तस्राव नहीं रुकता है तो यह जरूरत पड़ सकती है कि अंगुलियों के समतल भाग को रखकर ऊपर से दूसरे हाथ की गद्दी रखकर अतिरिक्त दबाव बनाना पड़े (चित्र 6.8)।

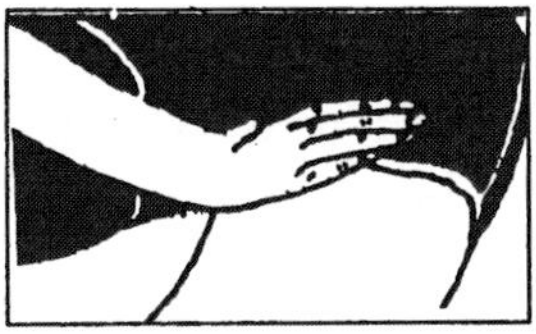

चित्र. 6.8: धमनी को दबाना

चेहरे एवं गर्दन से रक्तस्राव

- गर्दन के दोनों तरफ से, कभी भी एक साथ दबाव न डाले।
- सावधान रहें कि कहीं मरीज बेहोशी या मूर्छा की स्थिति में न आ जाए।
- श्वास नली पर दबाव न डालें।
- ग्रीवा धमनी पर दबाव बनाएं (चित्र. 6.9)।

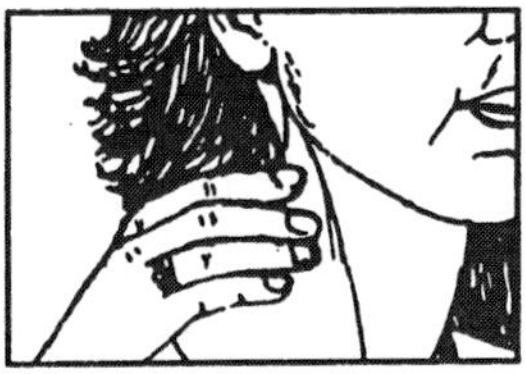

चित्र. 6.9: ग्रीवा धमनी पर दबाव डालना

4. *एक रक्तबंध लगाना*

रक्तबंध एक साधन है जो गंभीर रक्तस्राव को नियंत्रित करने के लिए लागू किया जाता है। इसे केवल गंभीर एवं जान की खतरे वाले रक्तस्राव की स्थिति में तब अपनाया जाना चाहिए जब रक्तस्राव किसी अन्य तरीके से नियंत्रित करना कठिन हो। इसे केवल चरमावस्था में ही प्रयोग किया जाना चाहिए।

यह उचित रक्तबंध एक 36 इंच लंबी बुनी हुई पट्टी (कमर पेटी) भी होती है जिसमें एक तरफ बकसुआ या स्नैप लगा होता है ताकि किसी स्थान को कसकर बाँधे रखा जा सके। यह कम से कम तीन या चार इंच चौड़ाई की होनी चाहिए ताकि सभी ऊतकों में दबाव को बाँट सके।

यह रक्तबंध एक पट्टी या पेटी, रूमाल, कपड़े आदि का भी हो सकता है।

तार, नाड़ा आदि कभी रक्त बंध के रूप में न बाँधे, इनसे माँस कट सकता है।

रक्तबंध लगाने की प्रक्रिया

1. रक्तस्राव को अस्थाई तौर पर रोकने के लिए दबाव बिन्दु (प्रेसर प्वाइंट) पर उपयुक्त

दबाव डालें। रक्तबंध को घाव और हृदय के बीच लगाएं तथा घाव से रक्तबंध के बीच पर्याप्त क्षतिरहित माँस छोड़ें।

2. धमनी को दबाने के लिए (संपीडन हेतु) पैड रुई का पैड लगाएं।
3. जब एक वैकल्पिक रक्तबंध का इस्तेमाल कर रहे हों तो उस अंग के चारों ओर कोई पट्टी या कपड़ा सख्ती से दो बार लपेटें। और अंग के ऊपरी तरफ एक सरफूँदा या फंदा गाँठ (बाल नॉट) लगाइए।
4. आधी (पहला फंदा) गाँठ लगाने के बाद उसमें एक छोटी से लकड़ी या कड़ी चीज रखे इसके बाद पूरी (दूसरी फंदा) गाँठ लगाएं।
5. अब उस लकड़ी को पकड़कर रक्तबंध को ऐंठकर तब तक कड़ा करें जबतक कि रक्तस्राव न रुक जाए।
6. रक्तबंध के आधार स्तरीय छोर/किनारे से लकड़ी के संरक्षित करें जिसके लिए कोई अन्य उपयुक्त कपड़े की पट्टी या उपयुक्त सामग्री का उपयोग करें।
7. रक्तबंध को किसी चीज से ढकें नहीं।
8. रक्तबंध की सही जगह एवं लगाने के समय को लिख लें। इस सूचना (कागज) को हताहत के कपड़ों से लगा दें।
9. रोगी को तुरंत अस्पताल में ले जाएं।
10. एक बार जब रक्तबंध लगा कर कस दिया जाए तो इसे किसी डाक्टर या विशेषज्ञ की सलाह के बिना नहीं खोला जाना चाहिए। रक्तबंध के ढीला करने से रक्त का जमाव या थक्का टूट सकता है और नतीजन रक्त की पर्याप्त हानि से सदमे (दौरा) या मृत्यु भी हो सकता है (चित्र 6.10)।

आतंरिक रक्तस्राव

1. हताहत का सिर नीचे की ओर झुकाकर रखते हुए यह सुनिश्चित करें कि मस्तिष्क में रक्त की आपूर्ति पर्याप्त अच्छी बनी रहे। घायल को सलाह दें कि वह हरकत न करे (चित्र 6.11 क)।
2. यदि घायल की क्षति यह छूट दे सके तो पाँव को ऊपर की ओर उठा दें। ताकि नाजुक एवं महत्वपूर्ण अंगों तक वापसी रक्त का प्रवाह जारी रहे (चित्र. 6.11 ख)।
3. गले, छाती तथा कमर के आसपास के पहने हुए सख्त कपड़े ढीले करें (चित्र. 6.11 ग)।
4. हताहत पर दबाव रखें और उसे सहज रहने की आवश्यकता बताएं (चित्र 6.11 घ)।
5. आघात (सदमा) को कम से कम करें।

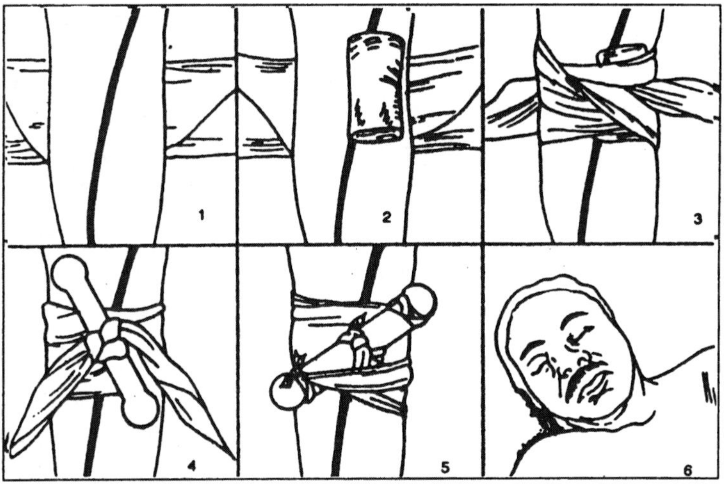

चित्र. 6.10: रक्तबंध लगाने के तरीके

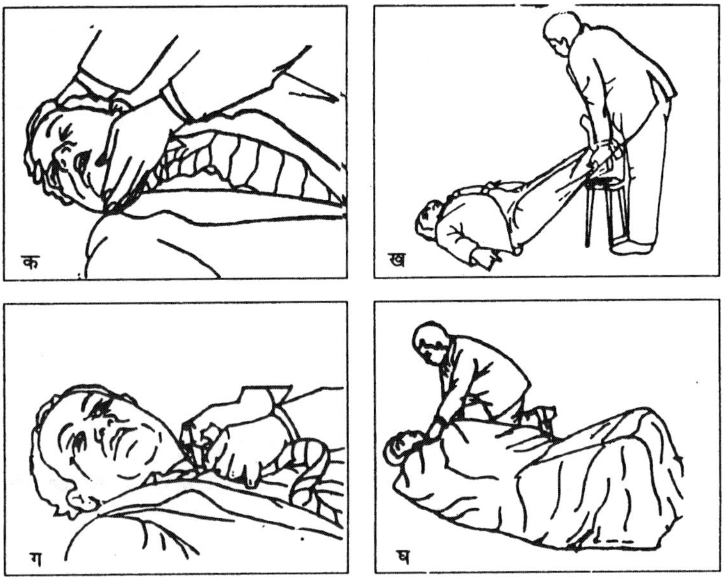

चित्र. 6.11 क से घ: रक्तस्राव की जाँच करना

6. हर 10 मिनट की अवधि के बाद हताहत की नाड़ी गति एवं श्वसन दर को जाँचते रहें। (चित्र. 6.11 च)

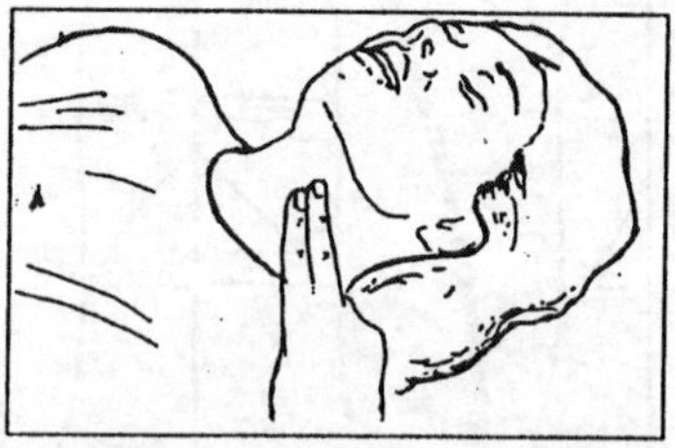

चित्र. 6.11 च: रक्तस्राव की जाँच

7. अन्य चोटें को पता करने के लिए घायल की जाँच करें और आवश्यकतानुसार उपचार करें।
8. यदि घायल व्यक्ति बेहोश है किन्तु साँस सामान्य ढंग से चल रही है तो उसे स्वास्थ्य लाभ की स्थिति में लाएं।
9. यदि साँस एवं हृदय की गति रुक गई है तो तुरन्त ही प्राण संचार (रिसक्सीटेशन) क्रिया शुरू करें।
10. यदि संभव हो, तो घायल को गरम बनाए रखने के लिए ऊपर नीचे कंबल लगाकर ढक कर रखें।
11. हताहत के किसी भी नमूने का सारा रिकार्ड रखें, जो उल्टी द्वारा या किसी अन्य प्रकार से शरीर द्वारा निकला हो। यदि संभव हो हताहत के साथ उस नमूने को भी अस्पताल भेजें।
12. तुरंत ही अस्पताल ले जाएं, एक स्ट्रेचर केस के रूप में स्थानातंरित करें। उपचार की स्थिति बनाए रखें।

घायल को मुँह से कुछ भी न दें।

विशेष स्वरूप वाले रक्तस्राव

1. सिर (खोपड़ी) से रक्तस्राव

सिर के घाव से रक्तस्राव काफी ज्यादा होता है; क्योंकि:

- रक्त आपूर्ति भरपूर मात्रा में होती है।
- खोपड़ी को ढकने वाली त्वचा सख्ती से खिंची होती है।
- जब क्षति/चोट लगती है तो त्वचा कट कर ज्यादा बड़े घाव के रूप में फैल जाती है।

लक्षण एवं चिन्ह

- खोपड़ी में दर्द, सूजन तथा रक्तस्राव, संभवत: खोपड़ी में पर्त (ढक्कन) सी उठ जाती है।

तालिका 6.1: आंतरिक रक्तस्राव के स्वरूप एवं उनके स्रोतों का प्रकटीकरण

छिद्र/सुराख	*कैसे प्रकट होता है*	*विवरण*	*संभावित कारण*
नाक	प्रचुर बहाव	ताजा (चमकीला लाल) खून	नाक के मार्ग में क्षति या नाक में अस्थि भंग
	टपकना	हल्का पीला स्राव सेरेब्रो स्पाइनल द्रव के साथ स्पष्ट खून का मिश्रण	खोपड़ी में अस्थि भंग
कान	लगातार बहाव	ताजा (चमकीला लाल)	कान के पर्दे का फटना
	रक्त की कुछ बूंदें	स्ट्रा कलर्ड (भद्दा लाल) रंग (स्पष्ट सेरब्रो-स्पाइनल फ्लूड के साथ समिश्रित)	खोपड़ी (की अस्थि) में अस्थिभंग
मुँह	थूक में खून (बलगम)	थोड़ी मात्रा में ताजा खून	जबड़े में चोट/भंग
	उलटी	गहरे भूरे लाल रंग के साथ काफी जैसी पृष्ठ भूमि के साथ स्राव संभवत: अल्सर से रक्त स्राव	पाचन तंत्र में चोट
	खाँसी करना	ताजा (चमकीला लाल) खून, चमकीला लाल झागदार खून	ऊपर वायु (श्वसन) मार्ग में चोट पसली के टूटने को फेफड़े में क्षति
मलाशय	एक समान रक्तस्राव	ताजा खून (चमकीला लाल)	बवासीर (पाइल्स) रक्तस्राव
	मल में खून	काला टार जैसी बनावट	बड़ी आंत में क्षति
मूत्राशय	मूत्र	रक्त के कण/थक्कें	किडनी (गुर्दे) या ब्लैडर (मूत्राशय) से रक्तस्राव
		रक्त के थक्के या पतला रक्त	मूत्र तंत्र में क्षति (संभवत: श्रोणि अस्थि भंग के कारण)
योनि	हल्का निरंतर रक्तस्राव	पेडू में ऐंठन के साथ कभी-कभी सामान्य, कभी बहुत ज्यादा, कभी मध्यम	माहवारी का गंभीर रक्तस्राव
	अचानक बहाव	गंभीर हानि, आघात तथा संभावित गर्भावस्था का इतिहास	गर्भस्राव या गर्भपात के परिणाम स्वरूप

- घाव के आस-पास गंध आती है।
- खोपड़ी भंग (फटने) के संभावित लक्षण एवं संकेत होते हैं।
- मस्तिष्क क्षति के संकेत।
- बेहोशी छाना।

उपचार

1. सीधे पट्टी या बैंडेज से दबाव बनाकर रक्तस्राव रोकना।
2. यदि हताहत होश में है तो उसे सिर एवं कंधों को थोड़ा उठाकर लिटाएं।
3. प्रत्येक 10 मिनट की अवधि के अंतर से नाड़ी गति, श्वसन गति तथा उसकी प्रतिक्रिया के स्तर को जाँचते रहें।
4. यदि हताहत बेहोश हो जाए तो उसे स्वास्थ्य लाभ की स्थिति में रखें।

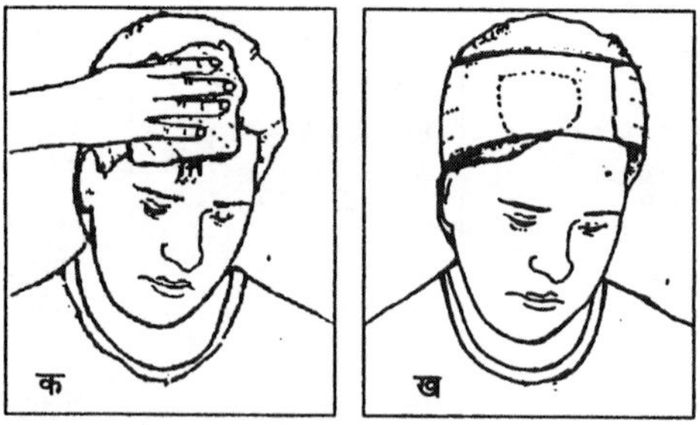

चित्र. 6.12 क से ख: खोपड़ी (सिर) का पट्टी करना

5. यदि श्वसन क्रिया एवं हृदय की धड़कन रुक जाती है तो तुरंत पुनर्ज्जीवन क्रिया शुरू करें।
6. स्ट्रेचर के मामलों के रूप में उसे अस्पताल में स्थानांतरित करें (चित्र. 6.12)।

2. नाक से खून बहना

नाक से खून बहने पर नाक के अंदर की रक्त नलिका से खून आता है। नाक से खून आने का मतलब खोपड़ी की चोट का भी एक संकेत है।

लक्षण एवं संकेत

- नाक से मामूली रक्तस्राव होते रहना
- यदि खोपड़ी में चोट लगी है तो खून के साथ साथ पानीदार सरैब्रोस्पाइनल द्रव आता है।

उपचार

- हताहत को आगे की ओर सिर झुकाकर बैठाएं और गर्दन और छाती के आसपास के सभी कपड़े ढीले करें (चित्र 6.13 क)।
- उसे सलाह दें कि नाक से साँस ले और नाक के अगले कोमल भाग को चुटकी से दबा ले (चित्र. 6.13 ख)।
- उससे कहें कि मुँह में आने वाले किसी तरह के खून को थूक दें क्योंकि खून के गुटकने से जी मिचलाने या उल्टी की शिकायत हो सकती है।
- दस मिनट बाद हाथ का दबाव ढीला करें और यदि रक्तस्राव न रुके तो अगले 10 मिनट तक फिर से यही प्रक्रिया दोहराएं। हताहत को अपना सिर उठाने से मना करें (चित्र. 6.13 ग)।
- यद्यपि सिर अभी भी आगे की ओर झुका रहेगा, हल्के हाथों से रूई का फोहा लेकर या गरम (गुनगुने) पानी से स्वाब भिंगोकर मुँह एवं नाक के आस-पास साफ करें। नाक पर धक्का न लगने दें।
- जब नाक से खून बहना बंद हो जाए तो हताहत से कहें कि वह मेहनत के काम न (जोर न डाले) करें। उसे सलाह दें कि नाक से तेजी से हवा न निकाले। वह कम से कम चार घंटे तक कोई बाधा न डाल कर रक्त के थक्के (जमाव) को न हिलाएं।

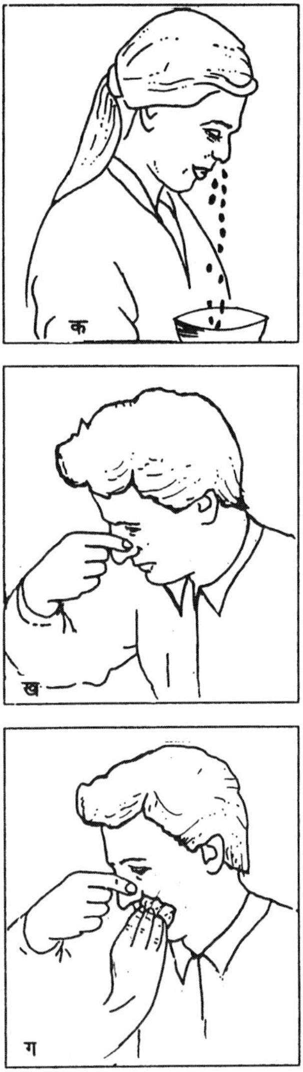

चित्र. 6.13 क से ग: नाक के रक्तस्राव की जाँच

- यदि 30 मिनट बाद फिर से खून का आना शुरू हो जाए या लगातार जारी रहे तो हताहत को तुरंत अस्पताल ले जाएं और चिकित्सा सहायता प्राप्त करें।

3. कान से रक्तस्राव

कान से रक्तस्राव खोपड़ी में चोट लगने या कान के परदे (ड्रम) के क्षतिग्रस्त होने पर होता है या फिर कान के बाहरी घाव से हो सकता है।

लक्षण एवं संकेत

क. *यदि कान के परदे से है:*

- कान के अंदर दर्द
- बहरापन
- कान से साधारण रक्तस्राव होना

ख. *यदि खोपड़ी के अंदर से है:*

- खोपड़ी या सिर की चोट की ओर संकेत
- सिर दर्द
- थोड़ी मात्रा में रक्त स्पष्ट रूप से पतले भेजे (सेरेब्ररो स्पाइनल द्रव) का द्रव मिला होता है जो कान से बह कर आता है
- बेहोशी छाना।

उपचार

1. होश में रहने वाले हताहत को अधलेटी हुई स्थिति में सहारा देकर बिठाएं और घायल तरफ वाले कान की ओर सिर को झुकाएं ताकि खून या अन्य स्राव बहकर निकल जाए (चित्र. 6.14 क)।
2. अब कान को जीवाणु रहित अन मेडिकेटिड पट्टी से ढके या वैसे ही किसी साफ कपड़े विशेष रूप से जीवाणु रहित सामग्री से ढकें। इसे हलकी सी पट्टी या चिपकने वाली टेप लगाकर वहाँ स्थिर करें (चित्र. 6.14 ख)।

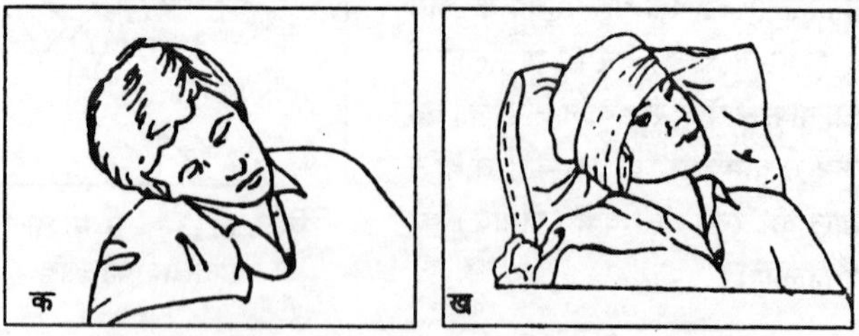

चित्र 6.14 क से ख: कान से होने वाले रक्तस्राव की जाँच

3. प्रत्येक दस मिनट बाद साँस की गति एवं प्रतिक्रिया की जाँच करते रहें।
4. आघात/सदमें को कम से कम करें।
5. यदि हताहत बेहोश हो जाए और साँस सामान्य गति से चलती रहे तो उसे स्वास्थ्य लाभ की स्थिति में लाएं। घायल अंग की तरफ सिर झुकाने के लिए कहें ताकि स्राव बाहर बहकर निकल जाए।
6. यदि साँस और हृदय गति रुक जाए तो तुरंत ही पुनरुज्जीवन क्रिया चालू करें।
7. अस्पताल में ले जाएं।

ऐसा न करें: कान पर ढक्कन (ठेंठी) न लगाएं और न ही कान से आने वाले बहाव को रोकने की कोशिश करें। यह दबाव अन्दर मध्य कान की ओर बढ़ सकता है।

4. आँख से रक्तस्राव

किसी भी प्रकार की आँख की क्षति अपने आप में गंभीर हो सकती है।

लक्षण एवं संकेत

- आँख में दृष्टि की क्षति न होने के बावजूद दृष्टि थोड़ी या पूर्णतः प्रभावित हो सकती है।
- दर्द युक्त, आँख में खून का धब्बा, संभवतः दिखाई देने वाली पुतली या पलकों पर घाव।
- रक्त का निकलना या आँख के घाव से स्पष्ट तौर पर द्रव पदार्थ निकलना, संभवतः आँख की पुतली (नेत्र गोलक) पर सामान्य खिंची गोल रेखाएं (कंटूर्स) जैसेकि नेत्र गोलक से कोई तत्व रिसा हो।

उपचार

1. हताहत को पीठ के बल (चित) लिटा दें और सिर को सहारा दे तथा जहाँ तक संभव हो सके, बिल्कुल स्थिर दशा में रखें।
2. हताहत से कहें कि वह धीरे से अपनी घायल आँख को बंद करे और आई पैड (रुई) रखकर उसे साफ पट्टी या एडहेसिव (चिपकने वाली) पट्टी से संरक्षित करें।
3. आप हताहत को सलाह दें कि ठीक वाली आँख को भी स्थिर रखें; क्योंकि खुली आँख की गति से क्षति ग्रस्त आँख भी गति कर सकती है। यदि आवश्यक हो तो दोनों आँखों में पट्टी बाँधें ताकि आँख की अनावश्यक गति को रोका जा सके।
4. उसे तुरंत अस्पताल ले जाएं।

ऐसा न करें: आँख में घुसी/पड़ी बाहरी वस्तु को निकालने की कोशिश।

5. मुँह से रक्तस्राव

- मुँह से खून तब आता है जब जीभ, होठों या मुँह की अंदरूनी त्वचा की पर्त पर चोंट/कटान हो जाए।
- यह रक्तस्राव गंभीर हो सकता है।
    - इस क्षेत्र की रक्त आपूर्ति भरपूर होती है।
    - मुँह के अंदर रक्तनलिकाओं के ऊपर की त्वचा बहुत पतली होती है।

लक्षण एवं संकेत

- मुँह के अंदर एवं आस-पास रक्तस्राव होता है
- प्रभावित क्षेत्र में दर्द होता है।

उपचार

1. हताहत से कहें कि आगे की ओर सिर करके बैठे तथा क्षतिग्रस्त भाग की ओर सिर झुकाए (चित्र. 6.15 क)।
2. साफ पट्टी को घाव के ऊपर लगाएं और क्षतिग्रस्त भाग पर अँगूठे और अंगुलियों के बीच दबाकर कसें (चित्र. 6.15 ख)

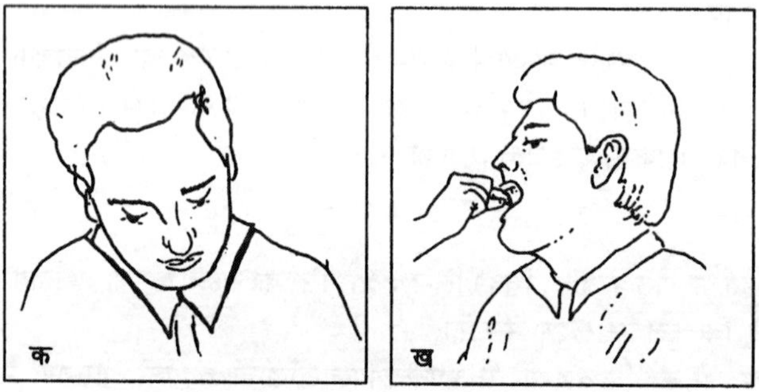

चित्र. 6.15 क से ख: मुँह के रक्तस्राव की जाँच के लिए उपाय

3. हताहत को कहे कि मुँह में आने वाले किसी भी तरह के रक्त को थूकते रहें। गुटकने से उलटी हो सकती है।
4. अपने मुँह को न धोएं (कुल्ली न करें) क्योंकि इससे रक्त जमाव (थक्का) बाधित हो सकता है। उसे सलाह दें कि कम से कम 12 घंटे तक कोई गरम पेय न लें।

6. मसूढ़ों से रक्तस्राव

लक्षण एवं संकेत

- एक टूटे हुए दाँत की जड़ों से या मसूढ़ों में संभावित छिलने/कटने से रक्तस्राव होता है।

उपचार

1. हताहत को आगे की ओर मुँह करके तथा घायल भाग की ओर सिर झुका कर बैंठने को कहें (चित्र. 6.16 क)।
2. रक्तस्राव वाले मसूढ़े के भाग पर मोटा गॉज पैड या साफ कपड़ा रखें (6.16 ख)।
3. हताहत से कहें कि अंगुली के द्वारा पैड को सही स्थान पर लगाएं और इसके बाद दाँतों से 10-20 मिनट तक दबाएं रहें (चित्र. 6.16 ग)।

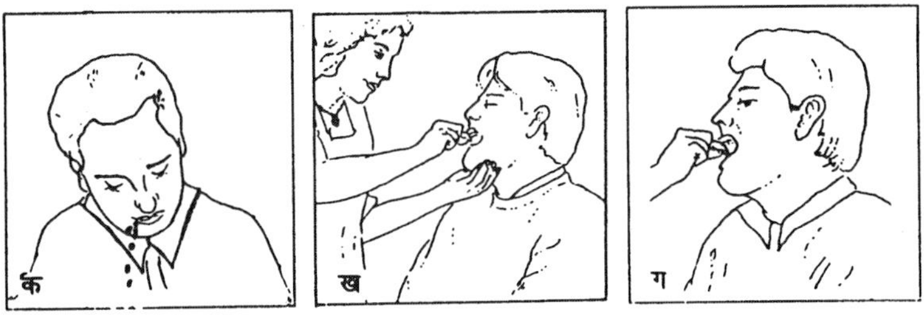

चित्र. 6.16 क से ग: मसूढ़ों से रक्तस्राव की देखभाल के चरण

4. घायल व्यक्ति से कहें कि मुँह में आने वाले किसी भी तरह के रक्त को थूकता रहे। गुटकने से उलटी आ सकती है।
5. 10-20 मिनट के बाद, सावधानीपूर्वक पैड को निकालें और कोशिश करें कि घाव पर जमा थक्का कम से कम बाधित हो। यदि अभी भी रक्तस्राव हो रहा है तो पैड बदल दें, और अगले 10 मिनट तक वैसे ही दबाकर रखें।
6. मुँह को न खंगालें (कुल्ली न करें), क्योंकि रक्त जमाव बाधित हो सकता हैं। उसे सलाह दें कि अगले 12 घंटों तक कोई गरम पेय न लें।

7. योनि से रक्तस्राव

यह इन कारणों से हो सकता है:

- गंभीर माहवारी का रक्तस्राव
- गर्भ स्राव (गर्भ गिरना)
- आंतरिक क्षति

लक्षण एवं संकेत

- योनि से साधारण से लेकर गंभीर रक्तस्राव।
- आघात/सदमा के लक्षण एवं संकेत।
- पेट के निचले (पेड़ू के) भाग पर या श्रोणि प्रदेश पर ऐंठन के साथ पीड़ा।

उपचार

1. यदि संभव हो, तो स्त्री को ऐसे स्थान पर ले जाएं जहाँ थोड़ी गोपनीयता हो या देखभाल (स्क्रीनिंग) का प्रबंध करें। उसे सैनिटरी पैड या साफ तौलिया दें ताकि योनि द्वार के ऊपर लगा सके।
2. हताहत महिला को चित लिटा दें, परन्तु सिर और कंधे थोड़ी उठी हुई स्थिति में रहें और उसके पैरों को घुटनों से मोड़कर, कंबल का सहारा लगा दें।
3. यदि दर्द गंभीर है तथा माहवारी के कारण है तो हताहत को एक या दो दर्द निवारक गोलियाँ लेने दें।
4. यदि रक्तस्राव निरंतर जारी है और यह गंभीर है तो आघात को कम करने का उपचार करें तथा रोगी को अस्पताल पहुँचाएं।

8. उभरी शिराओं से रक्तस्राव

- पैरों (टाँगों) में पाई जाने वाली कुछ खास शिराओं में बहुत सारे अनगिनत कप जैसे न लौटने वाले वाल्व होते हैं जो रक्त को हृदय की ओर वापस बहाते रहते हैं। लेकिन जब यह वाल्ब खराब हो जाते हैं तो यह शिराएं उथली हो जाती है और वे उभरी हुई शिराओं का रूप ले लेते हैं।
- चूंकि टाँगों कर शिराएं लंबी होती है और बहुत ज्यादा मात्रा में खून समाहित होता है तो वे फूली (स्फीत) शिराएं बन जाती है। जब ये क्षति ग्रस्त होती है या जलती है तो अचानक काफी मात्रा में रक्त की हानि होती है।

लक्षण एवं संकेत

- गंभीर बाहरी रक्तस्राव, रक्त गहरे लाल रंग का होता है।
- आघात (सदमे) में चिंह एवं लक्षण।
- बेहोशी पैदा हो सकती है।

उपचार

1. तुरंत उघड़ने वाले घाव होते हैं जिन पर हाथों की उँगली या हथेली से सीधे दबाव बनाएं (चित्र. 6.17 क)।

2. हताहत को पीठ के बल (चित) लिटा दें और जितना ज्यादा से ज्यादा संभव हो सके टाँग को ऊपर उठाएं और रक्त को हृदय की ओर लौटने में बढ़ावा दें (चित्र. 6.17 ख)।

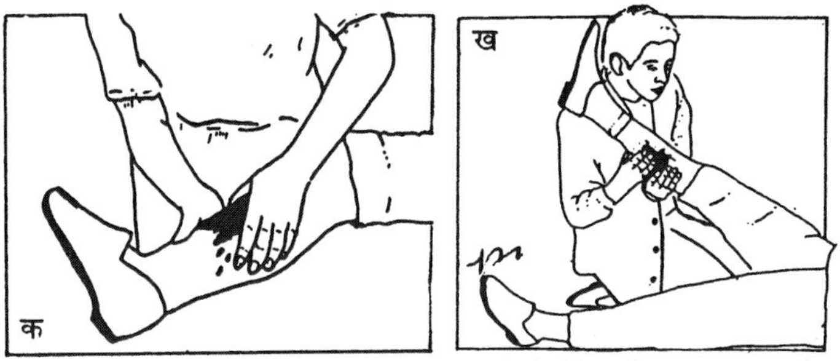

चित्र. 6.17 क से ख: उभरी (स्फीति) शिराओं से होने वाले रक्तस्राव की जाँच

3. किसी भी तरह के खिंचने या कसने वाले कपड़ों को निकाले; जैसेकि मौजे या सख्त या चूड़ीदार पैजामा जिनसे हृदय की ओर खून वापसी में बाधा पड़ सकती है।
4. घाव पर तुरंत ही जीवाणु रहित पट्टी बाँधें। इससे रक्तस्राव वाली पूरी स्फीति शिरा के पूरे भाग को ढकें। यह पट्टी पर्याप्त सख्ती से बाँधें ताकि रक्तस्राव रुके, परन्तु इतना कड़ी नहीं कि रक्त संचार रुक जाए (चित्र. 6.17. ग)।
5. यदि उचित पट्टी बाँधने के साधन न हो तो बनावटी या वैकल्पिक पट्टी बाँधकर दबाव बनाएं।
6. यदि रक्तस्राव न रुके और पट्टी खून से भींग जाए तो पहली वाली पट्टी के ऊपर ही दूसरे पैड और पट्टियाँ लगाकर फिर से बाँधें।
7. पाँव को ऊपर उठाएं और सहारा देकर रोकें (चित्र. 6.17 घ)।

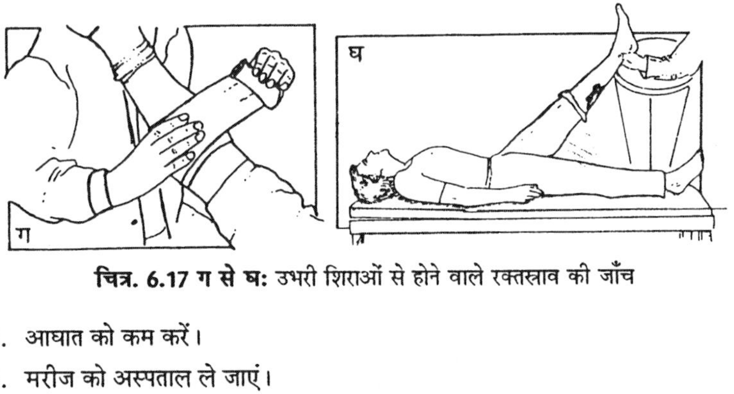

चित्र. 6.17 ग से घ: उभरी शिराओं से होने वाले रक्तस्राव की जाँच

8. आघात को कम करें।
9. मरीज को अस्पताल ले जाएं।

7

प्रघात या सद्मा (शॉक)

प्रघात या सदमा क्या हैं?

- प्रघात या सदमा एक संलक्षण (सिड्रोम) है जोकि शरीर में क्षति या बीमारी के कारण द्रव की मात्रा या रक्त संचार के प्रभावी गतिशीलता में कमी होने के परिणाम स्वरूप होता है।
- इसमें हल्की मूर्छा से लेकर गंभीर बेहोशी या पूर्णत ढह जाना (निढाल होना) शामिल है।

प्रघात के प्रभाव

1. शुरूआत में ही बेहोशी छा जाना मुख्यत: तंत्रिका तंत्र से जुड़ा होता है। और यह प्राणघातक हो सकता है।
2. सक्रिय रक्त संचार में धीरे-धीरे कमी आती है। जोकि हृदय की असफलता (हार्ट फेल) का रूप ले सकता है और इससे कोशिकाओं को रक्त की अपर्याप्त आपूर्ति होती है जोकि जीवन के लिए नाजुक होता है।
3. लगातार निम्न रक्तचाप होने से गुर्दे (किडनी) एवं यकृत (लीवर) की खराबी का रूप ले सकते हैं।

प्रघात के कारण

1. गंभीर या व्यापक क्षति
2. गंभीर दर्द, हृदयाघात
3. रक्त की कमी
4. गंभीर जल जाना
5. बिजली का झटका
6. उच्च ताप या ठंड के प्रति अनावरण (संपर्क)
7. एलर्जिक प्रतिक्रिया
8. जहरीले सर्प का दंश या कीट-पंतगों का दंश
9. गैस की विषाक्तता
10. जहर गुटकना

11. भावनात्मक तनाव/भयाकुलता
12. एक विशेष बीमारी

प्रघात के प्रकार

प्रकार	कारण एवं विवरण
न्युरोजेविक (तंत्रिका तंत्रीय)	रीढ़ की हड्डी या सिर की चोट के परिणाम स्वरूप तंत्रिका तंत्र के नियंत्रण में क्षति पहुँचती है। तंत्रिका प्रणाली रक्त संचार पर नियंत्रण खो देता है। रक्त वाहनियाँ खाली हो जाती हैं।
रक्तस्राव (हेमोरेहजिक)	घावों/चोटों के कारण, अभिघात से आंतरिक स्राव एवं गंभीर जलने के करण रक्त की भारी हानि होती है।
श्वसन क्रिया	अपर्याप्त श्वसन से या श्वसन में बाधा होने से रक्त में आक्सीजन की मात्रा कम हो जाती है। • रीढ़ की हड्डी को क्षति • वायु मार्ग में बाधा • छाती का अभिघात/चोट
मनोदैहिक	रोगी पर कुछ मनोवैज्ञानिक प्रभाव, जैसेकि किसी प्रिय व्यक्ति की मौत, दुर्घटना आदि, सिर में रक्त का बहाव या पेट पर रक्त का विशाल भंडार तथा दिमाग में रक्त की कमी से व्यक्ति अशक्त हो जाता है।
ह्दय संबंधी	क्षति या पहले के ह्दय घात (हार्ट अटैक) की वजह से ह्दय की माँसपेशी ठोक प्रकार से रक्त प्रवाहित नहीं कर पाती है। ह्दय की माँसपेशी अब रक्त संचार को सक्षमता पूर्वक कर पाने में पर्याप्त सक्षम नहीं होती है।
चयापचय (मेटाबोलिक)	शरीर के अंदर द्रवों की कर्मी से जैव रासायनिक साम्यता (द्रवों) जैसे इंसुलिन शॉक (प्रघाट) तथा दस्तों (आदि के कारण) से बदलाव आ जाता है।
सेप्टिक (पकना)	गंभीर संक्रमण। विषाक्तता के कारण रक्त शिराओं में खून एकत्र होने लगता है जिसके साथ ही शिराओं के विक्षत होने से उत्तकों के लिए पर्याप्त रक्त नहीं मिल पाता है।
एनाफाइलेटिक	बाहरी प्रोटीन जैसेकि सुई से दिए गए तत्व, बिना पचे भोजन आदि गंभीर शारीरिक प्रतिक्रिया (एलर्जी) हो जाती है। यह बातें मिनटों में हो सकती है।

आघात / सदमे की प्रगति

1. समूचे शरीर का रक्त प्रवाह बाधित हो जाता है।

2. हृदय की ओर रक्त प्रवाह घट जाता है जिसके परिणामस्वरूप:
    - हृदय तेजी से धड़कने (गति करने) लगता है।
    - त्वचा के पास की तथा हाथों व टाँगों की रक्त शिराएं संकुचित होने लगती हैं। वे शरीर में उपलब्ध सारे खून को शरीर के ज्यादा नाजुक अंगों की ओर भेजती है तथा दिमाग के तंत्रिका केन्द्र में रक्त पहुँचाती हैं।
3. रक्त मस्तिष्क तथा अन्य नाजुक अंगों में चले जाने के कारण शरीर की कोशिकाओं के पर्याप्त रक्त नहीं मिल पाता है, अत: उन्हें पर्याप्त आक्सीजन एवं पोषण नहीं मिल पाता है।
4. शरीर के अन्य भागों की भाँति ही रक्त शिराओं में भी आक्सीजन की कमी हो जाती है अत: वे अपने संकोचन की क्षमता खोने लगती है। जिससे मस्तिष्क और शरीर के अन्य नाजुक अंग पर्याप्त रक्त नहीं ग्रहण कर पाते है, फलत: आघात और ज्यादा नाजुक हो जाता है।
5. जैसे ही शरीर के सारे अंगों की रक्त आपूर्ति घट जाती है और दिमाग की कोशिकाएं नष्ट होने लगती है क्योंकि उन्हें आक्सीजन की कमी हो जाती है।
6. यदि आघात की स्थिति पुन: ठीक होने की तरफ नहीं आती है तो आंतरिक अंग और दिमाग अंतत: मृत हो जाते हैं।

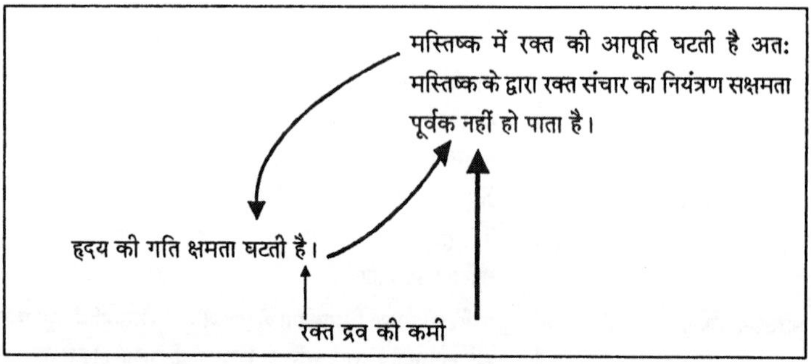

प्रघात की उच्चता को प्रभावित करने वाले घटक

1. दर्द : यह आघात की गंभीरता को बढ़ा देता है।
2. *शारीरिक स्थिति :* जो लोग भुखमरी से ग्रस्त या अत्यधिक गरमी (ताप) या ठंडक (शीत) से उघरे (इक्सपोज्ड) होते हैं; वे आघात में जल्दी चले जाते हैं।
3. *मूर्छा :* इससे आघात की गंभीरता बढ़ जाती है।
4. *बीमारी :* जिन लोगों को दीर्घकालिक बीमारी होती है वे जल्दी आघात की चपेट में आते हैं।
5. *व्यक्तिगत प्रतिक्रिया :* हर व्यक्ति में आघात का भिन्न-भिन्न प्रभाव पड़ता है।

6. *अपर्याप्त मूल्यांकन, देखभाल/गतिविधि :* उपचार की देरी, उचित देखभाल की कमी या अधूरी देखभाल से आघात और ज्यादा खराब होते हैं।

प्रघात के लक्षण एवं चिन्ह

चिन्ह

1. हताहत उत्तेजित एवं बेचैन होता है।
2. कमजोरी, अशक्तता या उनींदापन तथा स्थिति भ्रांति (दिग्भ्रम) होती हैं।
3. हल्की, जल्दी-जल्दी या हाँफने जैसी साँसें चलना।
4. चक्कर आना, उलटी होना या बहुत ज्यादा प्यास लगना।
5. त्वचा पीली, ठंडी और आर्द्र (नम) पड़ना, पसीना भी आ सकता है।

लक्षण

1. नाड़ी की गति बढ़ जाती है पर कमजोर हो जाती है।
2. खून का दबाव (रक्त चाप) गिर जाता है।
3. आँख के तारे फैल (विस्फारित हो) जाते हैं।
4. आँखों में चिकनापन कम (द्रव हीनता) हो जाता है।
5. हाथों व पाँवों में हिलना व झटके आना शुरू हो जाता है।
6. बेहोशी छा सकती है।
7. बाहरी या अदंरूनी चोट के साक्ष्य जुड़े हो सकते हैं।

सिद्धान्त

आघात के लक्षण एवं चिन्हों को चित्र 7.1 में चित्रित किया गया है।

उपचार

1. हताहत को तुरंत ही आराम एवं भरोसा दिलाएं (चित्र. 7.2)।
2. आघात में शरीर की स्थिति।
    - यदि हताहत की दशा यह अनुमति देती है तो उसे कंबल पर लिटा दें। उसका सिर नीचे रखते हुए एक तरफ को मोड़ दें (रक्त की आपूर्ति सुनिश्चित करें तथा उलटी से होने वाले खतर को कम करें, जैसे कि पेट के (उल्टी से) निकले तत्व श्वसन मार्ग में जाकर ऐसफीक्सिया (श्वसन बाधा) का कारण हो सकते हैं। यदि अस्थि भंग की आशंका न हो तो उसके पाँवों को ऊपर उठाएं।

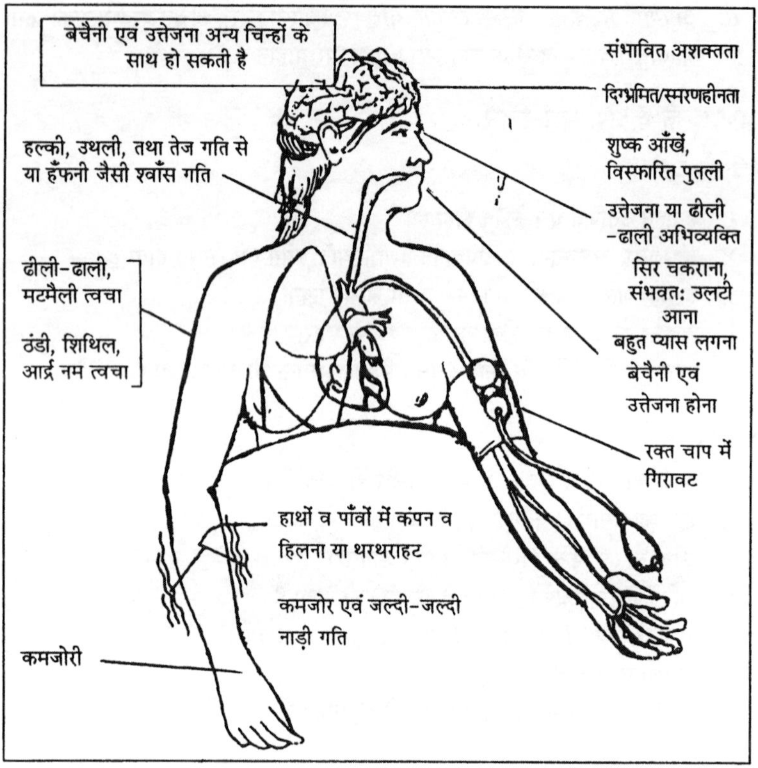

चित्र. 7.1: आघात के चिन्ह एवं लक्षण

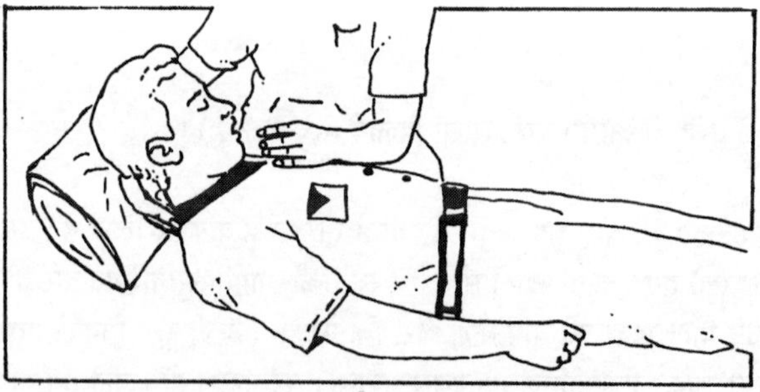

चित्र. 7.2: आघात में आरामदेय स्थिति

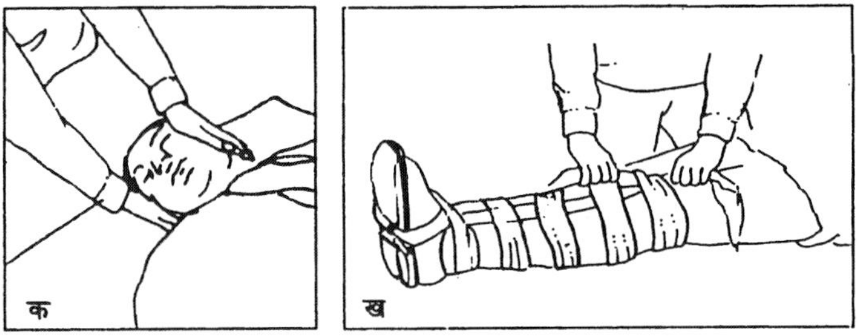

चित्र. 7.3 क से ख: आघात नें शरीर की स्थितियाँ

प्रघात में शरीर की स्थितियाँ

सामान्यत: निचले आखिरी छोर को उठाया जाना चाहिए। गुरूत्वाकर्षण के कारण अंतिम छोर का खून कम हो जाता है और हृदय के लिए रक्त आपूर्ति बेहतर हो जाती है। यदि हताहत के पॉव में अस्थि भंग है तो पाँव (टांग) को तब तक नहीं उठाया जाना चाहिए जब तक कि अच्छी बँधनी (खपच्चियों) का सहारा न दिया गया हो (चित्र.7.3 क से घ)।

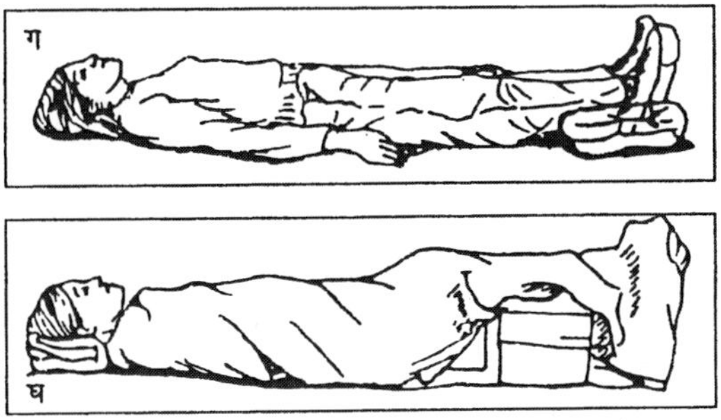

चित्र. 7.3 ग से घ: शरीर की विभिन्न स्थितियाँ

यदि कहीं पर सिर की चोट लगी है तो मस्तिष्क के दबाव को कम करने के लिए सिर को शेष शरीर से थोड़ा उठाकर रखें। पैरों को भी उठाकर रखा जा सकता है। यदि गले में खराश या बलगम है तो सिर को ऊपर न उठाएं (चित्र. 7.3 च)।

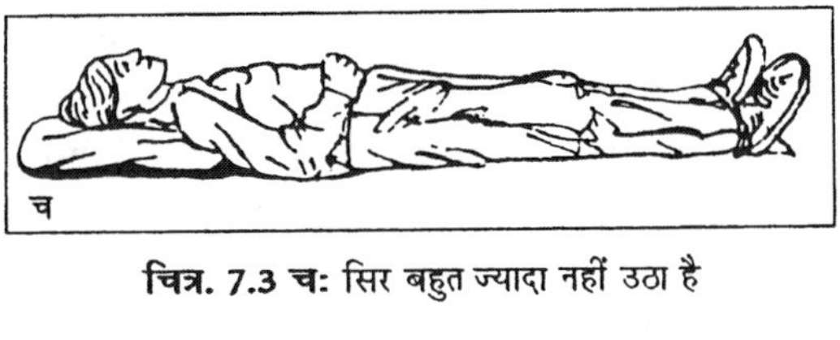

चित्र. 7.3 च: सिर बहुत ज्यादा नहीं उठा है

यदि हताहत को साँस लेने में कठिनाई हो रही है तो संभवतः सिर व कंधे को उठाने की (अधलेटी) स्थिति से ज्यादा आराम मिल सकता है। इसे अधलेटी या अधबैठी स्थिति कहते हैं (चित्र. 7.3 छ)।

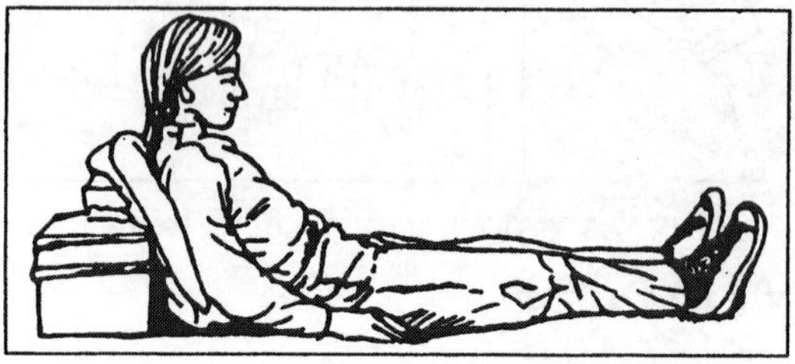

चित्र. 7.3 छ: आघात में अधलेटी स्थिति

यदि घायल व्यक्ति अचेतन अवस्था में है तो उसे एक तरफ से कोमा की स्थिति में लिटाए (चित्र. 7.3 ज)।

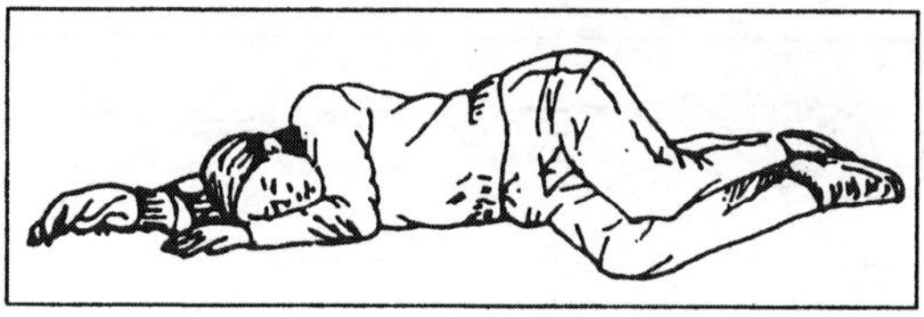

चित्र. 7.3 ज: कोमा की स्थिति

यदि परिस्थितियाँ संकेत देती हो तो अलग-अलग व्यक्ति के अनुसार उसे वैसा ही छोड़ देना चाहिए (चित्र. 7.3 झ)।

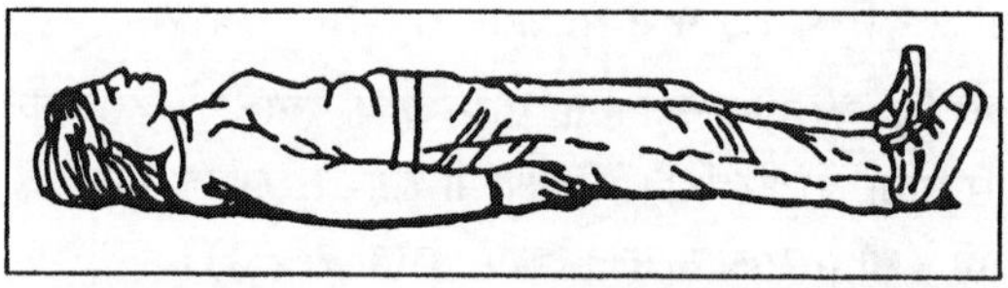

चित्र. 7.3 झ : घायल की सामान्य स्थिति

3. हताहत को गरम रखें, उसे कंबल से ढक दें (चित्र 7.3 ट)।
4. किसी भी तरह के कड़े कपड़ों को ढीला करें जो रक्त संचार एवं साँस लेने में मददगार साबित होते हैं (चित्र. 7.3 ठ)।
5. यदि संभव हो तो आघात के कारण को खोजें। आघात के कारण का उपचार करें। खून का बहना रोकें तथा अस्थि भंग में गति/हलचल न करें।

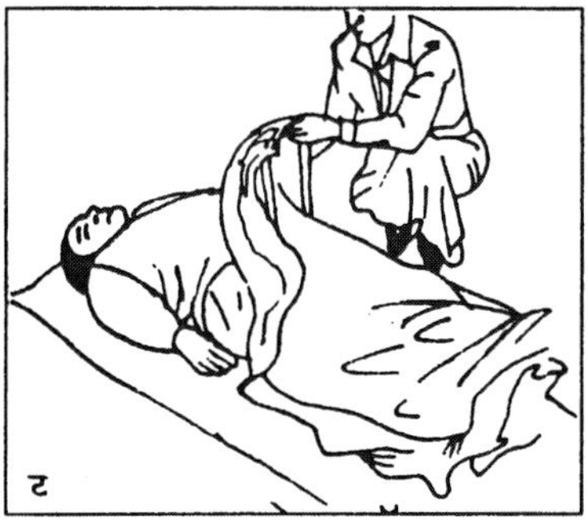

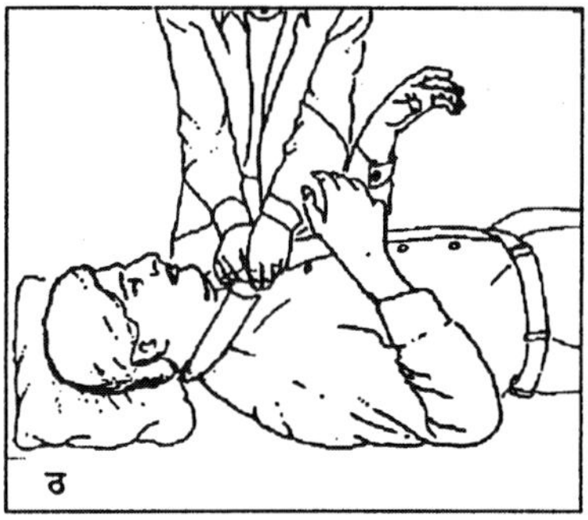

चित्र. 7.3 ट से ठः (ट) कंबल से ढकना (ठ) कपड़ों को ढीला करना

6. नाड़ी तथा साँस की दर जाँचें तथा होश का स्तर पता करें (चित्र. 7.3 ड)।
7. यदि साँस एवं हृदय की गति रुक जाए तो:
   - साँस का मार्ग ठीक करें।
   - तुरंत पुनरुजीवन (प्राण संचार) क्रिया शुरू करें।
8. हताहत को स्वास्थ्य लाभ की स्थिति में लाएं।

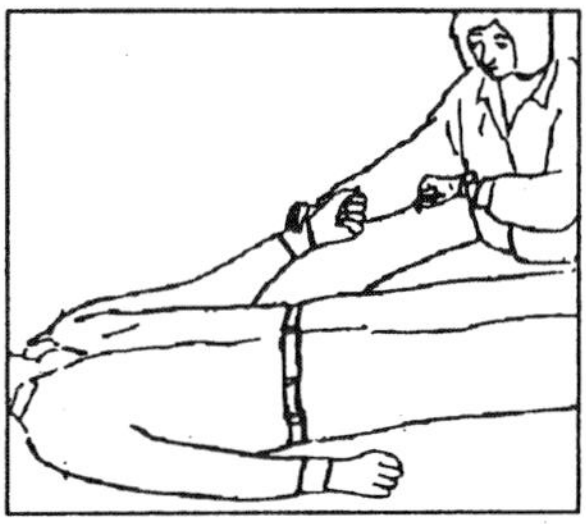

चित्र. 7.3 डः नाड़ी गति देखना

9. तुरंत अस्पताल में ले जाएं। स्ट्रेचर केस के रूप संचारण (स्थानांतरण) करें और उपचार की स्थिति में रखें।

ऐसा न करें

- गरम पानी की बोतल लगाना। इससे त्वचा की रक्त नलिकाओं का रक्त प्रवाह बढ़ जाएगा और वह नाजुक अंगों से रक्त खींच लेंगी।
- हताहत को अनावश्यक इधर-उधर करना। इससे आघात बढ़ सकता है।
- हताहत को मुँह से कुछ देना। इससे मूर्च्छा औषधियाँ बाधित होगी या देर से प्रभाव करेंगी।
- हताहत को द्वारा धूम्रपान करना।

प्रघात को रोकने के उपायों का सारांश

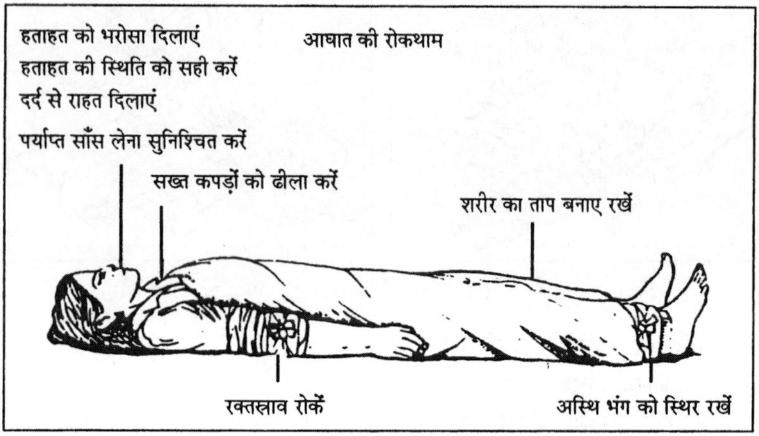

चित्र. 7.4: आघात की रोकथाम/बचाव

8
घाव

परिभाषा

एक घाव शरीर की त्वचा या अन्य ऊतकों की असामान्य टूटन या अंभ्र है जिससे रक्त बहने की छूट मिलती है। बाहरी घाव इस तथ्य के साथ जटिल होते है कि यहाँ से ऊतकों में जीवाणु प्रवेश कर सकते है और संक्रमण लग जाता है।

घाव के प्रकार

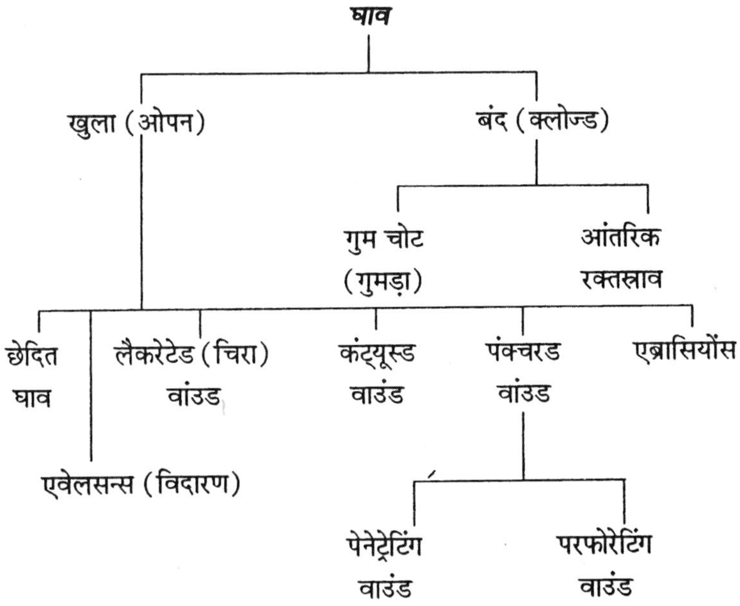

खुले घाव (ओपेन वाउंड्स)

खुले घावों द्वारा शरीर से रक्त बाहर निकलने की छूट होती है। इसमें त्वचा फटी होती है।

बंद घाव (क्लोज्ड वाउंड्स)

बंद घावों में रक्त संचार प्रणाली से रक्त बाहर निकलता है पर शरीर से बाहर नहीं जाता है इसमें ऊपरी त्वचा टूटी या फटी नहीं होती है।

गुमचोट (ब्रूसेस या कांट्यूसन)

इस प्रकार के बंद घाव में त्वचा के नीचे के ऊतक नष्ट हो जाते हैं; लेकिन त्वचा नहीं फटती है। यह स्थानीय दर्द और सूजन से चिन्हित होते हैं। यदि त्वचा के नीचे छोटी रक्त नलिकाएं टूटी होती हैं तो घायल को धब्बा (इचिमोसिस) नीले/काले रंग का गुलमा दिखता है। यदि बड़ी रक्त नलिकाएं टूटी या फटी होती हैं तो गुमचोट के क्षेत्र में हेमाटोमा (रक्त गाँठ) सी बन जाती है।

आंतरिक रक्तस्राव

इस स्थिति में रक्त संचार प्रणाली से रक्त की क्षति तो होती है पर शरीर से बाहर नहीं जाता है। यह रक्त शरीर की एक गुहा में एकत्र हो जाता है और वहाँ पर अप्रकट रूप से बना रहता है। यह रक्त शरीर के विभिन्न बाहरी निकास मार्गों (जैसे मुँह कान, नाक व गुदा) आदि से निकल सकता है।

छेदित (इनसाइज्ड) घाव

छेदित घाव काफी नुकीले होते हैं और यहाँ तक चीर देते हैं जहाँ से रक्त नलिकाओं बिना बाधा के रक्त बहता है जोकि ऊतकों को रक्त ले जाती हैं। यह घाव तीखे एवं तेज धार वाले औजारों से होते हैं, जैसे चाकू, रेजर (उस्तरा), ब्लेड या टूटे हुए काँच आदि।

चिरा (लैकेरेटेड) घाव

चिरना या फटना एक तीव्र एवं असमान वस्तु से होने वाला घाव है जैसे टूटा हुआ काँच। जोकि त्वचा की पर्त को छेद तथा अंदर तक के माँस आदि को काट देता है।

चिरे हुए घाव से गंभीर रक्तस्राव भी हो सकता है।

त्वचा एवं ऊतक पूरी तरह से या कुछ हद तक फटे होते हैं। एक चिरे हुए घाव में बाहरी पदार्थ/चीजें भी हो सकती है जिनसे संक्रमण बढ़ सकता है।

कन्ट्यूस्ट (अंत:क्षति) घाव

इसे गुमचोट में वर्णित किया जा चुका है।

भेदित (पंक्चरर्ड) घाव

यह घाव किसी नुकीली चीज के घोंपने/चुभने से होते हैं, जैसेकि कील, चाकू, गोली तथा तलवार आदि।

सभी चुभोने वाले औजार शरीर की त्वचा फाड़कर अन्दर प्रवेश करते हैं और बिल्कुल सीधी रेखा में अपने मार्ग के ऊतकों आदि को क्षतिग्रस्त करते जाते हैं।

त्वचा में घाव का मुँह छोटा सा दिख सकता है परन्तु यह घाव बहुत गहरा एवं गंभीर संक्रमण समस्या वाला हो सकता है। इस तरह के घावों से अन्दरूनी अंगों को भी क्षति पहुँच सकती है।

क. छिद्रण घाव : ऐसे घावों में केवल प्रदेश मार्ग दिखता है। ऐसे घाव उथले से लेकर बहुत गहरे हो सकते हैं। इसमें (बाहरी एवं भीतरी) दोनों ही तरह के रक्तस्राव उभर सकते हैं। छेदने वाली चीजें : तकुआ, कील, काँटा आदि।

ख. फटे (फाड़ने वाले) घावः इस तरह के घाव बंदूक से हो सकते हैं। इस तरह के घावों में वस्तु के घुसने एवं निकलने में दोनों तरह के घाव हो सकते हैं।

शरीर में गोली लगने से सामान्य अंग, ऊतक एवं रक्त नलिकाएं प्रभावित हो सकती हैं।

इसमें बाहरी रक्तस्राव के अलावा, आंतरिक रक्तस्राव भी हो सकता है।

छिलन/खरोंच (एब्रेसन)

छिलन या खरोंच एक ऊपरी हल्का घाव होता है जो फर्श पर त्वचा के घिसने या रगड़ने से हुई क्षति के द्वारा होता है।

विदारण या फटना (एवेलशंस)

विदारण या फटने के अन्तर्गत त्वचा पर्त उधड़ने के साथ फटना शामिल है। यह पर्त त्वचा के साथ लटकती रह सकती है या चोट के साथ फटकर निकल भी सकती है।

विदारण के अन्तर्गत शरीर के किसी भी भाग में प्रचंड क्षति या फट कर अलग होना शामिल है।

इसमें सबसे ज्यादा शरीर के अंग भंग शामिल है जैसे अंगुली का विच्छेदन या पंजा, हाथ कलाई, टाँग, पाँवों, कान, नाक एवं लिंग का विच्छेदन आदि।

खुले घावों की सामान्य आपात्कालिक देखभाल

1. रक्तस्राव नियंत्रण

- हताहत को शांत भाव से लिटा दें
- घाव को कपड़ा पट्टी (गाज) से ढक दें
- उस अंग को ऊपर उठाएं
- यदि आवश्यक हो तो रक्तबंध लगाएं।

2. आघात का उपचार करें।
3. घायल को शांत रखें व क्षतिग्रस्त भाग की हलचल न करें।
4. आगे बढ़ने वाली खराबी को रोकने के लिए मरहम पट्टी करें।
5. घुसी या लगी हुई वस्तु न निकालें, बल्कि ढेर सारी पट्टियों व रुई द्वारा उस चुभी वस्तु को स्थिर कर दें।
6. विदीर्ण मार्ग को बचाएं। फटे हुए भाग की सुरक्षा को और उधड़ी हुई त्वचा पर्त को सामान्य (पुरानी) स्थिति में लाकर पट्टी करें।
7. बाहर निकले हुए अंग को फिर से लगाने की कोशिश न करें : बाहर निकली हुई आँख या आँतों आदि को जहाँ एवं जैसी स्थिति में है; वैसे ही ढक दी जानी चाहिए और उन्हें शरीर की गुहा में पहले जैसी स्थिति में रखने या करने की कोशिश नहीं की जानी चाहिए। आँतों के आवरण को गीला (आर्द्र) रखने के प्रयास किये जाने चाहिए।

खुले घावों की आपात्कालिक देखभाल

रक्तस्राव नियंत्रण

आगे की खराबी (संक्रमण) को रोकें : सभी खुले घाव पहले से ही संक्रमित होंगे, लेकिन मरहम पट्टी उन्हें और ज्यादा खराब (संक्रमित) होने से बचाएंगे।

ठुँसी या घुसी हुई वस्तु को निकाले नहीं। घायल को ले जाने हेतु यदि आवश्यक हो तो उन्हें काटा जा सकता है लेकिन उसे ज्यों का त्यों उसी स्थान पर रहने दें। ढेर सारी पट्टी आदि लगाकर उस वस्तु को स्थिर कर दें (चित्र.8.1)।

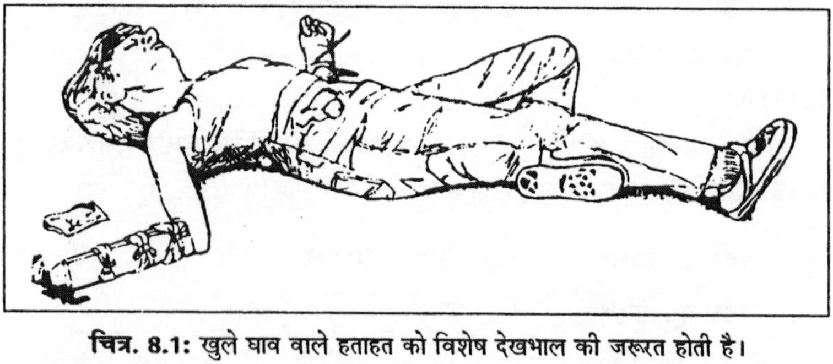

चित्र. 8.1: खुले घाव वाले हताहत को विशेष देखभाल की जरूरत होती है।

बाहर निकले अंगों को फिर से न लगाएं: जोकि आँख या आँतें हो सकती हैं। इन्हें बाहर ही रहने दें और ढक दें। उन्हें फिर से गुहा में पहली जैसी अवस्था में लगाने की कोशिश नहीं करनी चाहिए। ढकी हुई आँत के साथ कपड़े/गाज को आर्द्र (गीला) रखना चाहिए।

घायल अंग की गति या हलचल न करें और उसे शांत अवस्था में रखें।

विदीर्ण अंग/भाग की सुरक्षा करें: फटे हुए भाग की सुरक्षा करें तथा उधड़ी त्वचा पर्त को पहली जैसी स्थिति में लाने वाली पट्टी करें।

बाहरी वस्तु/तत्वों के साथ घाव

बाहरी वस्तुएं

घाव की ऊपरी सतह से कोई भी छोटी व बाहरी वस्तु सावधानीपूर्वक निकालें। यदि उन्हें आसानी से धोया या साफ किया जा सके तो एक स्वाब (फोहे) से या फिर ठंडे पानी से धोकर उसे निकाल दें।

यदि हताहत के शरीर में त्वचा के अन्दर कोई बड़ी बाहरी वस्तु पड़ी/लगी है तो उसे कभी भी निकालने का प्रयास न करें। हो सकता है वह घाव में ठेंठी का काम कर रही हो और रक्तस्राव को रोके हुए हो। इससे अधिक, यह भी हो सकता है कि उसे खींचने पर उसके आसपास के ऊतक क्षतिग्रस्त हो सकते हैं।

उपचार

रक्तस्राव को रोकने के लिए घाव के दोनों किनारों को एक साथ बाहरी वस्तु की तरफ समेट कर दबाव बनाएं (चित्र 8.2 क)।

घाव के साथ-साथ बाहरी वस्तु के ऊपर या आसपास हल्के से साफ कपड़ा (गाज)/पट्टी लगा दें (चित्र. 8.2 ख)।

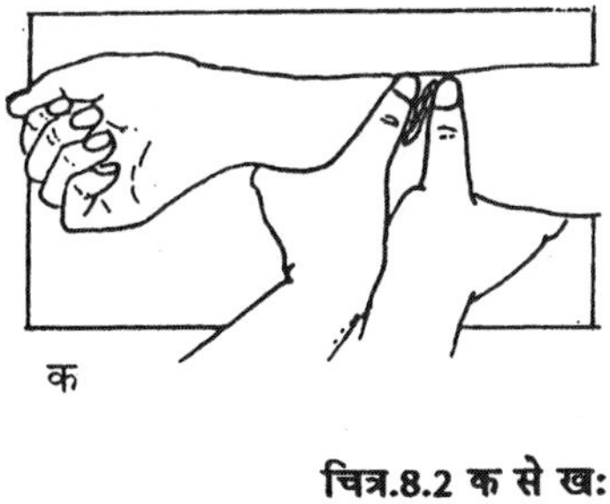

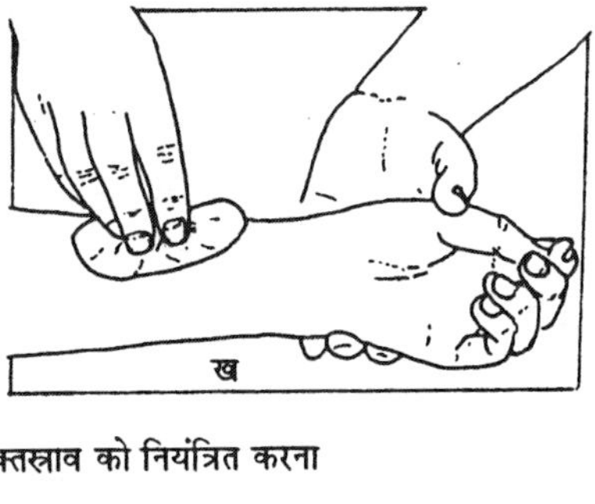

चित्र.8.2 क से ख: रक्तस्राव को नियंत्रित करना

घाव एवं बाहरी वस्तु के आसपास या अर्धचंद्राकार रूई का या उसी तरह की सामग्री का पैड लगाएं। यदि संभव हो तो इतनी ऊपरी पैडिंग करें कि वह बाहरी वस्तु के दबाव को रोकने में सक्षम हो सके (चित्र 8.2 ग)।

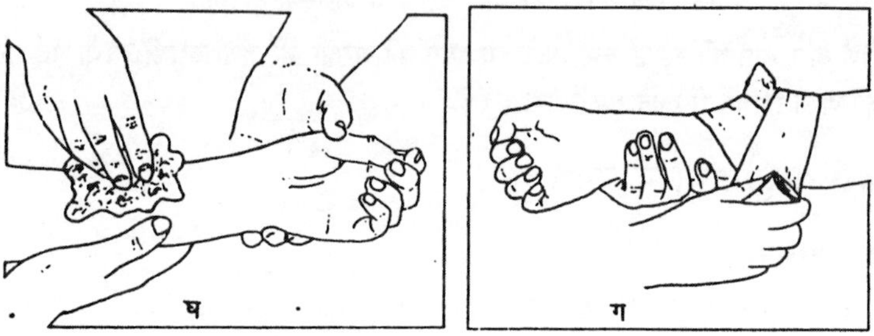

चित्र. 8.2 घ से ग: रक्तस्राव को नियंत्रित करना

इसे तिरछी पट्टियों द्वारा बाँधकर सुरक्षित बनाएं यह सुनिश्चित करें कि पट्टी बाहरी वस्तु पर न चढ़ रही हो (चित्र 8.2 घ)।

घायल अंग को ऊपर उठाएं और जहाँ तक संभव हो सके उसे हिलने-डुलने से बचाएं।

उपचार की स्थिति बनाए रखकर रोगी को तुरंत अस्पताल में स्थानांतरित करें।

यदि गंभीर रक्तस्राव चालू है तो अप्रत्यक्ष रूप से दबाव बनाएं।

यदि हताहत किसी चार दीवारी (रेलिंग) या किसी नुकीली छड़ों आदि से भिदा हुआ है तो उसे उठाने की कोशिश न करें। लेकिन हताहत के शरीर (धड़) या अंगों को सहारा देकर उसे आरामदेय स्थिति में लाएं। तुरंत ही एंबुलेस वाहन को बुलाएं और इसके साथ ही फायर बिग्रेड को सूचित करें; क्योंकि वहाँ पर काटने के औजारों की जरूरत पड़ सकती है।

संक्रमित घाव

सभी खुले घाव जीवाणुओं से संक्रमित हो जाते है। जोकि क्षति के साथ वायु के साथ में या प्राथमिक चिकित्सा की साँसों या अंगुलियों आदि के कारण आते हैं।

यदि कोई भी घाव 48 घंटे के भीतर ठीक होना नहीं शुरू हो जाता तो वह संभवत: संक्रमित हो सकता है; क्योंकि वह गंदगी (धूल), मृत ऊतकों, बाहरी तत्वों, या जीवाणु आदि से युक्त हो सकता है। यह संक्रमण और ज्यादा बढ़ सकता है तथा जीवन हेतु खतरा बढ़ा सकता है।

लक्षण एवं चिन्ह

- घाव में दर्द एवं दुखना बढ़ने लगना ।

- घाव में सूजन एवं लाली बढ़ना तथा आसपास का भाग गरम महसूस होना।
- घाव से मवाद प्रकट हो सकता है।
- बुखार, पसीना, प्यास, कंपकपी या ढीलापन होना।
- गाँठों में सूजन एवं खिंचाव।

देखभाल या प्रबंध

- घाव से किसी ठोस पदार्थ या मिट्टी युक्त पट्टी को एक तरफ पकड़ कर निकालें तथा घाव के किसी भाग को न छुएं।
- अपने हाथों को साबुन-पानी से धोएं।
- डिब्बे से फोहो (स्वाब) को निकालें।
- इस फोहे के एंटीसेप्टिक घोल से गीला करें।
- घाव से गंदगी एवं सूखे खून को तथा बाहरी सामग्री को निकालिए।
- ड्रेसिग को ठीक रखने के लिए ऊपर से पट्टी बाँधिए।

विशेष घाव

1. हाथ की गद्दी या हथेली पर घाव

इस प्रकार के घावों से प्रचुर मात्रा में रक्तस्राव हो सकता है तथा यहाँ पर अस्थि भंग भी हो सकता है। यदि घाव गहरा है तो हाथ की नसें/नाड़ियाँ एवं पेशियाँ क्षति ग्रस्त हो सकती है।

लक्षण एवं चिन्ह

- घाव के स्थान पर दर्द।
- प्रचुर रक्तस्राव।
- अंगुलियों एवं हाथों में संवेदनशीलता एवं गति में कमी हो सकती है, यदि अंदर की नसें/नाड़ियाँ एवं पेशियाँ गंभीर रूप से क्षतिग्रस्त हैं।

उपचार

1. रक्तस्राव को नियंत्रित करें। घाव पर साफ कपड़ा, पैड, पट्टी या गॉज रखें और सीधा दबाव डालें। आप कोई साफ कपड़ा या टिशू (पेपर) प्रयोग कर सकते हैं (चित्र. 8.3 क)।
2. हताहत से कहें कि वह सबसे पहले वह पैड या पट्टी के साथ मुट्ठी बाँध का दबाव बनाए रखे। यदि यह संभव न हो तो हताहत अपने दूसरे हाथ से क्षतिग्रस्त हाथ की मुट्ठी को पकड़ कर रखे (चित्र. 8.3 ख)।
3. घायल अंग को ऊपर उठाकर रखें (चित्र. 8.3 ग)।

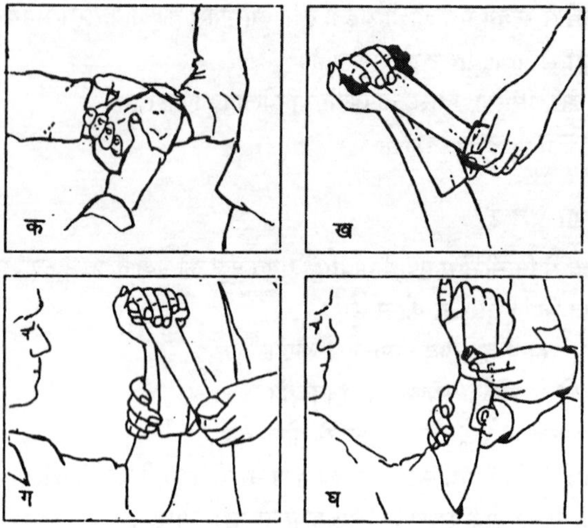

चित्र. 8.3 क से घ: (क) घाव पर पट्टी रखना (ख) मुट्ठी को पकड़ना (ग) घायल अंग को उठाना (घ)मुट्ठी की पट्टी करना

4. मुट्ठी पर सख्ती से पट्टी बाँधिए। दबाव के बनाए रखने के लिए अंगुलियों के पोरों पर भी सख्ती से खिंचाव करके बाँधें (चित्र. 8.3 घ)।
5. बाजू को गलबाँही डालकर सहारा देते हुए ऊपर उठाएं।

2. पेट (पेडू) के घाव

- पेट की दीवार (त्वचा) पर लगा गहरा घाव गंभीर हो सकता है क्योंकि:
  - इसमें बाहरी रक्तस्राव शामिल हो सकता है।
  - अन्दरूनी अंग छेदित या छिल सकते हैं।
  - गंभीर अंदरूनी रक्तस्राव एवं संक्रमण हो सकता है।
  - संभवत: घाव से आँत के हिस्से के बाहर निकल सकते हैं।

लक्षण एवं चिन्ह

- सामान्यत: पेट में दर्द।
- पेट के क्षेत्र में रक्तस्राव के साथ घाव।
- आँत का कुछ हिस्सा दिखने वाला या घाव के बाहर को निकला हुआ
- प्रघात (सदमे) के लक्षण एवं चिन्ह।

उपचार

क. *साधारण देखभाल*

1. घाव के दोनों छोरों को खींचकर सावधानीपूर्वक रक्तस्राव को नियंत्रित करें।
2. हताहत को अधलेटी स्थिति में लिटाएं तथा घुटनों से पाँवों को मोड़कर रखें ताकि घाव तथा चोट की चौड़ाई एवं खिंचाव कम हो। उसके कंधों एवं घुटनों को समर्थन दें।
3. घाव पर ड्रेसिंग (पट्टी) रखें और उसे पट्टियों द्वारा या चिपकाने वाली पट्टियों से चिपकाएं।
4. यदि हताहत बेहोश हो जाए लेकिन श्वसन क्रिया सामान्य हो तो पेट में समर्थन दें तथा हताहत को स्वास्थ्य लाभ की स्थिति में लिटाएं।
5. यदि श्वास क्रिया एवं हृदय गति रुक जाए तो तुरंत ही पुनरुजीवन क्रिया शुरू करें।
6. प्रघात का उपचार करें।
7. आंतरिक रक्तस्राव को प्रमाण देखें।
8. यदि उलटी आती है तो पेट पर साफ कपड़ा या पट्टी लगाकर सहारा दें ताकि आँतें वगैरा बाहर न आ जाएं।
9. हताहत को तुरंत अस्पताल में स्थानांतरित करें। उसे स्ट्रेचर केस बनाए रखकर उपचार की स्थिति में ले जाएं।

ख. *यदि घाव से आँतों को कोई भाग बाहर आ गया है*

1. रक्तस्राव को नियंत्रित करें पर सीधे बहुत ज्यादा दबाव डालने से बचें।
2. आँतों के भाग को साफ एवं गीले कपड़े ढके तथा ढीली पट्टी बाँधकर सुरक्षित करें।
3. यदि हताहत खाँसे या उलटी करें तो घाव को सहारा दें।

ऐसा न करे: हताहत को कुछ भी मुँह से न दें।

3. छाती और पीठ को भेदने वाले घाव

छाती एवं पीठ तीखी नुकीली चीजों अथवा गोली आदि से होते है जो शरीर या पसलियों को भेदते हुए और त्वचा को बाहर की तरफ तेजी से उघाड़ते हुए होते हैं। इनसे छाती की गुहा में अंदर हवा जाती है।

यह घाव जटिलता पैदा कर सकते हैं और यह "चूसक घाव" के रूप में विकसित हो सकते हैं।

यांत्रिकता (प्रक्रिया)

- ऐसी क्षति की स्थिति में प्रभावित छोर का फेफड़ा पिचक (अवस्फीत) जाता है। भले ही चाहे वह छिद्रित न हो और वह अंदर की ओर हवा नहीं ले पाता है (चित्र. 8.4 क)।

- जब हताहत साँस खींचता है और छाती की पसलियाँ उठती है तो छाती की गुहा को भरने के लिए घाव के छेद से हवा खिंचती है और स्वस्थ फेफड़े की कार्य प्रक्रिया को बाधित करती है (चित्र. 8.4 ख)।

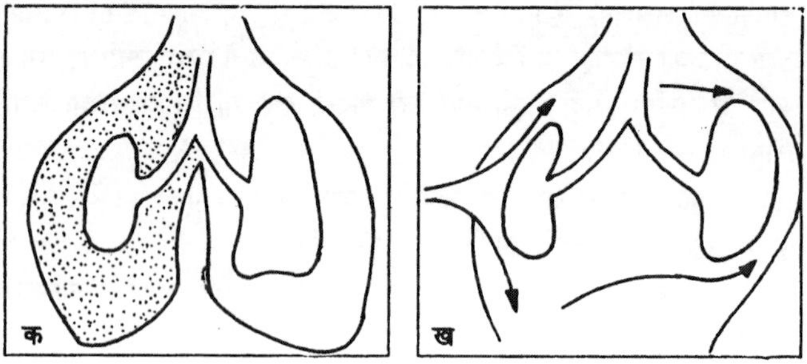

चित्र. 8.4 क से ख: (क) प्रभावित छोर का पिचका (हवा निकला) हुआ फेफड़ा (ख) श्वास खींचने की क्रिया के दौरान, छाती की गुहा में खुले घाव के छेद से हवा अंदर जाती है और अन्य (स्वस्थ) फेफड़े की प्रक्रिया को प्रभावित करती है।

- खून में पहुँचने वाली आक्सीजन की मात्रा अपर्याप्त हो सकती है और जिसके परिणाम स्वरूप एसफीक्सिया (रक्त में खून की कमी) की स्थिति पैदा हो सकती है।

लक्षण एवं चिन्ह

- छाती में दर्द।
- श्वांस प्रक्रिया में कठिनाई, साँसों में उथलापन।
- चेहरे, नाखून के पोरों तथा त्वचा पर पीलापन जोकि महत्वपूर्ण रूप से खून में आक्सीजन की कमी का प्रारंभिक संकेत देती है।
- यदि फेफड़ा क्षतिग्रस्त है तो घायल व्यक्ति की खाँसी में खून या खून युक्त बलगम आ सकता है।
- यदि साँस लेने के दौरान घाव से छाती में हवा चूषित होती है तो उसकी ध्वनि सुनी जा सकती है।
- जब साँस बाहर निकल रही हो तब छाती से घाव के छिद्र में खून युक्त बुलबुले निकल सकते हैं।
- प्रघात के लक्षण एवं चिंन्ह उभर सकते हैं।

उपचार

1. तुरंत ही अपने हाथ की हथेली से घाव बंद कर दें (चित्र 8.5 क)।
2. हताहत को अधलेटी अवस्था में लाएं तथा उसके सिर और कंधों पर सहारा दें। क्षतिग्रस्त भाग की तरफ शरीर की करवट दिलाएं ताकि ठीक वाला फेफड़ा ऊपर की ओर रहे (चित्र 8.5 ख)।

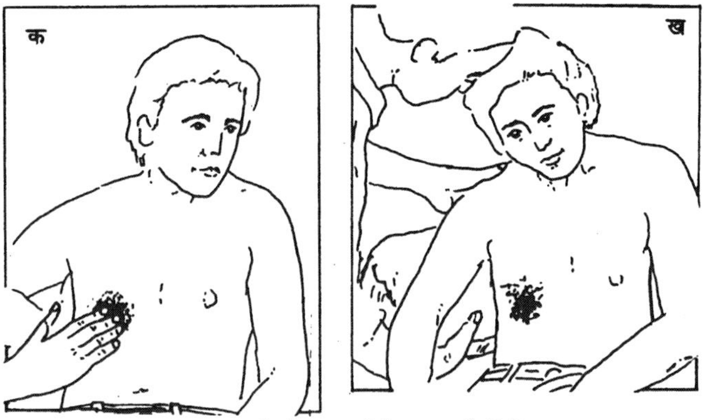

चित्र. 8.5 क से ख: छाती के घाव की देखभाल के विभिन्न चरण

3. तुरंत ही अहिस्ता पूर्वक घाव को जीवाणु रहित पट्टी से जितना जल्दी से जल्दी संभव हो ढक दें (चित्र. 8.5 ग)।
4. यदि संभव हो, ड्रेसिंग सामग्री को एक प्लास्टिक थैली या शीट या फोइल से ढक कर घाव की वायु रोधक बनाकर बंद कर दें। चिपकने वाली पट्टी से चिपकाकर पट्टियों से उस सील को सुरक्षित बना दें (चित्र. 8.5 घ)।

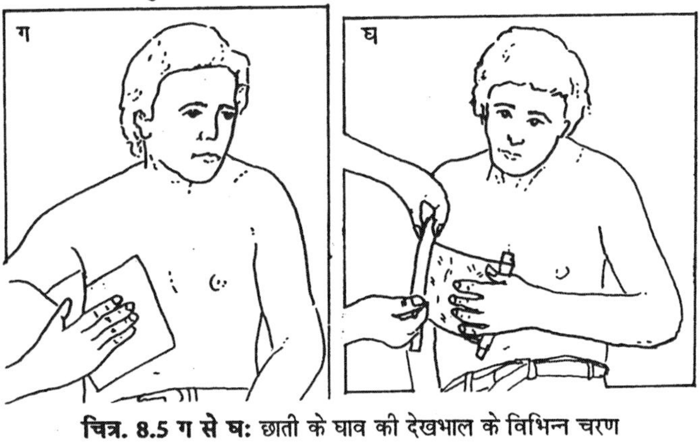

चित्र. 8.5 ग से घ: छाती के घाव की देखभाल के विभिन्न चरण

5. यदि हताहत बेहोश हो जाए और साँसें सामान्य गति से चल रही हो, तो स्वस्थ फेफड़े की ऊपर की ओर रखते हुए घायल को स्वास्थ्य लाभ की स्थिति में रखें (चित्र. 8.5 च)।
6. प्रघात का उपचार करें।

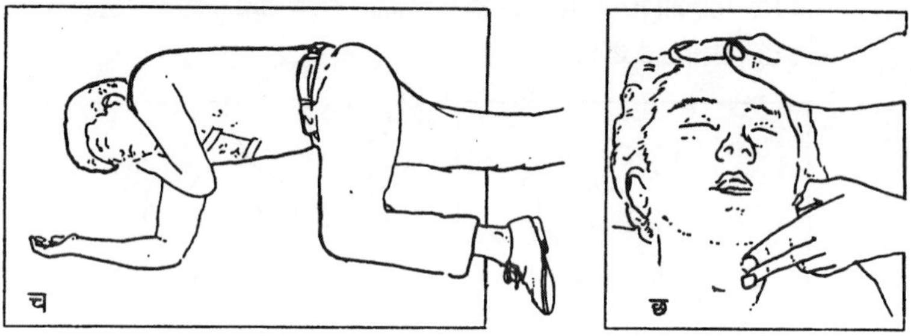

चित्र. 8.5 च से छ: छाती के घावं की देखभाल के विभिन्न चरण

7. हर दस मिनट के बाद साँसों, नाड़ी की दर तथा होश के स्तर को जाँचें। हर 10 मिनट की अवधि के अवकाश में रक्तस्राव की स्थिति भी जाँचते रहें (चित्र. 8.5 छ)।
8. घायल को तुरंत ही अस्पताल में ले जाएं। उपचार की स्थिति को बनाए रखते हुए स्ट्रेचर केस के रूप में स्थानांतरित करें।

4. कुचलने की क्षतियाँ (चोटें)

- इस प्रकार की क्षतियों में यद्यपि हताहत को शायद क्षति के थोड़े बहुत ही चिंह नजर आएं। जहाँ कुचलने के बाद लाली और सूजन के अलावा गंभीर स्थिति भी हो सकती है, क्योंकि:
    - वहाँ पर त्वचा, माँसपेशी एवं हड्डियों की व्यापक क्षति हो सकती है।
    - गंभीर रूप से बाहरी या अंदरूनी हो सकती है।
    - अंगों को आपूर्ति देने वाली रक्तवाहिनियाँ क्षतिग्रस्त हो सकती है।
    - यदि कोई अंग एक घंटे या ज्यादा तक कुचला रहे तो क्षतिग्रस्त ऊतकों में सीरम भर जाएगा और इससे उनमें भराव आ जाएगी तथा वे सख्त हो जाएंगे। रक्तचाप कम हो सकता है और प्रघात पैदा हो सकता है।
    - क्षतिग्रस्त माँसपेशी द्वारा छोड़े गए तत्वों की वजह से शरीर के अन्दर ही विषाक्त रसायनों का संग्रह हो सकता है। कुचले हुए इस भाग को मुक्त करने पर यह विषाक्त तत्व सारे शरीर में फैल सकता है और जिससे गुर्दे (किडनी) के असफल (फेल) हो जाने के कारण बन सकता है जोकि प्राणघातक सिद्ध हो सकता है।

लक्षण एवं चिन्ह

- कुचले हुए अंग में झुनझुनाहट एवं जड़ता।
- क्षतिग्रस्त भाग कठोर एवं सूजन होना।
- क्षति के अगल बगल खरोंच एवं छालों की रचना।
- अस्थि भंग हो सकता है।
- प्रभावित अंग पीला एवं स्पंदनहीन हो सकता है।
- आघात के लक्षण एवं चिन्ह हो सकते हैं।

उपचार

1. कुचले या दबे हुए भाग को तुरंत मुक्त कराया जाना चाहिए। दबने/कुचलने और मुक्त होने के समय को नोट करें। घायल को सिर नीचा रखते हुए यदि संभव हो तो लिटा दें और पैरों को ऊपर उठाएं (चित्र. 8.6)।

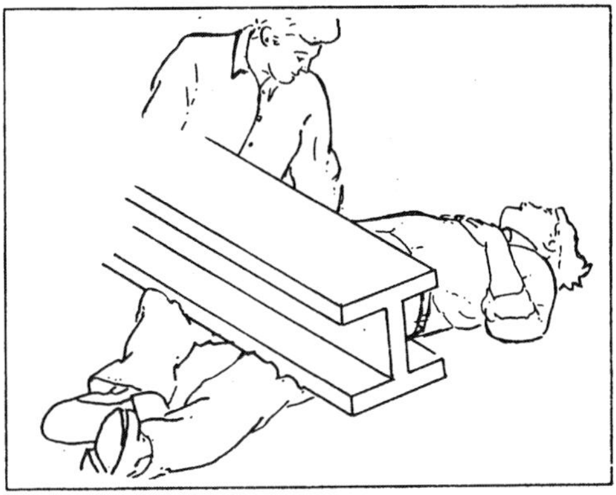

चित्र. 8.6: हताहत के अंग को मुक्त कराना

2. रक्तस्राव को नियंत्रित करें, किसी भी घाव का उपचार करें तथा अस्थि भंग होने पर अंग को स्थिर रखें।
3. प्रभावित अंग को स्थिर बनाने के लिए तकिया या मोटे कपड़ों की पर्त में या कंबल लपेट दें। यदि क्षति शरीर के निचले भाग पर है तो अंग को ऊपर उठाएं। यदि संभव हो तो कुचली हुई क्षति को बिना ढका ही छोड़ दें (चित्र 8.7)।
4. प्रघात (सदमें) का उपचार करें।
5. श्वास की दर, नाड़ी गति तथा होश के स्तर को जाँचते रहें (चित्र: 8.8)।

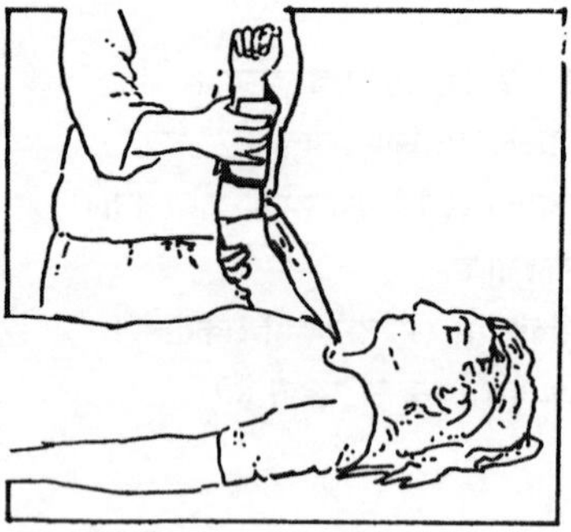

चित्र. 8.7: क्षतिग्रस्त अंग को ऊपर उठाना

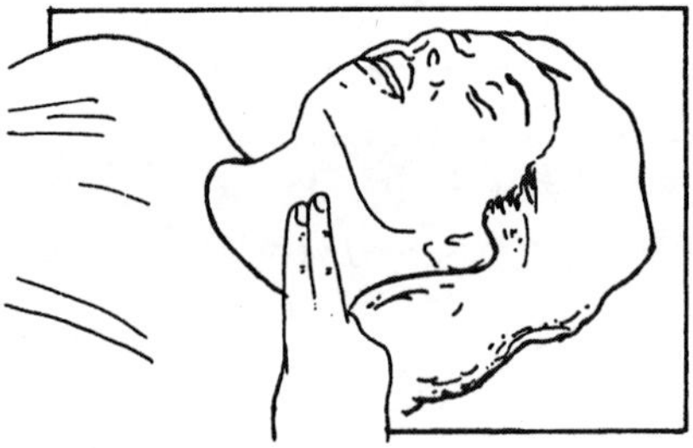

चित्र. 8.8: गर्दन कर नाड़ी को जाँचना

6. यदि हताहत बेहोश है और साँस सामान्य ढंग से चल रही है तो उसे स्वास्थ्य लाभ की स्थिति में लिटाएं (चित्र 8.9)।

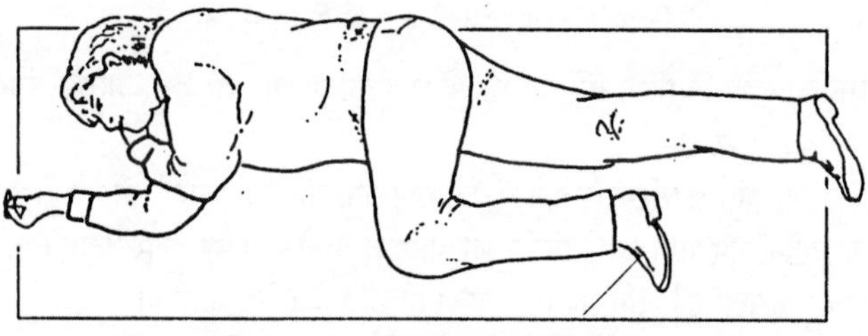

चित्र. 8.9: स्वास्थ्य लाभ की स्थिति

7. यदि साँस की गति एवं हृदय की धड़कन बंद है तो तुरंत प्राण संचार (पुनरूजीवन) क्रिया शुरू करें।
8. घायल को तुरंत ही अस्पताल में पहुँचाएं।
9. यदि घायल का अंग थोड़ी देर के लिए कुचला गया है जैसेकि अंगुली, हाथ, पाँव आदि, तो घायल अंग को बहते ठंडे पानी के नीचे लाइए या फिर ठंडी सेंक दीजिए।
10. यदि शरीर का कोई भाग कट कर अलग हो गया हैं तो उसे बर्फ के साथ रखें और हताहत के साथ अस्पताल भेजें।

9

मरहम पट्टी करना एवं पट्टी बाँधना (ड्रेसिंग एवं बैंडेज)

मरहम पट्टी (ड्रेसिंग) करना

मरहम पट्टी करना घाव को ढकने वाला एक सुरक्षात्मक उपाय है जो

- रक्तस्राव नियंत्रित करता है
- संक्रमण रोकता है
- कोई अन्य स्राव सोखता है
- आगे होने वाली क्षति से बचाता है
- घाव ठीक होने में मदद करता है

सक्षम मरहम पट्टी की विशिष्टताएं

1. यह जीवाणु रहित (परिशोधित) होनी चाहिए।
2. यह नरम तथा पर्याप्त फुलाव एवं छिद्र युक्त होनी चाहिए जो किसी स्राव एवं पसीने के बहाव को निकलने दें।
3. यह पर्याप्त लम्बी होनी चाहिए ताकि घाव के क्षेत्र को ठीक से ढक सके और अपनी चौड़ाई से 2.5 सेंमी० ज्यादा तक फैल सके।

ड्रेसिंग (मरहम पट्टी) के प्रकार

1. *चिपकने वाली ड्रेसिंग (एडहेसिव)*

यह जीवाणु रहित पट्टियाँ सोखने वाली सेल्यूलोन गॉज पट्टी के पैड होते है जो चिपकने वाले पदार्थ के साथ पर्तों में रखी/लपेटी गई होती है।
यह विभिन्न आकारों व माप की होती है और इन्हें प्लास्टिक के कागजों में बंदकर सप्लाई किया जाता है।

इसे लगाने से पहले आसपास की त्वचा अवश्य सुखा ली जानी चाहिए तथा पट्टी के सभी छोरों को थोड़ा सख्ती से दबाकर चिपकाना चाहिए।

चिपकने वाली पट्टियों को लगाने का तरीका

1. पट्टी के बाहर का आवरण निकालिए और गाज की तरफ को नीचे करते हुए पकड़ें (चित्र. 9.1 क)।

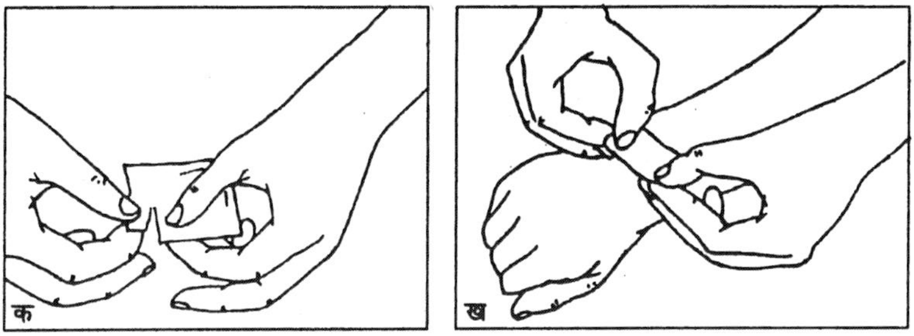

चित्र. 9.1 क से ख: चिपकने वाली ड्रेसिंग का ढंग

2. आवरण को बाहर (पीछे) को उधेड़िए और पैड (दवा युक्त भाग) को घाव पर रखिए (चित्र. 9.1 ख)।
3. दोनों छोरों को दबाते हुए बाहरी किनारों की ओर दबाते हुए हाथ बढ़ाइए (चित्र. 9.1 ग)।

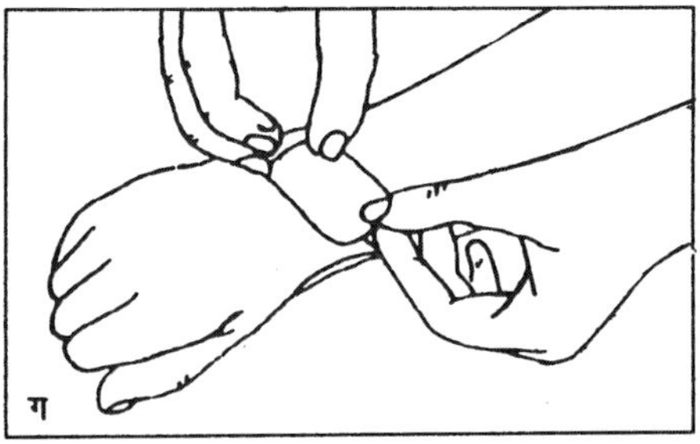

चित्र. 9.1 ग: चिपकने वाली ड्रेसिंग लगाने का तरीका

1. *गैर चिपकने वाली ड्रेसिंग*

   1. तैयार जीवाणु रहित मरहम पट्टी (ड्रेसिंग): इसके अंतर्गत गाज पट्टियों की पर्तों के साथ रुई को लपेटा गया होता है तथा रोल बैंडेज के साथ जोड़कर तैयार स्थिति में रखा जाता है। यह ड्रेसिंग सामग्री संरक्षित आवरण में रोल कर रखी होती है तथा यह विभिन्न आकारों में प्राप्त होती है।

इसे लगाने का तरीका

1. बाहर व अंदर का आवरण निकालें (चित्र 9.2 क)।

2. बैंडेज को खोलें और ड्रेसिंग को निकाले (चित्र 9.2 ख)।
3. गाज की तरफ को (नीचे) करते हुए पट्टी को घाव पर रखें (चित्र. 9.2 ग)।

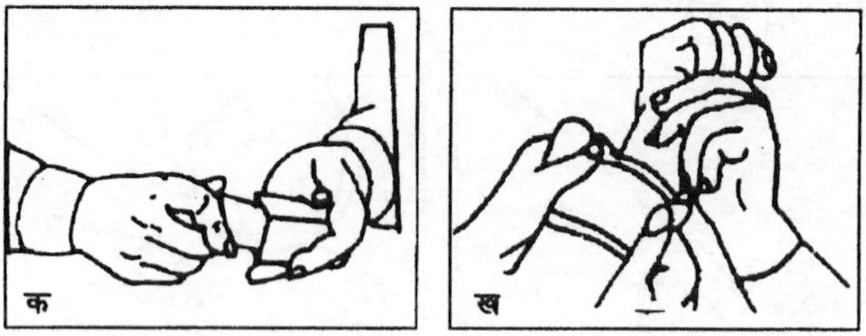

चित्र. 9.2 क से ख: गैर चिपकने वाली पट्टी (ड्रेसिंग) के विभिन्न उपयोग

4. पट्टी बाँधने का काम सख्ती से तब तक करें जब तक कि सारा पैड न ढक जाए (चित्र 9.2 घ)।

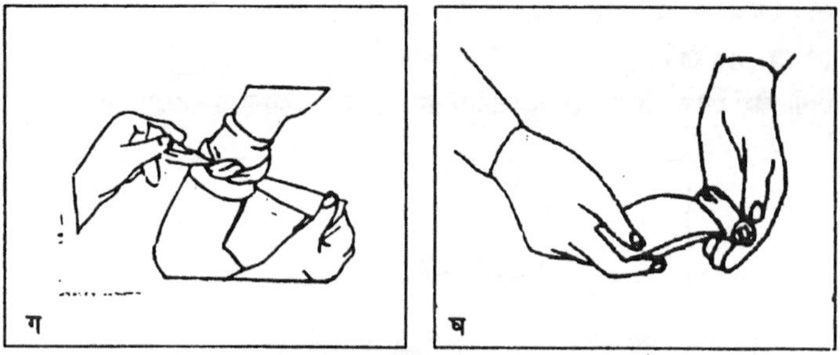

चित्र. 9.2 ग से घ: गैर चिपकने वाल पट्टी (ड्रेसिंग) के विभिन्न उपयोग

5. पैड के ऊपर दो गाँठें बाँधकर पैड को सुरक्षित करें (चित्र 9.2 च)।

2. *गॉज ड्रेसिंग (जालीदार पट्टी)*

- बहुत बड़े घावों के लिए प्राय: गाज ड्रेसिंग बहुत सोखने वाली, नरम एवं लोचदार होती है। यह रक्त के थक्के जमने में सहायक होती है।
- इसे रुई के पैडों द्वारा ढका जा सकता है और इसे जीवाणु रहित ड्रेसिंग की जगह पर प्रयोग किया जा सकता है।

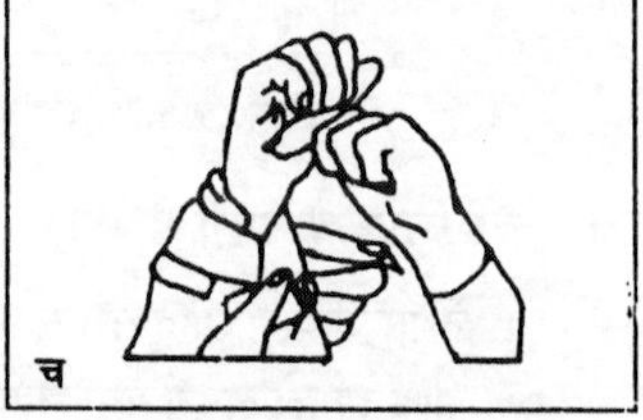

चित्र. 9.2: गैर चिपकने वाली पट्टी, (ड्रेसिंग) के विभिन्न उपयोग

उपयोग के तरीके

ठीक वैसे ही जैसे कि जीवाणु रहित पट्टी करते हैं।

3. *काम चलाऊ (तात्कालिक) ड्रेसिंग*
    - आपात्कालीन समयों पर तैयार मरहम पट्टी शायद उपलब्ध न हों; अत: कोई भी व्यक्ति उपयुक्त सामग्री का उपयोग करते हुए तत्काल उपयोग में लाकर काम चला सकता है।
    - कोई भी सूखी, साफ, सोखने वाली सामग्री जैसेकि रूमाल का भीतरी भाग, तौलिया, मलहम, टिशू पेपर का पैड आदि उपयोग में लाया जा सकता है।
    - इस प्रकार की काम चलाऊ ड्रेसिंग सामग्री को ऊपर से ढककर किसी ऐसी वस्तु से बाँधना जो उस समय उपलब्ध हो; जैसेकि मफलर या गुलुबंद तथा मुड़ा हुआ स्कार्फ आदि उपयोग करें।
    - **ऐसा न करें:** घाव पर सीधे रुई, रेशदार चीज, या फाहा आदि न रखें अन्यथा रेशे इसके साथ चिपक जाएंगे।
4. *ऐंटीसेप्टिक मेडिकेटेड ड्रेसिंग:* यह दवा युक्त होती है।

पट्टी करने (ड्रेसिंग) के सामान्य नियम

1. यदि संभव हो तो पट्टी करने से पहले अपने हाथों को साबुन-पानी धोएं।
2. यदि घाव ज्यादा बड़ा नहीं है और रक्तस्राव नियंत्रित है तो घाव के आस-पास की त्वचा को साफ करें तथा घाव को भी साफ करें।
3. घाव को छूने से बचें या ड्रेसिंग के किसी भी भाग को घाव के संपर्क में आने से बचाएं।
4. घाव या ड्रेसिंग के ऊपर खाँसी न करें।
5. यदि आवश्यक हो तो गैर चिपकने वाली ड्रेसिंग को रुई के पैड से ढक कर रक्त नियंत्रित करने या अन्य स्राव सोखने में मदद करें। इन पैडों को ड्रेसिंग से भी ज्यादा आगे तक लगाएं और बैंडेज के द्वारा सही स्थिति में रोके रहें।
6. सदैव एक ड्रेसिंग को घाव पर सीधे लगाएं। इसे कभी भी एक तरफ से रखकर न खिसकाएं।
7. ड्रेसिंग को हटाएं नहीं। रक्त से भीगी ड्रेसिंग के ऊपर एक और ड्रेसिंग लगा दें।

बैंडेज (पट्टी बाँधना) करना

बैंडेज यानि कि पट्टियाँ सूत (कपास), कैलिको (खादी कपड़ा) तथा इलास्टिक नेट, विशेष कागज या अन्य सामग्री से बनाई जाती है जोकि ड्रेसिंग के ऊपर सीधे दबाव को बनाए रखे तथा निम्न कार्य करें:

- रक्तस्राव को नियंत्रित करें।
- ड्रेसिंग तथा खपच्चियों को सही स्थिति में रखें।
- अंग या जोड़ों के सहारे की सुरक्षा करें।
- गति संचालन को नियंत्रित करें।
- हताचत को उठाने या ले जाने में मदद करें।

आपात् स्थिति में किसी भी तरह के सूती कपड़े, पट्टियाँ, जुर्राब, स्कार्फ या बेल्ट आदि को भी पट्टी (बैंडेज) बाँधने के रूप में प्रयोग किया जा सकता है।

पट्टी बाँधने (बैंडेज) के सामान्य नियम

1. जब हताहत बैठा या लेटा हो तब पट्टी बाँधें।
2. घायल अंग/भाग को बढ़िया ढंग से सहारा देकर उस स्थिति में रखकर बैंडेज बाँधें, जिसमें उसे आगे भी रहना है।
3. यदि हताहत लेटा हुआ है तो सभी बैंडेजों को टखनों, टाँगों, पीठ एवं गर्दन के स्वाभाविक गुहाओं से पार करके बाँधें।
4. जीवाणु रहित या स्वच्छ सामग्री का उंपयोग करें।
5. सम्पूर्ण घाव को ढकें।
6. बैंडेज को बहुत ज्यादा सख्ती से न बाँधें जो रक्त संचार में बाधा पैदा करें।
7. बैंडेज को इतना ढीला भी न बाँधे जो घाव से फिसल जाए।
8. अंगुलियों तथा पंजों के नाखूनों को खुला रखें ताकि रक्त संचार की जाँच की जा सके।
9. यदि बैंडेज का उपयोग रक्तस्राव रोकने के लिए किया गया है तो पैड या ड्रेसिंग के ऊपर गाँठ बाँधें।
10. यदि बैंडेज का उपयोग घायल अंग या भाग को स्थिर रखने के लिए किया गया है तो उसकी गाँठ शरीर के गैर क्षतिग्रस्त भाग की ओर बाँधें, यदि दोनों भाग क्षतिग्रस्त हैं तो शरीर के बीच में गाँठ बाँधें।
11. सदैव दोहरी (रीफ) गाँठ का उपयोग करें
12. सदैव शरीर और घायल अंग या हड्डी युक्त भाग के बीच ढेर सारी पैडिंग का उपयोग करें, स्वाभाविक शरीर की गहराइयों पर विशेष ध्यान दें।

बैंडेज बाँधने के बाद रक्त संचार जाँचना

- बैंडेज किए गए अंग के एक नाखून को तब तक दवाएं जब तक वह सफेद न पड़े। इसके बाद जब दबाव छोड़ा जाए तो नाखून को जल्दी से गुलाबी पड़ना चाहिए। जिससे प्रकट होता है कि रक्त वापस आ रहा है (चित्र 9.3)।

- यदि नाखून फिर भी सफेद रहता है या नीला पड़ता है या अँगुली अप्राकृतिक रूप से ठंडी लग रही है तो इसका अर्थ है कि बैंडेज बहुत ज्यादा सख्त है।
- यदि प्रभावित अंग में नाड़ी गति नहीं महसूस होती है तो बैंडेज बहुत ज्यादा सख्त है।

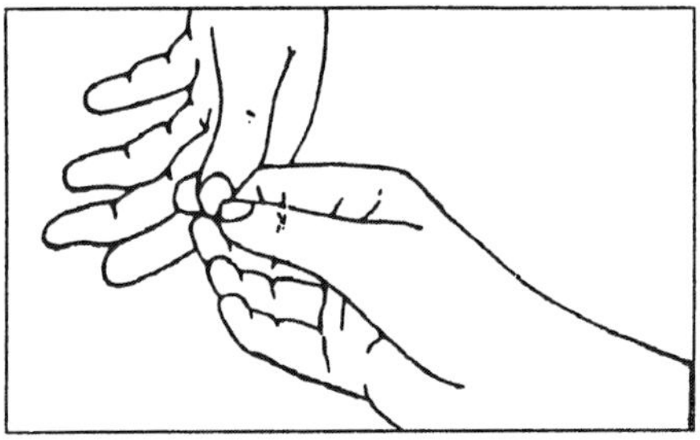

चित्र. 9.3: पट्टी बाँधने (बैंडेज) के बाद रक्त संचार जाँचना

प्रभावित रक्त संचार के लक्षण एवं चिन्ह

- हताहत की अँगुलियों या पंजों में सुन्नाहट या स्पर्शानुभव में कमी।
- हताहत अपनी अँगुलियों या पंजों की गति करने में असक्षम।
- अँगुलियों या पंजों के नाखूनों के पोर या कोये प्रायः पीले या नीले।
- घायल अंग में नाड़ी गति की कमी या बिल्कुल नहीं।
- अँगुलियाँ या पंजे बहुत ज्यादा ठंडे हों।

बैंडेज के प्रकार

यहाँ पर दो प्रकार की बैंडेज होती हैं:

1. तिकोनी (ट्रैंगुलर) बैंडेज।
2. रोलर (लिपटवाँ) बैंडेज।

1. *तिकोनी (ट्रैंगुलर) बैंडेज*

एक तिकोनी पट्टी का निर्माण एक मीटर (100 सेंमी०) के वर्गाकार सूती (कैलिको) कपड़े के टुकड़े को एक कोने से दूसरे कोने तक सीधा काट कर तैयार किया जाता है। अतः इससे दो बैंडेज तैयार होते हैं। इसका चौड़ा हिस्सा आधार कहलाता है और दो भाग 'साइड' (तरफ) या छोर कहलाते हैं। इसमें तीन कोने होते हैं। आधार के सामने वाले भाग को 'प्वाइंट' कहते हैं और साइड के दोनों छोरों को 'इन्ड' कहते हैं।

एक तिकोनी पट्टी के उपयोग (चित्र. 9.4)

1. *पूरा कपड़ा जैसा खोल कर फैलाएं*
2. *एक चौड़ी पट्टी के रूप में :* प्वाइंट को बेस की तरफ लाइए और इसके बाद एक मोड़ और दीजिए। इसके बाद उसी दिशा में फिर मोड़िए।

3. *एक सँकरी पट्टी के रूप में :* चौड़ी पट्टी को एक बार और मोड़िए।
4. जब एक छोटे आकार की पट्टी की आवश्यकता हो तो इसे बीच से मोड़ दीजिए जिससे दोनों छोर एक ओर को एक साथ आ जाएं। यह आकार वास्तविक पट्टी से आधा होगा।

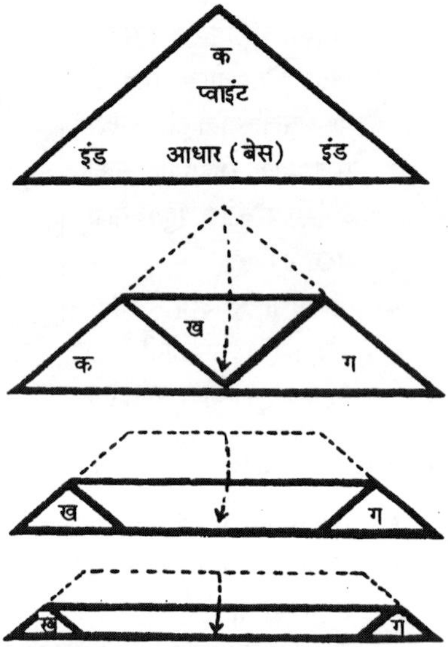

चित्र. 9.4: एक तिकोनी पट्टी के उपयोग

बैंडेज की गाँठ लगाना

1. एक बैंडेज की गाँठ बाँधने के लिए सदैव ब्रह्म गाँठ (रीफ नाट) बनाने के लिए दोनों छोरों को पहले एक दूसरे के नीचे से घुमा कर लीजिए। इसके बाद ऊपर वाले दाहिने हाथ के एक छोर से बाएँ हाथ के छोर को मोड़कर नीचे से निकालिए, तब एक ब्रह्म गाँठ बनेगी (चित्र 9.5 क)।
2. प्रायः लगाई जाने वाली ग्रैन्नी गाँठ का इस्तेमाल न करें (चित्र 9.5 ख)। क्योंकि यह ढीली हो जाती है।

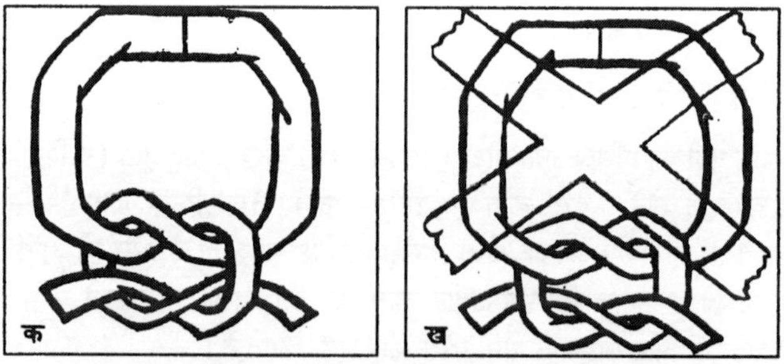

चित्र. 9.5 क से ख: (क) ब्रह्म (रीफ) गाँठ और (ख) ग्रैन्नी गाँठ

3. गाँठ वहाँ लगाई जानी चाहिए जहाँ वह त्वचा को हानि न पहुँचाएं या परेशानी न पैदा करे।
4. बैंडेज के ढीले छोर का हिस्सा दूसरी तरफ खोंस दें।

तिकोनी पट्टी से बैंडेज करना

1. सिर (खोपड़ी) के लिए (चित्र. 9.6)
   1. एक तिकोनी पट्टी के बेस की ओर से खुले भाग का एक छोटा मोड़ (पर्त) दीजिए और इसे आँखों से थोड़ा (बरौनी पर) ऊपर माथे पर रखिए।
   2. बैंडेज की बोडी को सिर के ऊपर करते हुए दोनों छोरों को कनपटी के पास से पीछे की ओर ले जाइए।
   3. अब दोनों छोरों को एक दूसरे से क्रास करके पुनः माथे की ओर आगे लाइए, जहाँ इन्हें बाँधना है।
   4. घायल के सिर पर दबाव डालते हुए (दोनों छोरों को सख्ती से बाँधने के बाद) बेस के सामने वाले छोर को खींचए और फिर इसे ऊपर को मोड़ते हुए पिन कीजिए।
2. माथे, आँख, गाल या किसी भी गोलाकार भाग के लिए
   1. घाव के आकार के अनुसार पतली या चौड़ी पट्टी बनाकर उपयोग में लाएं।
   2. घाव के ऊपर रखे पैड के बीच में बैंडेज को रखकर, उस भाग के गोलाई में पट्टी के छोर को घुमाकर बाँधिए।
   3. एक उचित जगह पर गाँठ लगाएं।

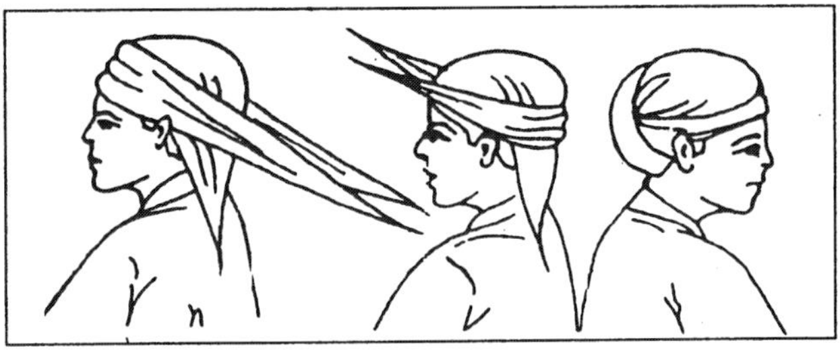

चित्र. 9.6: सिर (खोपड़ी) पर पट्टी बाँधना

3. छाती के ऊपर एवं पीठ के लिए
   1. खुली बैंडेज को घावों के ऊपर की ओर पट्टी पर लगाइए और कंधे के ऊपर प्वाइंट के छोर को खींच कर लाइए।
   2. बैंडेज के छोरों को शरीर की गोलाई के अनुसार लपेट कर लाइए और ऐसे बाँधिए कि एक छोर से दूसरा थोड़ा बड़ा बना रहे।
   3. अब प्वाइंट को कंधे के ऊपर से लाइए तथा बढ़े हुए छोर (इंड) के साथ मिलाकर बाँधिए।

4. यदि घाव पीठ पर है तो यही क्रिया उल्टी तरफ से रखकर कीजिए।

4. कंधों के लिए (चित्र. 9.7 और 9.8)

1. घायल कंधे की ओर मुँह करके खड़े होइए।
2. अब खुली बैंडेज के बीच भाग को कंधे के घाव पर रखे तथा प्वाइंट को ऊपर की ओर रखें जो कान तक पहुँचता हो।

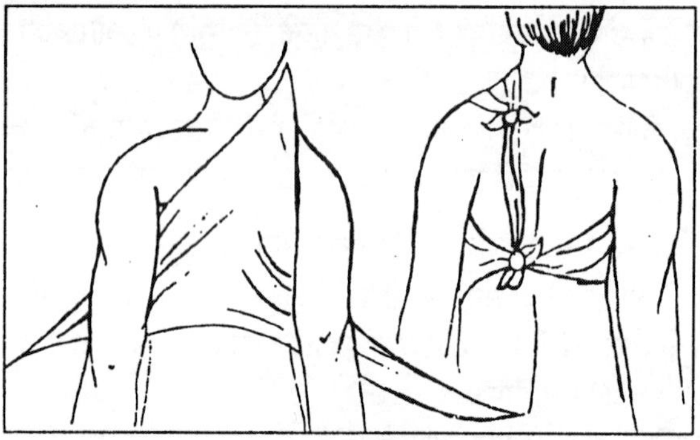

चित्र. 9.7: तिकोनी पट्टी के द्वारा पट्टी बाँधना

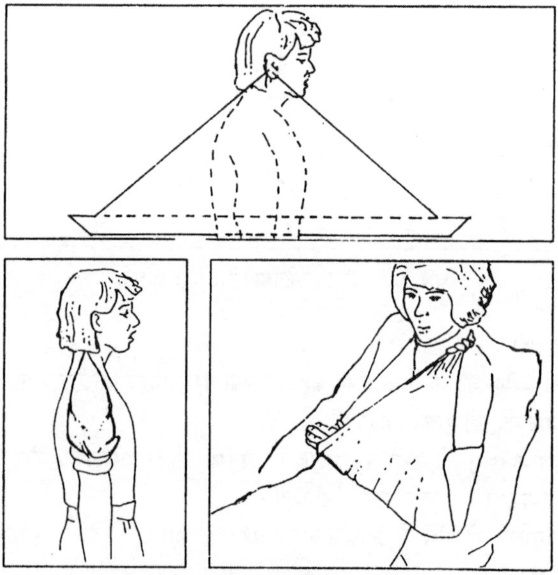

चित्र. 9.8: कंधे की पट्टी बाँधना

3. अब दोनों छोर (इंड) को पकड़ कर अन्दर को दबाते हुए हाथ (बाजू) के साथ खीचते हुए दूसरे छोर पर ले जाइए ताकि बैंडेज का निचला हिस्सा सख्ती की स्थिति में आ जाए।
4. गल बाँही का इस्तेमाल करें (चित्र. 9.9)।

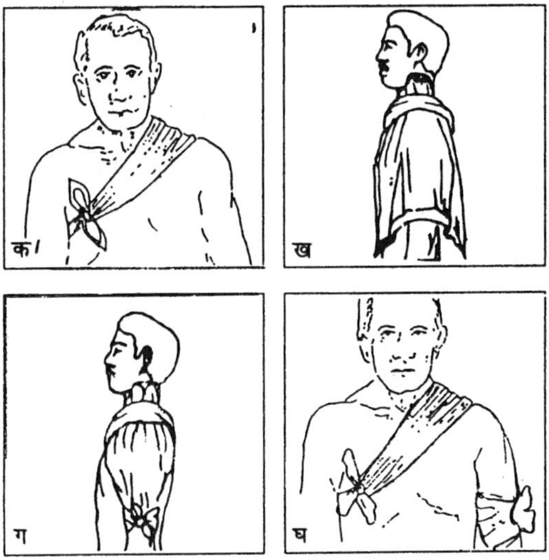

चित्र. 9.9 क से घ: तिकोनी पट्टी के उपयोग

5. गल बाँही की गाँठ के साथ, बैंडेज के प्वाइंट को नीचे की ओर खींचए, कड़ा करके खींचे और उसी के साथ पिन करें।

5. कोहनी के लिए (चित्र. 9.10)
   1. कोहनी को समकोण पर मोड़िए, यदि ऐसा करना संभव हो तो करें।
   2. तिकोनी पट्टी के बेस से उपयुक्त किनारा (गोट) मोड़ लें और निम्नानुसार बाँधने का काम करें।
   3. ऊपरी बाजू की ओर प्वाइंट को रखें और बेस का मध्य भाग बाजू के निचले भाग पर पीछे की तरफ रखें।
   4. दोनों इंड (अंतिम छोरों) को कोहनी के सामने से क्रास करें और बाजू (कोहनी के ऊपर) पर दोनों छोरों को बाँध दें।
   5. अब प्वाइंट के नीचे की ओर पलटें और पिन कर दें।
   6. जहाँ कोहनी मोड़ना संभव न हो; वहाँ इसे अंक 8 की भाँति सामान्य बैंडेज की तरह लपेट कर बाँध दें।

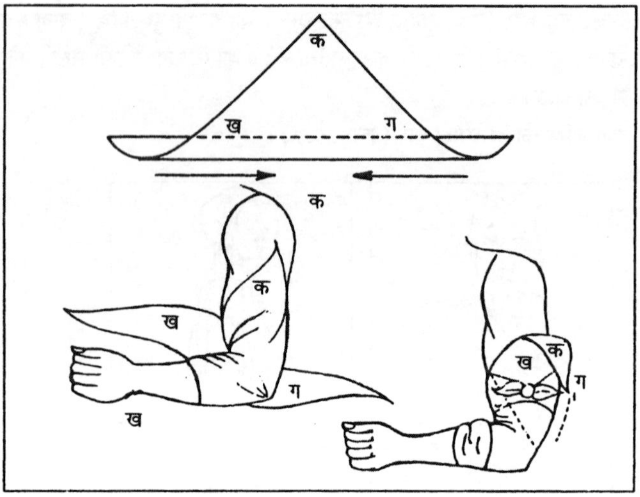

चित्र. 9.10: तिकोनी पट्टी द्वारा कोहनी की पट्टी बाँधना

6 हाथ के लिए (चित्र. 9.11)

1. तिकोनी पट्टी को खुला रखकर फैलाइए और घायल भाग को बेस से ऊपर की ओर रखें।

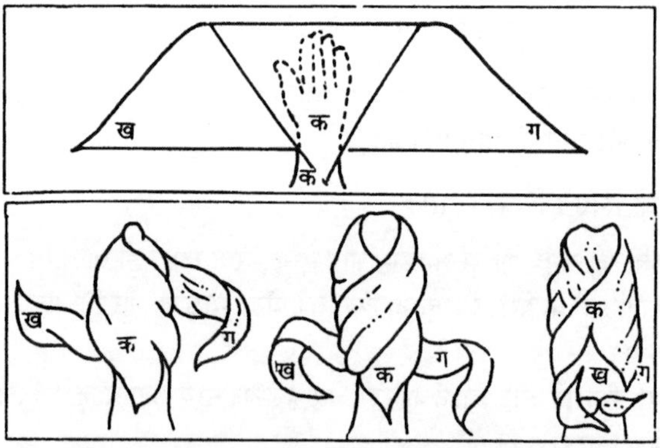

चित्र. 9.11: तिकोनी पट्टी के द्वारा हाथों की बैंडेज बाँधना

2. प्वाइंट की ओर अँगुलियाँ होनी चाहिए और कलाई के पास बेस होना चाहिए।
3. अब प्वाइंट को मोड़कर बेस की ओर लाइए।
4. सामान्य रूप से एक पतली गाँठ बनाइए और दोनों इंड (छोरों) को कलाई के ऊपर आरपार लपेट कर बांधिए और प्वाइंट के साथ गाँठ बाँधिए।

5. अब प्वाइंट की नोक को खींचकर ऊपर को मोड़िए तथा पिन लगाइए।

7. कूल्हे और जाँघ के लिए (चित्र. 9.12)

1. कूल्हें की तरफ मुँह करके खड़े हो, कमर पर एक संकरी पट्टी बाँधिए। और उसकी गाँठ क्षतिग्रस्त भाग की ओर रखिए।
2. अब एक तिकोनी खुली पट्टी लीजिए और उसके प्वाइंट को ऊपर बँधी संकरी पट्टी की गाँठ के नीचे से निकालिए। इसे मोड़कर गाँठ के साथ पिन कीजिए।
3. बेस की तरफ एक उपयुक्त गोट मोड़कर बनाइए अब दोनों छोरों (इंड) को जाँघ के दोनों ओर को लेपटते हुए आर-पार (क्रास) करके पुनः जाँघ के ऊपर लाकर गाँठ बाँधिएं जिससे की नीचे के गोटे वाला बार्डर अपनी जगह पर रहेगा।

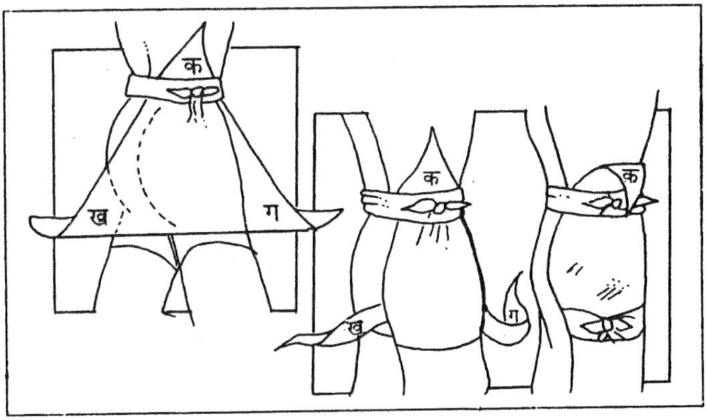

चित्र. 9.12: ऊपरी जाँघ पर पट्टी बाँधना

8. घुटने के लिए

1. समकोण पर टाँग को मोड़िए।
2. अंदर की ओर पतली मुड़ी किनारी के साथ, पूरी खुली तिकोनी पट्टी घुटने पर रखिए जिसमें प्वाइंट जाँघ की ओर ऊपर तथा बेस घुटने के नीचे हो।
3. दोनों छोरों (इन्ड) को एक दूसरे से आरपार (क्रास) करते हुए ऊपर जाँघ के ऊपर गाँठ बाँधिए।
4. अब प्वाइंट को पीछे की ओर मोड़िए तथा गाँठ के ऊपर लाकर पिन कीजिए (चित्र. 913)।

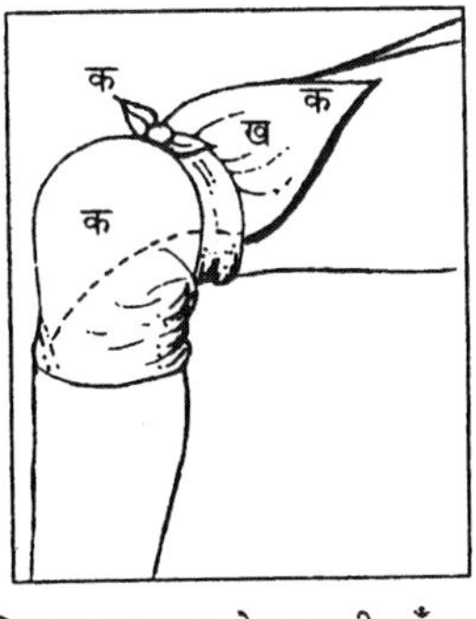

चित्र. 9.13: घुटने पर पट्टी बाँधना

5. यदि घुटना मुड़ने में दिक्कत हो तो संख्या 8 की भाँति संकरी या चौड़ी पट्टी बनाकर बैंडेज बाँधें।

9. पैरों को लिए

1. खुली तिकोनी पट्टी के केन्द्र में पाँव को रखिए जिसमें प्वाइंट पंजे की ओर हो।
2. अब प्वाइंट को ऊपर लाकर टँग की ओर करें।
3. दोनों छोरों (इन्ड) से ऐड़ी को ढंकें
4. अब दोनों छोरों को टखने के पीछे से एक-दूसरे से क्रास करते हुए आगे लाएं।
5. दोनों छोरों को आगे लाकर उन्हें टखने के आगे बाँधें।
6. अब प्वाइंट को नीचे मोड़े और पिन करें (चित्र. 9.14)

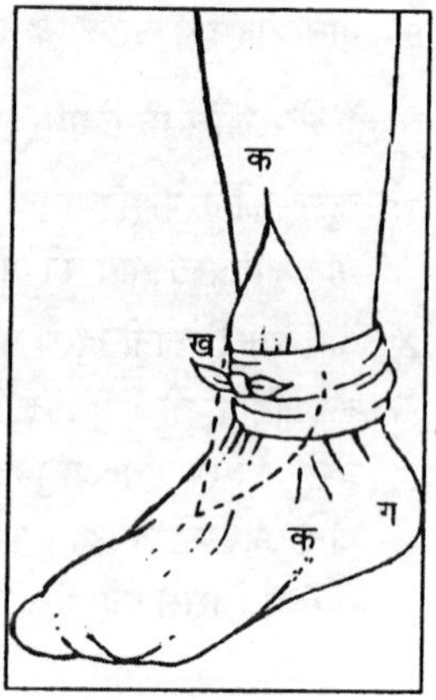

चित्र. 9.14: पैर की पट्टी बाँधना (बैंडेजिंग)

10. कलाई के ठूँठ के लिए (चित्र. 9.15)

तिकोनी पट्टी के बेस की ओर से ठूँठ को बीच में रखिए, दोनों छोरों को अगल- बगल तथा प्वाइंट को ऊपर की ओर लाइए। इसके बाद दोनों छोरों से ठूँठ के ऊपर क्रास बनाकर लपेटिए। दोनों छोरों को ठूँठ के पीछे लेकर क्रास बनाकर ऊपर की ओर लपेटते हुए लाइए और गाँठ बांधिए अब बेस को सख्ती से खींच कर नीचे की ओर मोड़िए तथा सेफ्टीपिन से सुरक्षित कीजिए।

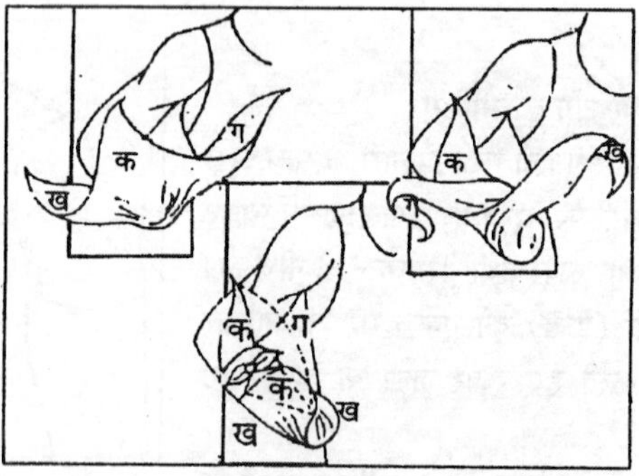

चित्र. 9.15: ठूँठ की पट्टी बाँधना (बैंडेजिंग)

2. *लिपटवाँ (रोलर) बैंडेज*

- लिपटवाँ पट्टी कपास (सूत), गॉज तथा मलमल की बनी होती है और प्रायः 5 मीटर के रोल में आपूर्ति की जाती है।
- ये विभिन्न आकारों एवं लंबाई में उपलब्ध होती हैं।
- एक वयस्क हताहत के लिए उपयोग की जाने वाली औसत आकार की रोलर पट्टी होती है।

पट्टी बाँधे जोने वाला भाग/अंग	*पट्टी की चौडाई*
अँगुली/पंजा	2.5 सेंमी० (एक इंच)
हाथ, सिर	5 सेंमी० (2 इंच)
भुजा/बाजू	7.5–9 सेंमी० (3 या 3 इंच से ज्यादा)
धड़	10–15 सेंमी० (4 से 6 इंच)

— रोलर पट्टी के भाग
रोल (लिपट्य हुआ) किया गया भाग हेड (सिर) कहलाता है और बिना रोल किया गया (खुला) भाग टेल (पूँछ/सिरा) कहलाता है (चित्र: 9.16)।

रोलर पट्टी बाँधने के सामान्य नियम

1. रोगी की तरफ मुँह करके खड़े हो।
2. जब आप बाएं अंग पर पट्टो बाँध रहे हों तब बैंडेज का हेड दाहिने हाथ से पकड़े और दाहिनी तरफ के लिए उल्टी प्रक्रिया करें।
3. पैड के ऊपर रोलर पट्टी की बाहरी तरफ के भाग को रखकर गोलाई में चोट पर दो बार लपेटे ताकि थोड़ी सख्ती आए।

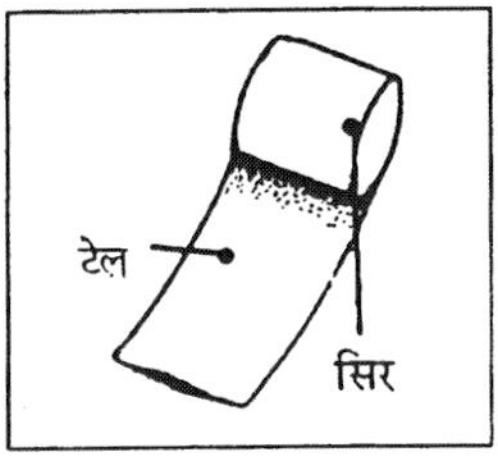

चित्र. 9.16: रोलर पट्टी के भाग

4. यह एक नियम बना ले कि बैंडेज को अंदर से बाहर की ओर लगाकर बाँधें।
5. प्रभावित अंग पर पट्टी नीचे से ऊपर की ओर लाएं।
6. यह न तो बहुत ढीली हो और न ही बहुत कड़ी बंधी हो।
7. पट्टी को ऐसे लपेटें कि पहले वाली पर्त का दो तिहाई भाग दबता जाए।
8. बैंडेज को पिन लगाकर फिक्स करें या चिपकने वाली टेप/प्लास्टर का इस्तेमाल करें। प्रायः पट्टी के अंतिम छोर को दो हिस्सों में फाड़कर लपेटते हुए गाँठ बाँधने को काफी संतोषजनक एवं व्यावहारिक पाया गया है।

रोलर बैंडेज को मजबूत बनाना

उपर्युक्त ड्रेसिंग की प्रक्रिया पूरी करें और बैंडेज के अंतिम छोर को मोड़ दें (चित्र: 9.17 क)। एक सेफ्टी पिन से उसे सुरक्षित करके लगाएं या चिपकने वाली टेप अथवा बैंडेज क्लिप का इस्तेमाल करें (चित्र. 9.17 ख)।

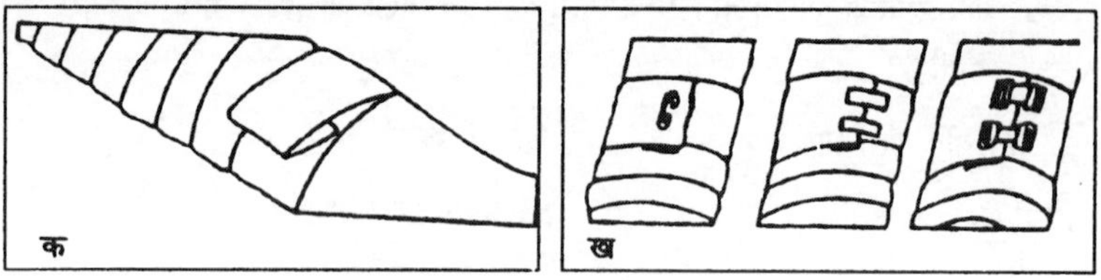

यदि पिन टेप या क्लिप न उपलब्ध हों तो गॉज पट्टी खाली छोड़ दें या यह लंबाई बैंडेज की जरूरत के अनुसार, यदि बीच की ओर से चीर कर लाना है, उसी अनुसार छोड़े, चीरे गए भाग के अंत में एक गाँठ लगाएं और अंग के ऊपर लपेट की ब्रह्म गाँठ (रीफ नॉट) लगाए (चित्र. 9.17 ग)।

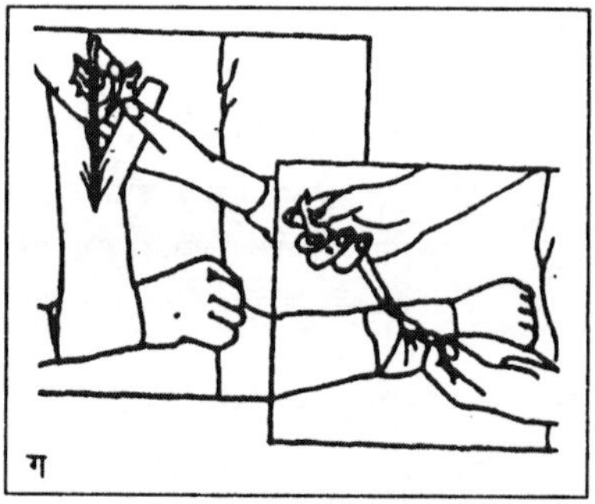

चित्र. 9.17 क से ग: (क) बैंडेज को मोड़ना (ख) बैंडेज क्लिप का उपयोग (ग) चोट लगना

रोलर बैंडेज के उपयोग के तरीके

1. *साधारण चक्कर से लपेटना*

इसका अंगुली या किसी अन्य सीधे समतल अंग पर उपयोग किया जाता है। इसमें बैंडेज चक्कर लगाते हुए बाँधते हैं (चित्र. 9.18 क, ख)।

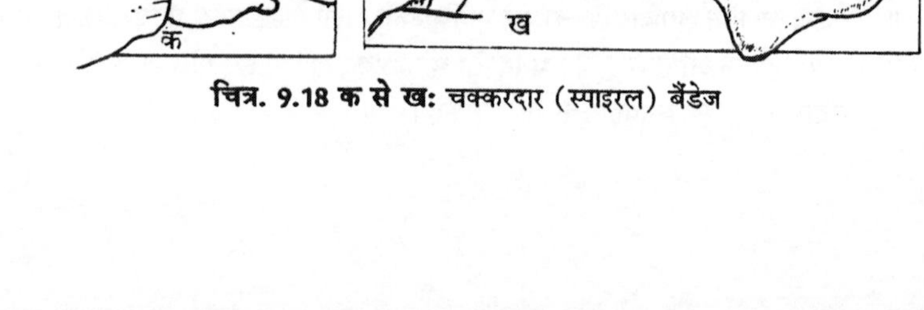

चित्र. 9.18 क से ख: चक्करदार (स्पाइरल) बैंडेज

2. *उल्टे चक्कर में बाँधना*

यह एक सुधारा गया रूप है जिसमें हर बार चक्कर में पट्टी को नीचे की ओर ले जानी होती है। ऐसा तब किया जाना चाहिए जब उस अंग की मोटाई में फर्क हो जैसे की टाँग या टखने (बाजू का निचला भाग) का भाग (चित्र: 9.19)।

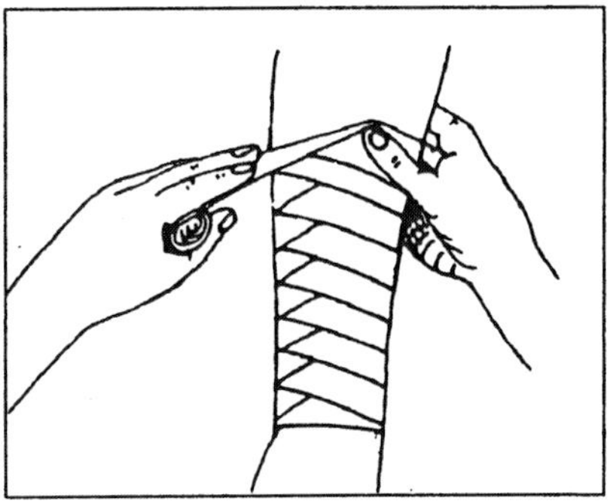

चित्र. 9.19: रिवर्स (उल्टे चक्कर) का बैंडेज करना

3. *अंग्रेजी के अंक 8 का चित्र बनाना*

इसमें बैंडेज को क्रमश: तिरछा एक के बाद एक करके ऊपर व नीचे बाँधते हैं जिससे यह पट्टियों का चढ़ाव (लूप) अंग्रेजी के 8 जैसा लगता है। यह जोड़ों-जैसे कोहनी के लिए उपयोग किया जाता है (चित्र: 9.20)।

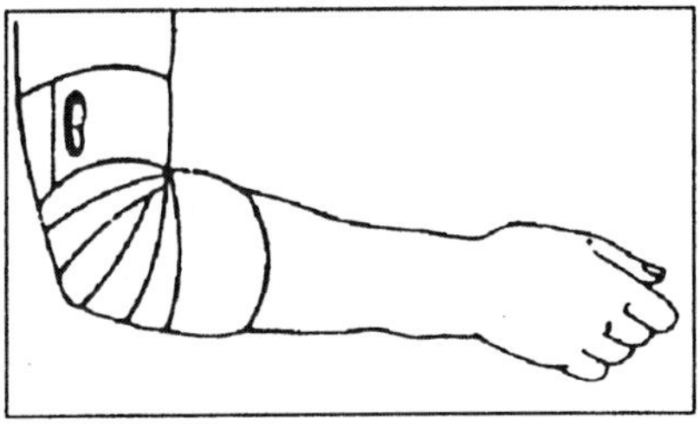

चित्र. 9.20: कुहनी की बैंडेजिंग करना

4. *स्पाइका*

यह चित्र 8 का संशोधित रूप है जो कूल्हें, कंधों जाँघ तथा अंगूठे की बैंडेज के लिए उपयुक्त है (चित्र. 9.21)।

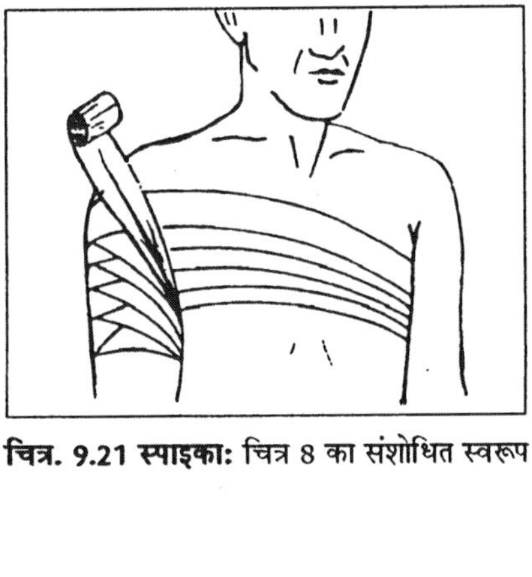

चित्र. 9.21 स्पाइका: चित्र 8 का संशोधित स्वरूप

10

गलबाँही (स्लिंग्स)

गलबाँही का उपयोग क्षतिग्रस्त बाँह, कलाई तथा हाथ आदि को सहारा एवं सुरक्षा देने के लिए किया जाता है या फिर ऊपरी अंग जहाँ छाती से ऊपर की चोटें को गतिरहित बनाने के लिए उपयोग किया जाता है।

गलबाँही के प्रकार

1. बाजू की गलबाँही (आर्म स्लिंग)
2. उठाने की गलबाँही (इलेवैशन स्लिंग्स)
3. कामचलाऊ गलबाँही (इम्प्रोवाइज्ड स्लिंग)

1. *बाजू की गलबाँही (आर्म स्लिंग)*

- इसका उपयोग तब होता है जब ऊपरी अंगों में चोट हो या छाती में चोटें/क्षतियाँ हों।
- यह बाजू के निचले भाग को छाती से आरपार रखता है लेकिन यह सभी प्रभावशाली होता है जब हताहत बैठा या खड़ा रहता है।
- जब एक बाजू की गलबाँही बिल्कुल सही स्थिति में होती है। तो हाथ कुहनी से ऊपर होना चाहिए।
- बैंडेज का बेस छोटी अँगुली के पास से होना चाहिए जिसमें नाखून बाहर दिखाई दे सकते हैं।

उपयोग के तरीके

1. हताहत को बैठने के लिए कहें और अपने हाथ के द्वारा उसकी कलाई को पकड़ कर क्षतिग्रस्त हाथ को सहारा दें। हाथ इतना ऊपर उठाएं जो कुहनी से ऊपर हो (चित्र: 10.1)।
2. कोहनी और छाती के बीच की जगह करते हुए तिकोनी पट्टी का एक छोर छाती के साथ तथा दूसरा बाजू के बाहर की तरफ कोहनी से आगे निकालें तथा बेस छोटी अँगुली के पास हो (चित्र 10.2)।

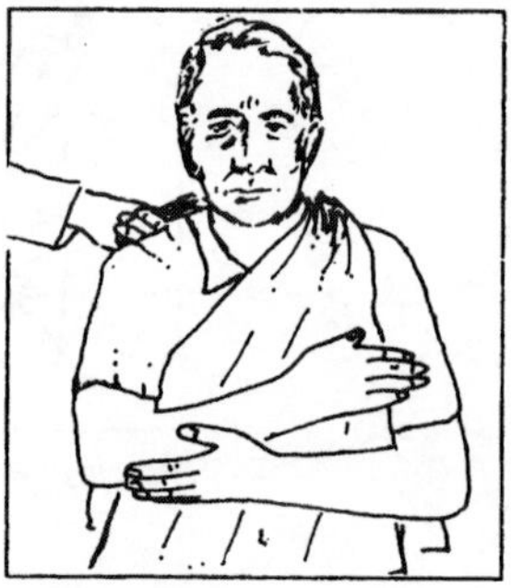

चित्र. 10.1: हताहत के बाजू (हाथ) को सहारा

3. अब ऊपरी छोर (इंड) को क्षतिरहित कंधे की तरफ से निकलते हुए गर्दन के पीछे से आगे क्षतिग्रस्त भाग की ओर लाइए।
4. अब भी हताहत की बाजू (कुहनी से कलाई तक) को सहारा देते हुए पट्टी के दूसरे निचले छोर के साथ मिलाकर कंधे पर ब्रह्म (रीफ) गाँठ लगाएं। यह गाँठ हंसली के ऊपर गर्दन के पास होनी चाहिए (चित्र. 10.3)।
5. अब प्वाइंट को आगे की ओर बाहरी तरफ लाएं और सेफ्टी पिन लगा कर मजबूती से जोड़ें।
6. रक्त संचार देख लें। यदि रक्त संचार प्रभावित हो तो बैंडेज को या गलबाँही की स्थिति के साथ तालमेल करें।

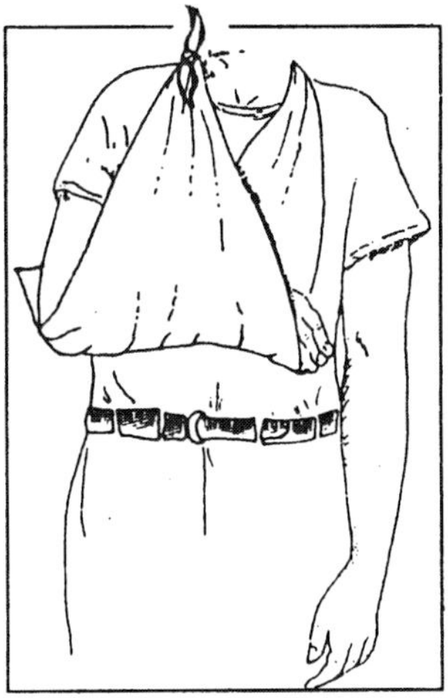

चित्र. 10.2: गलबाँही बनाना

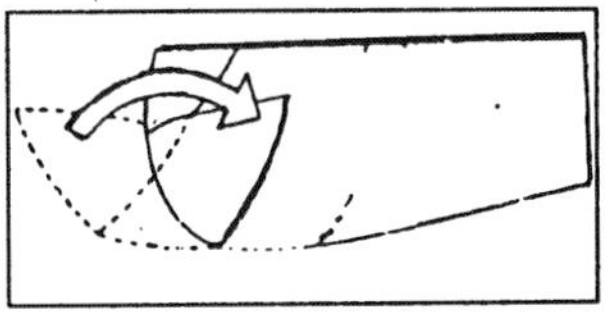

चित्र. 10.3: ब्रह्म (रीफ) गाँठ का उपयोग

2. *ऊँचा उठाने के लिए गलबाँही*

इस प्रकार की गलबाँही का उपयोग हाथ एवं अगली बाजू के अगले भाग को ऊपर उठाने के लिए किया जाता है यदि:

- हाथ से रक्तस्राव हो रहा हो
- छाती में कोई जटिलता पूर्ण चोट/क्षति हो
- कंधे में कोई चोट हो

क. *कालर और कफ (कलाई) गलबाँही*

यह कलाई को केवल सहारा देने में प्रयोग की जाती है।

1. इसमें कुहनी मुड़ी होती है तथा बाजू (बाँह) का भाग छाती के आरपार दूसरी तरफ के कंधे तक जाता है। इसके बाद गलबाँही का उपयोग किया जाता है।
2. एक गाँठ का फंदा कलाई पर लगाया जाता है और बाकी दोनों छोरों को क्षतिग्रस्त भाग की तरफ कालर बोन (हंसुली) के ऊपर बाँधते हैं। यह गलबाँही पतली बैंडेज से बनाई जा सकती है। एक गलबाँही में दो फंदे लगाए जाते हैं जिसमें एक बड़ा तथा दूसरा छोटा (नीचे) होता है (चित्र: 10.4)।

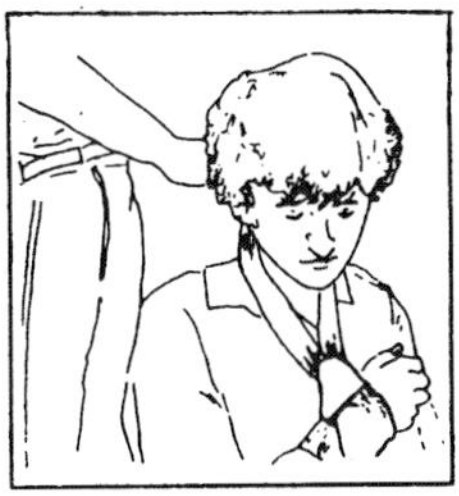

चित्र. 10.4: कालर एवं कफ (कलाई) की गलबाँही

ख. तिकोनी गलबाँही

इसका उपयोग हंसुली (कॉलरबोन) की अस्थि भंग के उपचार के लिए किया जाता है। यह हाथ को ऊपर उठाने तथा अस्थि भाग के दर्द से राहत पाने में मदद देता है (चित्र. 10.5)।

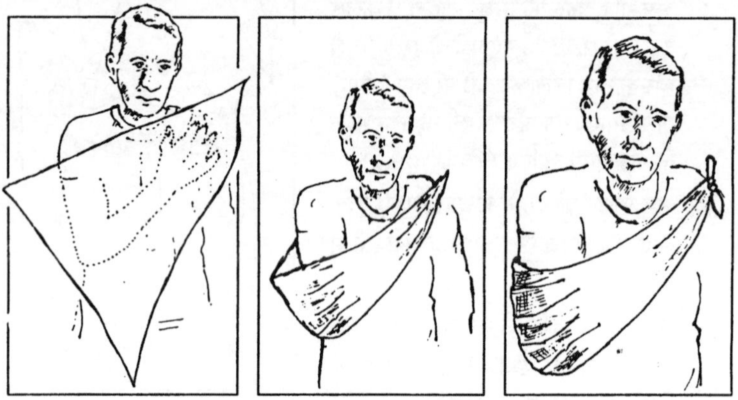

चित्र. 10.5: तिकोनी बैंडेज का गलबाँही के रूप में उपयोग

1. अगली बाजू को छाती के आर-पार करते हुए अंगुलियों के दूसरे छोर के कंधे की ओर रखकर हथेली को ब्रेस्टबोन की ओर मोड़कर रखें।

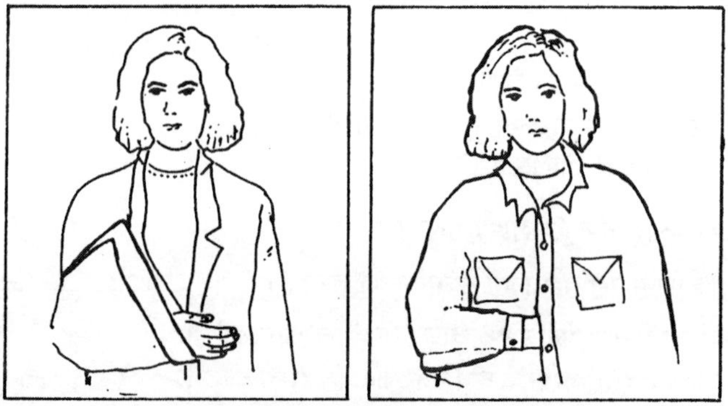

चित्र. 10.6 क से ख: कामचलाऊ गलबाँही (स्लिंग)

2. छाती पर एक खुली तिकोनी बैंडेज को डालें जिसमें प्वाइंट कोहनी से नीचे तथा एक (इंड) छोर हाथ के साथ रखकर पकड़ें।
3. उसे गलबाँही का रूप दें।

   यदि तिकोनी बैंडेज उपलब्ध न हो तो हाथ को सहारा देने के लिए कामचलाऊ गलबाँही और भी कई तरीकों से बनाई जा सकती है।

क. कोट के एक पल्ले को मोड़कर पिन लगाकर गलबाँही बना दें (चित्र. 10.6 क)।

ख. हाथ को अंदर की तरफ करके कोट या कमीज की बटन लगाएं (चित्र. 10.6 ख)।

ग. क्षति ग्रस्त हाथ (अंग) को कपड़ों के साथ पिन करके लगा दें (चित्र. 10.6 ग)।

घ. मफलर, स्कार्फ, बेल्ट, टाई या किसी नरम कपड़े से गलबाँही बना सकते हैं (चित्र. 10.6 घ)।

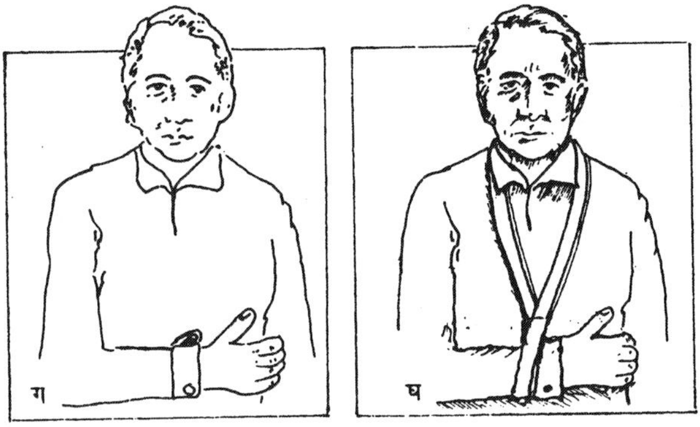

चित्र. 10.6 ग से घ: कामचलाऊ गलबाँही

11
अस्थि भंग

अस्थि भंग क्या है ?

एक अस्थि भंग (फ्रैक्चर) कुछ अंशों में या पूरी तरह से अस्थि (हड्डी) का टूटना है।

अस्थि भंग के कारण

1. *सीधे आघात/चोट*

एक हड्डी ठीक उस जगह से टूट सकती है जहाँ सीधे एक तीव्र आघात या चोट लगती है (चित्र: 11.1)।

2. *अप्रत्यक्ष चोट*

एक हड्डी वहाँ टूट जाती है जहाँ पर चोट या आघात को प्रभाव क्रियाशील होता है। उदाहरण के लिए खुले हुए हाथ के साथ गिरने पर हँसुली (कालरबोन) की हड्डी का टूटना (चित्र. 11.2)।

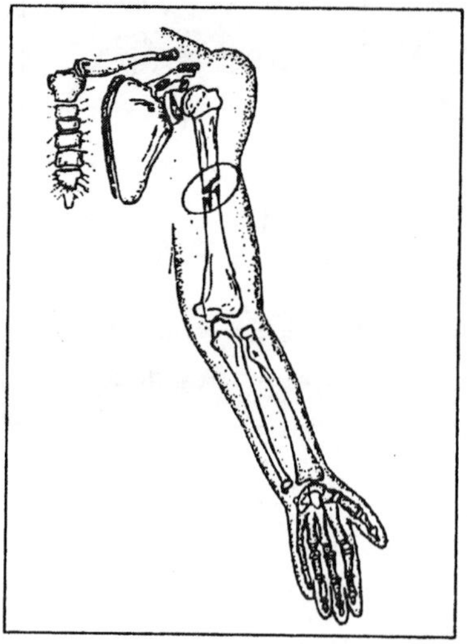

चित्र. 11.1: सीधे चोट लगने के कारण अस्थि भंग

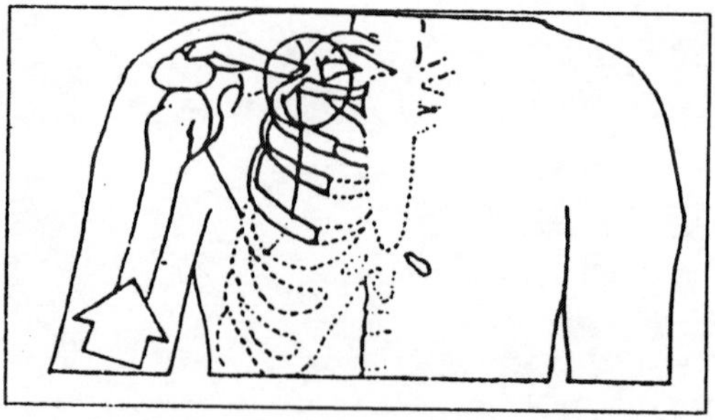

चित्र. 11.2: अप्रत्यक्ष चोट का प्रभाव दिखना

3. *माँसपेशी क्रियाशीलता का बल या खिंचाव*

माँसपेशियों के एक समूह का उग्र खिंचाव किसी हड्डी के टुकड़े को उस बिन्दु से अलग कर सकता है जहाँ वह माँसपेशी से जुड़ी हो जैसे कि शक्ति उच्च माँसपेशी के खिंचाव से घुटने की टेपी (खुरिया) का अस्थि भंग होना (चित्र 11.3)।

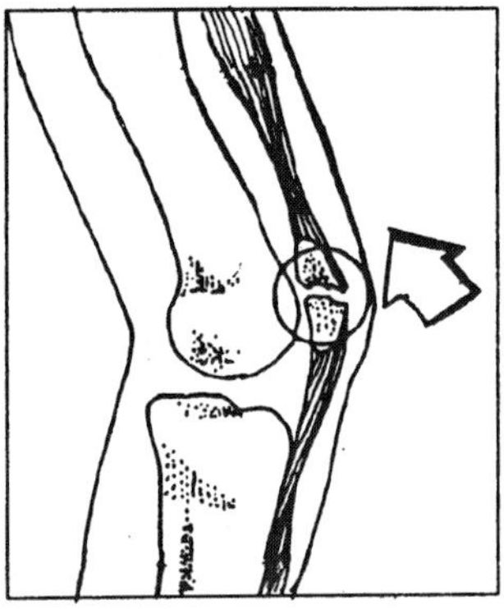

चित्र. 11.3: माँसपेशी क्रियाशीलता का खिंचाव दिखना

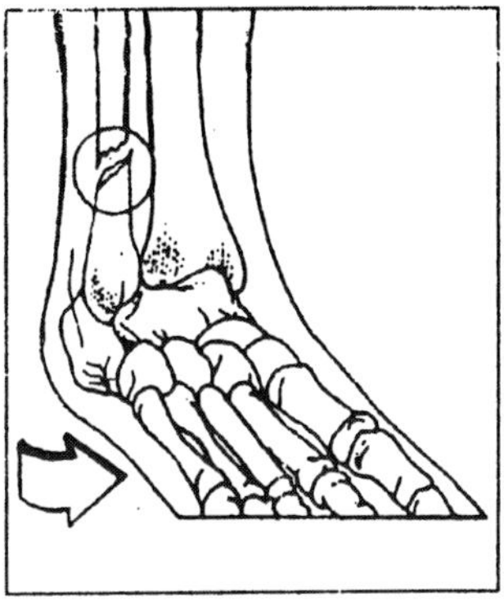

चित्र. 11.4: तंतुओं का खिंचाव दिखाना

4. *लिगामेंट (तंतुओं) का खिंचाव*

एक जोड़ के ऐंठन का खिंचाव इतना सख्त हो सकता है कि उससे लिगामेंट का खिंचाव उस जोड़ के अस्थि भंग का कारण बन सकता है जिससे वह लिगामेंट जुड़े होते हैं। उदाहरण के लिए ठोकर लगने पर पाँव के टखने की हड्डी का भंग होना (चित्र 11.4)।

अस्थि भंग के प्रकार

1. *साधारण (क्लोज्ड) अस्थि भंग:* इस प्रकार के अस्थि भंग में टूटी हुई हड्डी के स्थान पर ऊपरी त्वचा की पर्तें नहीं खराब होती है (चित्र. 11.5 क)।

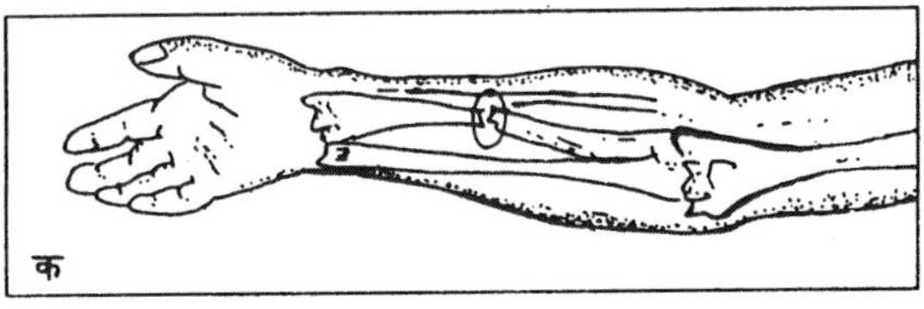

चित्र. 11.5: साधारण अस्थि भंग दिखाना

2. *मिश्रित या कम्पाउंड अस्थि भंग:* जब अस्थि भंग का घाव व्यापक होकर त्वचा को फाड़ता हुआ बाहर आ जाता हैं तब वह अस्थि त्वचा से छेद कर बाहर होती है तो इसे

खुला या कम्पाउंड (मिश्रित) अस्थि भंग कहते हैं (चित्र: 11.5 ख)। इसके कारण निम्नलिखित हानियाँ होती हैं:

- काफी ज्यादा रक्तस्राव एवं हानि
- संक्रमण

3. *जटिल साधारण या मिश्रित अस्थि भंग:* इसको जटिल अस्थि भंग तब कहते हैं जब वह किसी अन्य क्षति एवं चोट से जुड़ा हो। उदाहरण के लिए- रक्त वाहनी या नाड़ियों की क्षति हो (चित्र: 11.5 ग)।

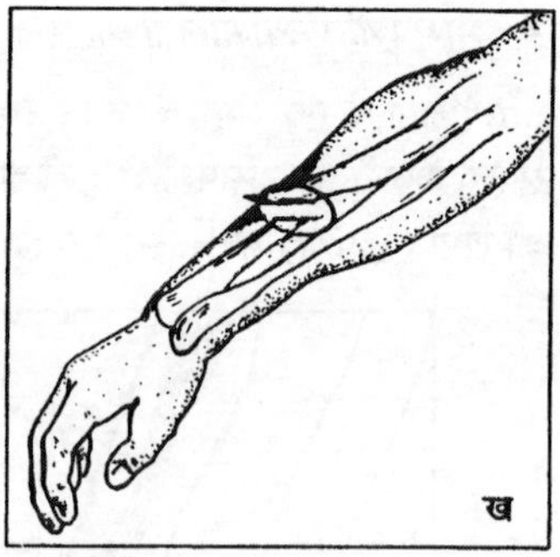

चित्र. 11.5: मिश्रित अस्थि का भंग होना

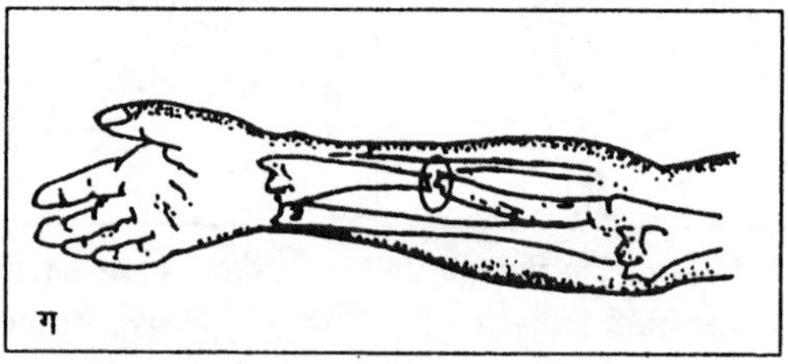

चित्र. 11.5: समिश्रित अस्थि भंग दिखना

अस्थि भंग के वर्गीकरण

1. ट्राँसवर्स
2. लांगीट्यूडनल
3. ओब्लीक्यू
4. स्पाइरल

(1–4: साधारण अस्थि भंग)

5. इम्पैक्टेड
6. कोमीन्युटेड
7. ग्रीन स्टिक
8. डिप्रेस्ड
9. कम्प्रेस्ड

इन्हें चित्र: 11.6 में दिखाया गया है।

लक्षण एवं चिन्ह

1. क्षति के स्थान पर या आसपास दर्द, जो गति करने पर बढ़ता है।
2. गति या संचालन में कठिनाई होती है।

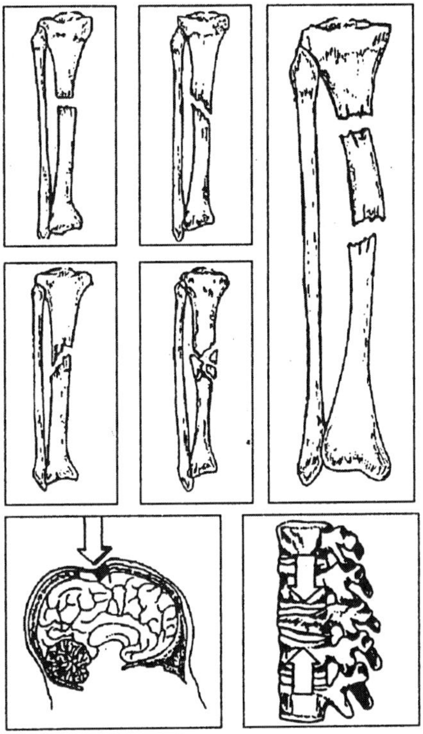

चित्र. 11.6: अस्थि भंग का वर्गीकरण

3. क्षेत्र में सूजन तथा बदरंग (धब्बा) होना
4. विकृति होना
5. सूजन या तनाव
6. हड्डी के रगड़ने की आवाज शायद सुनी जा सकती है
7. प्रघात के लक्षण

दुर्घटना एवं अस्थि भंग के लक्षण को चित्र 11.7 में दर्शाया गया है।

प्राथमिक चिकित्सा सहायता (उपचार) के उद्देश्य

1. आगे होनेवाली क्षति को रोकना
2. दर्द को कम करना
3. रोगी को आरामदेय स्थिति में लाना
4. जल्दी से जल्दी चिकित्सा सहायता प्राप्त करना

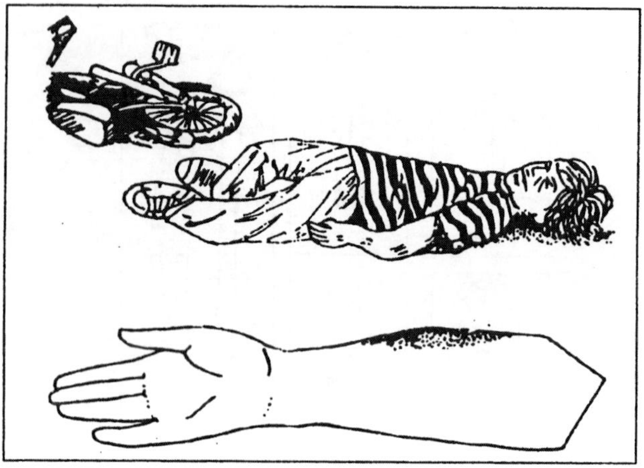

चित्र. 11.7: अस्थि भंग के लक्षण व चिन्ह

उपचार

1. अस्थि भंग के उपचार से पहले श्वसन क्रिया, रक्तस्राव तथा बेहोशी का उपचार करें।
2. सबसे पहले सभी अस्थि भंग के मामलों को उसी स्थिति में उपचार देना शुरू करें जिस स्थिति में हताहत पड़ा है। जब तक कि उसकी जान को तुरंत खतरा न हो या हताहत खराब मौसम में उघड़ा (इक्सपोज) न रहे।
3. बैंडेज का उपयोग करते हुए अस्थि भंग वाले अंगों को स्थिर करें और खपच्ची आदि से सहारा देकर बाँधे। ऐसा अस्थि भंग वाले अंग के दोनों ओर किया जाना चाहिए और ऊपर नीचे भी सहारा दें।

क. बैंडेज का उपयोग

प्राय: यह ज्यादा बेहतर होता है कि रोगी अपने दूसरे (गैर क्षति) अंगों का उपयोग करें जो बिना खपच्ची वाले हैं। ऊपरी अंगों को शरीर से समर्थित किया जा सकता है। निचले अंगों के दूसरे गैर क्षति वाले अंगों से (जोकि अस्थि भंग न हो) समर्थित किया जा सकता है। ज्यादातर अस्थि भंग के मामलों (हाथ के अगले हिस्से को छोड़कर) में अंगों को गतिहीन (स्थिर) किया जा सकता है।

1. अस्थि भंग क्षेत्र के ऊपर बैंडेज (बाँधने) का काम न करें।
2. पट्टी बाँधने का काम काफी सुदृढ़ता से करें ताकि अस्थि भंग छोर पर कोई गतिशीलता न हो सके। लेकिन इतना भी सख्ती से न बाँधें कि उस भंग का रक्त संचार रुक जाए। यदि घायल अंग पर सूजन बढ़ती है तो इसका मतलब है बैंडेज बहुत कड़ा है। अत: पट्टी ढीली करें।

3. घुटने, टखने तथा अन्य अंगों की गहराइयों में सदैव पैडों का प्रयोग करें। यदि इन्हें एक साथ बाँध दिया जाए तो उसके साथ बंधे हुए अंग को आरामदेय स्थिति एवं सुस्थिरता मिलेगी।

ख. खपच्ची (स्पिंल्ट) का उपयोग करना (जब वहाँ आवश्यक विशेषज्ञता एवं उपलब्धता हो)

1. एक खपच्ची (स्पिंल्ट) लकड़ी, प्लास्टिक या धातु की सख्त सामग्री होती है जिसका उपयोग घायल या टूटे हुए अंग के साथ सहारा देने के लिए तथा टूटे अंग की गति को रोकने के लिए किया जाता है।
2. साधारणतय: चौड़ी खपच्चियाँ सँकरी की अपेक्षा ज्यादा बेहतर होती हैं।
3. यह पर्याप्त लंबी होनी चाहिए ताकि टूटी हड्डी के ऊपर या नीचे के जोड़ों को गतिहीन किया जा सके।
4. खपच्ची को रूई या कपड़े के साथ बढ़िया ढंग से पैड किया होना चाहिए ताकि वे घायल अंग में नरमी एवं सुरक्षित ढंग से सहजता से बैठ जाए।
5. खचच्चियों को कपड़ों के ऊपर से ही लगाना ज्यादा बेहतर होता है।
6. यदि कोई आपात्कालिक स्थिति है तो टहलने की छड़ी, छतरी या लकड़ी के पट्टों, किताबों, गत्ते या सख्ती से मोड़े गए अखबार को लगाकर काम चलाया जा सकता है।
7. खपच्चियों का उपयोग तब अनिवार्य बन जाता है जब दोनों टाँगों या जाँघों की हड्डियाँ टूटी हों।

4. परेशानी तथा सूजन को कम करने के लिए घायल अंग को ऊपर उठा दें, लपेटे गए कम्बल आदि का सहारा दिया जा सकता है।
5. प्रघात का उपचार करें।
6. एक टूटा हुआ अंग बहुत ही विकृत रूप में हो सकता है और इस पर पट्टी बाँधना या खपच्ची लगाना असंभव सा हो सकता है। जब तक कि अंग को थोड़ा सहज (सीधा) न बनाया जाए। ऐसे मामलों में सावधानी पूर्वक और अहिस्ता से हड्डी के आखिर में खिंचाव देकर सीधा करें, जितना कि हताहत दर्द सहकर संभव स्थिति तक सहयोग कर सके।

ऐसा न करें— अनावश्यक रूप से क्षतिग्रस्त अंग की गति न करें।

साधारण या क्लोज्ड अस्थि भंग

यदि घाव से बाहर अस्थि का कोई भाग नहीं निकला होता है तो:

1. घाव को दोनों छोरों को सख्ती से एक साथ दबा कर रक्तस्राव को नियंत्रित करें (चित्र. 11.9 क)।

2. घाव के ऊपर ड्रेसिंग (मरहम पट्टी) व अगल बगल रूई के पैड लगाएं (चित्र 11.9. ख)।

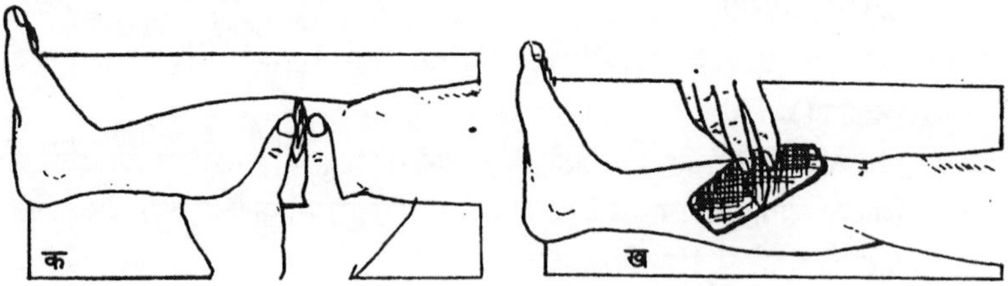

चित्र. 11.8 क से ख: अस्थि भंग की देखभाल

ऐसा न करें— सीधे अस्थि भंग वाले भाग पर घाव नीचे (अंदर) को दबाते हुए सख्ती से दबाव न डालें।

खुले (औपेन) अस्थि भंग

यदि घाव से बाहर हड्डी निकल कर आ गई हो तो:

1. अस्थि के अगल बगल दबाव बनाकर रक्तस्राव को नियंचित करें (चित्र: 11.9 क)।

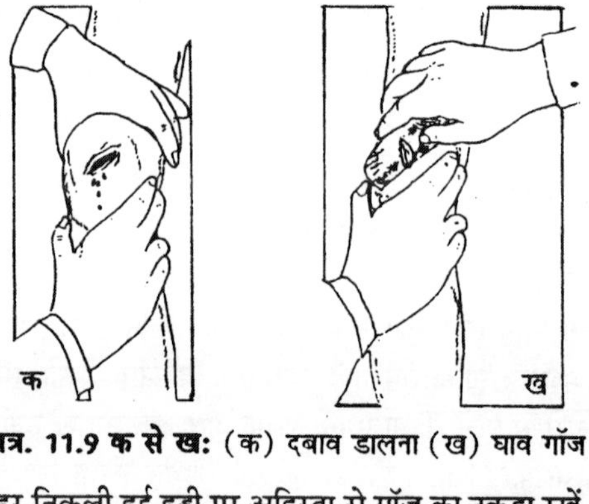

चित्र. 11.9 क से ख: (क) दबाव डालना (ख) घाव गॉज लगाना

2. घाव से बाहर निकली हुई हड्डी पर अहिस्ता से गॉज का टुकड़ा रखें (चित्र: 11.9 ख)।

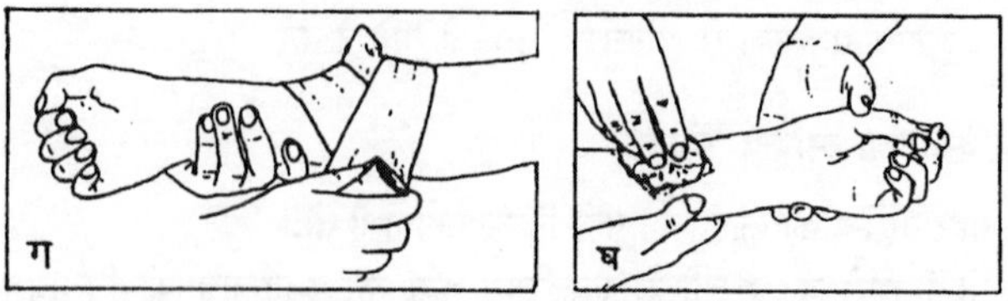

चित्र 11.9 ग से घ: (ग) गोलाकार (रिंग) पैड लगाना (घ) त्रिभुजाकार ढंग से पट्टी बाँधना

3. गोलाई से या चंद्राकार रुई के पैड बनाकर घाव के ऊपर रखें। रूई न हो तो कोई अन्य मिलती जुलती चीज का उपयोग करें। बाहर निकली हड्डी के चारों ओर तब तक पैड लगाएं जब उस पर बैंडेज के दबाव को रोकने की क्षमता आ जाए (चित्र. 11.9 ग)।
4. त्रिभुजा कार ढंग पट्टी बाँध कर ड्रेसिंग एवं पैड को सुरक्षित बनाएं (चित्र: 11.9 घ)।
5. यदि संभव हो तो घायल अंग को ऊपर उठाएं और उसे स्थिर करें (चित्र: 11.9 च)।
6. हताहत को अस्तपाल पहुँचाएं और यदि आवश्यक हो तो स्ट्रेचर केस के रूप में ले जाएं।

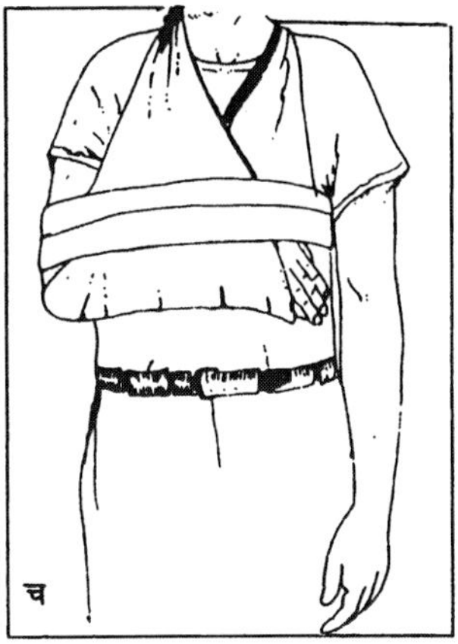

चित्र. 11.9: घायल अंग को ऊपर उठाना

खोपड़ी का अस्थि भंग (फ्रैक्चर)

- खोपड़ी में अस्थि भंग पर शायद टूटी हड्डी न दिखाई पड़े परन्तु एक धँसा हुआ भ्रंश या रक्त का रिसना उस अस्थि भंग वाली जगह पर दिख सकता है। जो संभवत: मस्तिष्क पर दबाव भी डाल सकता है।
- सिर पर माथे के ऊपर लगी चोटें प्राय: प्रत्यक्ष आघात या सिर के बल गिरने से लगती है। यहाँ अस्थि धँसी हुई हो सकती है।
- खोपड़ी के आधार (तलुवे) पर लगी चोंटे प्राय: अप्रत्यक्ष बल या आघात से लगती है जैसे पाँव के बल गिरना या जबड़े पर आघात (टकराना) आदि। चित्र. 11.10 खोपड़ी की सामान्य चोटों की जगहों को दिखाती है।

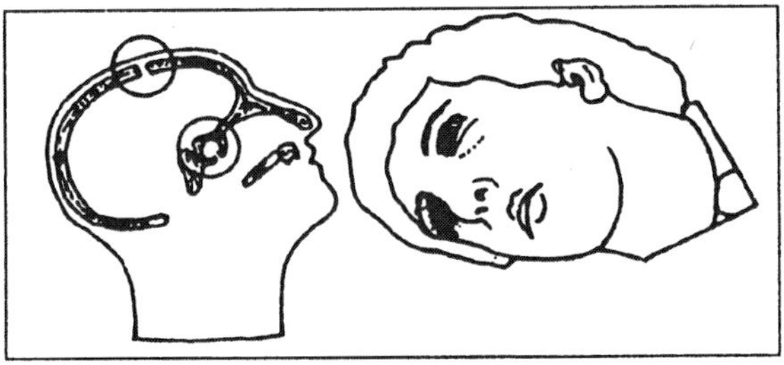

चित्र. 11.10: खोपड़ी की अस्थि भंग की सामान्य जगहें

लक्षण एवं चिन्ह

- सिर की चोट के स्पष्ट संकेत।

- खोपड़ी से रक्तस्राव।
- कान और नाक से रक्तस्राव।
- आँख में कालापन।
- आँख के तारे (पुतली) की असमान गति।
- थोड़ी या कुछ-कुछ होश में कमी आना।

उपचार

1. यदि हताहत को होश (चेतना) है। तो उसे अधबैठी स्थिति में लाएं तथा सिर व कंधे का सहारा दें (चित्र 11.11 क)।
2. यदि कान से कोई स्राव आ रहा है। तो सिर को उसी क्षति वाली तरफ को झुकाइए। कान को जीवाणु रहित (परिशोधित) पट्टी से ढकें तथा हल्की बैंडेज बाँधकर सुरक्षित बनाएं।

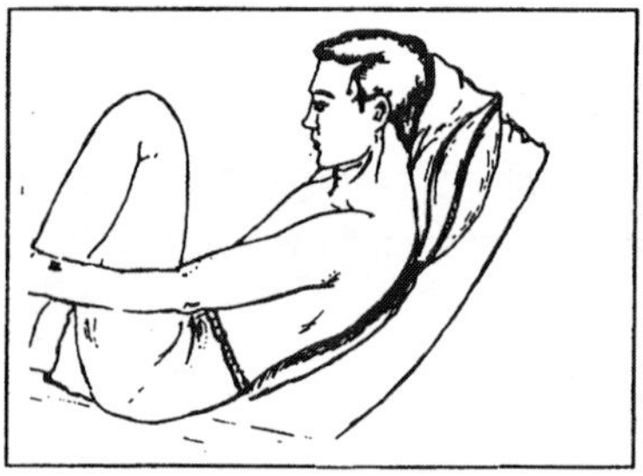

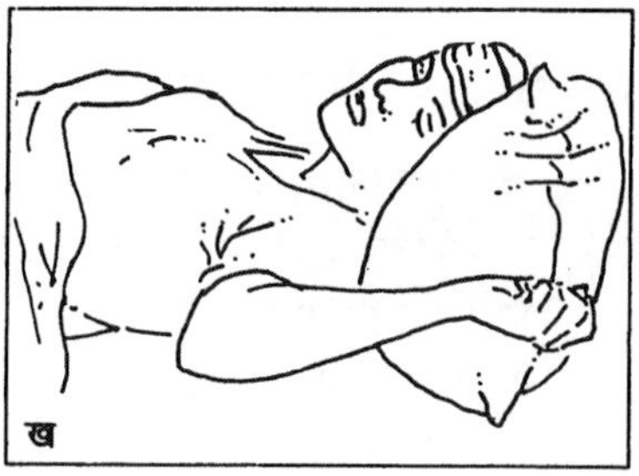

चित्र. 11.11 क से ख: (क) हताहत अध लेटी स्थिति में (ख) क्षति की ओर सिर को झुकाना

ऐसा न करें— कान पर ठेठी न लगाएं

3. यदि हताहत होश में नहीं है लेकिन साँस सामान्य ढंग से चल रही है तो उसे स्वास्थ्य लाभ की स्थिति में लाएं और क्षति ग्रस्त भाग की ओर सिर झुकाए हुए रखें (चित्र.11.11 ख)।
4. हर दस मिनट की अवधि पर श्वाँस की दर, नाड़ी गति तथा होश के स्तर को जाँचते रहें।
5. यदि साँस एवं हृदय गति रुक गई है तो तुरन्त ही प्राण संचार (पुनर्रूज्जीवन) क्रिया चालू करें।
6. प्रघात (सदमे) का उपचार करें।
7. हताहत को अस्पताल में स्थानांतरित करें।

जबड़ें और चेहरे का अस्थि भंग

यहाँ पर तो गंभीर जोखिम है जो इस क्षति के साथ जुड़े हो सकते हैं (चित्र. 11.12)।

1. वायु मार्ग अवरोधित या बाधित हो सकता है। मुँह या गले, नाक या फेफड़े से आंतरिक

रक्तस्राव, गले या टूटे हुए दाँतों के साथ सूजन या ऊतकों में चोट।
2. बिल्कुल अनुपस्थित या अपर्याप्त खाँसी यह प्रकट करता है कि फेफड़े में रक्त या अन्य बाहरी तत्व बिना जानकारी के जा रहे हैं जिनके एस्फीक्सिया पैदा हो सकता है।
3. निरंतर प्रचुर मात्रा में रक्तस्राव।

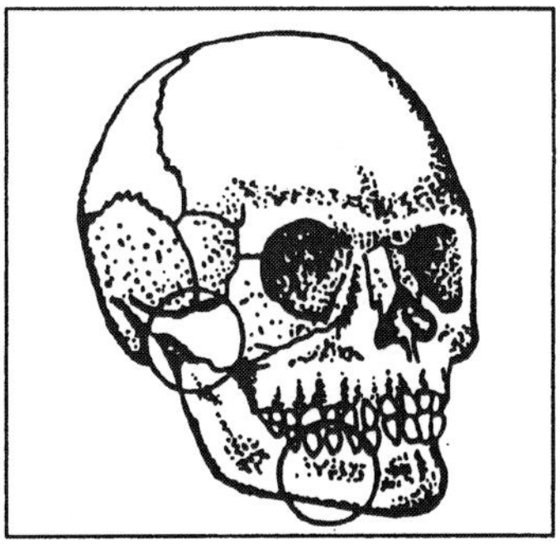

चित्र. 11.12: चेहरे और जबड़े के क्षतिग्रस्त (टूटने वाले) अंगों का चित्रण

निचले जबड़े की अस्थि भंग

यह प्रायः जबड़े पर सीधे आघात लगने भार कराने पर होता है। प्रायः एक तरफ प्रभावित होता है लेकिन कभी-कभार बहुत कम ही दोनों तरफ क्षति ग्रस्त (भ्रंश) होते हैं। यह एक मिश्रित अस्थि भंग होता है। मुँह के अंदर घाव होने की संभावना हो सकती है।

लक्षण एवं चिन्ह

- बोलने तथा मुँह खोलने में कठिनाई।
- थूक में खून के कतरे आना।
- बोलने एवं गुटकने से जबड़े में दर्द बढ़ना।
- चेहरे और निचले जबड़े में सूजन (चित्र: 11.13 क)।
- मुँह के अंदर घाव।
- जबड़े के निचली तरफ असामान्यता महसूस हो सकती है (चित्र: 11.13 ख)।

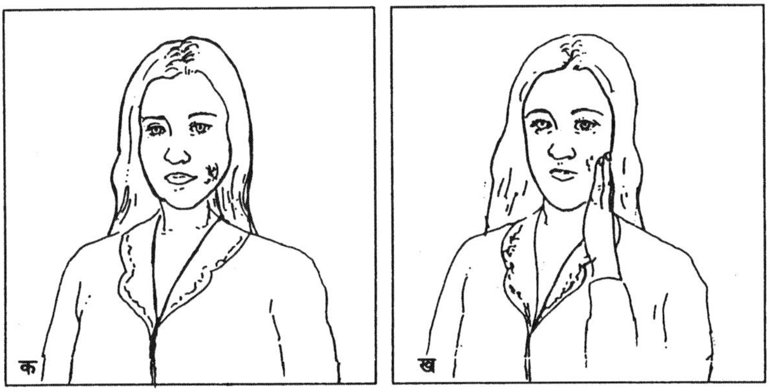

चित्र. 11.13 क से ख: (क) जबड़े के एक ओर सूजन (ख) जबड़े के साथ अनियमितता महसूस हो सकती है

- दाँतों में अनियमितता।
- मुँह खोलने पर चटचटाहट की ध्वनि।

उपचार

- श्वसन क्रिया बनाए रखने के लिए वायु मार्ग को साफ-स्वच्छ बनाए रखना सुनिश्चित करें।
- रक्तस्राव नियंत्रित करें एवं घावों का उपचार करें (चित्र.11.14 क)।
- होश वाले रोगी को आगे की ओर सिर झुकाकर बैठना चाहिए, ताकि कोई भी स्राव बहकर निकल जाए।
- मुँह को पूरी तरह से साफ करें।
- अपना हाथ दाढ़ी पर रखें और उसे ऊपरी जबड़े को ओर दबाएं। दाढ़ी के नीचे

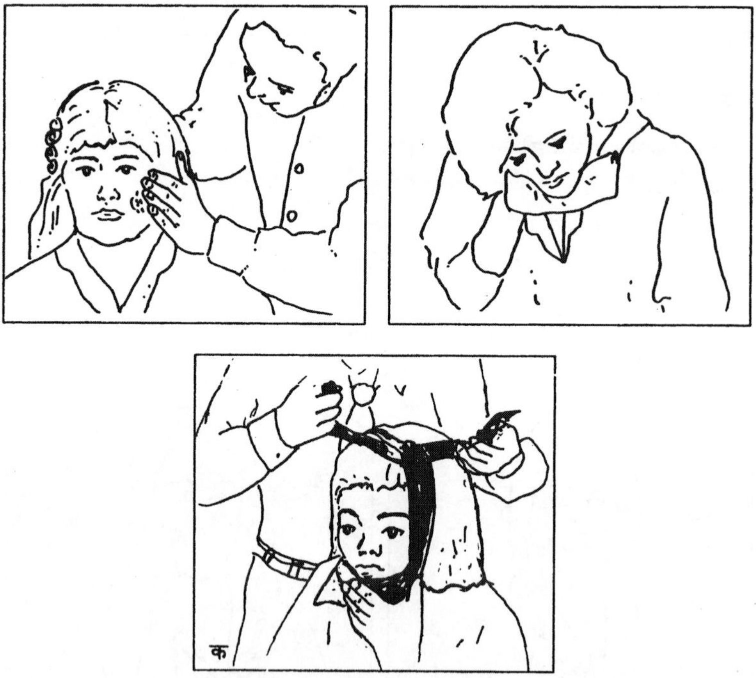

चित्र. 11.14: (क) बैंडेज बाँधना

संकरी पट्टी लगाएं। उसका एक छोर सिर के ऊपर को पकड़ें और दूसरे छोर से उसके कान के ऊपर से सिर को पार करते हुए बाँधें। छोटा वाला सिर माथे की ओर आगे

को रखें और पिछली तरफ से दूसरा लंबा वाला छोर आर-पार निकाल कर बाँधे। ठीक दूसरी तरफ के कान के ऊपर से बाँधें (चित्र: 11.14 ख)।

- गंभीर घायल अथवा बेहोश बीमार को स्वास्थ्य लाभ की स्थिति में लाएं। सिर पर

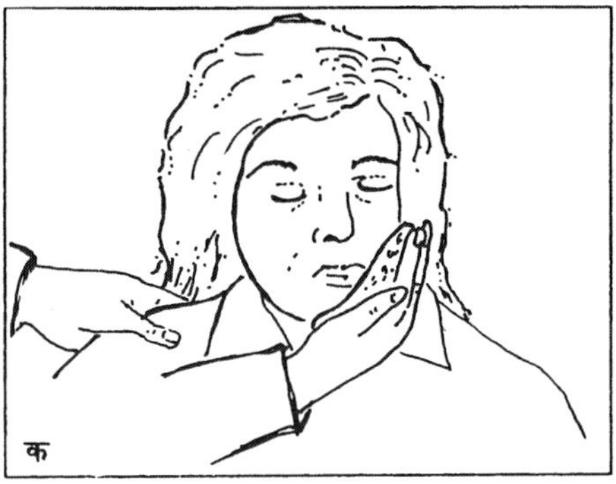

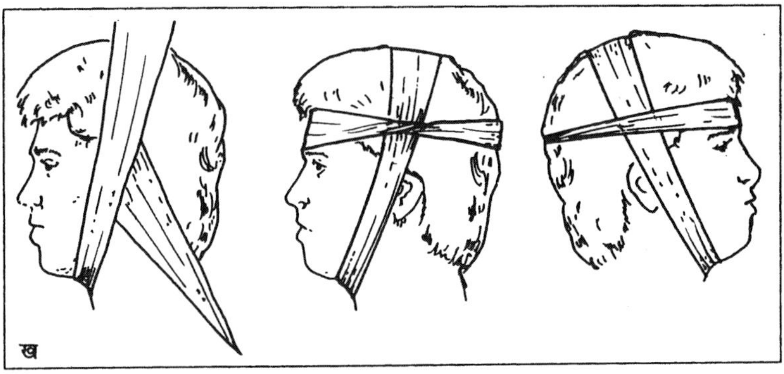

चित्र. 11.14 क से ख: बैंडेजिंग के विभिन्न चरण

पट्टी के नीचे एक नरम पैड लगाएं (चित्र: 11.14 ग)।

- यदि साँस चलना एवं हृदय गति रूक जाए तो तुरंत प्राण-संचार पुनरूज्जीवन क्रिया शुरू करें (चित्र. 11. 14 घ)।
- हताहत को अस्पताल में पहुँचाएं।

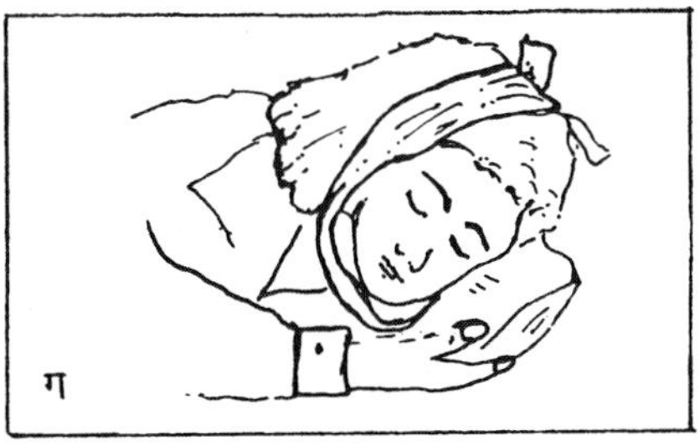

चित्र. 11.14: सिर के नीचे पैड लगाना

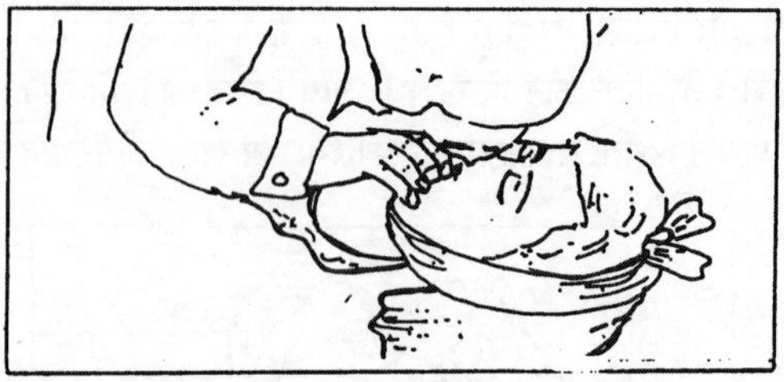

चित्र. 11.14: मुखामुख श्वसन क्रिया

ऊपरी जबड़े का अस्थि भंग

लक्षण एवं चिन्ह

- नाक से रक्तस्राव
- चेहरे पर सूजन
- आँखों के आसपास गुमचोट
- साँस लेने में कठिनाई

उपचार

- सूजन, रक्तस्राव तथा दर्द कम करने के लिए क्षतिग्रस्त भाग पर ठंडी सेंक करें (चित्र.11.15)।
- साँस का मार्ग साफ बनाए रखें।
- मुँह के किसी भी घाव का उपचार करें।
- घायल को अस्पताल पहुँचाएं।

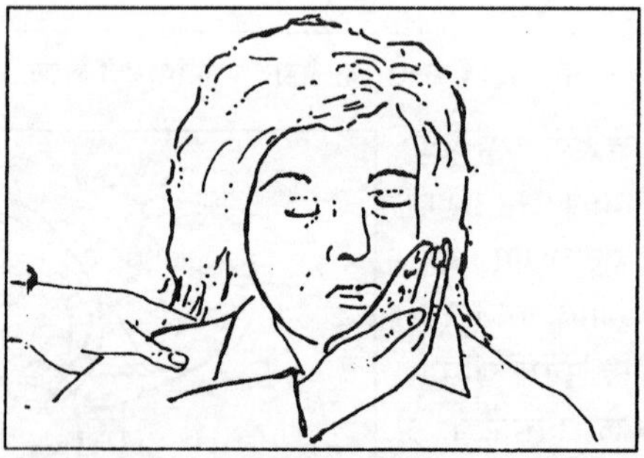

चित्र. 11.15: जबड़े के अस्थि भंग की देखभाल

नाक की हड्डी टूटना

लक्षण एवं चिन्ह

- नाक से रक्तस्राव।
- वायु का मार्ग रुकना।
- साँस लेने में कठिनाई।

उपचार

- नाक से रक्तस्राव रोकें।
- ठंडी सेंक करें।
- वायु मार्ग साफ रखें।

रीढ़ की हड्डी में अस्थि भंग

- रीढ़ की हड्डी के अन्तर्गत कशेरूकाएं, मेरूदंडीय प्रक्रिया तथा सुषुम्ना नाड़ी होती है (चित्र: 11.16 और 11.17)।
- इसकी क्षति सीधे या अप्रत्यक्ष आघात (चोट) से हो सकती है।
- भारी भार उठाने से।
- वाहन दुर्घटना के प्रभाव (इंपैक्ट) से।

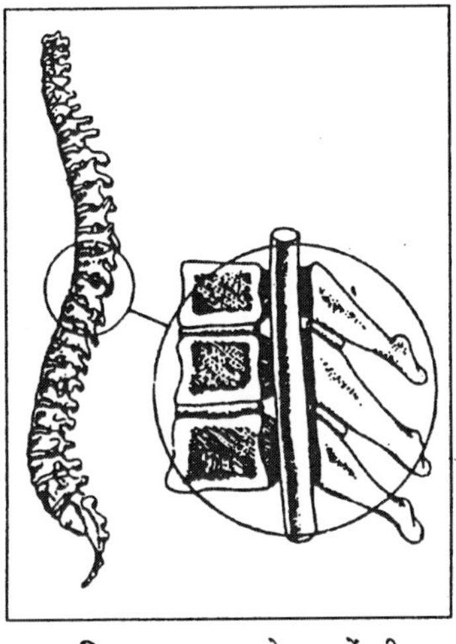

चित्र. 11.16: कशेरूकाओं की सामान्य रचना

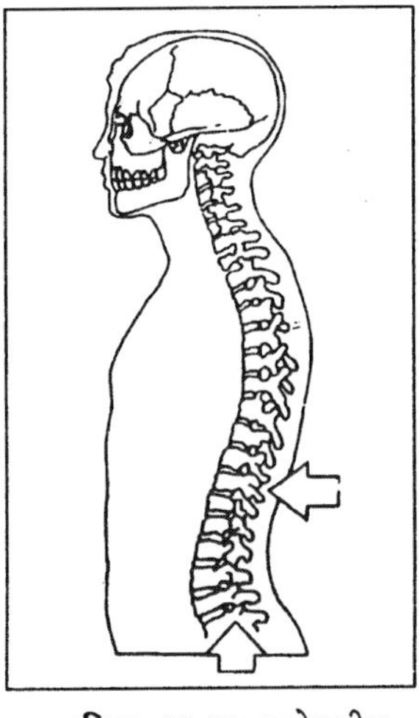

चित्र. 11.17: कशेरूकीय कालम (खाँचे)

- पीठ पर भारी वस्तु गिरने से।
- पाँव, पुट्ठों या सिर के बल गिरने से रीढ़ में झटका लगने से।
- कशाघात/कोड़े से क्षति।

लक्षण एवं संकेत

- पीठ में गंभीर दर्द।
- अंगों पर नियंत्रण खत्म होना।
- क्षति के नीचे अंगों पर त्वचा में संवेदना की कमी।
- रीढ़ की हड्डी में असामान्यता महसूस हो सकती है।

उपचार

- हताहत को इधर-उधर न हटाएँ।
- हाथ से सिर को सुदृढ़ता से स्थिर सहारा दें और लोगों से कहें कि पाँवों को भी स्थिर रखें। हताहत को सहारा देने के लिए उसके धड़ के नीचे लपेटे गए कपड़े का सहारा दें। हताहत को कंबल से ढकें तथा चिकित्सा सहायता या एम्बुलेंस सहायता आने तक इंतजार करें (चित्र 11.18 क)।
- जाँघ, घुटने तथा टखनों के नीचे पैड लगाएं। पैर के तलवे की ओर गाँठ लगाते हुए घुटनों एवं टखनों पर अंग्रेजी के 8 अंक जैसी बैंडेज लगाकर (गाँठ) बाँधें।
- जाँघ एवं घुटनों पर चौड़ी पट्टी (बैंडेज) बाँधें (चित्र: 11.18 ख)।

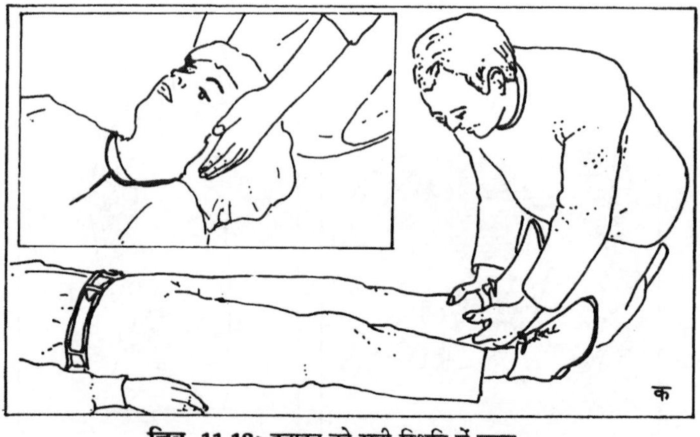

चित्र. 11.18: हताहत को सही स्थिति में लाना

- घायल को अस्पताल में पहुँचाएं। उसे स्ट्रेचर पर या सख्त पटरे पर ऊपर की ओर मुँह रखते हुए लिटाकर वाहन से ले जाएं।

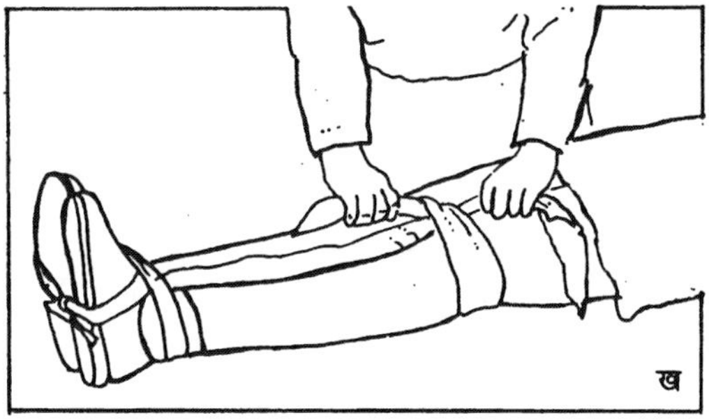

चित्र. 11.18: घुटनों पर पट्टी बाँधना

परिवहन का तरीका

1. कैनवास (कपड़े) के स्ट्रेचर में लकड़ी के छोटे तख्ते लगाकर निश्चित रूप से सख्त बनाया जाना चाहिए या एक बड़ा लंबाई में तख्ते पर लटाएं। यदि सख्त स्ट्रेचर उपलब्ध न हो, तो एक पर्याप्त लंबा एवं चौड़ा पटरा (तख्ता) ही स्ट्रेचर के रूप में प्रयुक्त किया जा सकता है (चित्र 11.19:)।

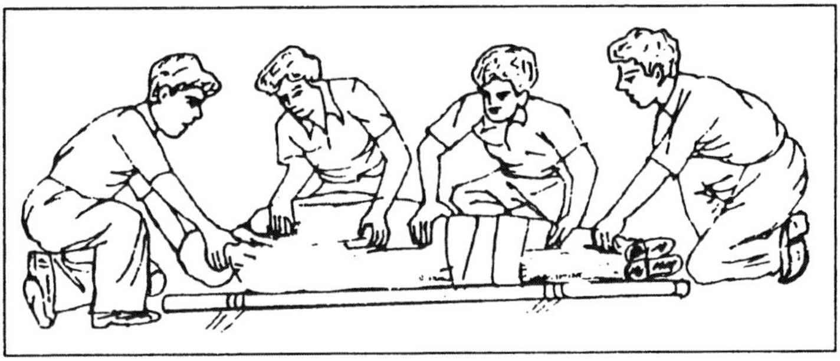

चित्र. 11.19: घायल को स्ट्रैचर पर लाना/रखना

2. स्ट्रेचर को एक कंबल से ढकें/बिछाएं तथा गर्दन पर एक तकिया या पीठ पर एक सहारा रखें; ताकि पीठ या गर्दन की खाली जगह को पूरे शरीर के हिसाब से सामान्य स्थिति में ला सकें।
3. जब हताहत को स्ट्रेचर पर रखें तो उसकी स्थिति को जरा भी बाधित न करें। एक व्यक्ति निश्चित रूप से सुदृढ़ता के साथ उसके सिर को पकड़े, जिसका उद्देश्य गर्दन को बाधा न पहुँचाना है। एक दूसरा व्यक्ति ठीक टखनों के ऊपर पैरों को सुदृढ़ता से पकड़ कर रखे। जिसका उद्देश्य धड़ को बाधा न पहुँचाना है।
4. यदि हताहत कंबल पर नहीं है (चित्र: 11.20)।

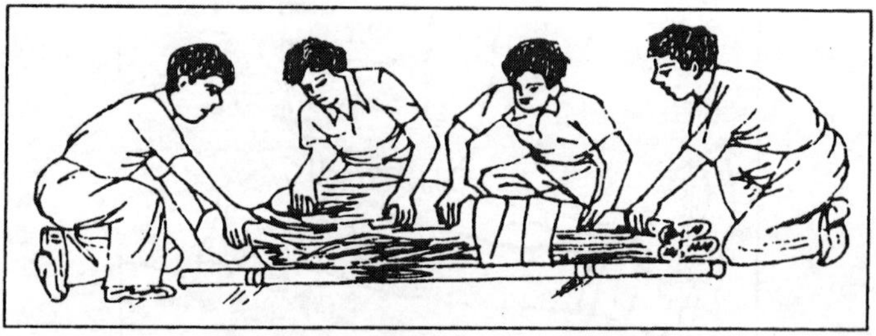

चित्र. 11.20: हताहत को पलटना (घुमाना)

क. हताहत की बगल में कंबल या चादर को बिछाइए और उसे उसकी आधी चौड़ाई तक मोड़ लीजिए।

ख. दो वाहकों से कहे कि वे सिर और टखनों को सख्ती व स्थिरता से पकड़े रहें। दो अन्य सहायकों से कहें कि वे हताहत को अहिस्ता से उसकी ओर पलटें और सावधानी बरतें कि टूट्य हुआ भाग बाधित न हो।

ग. अब मोड़ी गई दरी या बिछौने का भाग हताहत के संपर्क में लाएं और उसके ऊपर घुमाते हुए पलट दें ताकि उसके शरीर के दूसरे ओर का भाग जमीन के संपर्क में आ जाए।

घ. अब आसानी से कंबल का मुड़ा हुआ हिस्सा सीधा करें, और पुनः हताहत को कंबल के बीच में अपनी पीठ के बल (चित) लिटा दें।

नोट :

इस प्रक्रिया के दौरान हताहत की गर्दन एवं पाँव को दो लोगों द्वारा पकड़ कर स्थिर रखना होगा तथा ऐसा करते समय रीढ़ की हड्डी का बाधित न होने दें।

5. स्ट्रेचर पर लादना

स्ट्रेचर पर लादने के लिए दो विधियाँ अपनाई जाती हैं:

क. कंबल सहित उठाना (ब्लैंकेट लिफ्ट)

ख. आपात्कालिक उठाना (इमरजेंसी लिफ्ट)

क. *कम्बल सहित उठाना (ब्लैंकेट लिफ्ट)* (चित्र. 11.21)

यह विधि तब अपनाई जाती है जब रोगी के नीचे एक कम्बल डाला गया होता है।

i. यदि पोल (लट्ठे) पर्याप्त लंबे है और सख्त है तो कंबल को पोल पर तब तक लिपटइए जब तक कि कंबल पोल और हताहत के बीच दबाव न बना सके।

ii. इसमें दो सहायक सिर और पाँव को सीधा रखने में सहायता करेंगे और अन्य दो अगल-बगल खड़े होकर हताहत को उठाएँ। अब हताहत के ठीक नीचे स्ट्रेचर रखा जाएगा। इसके बाद हताहत को आहिस्ता से नीचे उतारते हुए स्ट्रेचर पर रखा जाएगा।

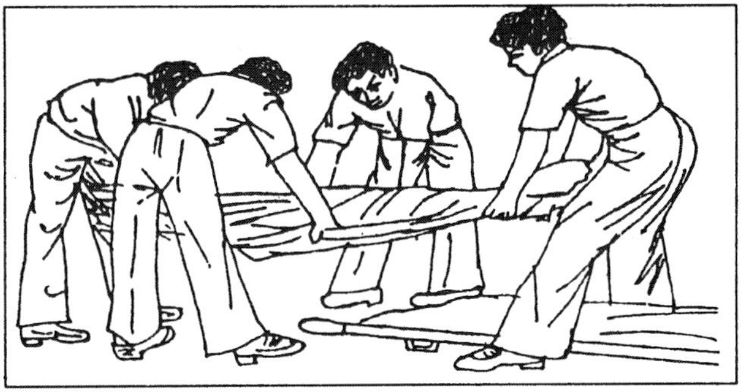

चित्र. 11.21: कंबल सहित उठाना (ब्लैंकट लिफ्ट)

iii. अब यह सुनिश्चित करें कि गले और पीठ का पैड सही स्थिति में हो तथा सहारा दे रहे हों और अनचाही गतिशीलता (हलचल) पर काबू पाएं।

iv. यदि पोल (लट्ठे) न उपलब्ध हों तो ब्लैंकेट को कड़ाई के साथ हताहत के पास तक लपेंटे। यदि आवश्यकता हो तो शरीर के चारों ओर चौड़ी पट्टियाँ लगा दें। एक जाँघ के सामने तथा दूसरी कंधे के सामने लगाएं। अब ठीक पहली वाली प्रक्रिया को अपनाते हुए हताहत को ऊपर उठाएँ।

ख. *आपात्कालिक उठाना (एमरजेंसी लिफ्ट)*

जब हताहत के नीचे कंबल न हो और पोल आदि उपलब्ध न हों तब इस विधि को अपनाएं।

i. हताहत के कोट या बंडी (बुश कोट) में खोलें और खुले भाग के सख्ती से हताहत के पास तक रोल करके रखें या स्ट्रेचर की प्रक्रिया को कार्यरूप दें।

ii. स्ट्रेचर में लादने का वह उपाय आदर्शपूर्ण है जिसे कि ब्लैंकेट लिफ्ट के अन्तर्गत बताया गया है।

iii. यदि गर्दन की चोट है तो हताहत की गर्दन के दोनों ओर बालू की थैलियाँ भरकर लगाएं ताकि गर्दन सुस्थिर व सीधी रहे।

iv. गर्दन के नीचे मोड़ा गया कंबल लगाएं। थोड़ा सा भाग गर्दन के नीचे और घुटनों के नीचे लगाएं।

v. हताहत को पतले कपड़े या कंबल में लपेटें।

vi. यदि काफी दूर ले जाने की जरूरत हो और फर्श असमतल हो तो शरीर को स्ट्रेचर के साथ मजबूती से बाँध दें। कूल्हे, जाँघ, घुटनों के नीचे, शरीर के ऊपर भाग तथा कुहनी की ऊँचाई पर बाँध दें। किसी निवास या आश्रय स्थल पर पहुँच कर चिकित्सा सहायता की प्रतीक्षा करें।

गर्दन की अस्थि भंग

लक्षण एवं चिन्ह

- ठीक वही जोकि पीठ की (रीढ़) क्षति में होते हैं।

उपचार

- हताहत को हिलाएं - डुलाएं नहीं।
- हताहत के कपड़े ढीले करें तथा एक नेक कालर (गर्दन सहारा) फिट करें।

एक कालर कैसे बनाएं ?

1. यदि ग्रीवा कालर उपलब्ध न हो तो 10 सेमी० की मोटाई तक अखबार को मोड़ें।
2. अब इसे तिकोनी पट्टी के साथ लपेट दें (चित्र. 11.22 क)।
3. अब इस कालर को हताहत की दाढ़ी के नीचे गर्दन के साथ लपेट दें (चित्र. 11.22 स)।
4. हताहत की गर्दन के चारों ओर कालर लपेटें और गर्दन के सामने स्थिति में लाकर बाँध दें (चित्र: 11.22 ग)।
5. वायु का मार्ग खुला बनाएं रखें।

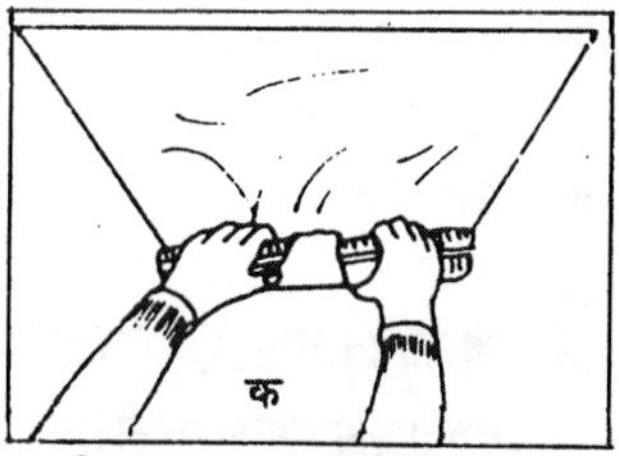

चित्र. 11.22: तिकोनी पट्टी में लपेटना

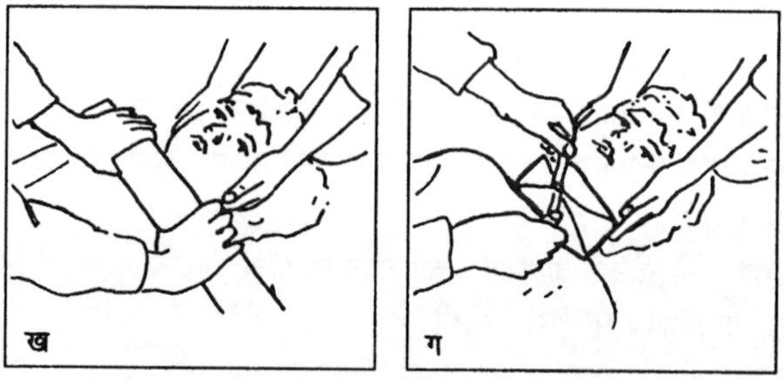

चित्र. 11.22 ख से ग: (ख) तिकोनी पट्टी को गर्दन पर लगाना (ग) गर्दन के सामने पट्टी बाँधना

ऊपरी धड़ एवं अंग

इसके अंतर्गत पसलियों के 12 जोड़े, ब्रेस्ट बोन (उरोस्थि) के साथ बँधी छाती की गुहा, रीढ़ की हड्डी, पसलियाँ तथा डायाफ्राम (फुस्फुस तंत्र) तथा ऊपरी अंग के साथ कंधे की हँसली आदि शामिल होती हैं (चित्र. 11.23)।

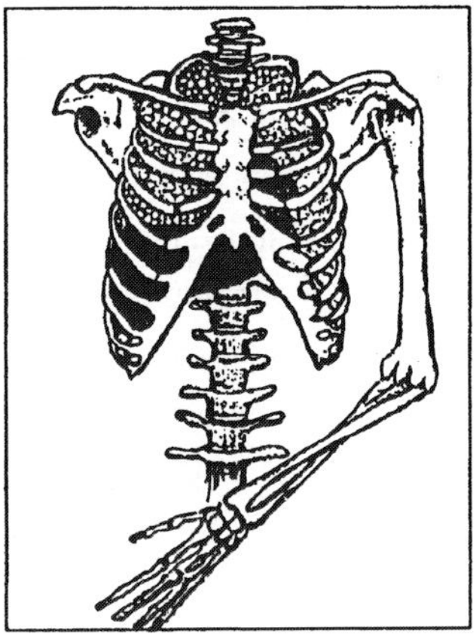

चित्र. 11.23: ऊपरी धड़ एवं अंगों की अस्थियाँ

पसलियों की अस्थि भंग

पसलियाँ इनके कारण टूटती हैं:

1. *सीधे चोट (अघात) :* एक ठोकर के द्वारा या छाती के बल गिरने अथवा मोटर दुर्घटना में स्टेयरिंग व्हील के साथ टकराने के साथ अस्थि भंग होता है। इस हड्डी का टूटा भाग, संभवत: छाती के अंदर की ओर धंस कर फेफड़े में क्षति पहुँचा सकता है। जोकि एक जटिलता पूर्ण अस्थि भंग हो सकता है।
2. *अप्रत्यक्ष चोट :* किसी दबाव के साथ कुचलने, या एक साथ आगे-पीछे से चोट लग सकती है। इसमें टूटा हुआ भाग ऊपर/बाहर की ओर आ सकता है अत: फेफड़े की क्षति की कोई आशंका या डर नहीं रहता है।

लक्षण और चिन्ह:

- क्षतिग्रस्त जगह पर दर्द होता है। खाँसी और गहरी साँसों की मात्रा बढ़ जाती है।
- हताहत छोटी और उथली साँसें लेता है जिससे पसलियों में ज्यादा हलचल न हो और दर्द न बढ़े।
- यदि छाती पर, विशेष रूप से टूटी पसली पर यदि हाथ रखा जाए तो चटचटाहट-सी महसूस की जा सकती है। लेकिन प्राथमिक उपचारक को संकेत के बारे में जानकारी लेने की कतई कोशिश नहीं करनी चाहिए।
- आंतरिक रक्तस्राव के लक्षणों को देखा जाना चाहिए।
- यदि छाती में कोई खुला घाव/छेद है और वहाँ से हवा चूषित हो रही है तथा घायल भाग से हवा बाहर को आ रही जैसे कि धौंकनी चल रही हो तो यह गंभीर स्थिति है।

यदि अस्थि भंग जटिलता पूर्ण नहीं है:

- छाती के आसपास दो चौड़ी पट्टियाँ लपेटिए, पहली पट्टी की जगह दर्द के क्षेत्र के नीचे और दूसरी उसके केन्द्र से ऊपर हो। ऊपर वाली बैंडेज द्वारा निचली बैंडेज की आधी चौड़ाई पर चढ़ाकर बाँधी होनी चाहिए।
- हताहत को कहें कि वह जितनी ज्यादा—ज्यादा संभव हो उतना हवा को बाहर की ओर निकाले। इसके बाद टूटी पसली को समर्थन देते हुए पट्टी पर गाँठ बाधिएं। इसक गाँठ को छाती के सामने लाकर बाँधे, न कि क्षतिग्रस्त भाग पर गाँठ बाँधे।
- गलबाँही लगाकर हाथ को सहारा देते हुए क्षतिग्रस्त हुए भाग को बचाएं।
- यदि यहाँ पर दर्द से राहत न मिले तो तुरंत ही डाक्टर को बताएं। और बैंडेज हटा दें। रोगी को बैठी स्थिति में लाएं।

यदि अस्थि भंग जटिलता पूर्ण है

- बैंडेज न लगाएं, केवल उन स्थितियों को छोड़कर जिसमें खुला घाव हवा खींच रहा है।
- रोगी को सिर और छाती की उठी हुई स्थिति में घायल अंग की ओर झुकाकर रखें। जिसके लिए धड़ के नीचे तथा सिर पर मोड़ा गया कंबल लगाएं (चित्र. 11.24 क एवं 11.24 ख)।

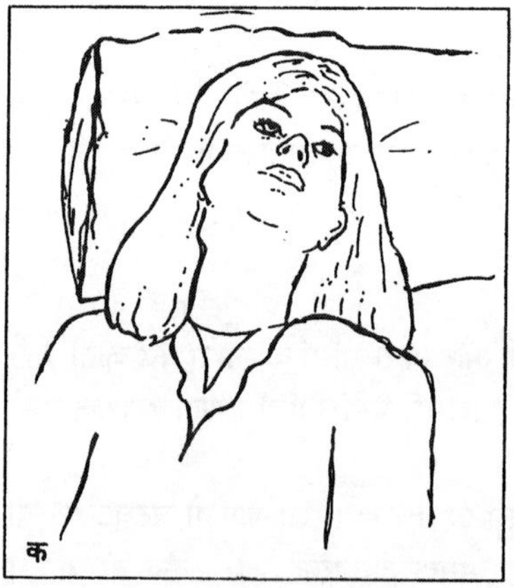

क

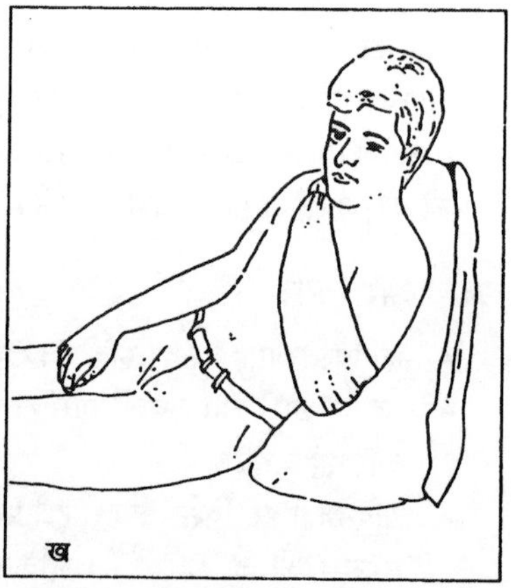

ख

चित्र. 11.24 क से ख: (क) हताहत को उठाए गए सिर की स्थिति के अनुसार रखने की कोशिश (ख) बैंडेज लगाना

- चोट की तरफ से बाँह को स्लिंग में लटका दें (चित्र. 11.24 ग)।
- एक स्ट्रेक्चर की स्थित में रखकर रोगी को अस्पताल जाएं।

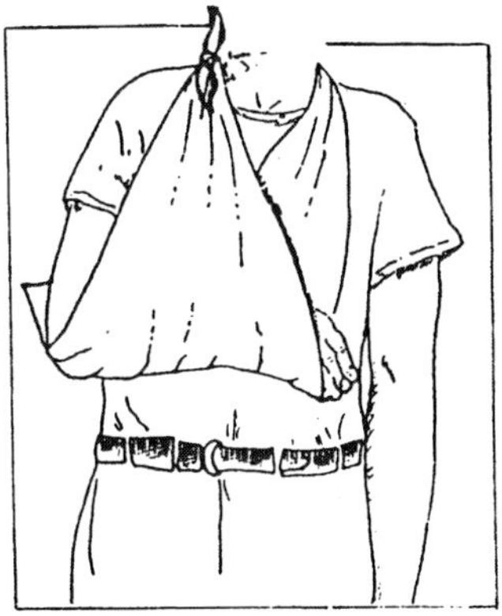

चित्र. 11.24: गलबाँही बाँधना

उरोस्थि (ब्रेस्ट बोन) का टूटना

- यह कुचलने की चोट से टूटती है।
- इसके नीचे आने वाली व्यापक रक्त वाहनियाँ तथा हृदय घायल हो सकता है।

लक्षण एवं चिन्ह

- अस्थि भंग के भाग पर दर्द।
- साँस लेने में कठिनाई।
- असमान्यता महसूस हो सकती है (चित्र. 11.25)।

उपचार

- कड़े कपड़ों को ढीला करें।
- हताहत को पीठ के बल (चित) सबसे आराम देय स्थिति में लिटाएं।
- उसे हल्के कपड़े/चादर से ढकें।
- स्ट्रेचर की स्थिति में ले जाएं।

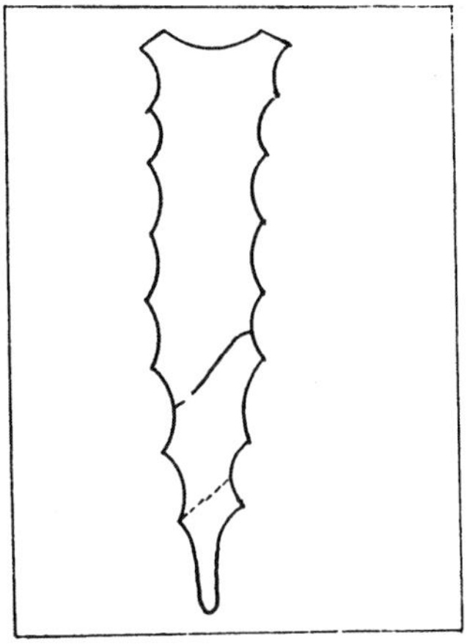

चित्र. 11.25: उरोस्थि का टूटना

कालर बोन (हँसुली) का अस्थि भंग

- कालर बोन या हँसुली अक्सर तब टूटती है जब कोई व्यक्ति कंधे के बल या सीधे खिंचे हुए हाथों के साथ हथेली के बल गिर पड़ता है।

लक्षण एवं चिन्ह

- अस्थि भंग के सामान्य लक्षण एवं चिन्ह होते हैं।
- गति करने के कारण चोट के स्थान पर दर्द तथा सूजन आना।
- क्षतिग्रस्त क्षेत्र के अंगों को चला पाने में हताहत द्वारा असमर्थता प्रकट करना।
- वह अपने क्षतिग्रस्त भाग की तरफ वाले हाथ को कोहनी से सहारा दे सकता है ताकि उसे क्षतिग्रस्त भाग की तरफ से दर्द से राहत मिल सके।
- अस्थि भंग के स्थान पर सूजन या विकृति देखी जा सकती है।

उपचार:

- हताहत की छाती के आरपार हाथ रखकर देखें जिसमें उसकी अंगुलियों के पोर लगभग कंधे की दूसरी और टिकती हों (चित्र. 11.26 क)।
- चोट ग्रस्त छाती और बाजू के बीच पैड लगाएं (चित्र. 11.26 ख)।
- बाजू के अग्र भाग को छोड़कर, बाजू के ऊपरी भाग लगभग छाती के पास चौड़ी पट्टी लगाएं। गैर क्षतिग्रस्त भाग पर सामने की ओर गाँठ लगाएं (चित्र. 11.26 ग)।

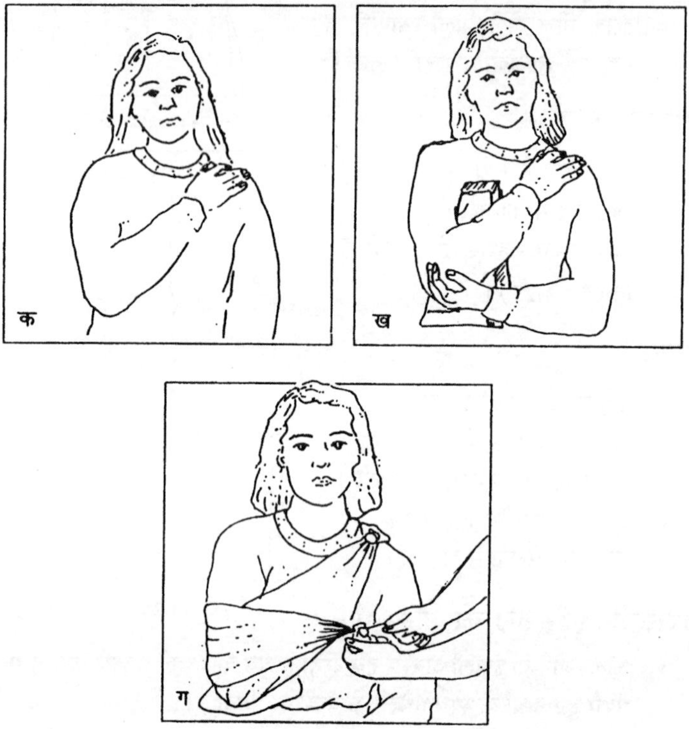

चित्र. 11.26 क से ग: (क) कंधे के किनारे टिकी हुई अंगुलियों की पोरें (ख) क्षतिग्रस्त जगह तथा हाथ के बीच पैड लगाना (ग) बैंडेज व गाँठ लगाना

- तिकोनी पट्टी के द्वारा गलबाँही बनाकर बाजू को ऊपर उठाकर सहारा दें।
- हताहत का तुरंत अस्पताल पहुँचाए।

शोल्डर ग्रिडिल (स्कंध मेखला) की क्षति

यह कुचलने से या सीधी चोट से होता है।

लक्षण एवं चिन्ह

- सूजन
- दर्द
- तनाव या खिंचाव

उपचार

- हताहत की कमीज या कोट न उतारें।
- गलबाँही से क्षतिग्रस्त भाग के बाजू को सहारा दें।
- हताहत को अस्पताल ले जाएं।

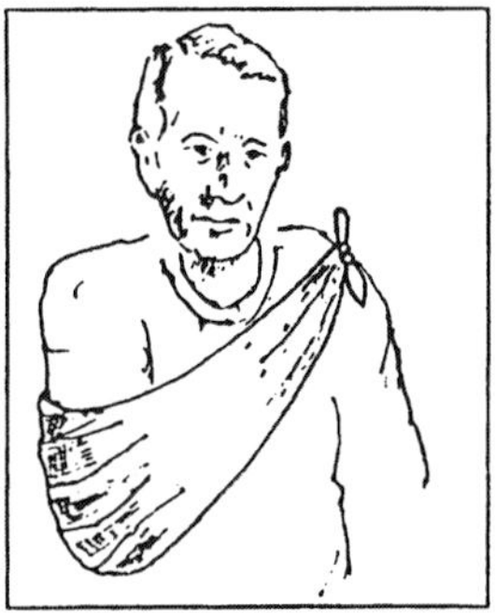

चित्र. 11.27: बाजू को सहारा

बाजू की हड्डी (प्रगंडिका) का अस्थि भंग

उपचार हेतु यह एक कठिन अस्थि भंग होता है; क्योंकि माँसपेशी टेढ़े एवं एक दूसरे से चढ़े हुए छोर वाली होती है जोकि टूटे हैं।

इसके अस्थि भंग यहाँ होते हैं:

1. कंधे के पास
2. मध्य भाग में
3. नीचे एवं कुहनी के पास कुहनी के जोड़ सहित।

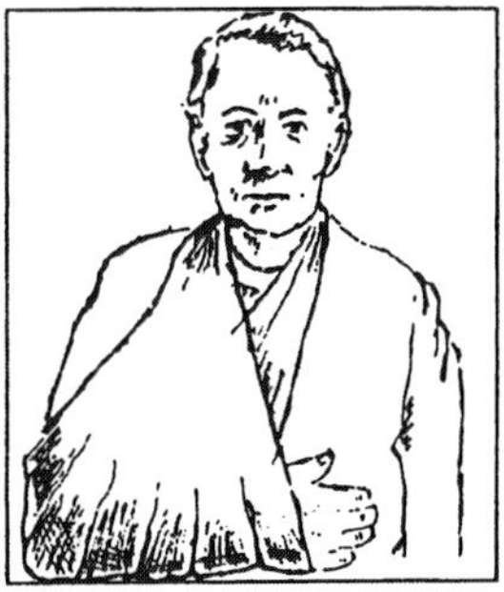

चित्र. 11.28: बाजू का (प्रगंडिका) अस्थि भंग

लक्षण एवं चिन्ह

- एक अस्थि भंग के लक्षण एवं संकेत उभरते हैं।
- एक पीड़ा जो हलचल से बढ़ती है।
- कोहनी को मोड़ने में असमर्थता (चिन्ह 11.28)।

उपचार:

- क्षतिग्रस्त बाजू तथा छाती एवं काँख के बीच पैड या लपेटा गया कपड़ा रखें (चित्र. 11.29 क)।
- चौड़ी पट्टी के साथ हाथ को छाती के साथ बाँध दें। बाजू को कंधे के साथ उठाकर रखें तथा तिकोनी पट्टी की गलबाँही बाधें (चित्र. 11.29 ख)।
- रोगी/घायल को अस्पताल ले जाएं।

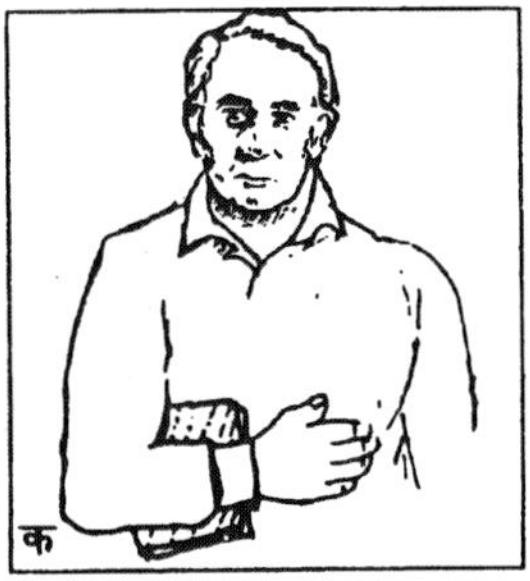

चित्र. 11.29: बाजू को उचित स्थिति में रखना

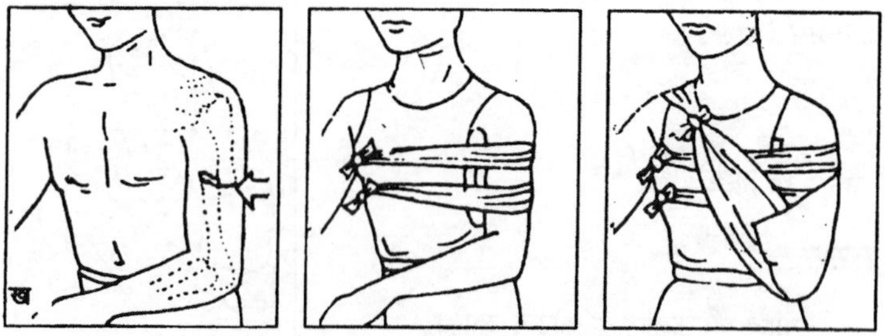

चित्र. 11.29: बाजू (भुजा) को बाँधना

कुहनी पर अस्थि भंग

- *यदि कुहनी मुड़ सकती* है तो बाजू को छाती के साथ लगाएं और तिकोनी गलबाँही से उसे सहारा दें।
- *यदि कुहनी नहीं मुड़ सकती* है तो घायल बाजू को हताहत के धड़ के साथ सीधा रखें और उसे जोर लगाकर मोड़ने की कोशिश न करें।

  घायल अंग (बाजू) और शरीर के बीच तरफ पैड लगाएं (चित्र 11.30 क)।

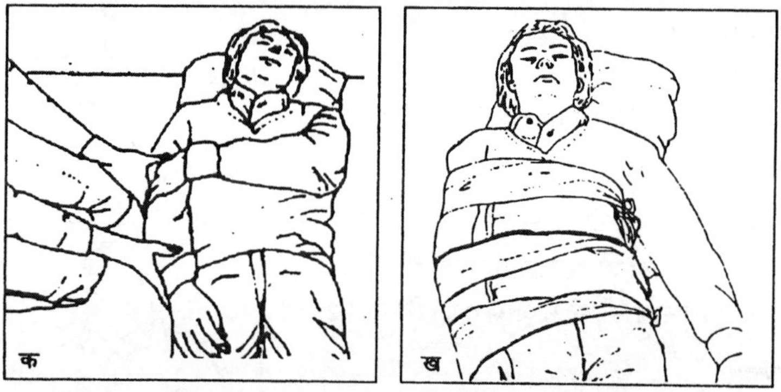

चित्र. 11.30 क से ख: (क) घायल की बाजू को सही स्थिति में रखना
(ख) तीन चौड़ी पट्टियाँ लगाकर बाँधना

तीन चौड़ी पट्टियाँ बाँधकर हताहत की बाजू को शरीर के साथ सुरक्षित करें। यह पट्टियाँ ऊपरी भुजा, मध्य भुजा तथा धड़ के साथ एवं कलाई तथा जाँघों के साथ मिला कर बाँधे (चित्र. 11.30 ख)।

- हताहत को तुरंत अस्पताल पहुँचाएं।

बाजू के निचले भाग की अस्थि भंग

यह एक सामान्य अस्थि भंग है क्योंकि गिरने पर खिंचा हुआ हाथ ही सीधे टकराता है। इसकी देखभाल सावधानी पूर्वक की जानी चाहिए और इसे कलाई की मोंच या ऐंठन के रूप में नहीं लेना चाहिए। इसमें स्पष्ट रूप से विकृति एवं सूजन प्रकट होती है।

निचली बाजू की अस्थि भंग के लिए खपच्चियाँ

अगली बाजू की अस्थि भंग केवल वह अस्थि भंग है जिसमें बाहरी खपच्चियों की निश्चित आवश्यकता होती है।

- निचली बाजू को ऊपरी बाजू के साथ छाती की ओर आरपार करते हुए समकोण पर रखिए। हथेली छाती की ओर घूमी हुई होनी चाहिए।
- एक मुड़े हुए अखबार या पत्रिका को बाजू के आसपास लपेटिए जो कुहनी से लेकर अंगुलियों तक हो।
- अस्थित भंग भाग तथा कलाई के ऊपर पहले एक बैंडेज लपेटिए। इसके बाद हाथ और कलाई के साथ अंग्रेजी अंक 8 के चित्र जैसी पट्टियाँ बाँधिए।
- एक चौड़ी गलबाँही के द्वारा बाजू को सहारा दीजिए।

हथेली (हाथ) एवं अंगुलियों का अस्थि भंग

हथेली या हाथों की अस्थि भंग प्राय: सीधी चोट लगने से होती है। कई बार यह कुचलने की क्षति से होता है और इसमें गंभीर रक्तस्राव भी सम्मिलित हो सकता है।

लक्षण एवं चिन्ह

- अस्थि भंग के लक्षण एवं चिन्ह प्रकट होना।
- सूजन।
- क्षति की जगह पर छिलना या गुमचोट लगना।

उपचार

- रक्तस्राव रोकें एवं किसी प्रकार के घाव का उपचार करें।
- नरम मुड़े हुए पैड के बीच हाथ रखकर सुरक्षित करें।
- प्रभावित हाथ को उठाई गई गलबाँही से सहजता पूर्वक सहारा दें। गैर क्षति वाली तरफ सामने पट्टी की गाँठ बाँधें (चित्र. 11.31)।

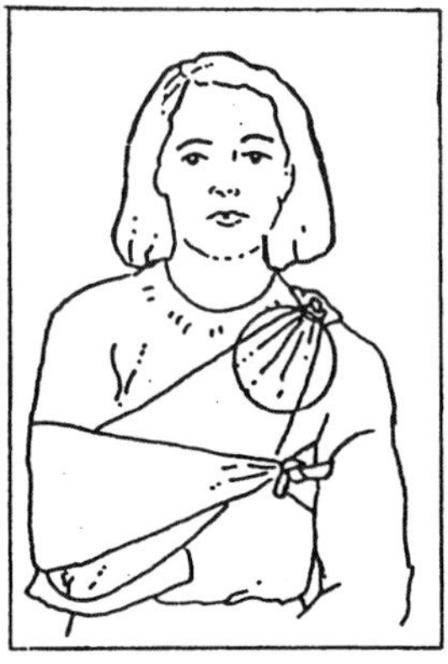

चित्र. 11.31: प्रभावित अंग को अतिरिक्त सहारा

- हताहत को तुरंत अस्पताल पहुँचाएं।

निचला धड़ और अंग

इसके अन्तर्गत श्रोणि अस्थि (पेलविस) तथा अन्य अस्थियाँ आती है (चित्र. 11.32)।

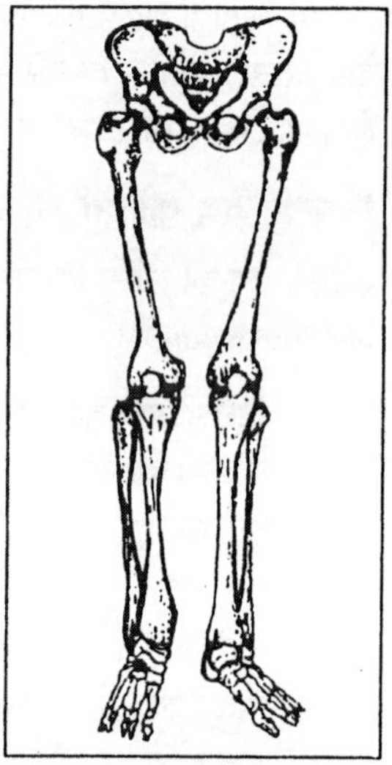

चित्र. 11.32: धड़ से नीचे के अंगों की अस्थियाँ

श्रोणि अस्थि (पेलविस) की अस्थि भंग

यह प्राय: इन कारणों से होती है:

क. *सीधे प्रघात:* कोई सिल या लट्‌ठा (बीम) गिरना या कुचलने की घटना।

ख. *अप्रत्यक्ष प्रघात:* बहुत ऊँचाई से पैरों के बल गिरना (कूदना)।

इसकी अस्थि भंग में मूत्राशय तथा मूत्र तंत्र क्षतिग्रस्त होकर जटिलता पैदा कर सकता है।

लक्षण एवं चिन्ह

1. कूल्हों तथा जघांस्थि जोड़ों पर खाँसी करने या गति करने से दर्द होता है।
2. यद्यपि निचले अंग क्षतिग्रस्त नहीं हो सकते; लेकिन इसके बावजूद हताहत को खड़ा होना या चलना कठिन हो सकता है।
3. आंतरिक रक्तस्राव।
4. यहाँ पेशाब त्याग करने में कठिनाई हो सकती है या फिर वह पेशाब करने की इच्छा के बावजूद मूत्र त्याग कर पाने में असफल रहता है।
5. पेशाब में लाल या गहरे लाल रंग का खून मिश्रित हो सकता है।

उपचार

1. हताहत को पीठ के बल बिल्कुल सीधा लिटा दीजिए (चित्र. 11.33) और टाँगे बिल्कुल सीधी रखिए या फिर हताहत को जिस स्थिति में आराम महसूस उसमें रखिए। उसके घुटनों को हल्का सा मोड़िए और घुटनों के नीचे गोल किया हुआ कंबल लगाइए।
2. उससे कहें कि वह पेशाब करने से बचे।
3. यदि अस्पताल नजदीक ही है तो उसे स्ट्रेचर की स्थिति में अधिकाधिक सुविधायुक्त स्थिति में वहाँ ले जाएं। इसमें पट्टी बाँधने (बैंडेज) की जरूरत नहीं होती है।
4. यदि अस्पताल की दूरी अधिक है तो:

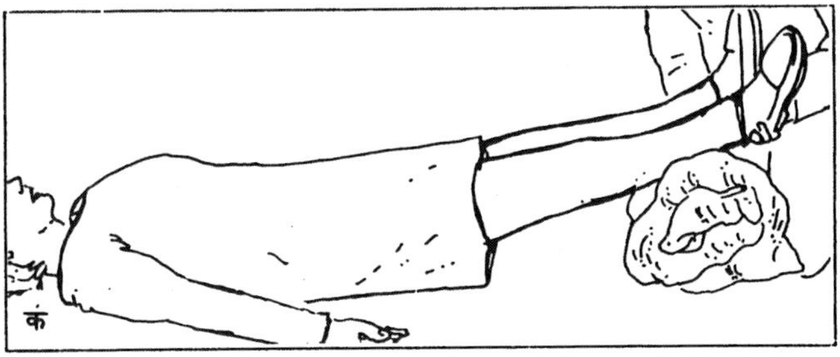

चित्र. 11.33: हताहत को लिटाना

क. घुटने और टखने के बीच पैड लगाइए।

ख. श्रोणि अस्थि (पेलविस) के चारों ओर दो चौड़ी पट्टियाँ बाँधिए। निचली वाली पट्टी को ऊपरी पट्टी को ऊपर चढ़ाकर रखिए और क्षतिग्रस्त वाली ओर कूल्हे के जोड़ के केन्द्र की रेखा में रखिए। और इन्हें गैर क्षतिग्रस्त भाग ओर बाँधिए।

ग. यदि दोनों ओर की श्रोणि अस्थि क्षतिग्रस्त हो तो इसे बिल्कुल बीच में बाँध दीजिए (चित्र. 11.33 ख)।

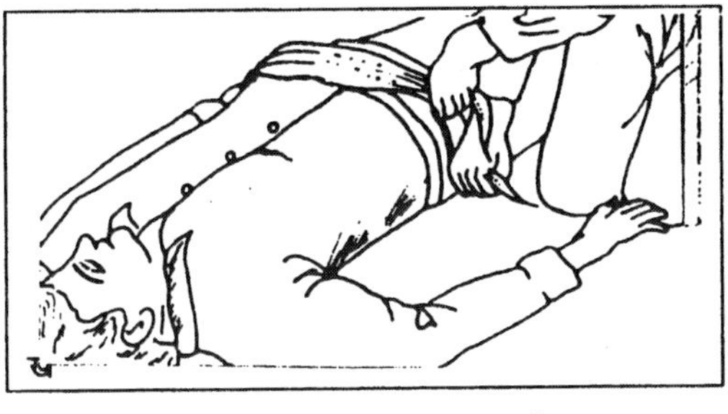

चित्र. 11.33: श्रोणि अस्थि को बाँधना

5. टखनों और पाँवों को बाँधने के लिए अंग्रेजी के अंक 8 वाली पट्टी बाँधें। गैर क्षतिग्रस्त साइड पर इसकी गाँठ बाँधें (चित्र. 11. 33 ग)।
6. प्रघात (सदमे) का उपचार करें।
7. हताहत को अस्पताल में पहुँचाएं (चित्र. 11.33 घ)।

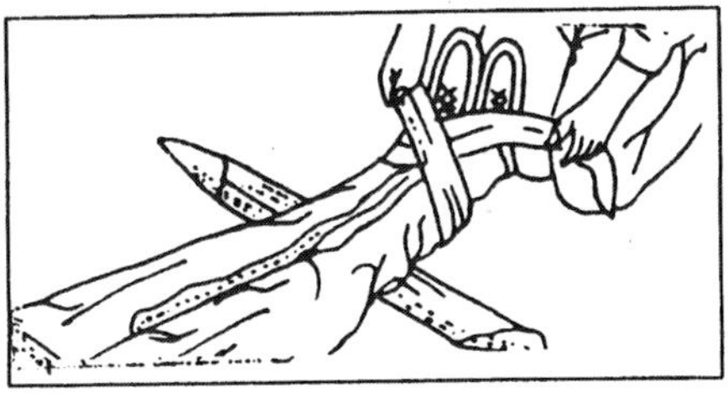

चित्र. 11.33: टखने के आसपास अंक 8 वाली पट्टी

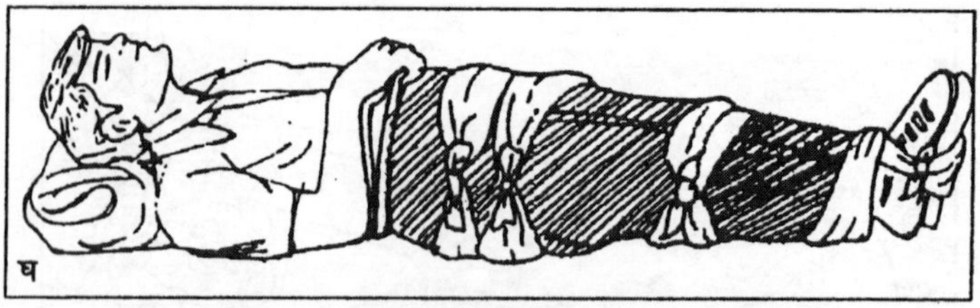

चित्र. 11.33: कहीं ले जाने की स्थिति में हताहत

जाँघ की हड्डी का अस्थि भंग

- यह शरीर की सबसे लंबी हड्डी होती है।
- इसमें भरपूर रक्त आपूर्ति होती है।
- इसके अस्थि भंग में भारी मात्रा में रक्त और ऊतकों की क्षति होती है और जिसके परिणाम स्वरूप गंभीर प्रघात (शॉक) हो सकता है।

लक्षण एवं चिन्ह

- अस्थि भंग के चिन्ह।
- दर्द एवं सूजन।
- दिखाई देने वाली विकृति एवं छोटा पड़ना।
- प्रघात के संकेत।

उपचार

- प्रघात का उपचार करें।
- क्षति ग्रस्त भाग के साथ स्वरूप भाग को घुटने तक बैंडेज करने एवं दोनों घुटनों के बीच पैड बाँधते हुए घायल अंग को स्थिर करें। यदि खपच्चियाँ आसानी से उपलब्ध हो और थोड़ी विशेषज्ञता भी हो।
  - पाँव से लेकर घुटनों तक पैड युक्त खपच्ची लगाएं।
  - पाँव एवं टखनों को अंक (8) आठ की पट्टी बाँधते हुए।
  - एक बहुत लंबी पटरी या पटरा काँख से लेकर नीचे पाँव तक बाँध देना चाहिए (चित्र. 11.33 च)।
  - सात चौड़ी पट्टियाँ ऊपर से नीचे तक निम्न जगहों पर बाँधें:

    क. छाती, काँख के नीचे

    ख. श्रोणि (कमर), कूल्हे के स्तर पर
- घायल को तुरंत अस्पताल ले जाएं।

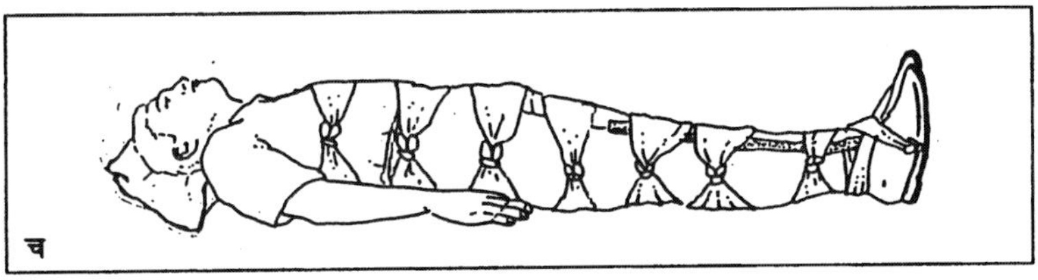

चित्र. 11.33

घुटने की टोपी (खुरिया) का अस्थि भंग

- यह छोटी सी अस्थि घुटने के जोड़ पर ऊपर सामने की ओर होती है जो आश्रय की रचना करती है तथा जाँघ की लंबी माँसपेशी और जाँघ अस्थि के तन्तुओं का पाइंट (बिन्दु) बनाती है।
- यह सीधी चोट से अथवा माँसपेशी की क्रियात्मकता से क्षति ग्रस्त हो सकती है।

लक्षण एवं चिन्ह

- अस्थि भंग के लक्षण एवं चिंह।
- गंभीर रूप से घुटने पर दर्द।
- घुटने पर खिंचाव।
- घुटने के जोड़ की गतिशीलता समाप्त।
- टाँग (घुटना) मोड़ने में असमर्थता।
- घुटने पर सूजन एवं गुमचोट।

उपचार

- हताहत को पीठ के बल (चित) लिय दीजिए तथा सिर और कंधों को मोड़े गए कंबल का सहारा देकर ऊपर उठा दें (चित्र. 11.34 क)।

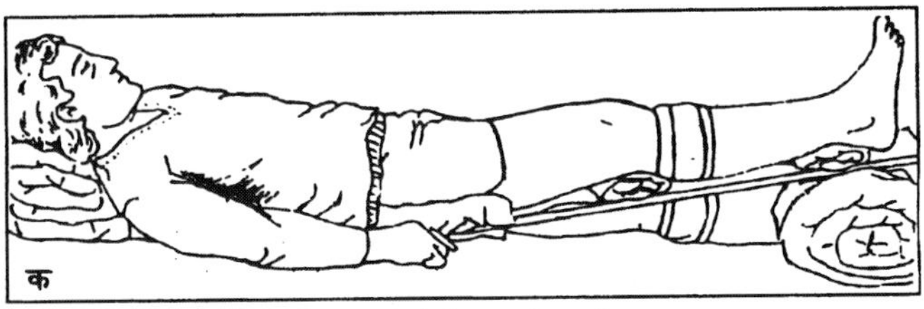

चित्र. 11.34: मोड़े गए कंबल से सहारा

- इसके साथ ही घायल टाँग को भी अहिस्ता से खपच्ची सहित उठाते हुए ऊपर को उठाकर रखें। यह कूल्हे से शुरू होकर पाँव की एड़ी तक होगी जो पर्याप्त पैड लगाकर

ढकी होगी। पाँव में घुटने के नीचे खाली जगह को पूरा करने के लिए अतिरिक्त पैड लगाएं। इसी तरह से ऐड़ी के पास टखने के नीचे पैड लगाकर सहारा दीजिए। अब खपच्ची के नीचे एड़ी के पास पर्याप्त मोटाई लगाकर घायल अंग को ऊपर उठाएं (चित्र. 11.34 ख)।

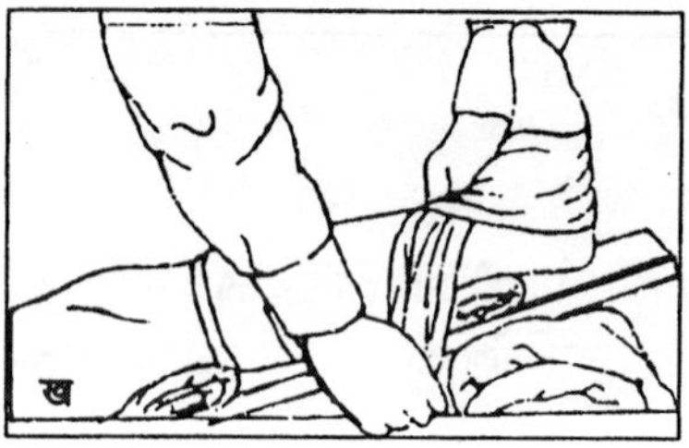

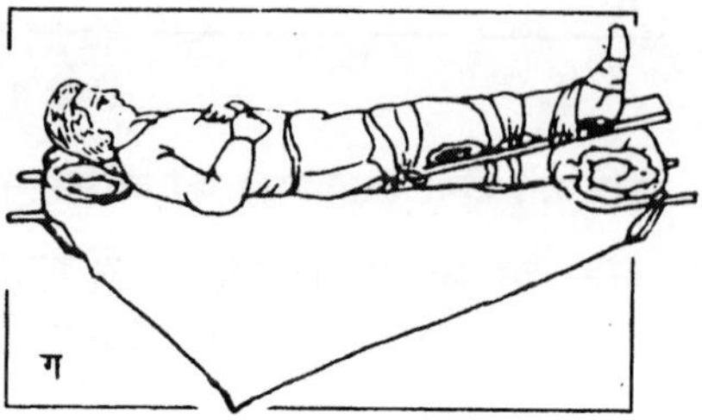

चित्र. 13.34 ख से ग: (ख) एड़ी के नीचे पैडिंग करना (ग) हताहत अंग को बाहरी छोरों के साथ बाँधना।

- अब टखने, ऐड़ी तथा खपच्ची के साथ अंग्रेजी के अंक 8 तरह पट्टी को बाँधे। इसकी गाँठ खपच्ची के साथ लपेटिए। हताहत अंग के बाहरी छोर की ओर गाँठ बाँध दीजिए। (चित्र. 11.34 ग)।
- घायल को तुरंत ही अस्पताल ले जाएं।

निचले पाँव (बहिर्जंघिका एवं अंतर्जंघिका)

- एक या दोनों हड्डियाँ टूटी हो सकती हैं।
- टिबिया (अंतर्जंघिका) कार के बम्पर या सड़क दुर्घटना में टूट सकती है।
- फाइब्युला (बहिर्जंघिका) के टुटने पर रोगी को बहुत ज्यादा समस्या नहीं होती; क्योंकि यह भार उठाने वाली अस्थि नहीं होती है।

लक्षण एवं चिन्ह (चित्र. 11.35)

- अस्थि भंग के लक्षण/चिन्ह।
- सूजन एवं गुमचोट।
- अगर दोनों हड्डियाँ टूटी हैं तो सकोणता (एन्गुलेशन) तथा आवर्तन या घूर्णन (रोटेशन) हो सकता है।
- दोनों तरफ या एक तरफ विकृति देखी जा सकती है या महसूस की जा सकती है।

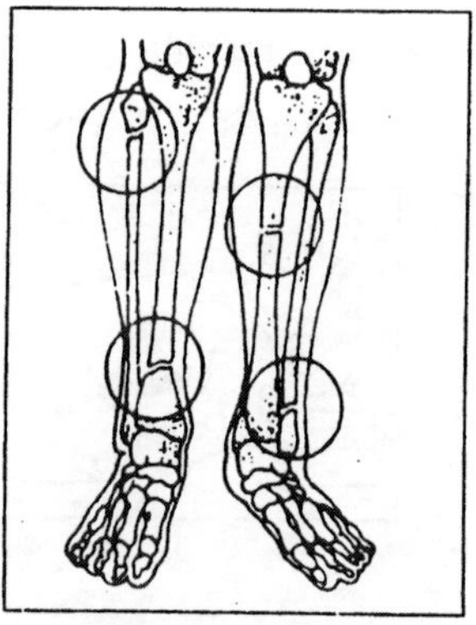

चित्र. 11.35: टाँग की अस्थि भंग की सामान्य जगहें

- खुले घाव हो सकते हैं यदि प्रगांडिका (शिन) अस्थि टूटी है।
- प्रघात के लक्षण हो सकते हैं।

उपचार

- हताहत को जमीन पर सावधानी से सीधे लिटा दें और हाथों से घायल अंग को सहारा दें (चित्र. 11.36 क)।

यदि अस्पताल पास में हो तो:

- पाँवों, टखनों तथा घुटनों में एक साथ बैंडेज लगाएं।
- घुटनों एवं टखनों के बीच ढेर सारी नरम तह की पैडिंग करें।
- घायल पाँव के साथ ठीक पाँव को लाकर रखें।
- अब दोनों पाँवों व टखनों पर अंग्रेजी 8 अंक वाली पट्टी बाँधें तथा एक पट्टी घुटने के पास बाँधें। गैर क्षति वाले भाग की ओर गाँठ लगाएं (चित्र. 11.36 ख)।

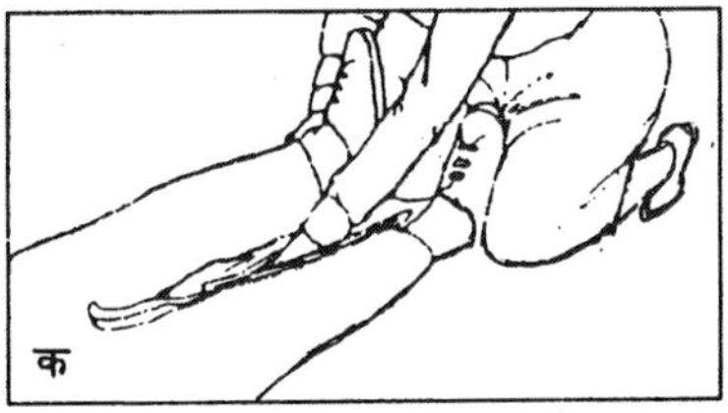

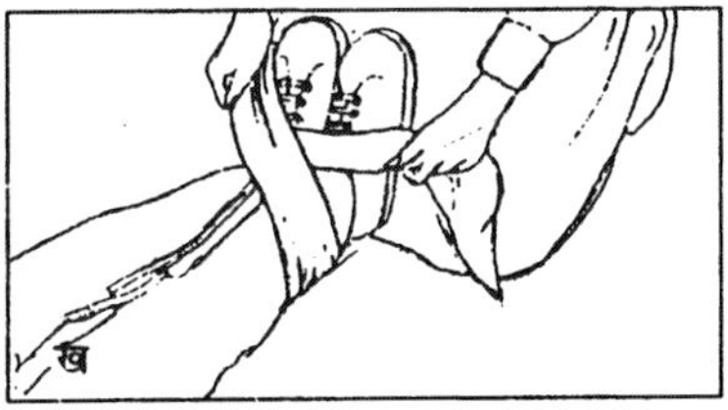

चित्र. 11.36 क से ख: (क) निचले अंग (टाँग) को सहारा देना (ख) घुटने पर 8 अंक वाली पट्टी बाँधे

- यदि अस्पताल की दूरी काफी अधिक हो तो:
  क. जब खपच्ची (स्प्लिंट) न उपलब्ध हों तो और अधिक पैडिंग लगाएं तथा तीन अतिरिक्त पट्टियाँ बाँधें (चित्र. 11.36 ग)।
  - एक टाँग के नीचे;
  - एक जाँघ के पास;
  - एक चौड़ी पट्टी क्षति (अस्थि भंग) के निचले स्थान पर;
  - अस्थि भंग वाली जगह को बचाएं।

  ख. जब खपच्ची उपलब्ध हो तो घायल पाँव को सहारा दें और पाँव पर जाँघ से टखने से नीचे तक पर्याप्त पैडिंग के साथ पाँव को सहारा दें और ऊपर से नीचे तक खपच्ची लगाएं। इसके ऊपर पहले की भांति ही पैडिंग और बैंडेज लगाएं (चित्र. 11.36 घ)।
- अंग के बाहरी तरफ अतिरिक्त पैडिंग लगाएं जहाँ खपच्ची अस्थि युक्त स्थानों जैसे टखनों या कूल्हों के बिवरों को छू रही हों।

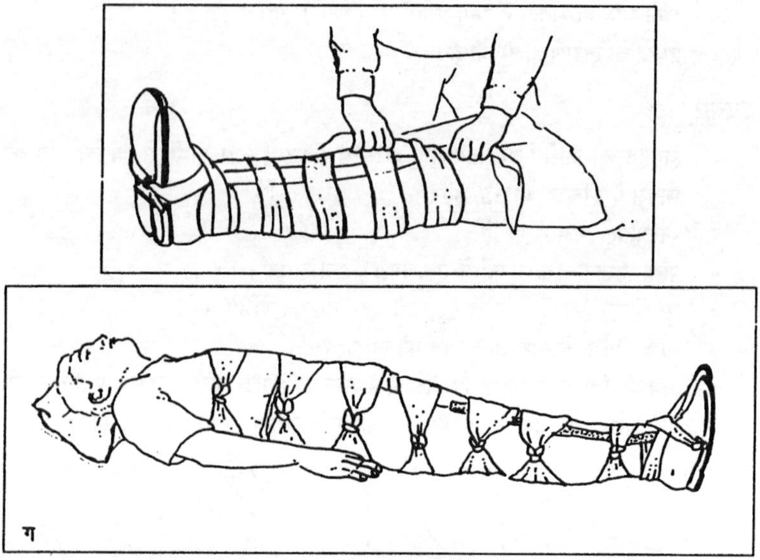

चित्र. 11.36: खपच्ची (स्पलिंट) लगाना

- प्रघात का उपचार करें।
- जब प्रभावित अंग स्थिर हो जाए तो उसे थोड़ा ऊपर उठाएं ताकि सूजन एवं परेशानी को कम किया जा सके।
- उसे स्ट्रेचर वाली अवस्था में रखते हुए तुरंत अस्पताल पहुँचाएं।

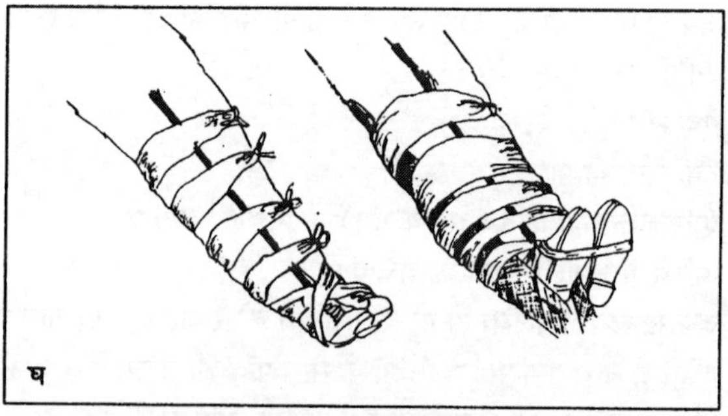

चित्र. 11.36: खपच्ची लगाना

पाँव एवं पंजे का अस्थि भंग

- यह सीधे क्षति लगने से होता है जैसेकि पाँव के ऊपर से कोई चीज/वाहन गुजर जाएं, धक्का दे या कुचल दे।

लक्षण एवं चिन्ह

- अस्थि भंग के सामान्य लक्षण चिन्ह उभरना।
- गति से पाँव (पंजे) में दर्द बढ़ना।
- अस्थि भंग की जगह पर सुकुमारता/नाजुकता।
- गति/हलचल में कमी।
- ठीक से चल पाने में असमर्थता।
- क्षति के स्थान पर सूजन एवं गुमचोट।
- विकृति जैसे कि अस्थि कोण में अनियमितता।

उपचार

- हताहत को लिटा दें।
- अहिस्ता से जूते मोजे निकालें (चित्र 11.37 क)।
- क्षति ग्रस्त पाँव को सहारा दे व ऊपर उठाएं। रक्तस्राव रोकें तथा घाव की मरहम पट्टी करें (चित्र 11.37 ख)।

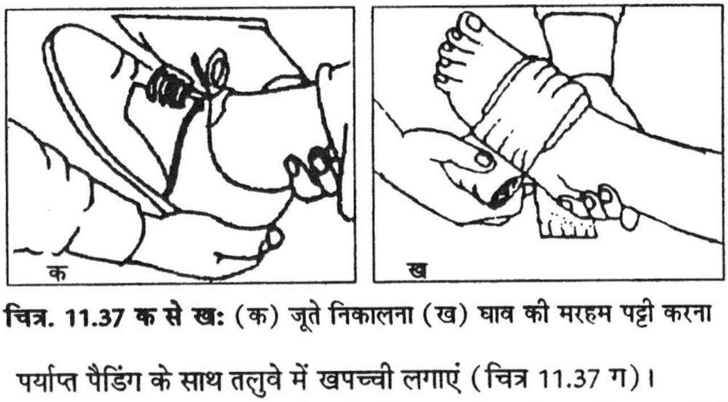

चित्र. 11.37 क से ख: (क) जूते निकालना (ख) घाव की मरहम पट्टी करना

- पर्याप्त पैडिंग के साथ तलुवे में खपच्ची लगाएं (चित्र 11.37 ग)।
- क्षति के पास अंग्रेजी अंक 8 की पट्टी बाँध कर उसे सुरक्षित करें। खपच्ची के बीच में चौड़ी पट्टी बाँधें। इसे आसपास लपेटें तथा ऊपर को क्रास बनाकर बाँधें (चित्र. 11.37 घ)।
- पट्टी के छोर टखने के पीछे क्रास करके आगे की ओर लाएं (चित्र. 11.37 च)।
- पंजे के ऊपर एक बार फिर क्रास करें और पाँव (तलुवे) के नीचे ले जाएं और खपच्ची के ऊपर गाँठ लगाएं। (चित्र. 11.37 छ)

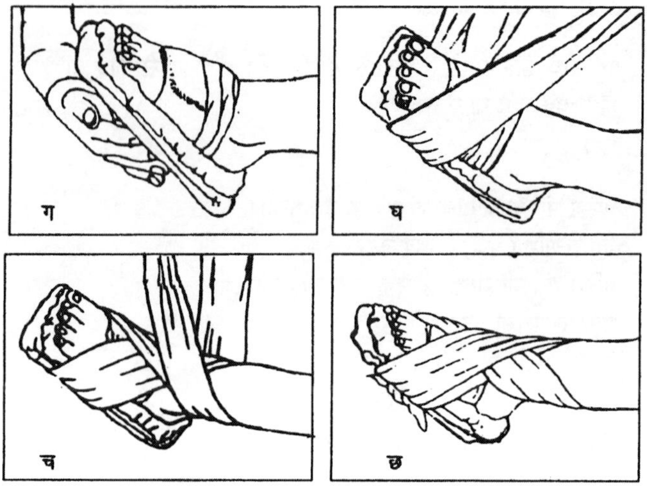

चित्र. 11.37 ग से छ: (ग) खपच्ची लगाना (घ) 8 अंक वाली पट्टी बाँधना (च)टखने के आसपास पट्टी बाँधना (छ) खपच्ची के ऊपर गाँठ बाँधना

- पाँव को ऊपर उठाएं और सहारा दिए रहें।
- हताहत को तुरंत अस्पताल पहुँचाएं और इसे एक स्ट्रेचर अवस्था में ले जाएं।

12

चिकित्सीय आपात् स्थितियाँ

क. श्वसन आपात् स्थिति

कंठावरोध/श्वासावरोध (चोकिंग)

ऐसा प्राय: तब होता है जब वायुमार्ग में निम्न कारणों से अंशत: या पूर्णत: अवरोध होता है:

- बड़ी गुट की गई वस्तु।
- जब कोई चीज आहारनली में जाने की बजाए वायु मार्ग में चली जाती है (चित्र.12.1)।
- माँसपेशीय ऐंठन या खिंचाव।

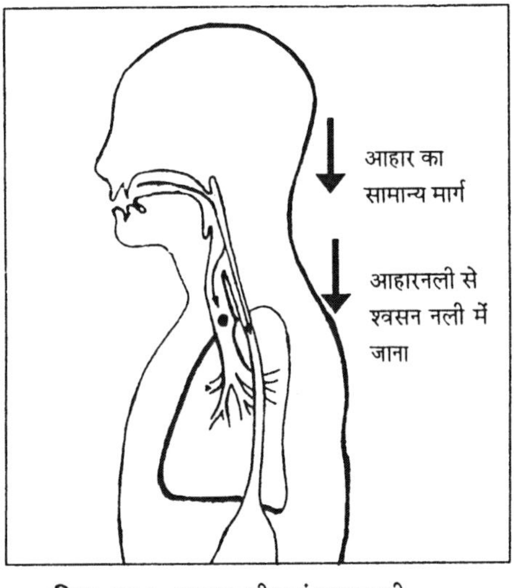

चित्र. 12.1: आहारनली एवं श्वासनली

लक्षण एवं चिन्ह

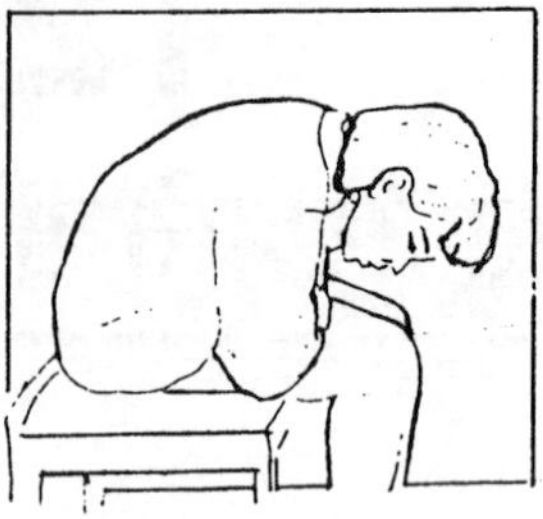

चित्र. 12.2: श्वासवरोध

- साँस लेने में कठिनाई, साँस की गति एवं गहनता (रेट एंड डेप्थ) बढ़ जाती है।
- मुँह से हिचकी या फंदा लगना।
- होठों एवं अंगुली के नाखून में नीलापन।
- हताहत को बोलने या साँस लेने में असमर्थता होती है और हो सकता है कि वह गला पकड़ लें (चित्र.12.2)।
- चेहरे और गर्दन पर रक्त संचित होना जिससे वहाँ की शिराएं उभर आती हैं'
- संभावित बेहोशी छाना।

उपचार

1. हताहत के मुँह से कोई वस्तु, कचरा या टूटी हुई दाँतें आदि निकालें और उसे खाँसने के लिए प्रोत्साहित करें (चित्र 12.3 क)।
2. हताहत को सिर आगे की ओर करके, झुक कर खड़े होने के लिए कहें। उसका सिर फेफड़ों के स्तर से नीचा होना चाहिए। अब जल्दी से हताहत के कंधे एवं स्कंध पक्ष (शोल्डर ब्लेड) के बीच में काफी जोर से थपकी मारी जानी चाहिए ताकि श्वास नली में फँसी कोई भी वस्तु स्वत: ही बाहर निकल आए (चित्र. 12.3 ख)।

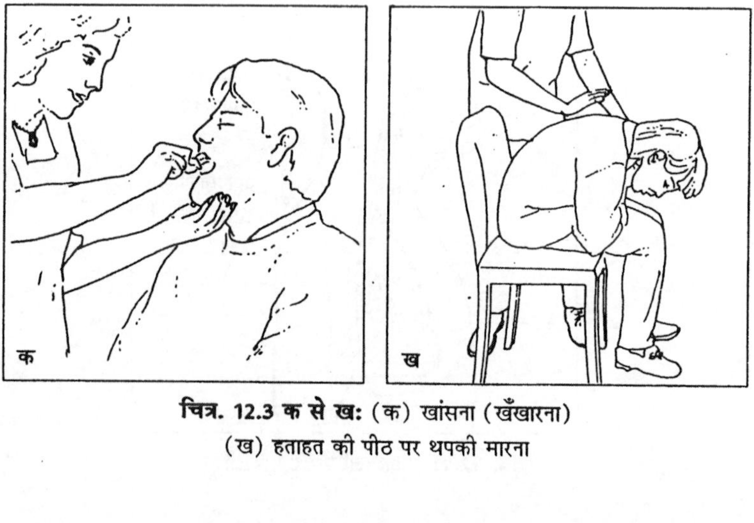

चित्र. 12.3 क से ख: (क) खांसना (खँखारना)
(ख) हताहत की पीठ पर थपकी मारना

पीछे से थपकी मारने की विधि

क. बेहोश हताहत के श्वासावरोध के लिए (चित्र 12.4)।

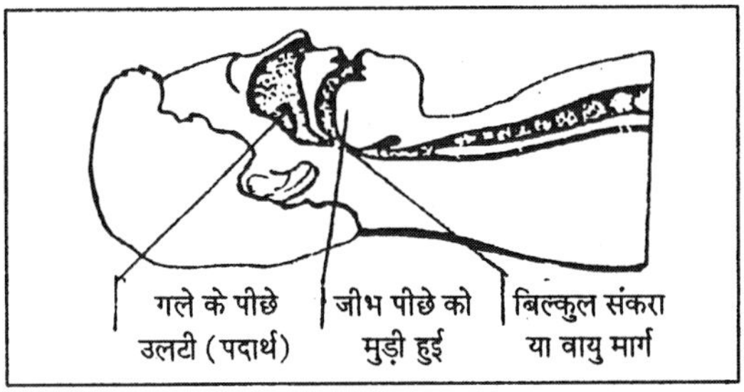

चित्र. 12.4: सामान्य रचना विज्ञान

1. हताहत को तुरंत चित लिटाएं, उसके वायु मार्ग को खोलें और कृत्रिम श्वसन प्रणाली (मुखामुख श्वसन) शुरू करें (चित्र 12.5 क से घ)।

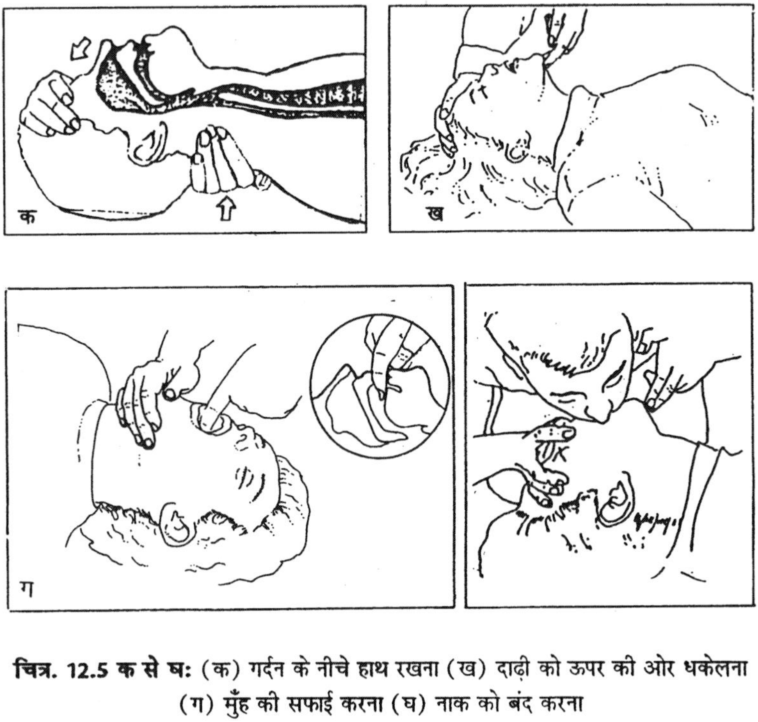

चित्र. 12.5 क से घ: (क) गर्दन के नीचे हाथ रखना (ख) दाढ़ी को ऊपर की ओर धकेलना (ग) मुँह की सफाई करना (घ) नाक को बंद करना

क. हताहत के गले के नीचे एक हाथ रखें और अपना दूसरा हाथ उसके माथे पर रखकर सिर थोड़ा पीछे को झुकाएं। इससे सिर एवं गर्दन थोड़ी खिंचेगी और हवा का मार्ग खुलेगा।

ख. गर्दन से अपना हाथ हटाकर उसकी दाढ़ी में रखकर मुँह को ऊपर की ओर धकेलें। मुड़े हुए जबड़े की जीभ आगे को आएगी और वायु के लिए मार्ग छोड़ेंगी।

2. यदि इसमें सफलता न मिले तो हताहत को एक करवट की ओर मोड़िए। उसका चेहरा और छाती आपकी जाँघ पर टिका हो और अब चित्र 12.6 की भांति उसकी पीठ पर चार-पाँच थपकी दीजिए।
3. अब उसके मुँह को देखिए कि क्या कोई बाधा वाली चीज हटी है। यदि हट आई है तो अपनी उँगली से हुक बना (टेढ़ी) कर फँसी वस्तु को बाहर निकालें। यदि ऐसा नहीं होता तो हताहत को चित लिटाइए। सिर पीछे की ओर रखते हुए वायु मार्ग खुला रखें और उदर दबाव (एबडामिनल थर्स्ट) विधि अपनाएं (चित्र 12.7)।

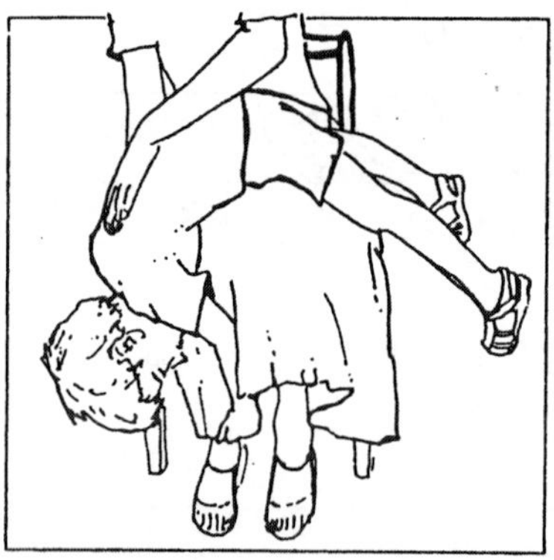

चित्र. 12.6: थपकी मारना

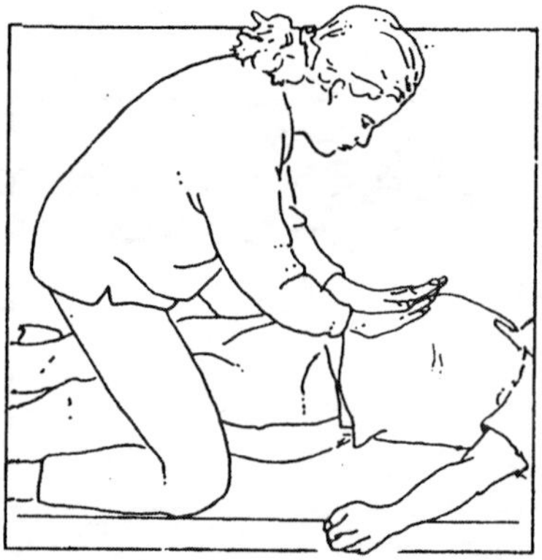

चित्र. 12.7: उदर दबाव (एब्डोमिनल थर्स्ट)

4. एक बार फिर जाँच लीजिए कि मुँह में फंसी वस्तु बाहर आ गई है या नहीं।
5. यदि गले का अवरोध फिर भी न हटे तो हताहत के सिर की पुनः स्थिति बनाएं और कृत्रिम श्वास देने का प्रयास करें। इसके बाद आवश्यक एक से चार तक के अनिवार्य चरण दोहराएं।
6. जब बाधित चीज हटा दी जाए और हताहत सामान्य तरीके से साँस लेने लगे तो उसे स्वास्थ्य लाभ की स्थिति में रखें और अस्पताल पहुँचाएं।

ख. बच्चों के लिए

1. बड़े बच्चों तथा नवयुवकों का उपचार ठीक वैसे ही करें जैसा कि पहले बताया जा चुका है।

2. छोटे बच्चे

- कुर्सी पर बैठे या एक पाँव के घुटने पर बैठे और दूसरे घुटने पर बच्चे को पेट के बल, सिर को नीचा किए हुए लिटाएं।
- अब एक हाथ से बच्चे की छाती पर सहारा या टेक दें और दूसरे हाथ से चुस्ती के साथ धौल (थपकी) जमाएं दूसरे हाथ से यह धौल कंधों के बीच चार बार जमाएं (चित्र 12.8)।

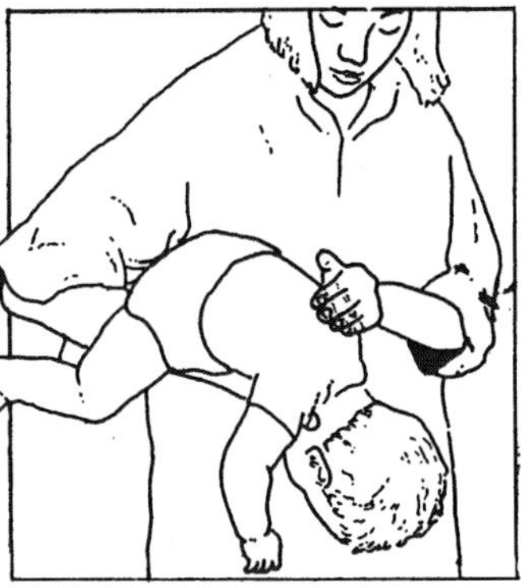

चित्र. 12.8: बच्चे को थपकी मारना

- यदि फंसी हुई वस्तु न निकले तो हो सकता है कि उदर दबाव क्रिया (एब्डोमिनल थर्स्ट) आवश्यक हो जाए (चित्र 12.9 क से ग)।

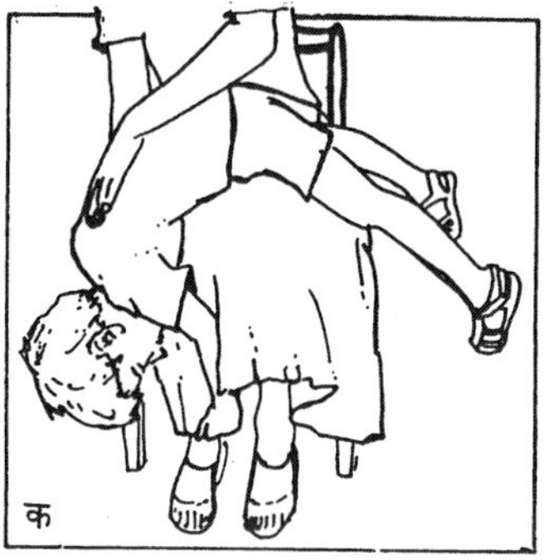

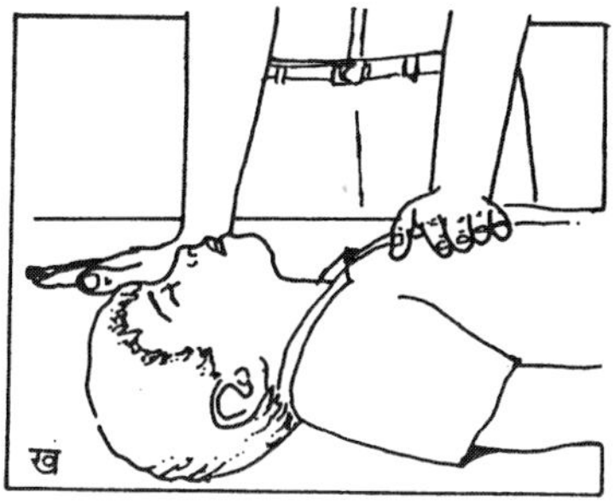

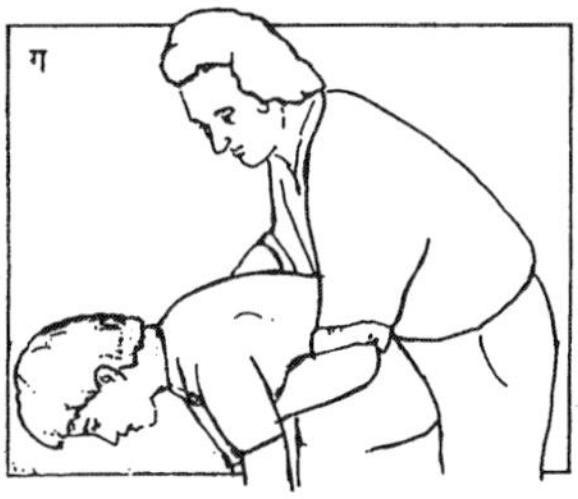

चित्र. 12.9 क से ग: (क) एक बच्चे की पीठ पर धौल मारना (ख) बच्चे के लिए उदर उदर दबाव (एब्डोमिनल थर्स्ट) क्रियाा करना (ग) एक बच्चे पर हाथों से दबाव डालना, उदर दबाव (एब्डोमिनल थर्स्ट) क्रिया करना

- यदि बच्चा बेहोश है या बेहोश हो जाए तो उसे ठोस फर्श पर लिटाएं और वही प्रक्रिया दोहराएं जो बेहोश वयस्क व्यक्तियों के लिए बताई गई है।

ग. शिशुओं के लिए

- शिशुओं के लिए उपचार की विधि ठीक वैसी ही है जैसी कि बच्चों के लिए करते हैं। लेकिन शिशुओं की पीठ पर बहुत हल्का दबाव डालते है और पेट पर भी दबाव हल्के रूप से डालते हैं।
- शिशु के सिर को नीचे करते हुए सिर, छाती और पेट को अपनी अगली बाजू के सहारे पर रखें और फुर्ती से चार बार पीठ पर धौल (थपकी) जमाएं (चित्र.12.10)।
- यदि पीठ की थपकी या धौल से काम नहीं बनता है और अवरोध न निकले तो हो सकता है पेट पर दबाव क्रिया करनी आवश्यक हो जाए (चित्र 12.11)।

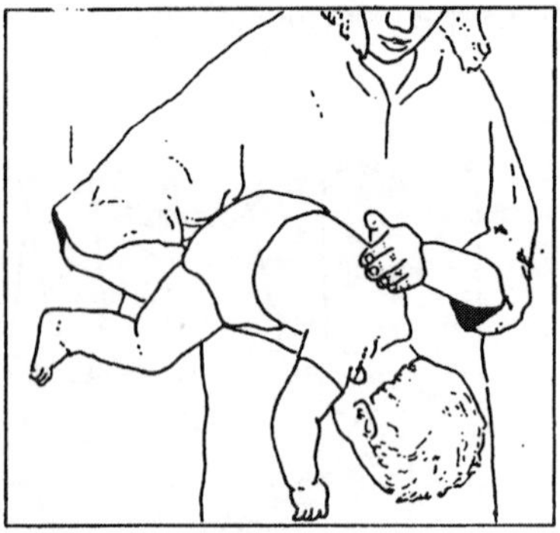

चित्र. 12.10: शिशु के सिर को नीचे करते हुए पीठ पर धौल जमाना

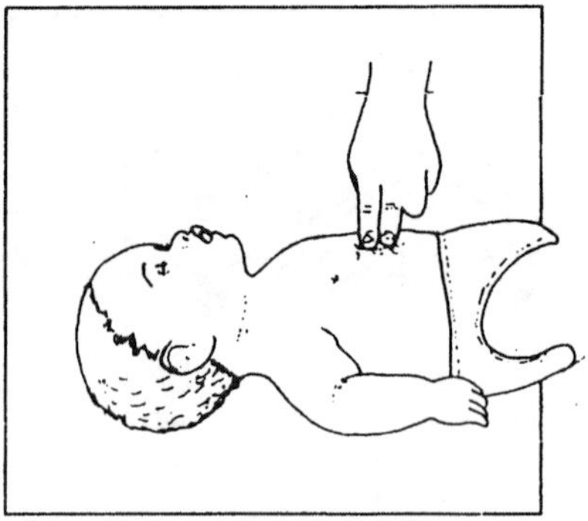

चित्र. 12.11: पेट पर दबाव क्रिया

सावधानियाँ

- आप शिशु के मुँह से फंसी सामग्री निकालते हुए अत्यंत सावधानी बरतें।
- शिशु के मुँह में केवल तभी उंगली डाले, जब आपको कोई अवरोध दिखे और गले में अंदर की ओर अवरोध धँसने से कोई खतरा न हो।

3. मुँह को देखकर जाँचें कि अवरोध अभी मुँह में फंसा तो नहीं है यदि वहाँ नहीं हैं तो आप उसे निकालने के लिए पेट पर दबाव क्रिया शुरू कर सकते हैं।

पेट पर दबाव क्रिया (एब्डोमिनल थर्स्ट) की विधि

- यह एक तकनीक है जिसके अंदर दबाव प्रक्रिया की श्रृंखला लागू होती है जिसमें पेट के ऊपरी भाग पर दबाव का प्रयास होता है ताकि हताहत के फेफड़े अवरोध को निकालने के लिए सशक्त वायु से बाहर धकेल दें।

- पेट की दबाव क्रिया केवल अंतिम साधन के रूप में अपनाएं जब पीठ से धौल जमाने की क्रिया असफल हो जाए।
  1. हताहत की पीठ की ओर खड़े हों या घुटने के बल बैठ जाएं और एक बाजू उसके पेट के ऊपर लाएं। अपनी मुट्ठी बाँधें और अगूँठे को अंदर की ओर रखते हुए ऊपर पेट पर नाभि एवं उरोस्थि (ब्रेस्ट बोन) के बीच रखें (चित्र 12.12)।
  2. अब अपने दूसरे हाथ से अपनी मुट्ठी को पकड़ लें (चित्र 12.13)।

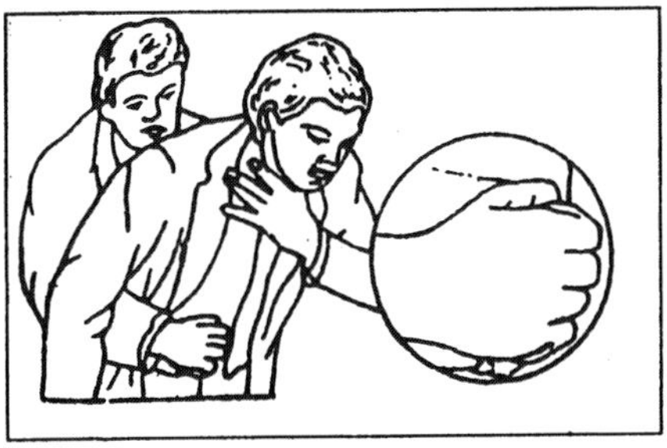

चित्र. 12.12: मुट्ठी बाँधना

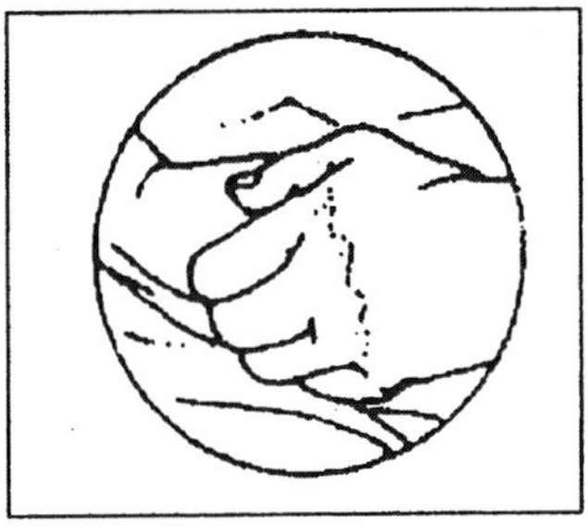

चित्र. 12.13: मुट्ठी को पकड़ना

3. फुर्ती के साथ अपनी ओर तथा ऊपर को करते हुए झटका देकर कलाई से दबाव डालें ताकि ऊपरी पेट पर दबाव पड़े, फेफड़े की तली की ओर से। यह क्रिया

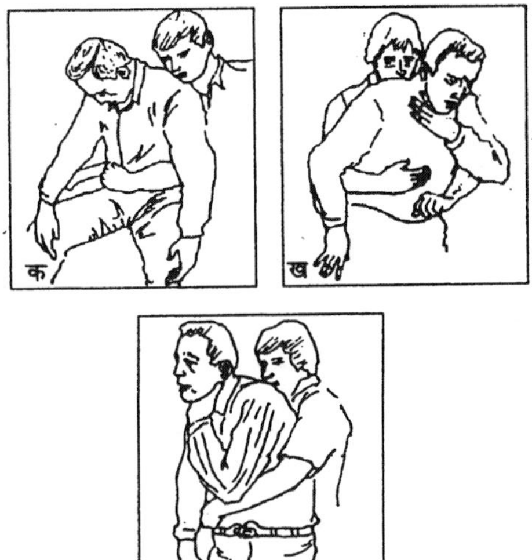

चित्र. 12.14 क से ग: फँसी वस्तु को निकालने के विभिन्न चरण

चार बार आवश्यक रूप से दोहराएं। प्रत्येक झटका बहुत जोरदारी से होना चाहिए ताकि गले में फँसी वस्तु निकल जाए (चित्र. 12.14: क, ख,ग)।

बेहोश व्यक्ति के गले में फंसी वस्तु को निकालने के उपाय या विधि

- हताहत को चित लिटाइए तथा उसका सिर पीछे को झुका हुआ, खुले वायु मार्ग की स्थिति में होना चाहिए (चित्र 12.15)।

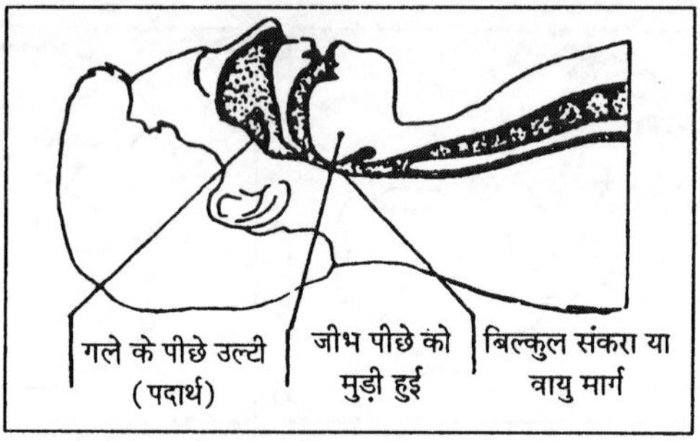

चित्र. 12.15: हताहत की स्थिति

- हताहत के गर्दन के नीचे एक हाथ रखें और दूसरे हाथ उसके माथे पर रखकर पीछे की ओर झुकाइए। इससे सिर और गर्दन में फैलाव होगा और वायु मार्ग खुलेगा।
- अब अपना हाथ गर्दन से हटाकर हताहत की दाढ़ी पर रखें और दाढ़ी को पीछे की ओर धकेलें। झुके हुए (मुड़े) जबड़े से जीभ आगे को उठेगी और इससे वायु मार्ग साफ होगा।
- हताहत की जाँघों के पास टांगें फैलाकर घुटनों के बल बैठें, ताकि आप मध्य पेट (उदर) पर पर्याप्त रूप से दबाव डाल सकें। यदि आप टाँगे फैलाकर घुटनों के बल नहीं बैठ सकते तो हताहत के बगल में घुटनों के बल बैठिए (चित्र. 12.16)।

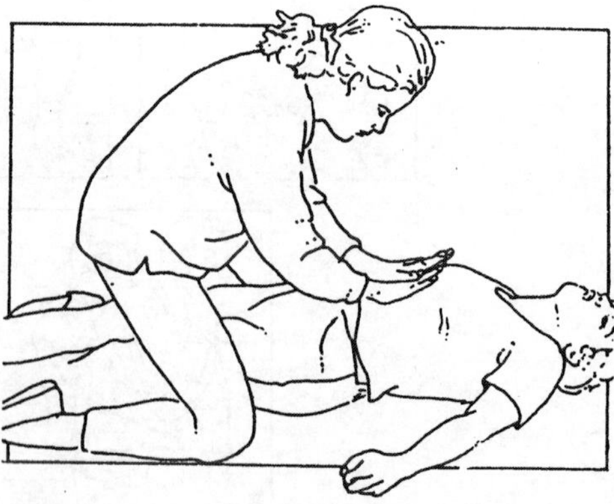

चित्र. 12.16: हताहत के ऊपर घुटनों के बल झुकना

- अब अपने एक हाथ की गदेली हताहत के पेट ऊपरी मध्य भाग पर रखें और अपना दूसरा हाथ फैलाकर पहले हाथ के ऊपर रखें जिसकी अंगुलियाँ स्पष्ट रूप से पेट पर हों (चित्र. 12.17 क)।
- दोनों भुजाओं को सीधा करते हुए, हताहत के पेट पर फुर्ती से अंदर एवं आगे की ओर झटका (दबाव) दीजिए। ऐसा चार बार दोहराइए और हर झटका निश्चित रूप से इतना जोरदार हो जो गले की फंसी चीज को बाहर निकाल दें (चित्र 12.17 ख)।

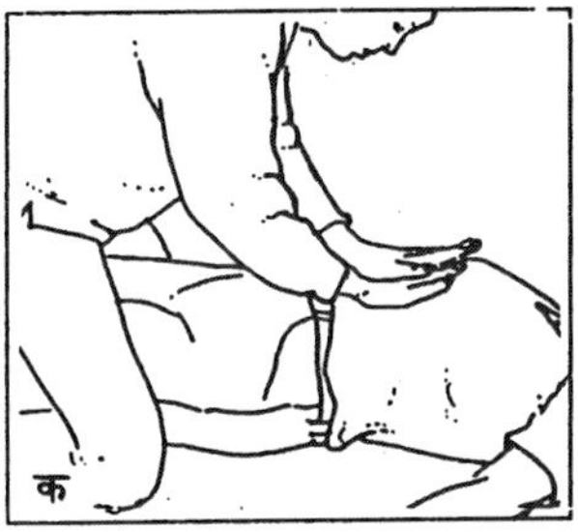

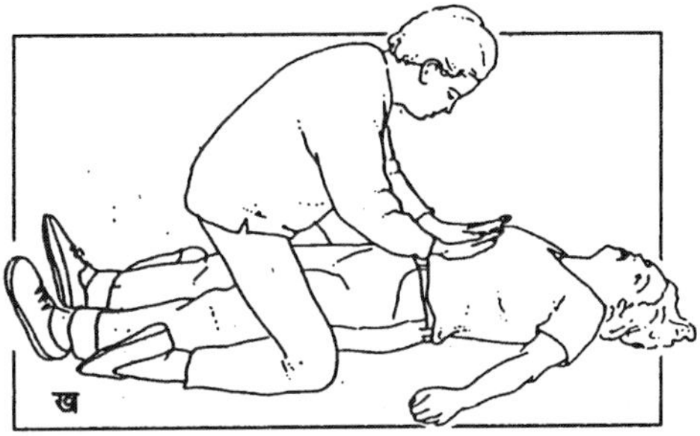

चित्र. 12.17 क से ख: (क) पेट के ऊपर अपना हाथ रखना (ख) पेट पर दबाव डालना

बच्चों के लिए पेट पर दबाव क्रिया का तरीका (विधि)

- बच्चे को अपनी गोद पर बैठाएं या बच्चे को अपने आगे खड़ा करें और अपनी एक भुजा उसके पेट के आसपास लपेटिए। अब मुट्ठी बाधिएं और अंगूठे को अंदर की ओर रखें तथा हाथ मध्य पेट में ऊपर की ओर नाभि से ऊपर रखिए। अब दूसरे हाथ से बच्चे की पीठ पर सहारा दीजिए (चित्र 12.18)।

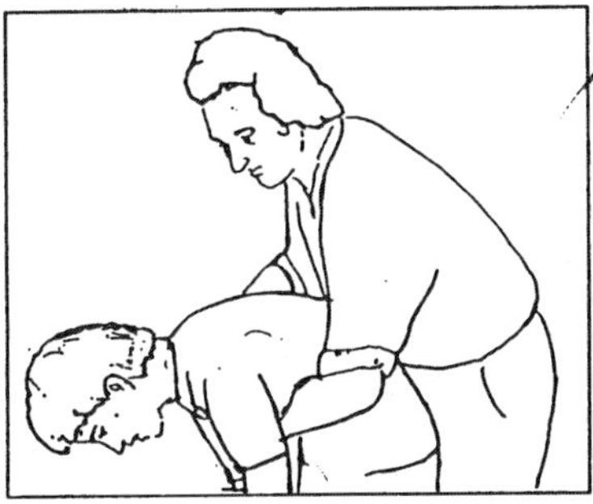

चित्र. 12.18: पीठ को सहारा देना

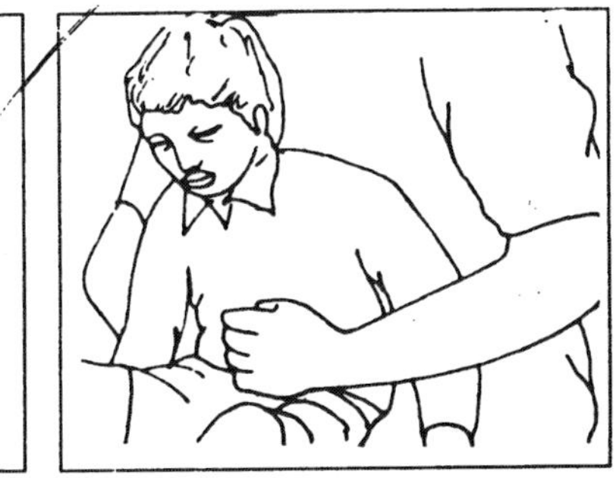

चित्र. 12.19: बंधी हुई मुट्ठी पेट पर रखना।

- आप अपनी बंधी हुई मुट्ठी बच्चे के पेट पर रखें और तेजी से अंदर व ऊपर की ओर गति करते हुए दबाव डालें, परन्तु वयस्कों की तुलना में कम दबाव डालें। इसे चार

बार दोहराएं और हर बार का दबाव (झटका) पर्याप्त जोरदार होना चाहिए ताकि फंसी चीज स्वत: ही निकल जाएं (चित्र 12.19)।

- यदि बच्चा बेहोश है तो उसे बेहोश वयस्कों की भांति ही सीधी स्थिति में लिटाएं (चित्र. 12.20)। ठीक वही विधि अपनाएं और एक हाथ तथा दबाव का इस्तेमाल करें (चित्र. 12.21)।

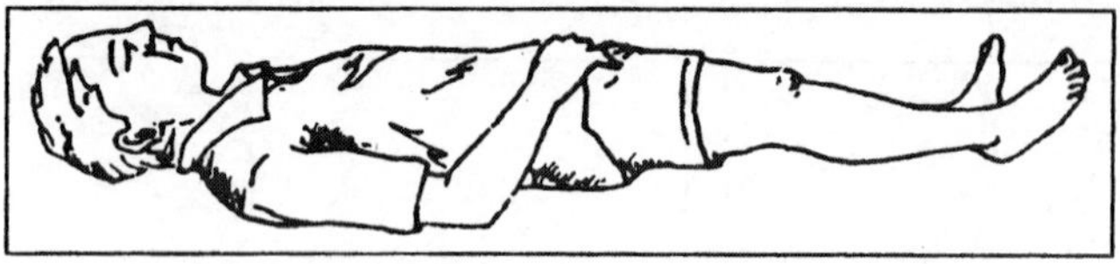

चित्र. 12.20: बेहोश बच्चे को ठीक वैसी ही स्थिति में रखना जैसेकि वयस्कों को रखते हैं।

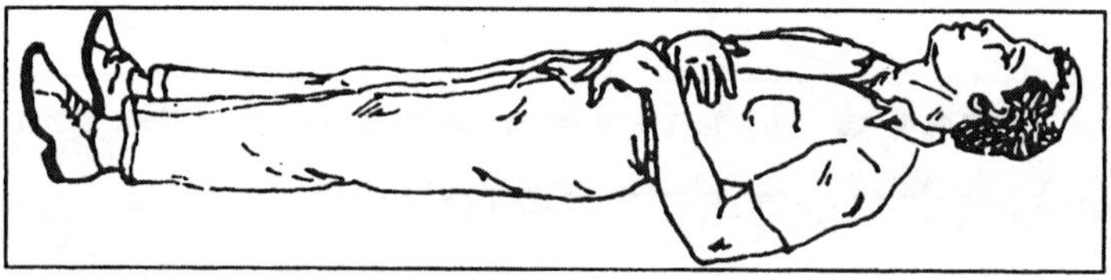

चित्र. 12.21: बेहोश व्यक्ति को पेट पर दबाव क्रिया करने की स्थिति में रखना

शिशुओं के लिए पेट की दबाव क्रिया का तरीका

- शिशु को सख्त फर्श पर लिटाएं और सिर की स्थिति वायु मार्ग खुलने वाली दशा में रखें।
- अब शिशु के ऊपरी पेट पर अपने एक हाथ ही दो अँगुलियाँ रखें अर्थात् नाभि और उरोस्थि के बीच और फुर्ती से अंदर व ऊपर की ओर गति (दबाव) करें (चित्र 12.22)।

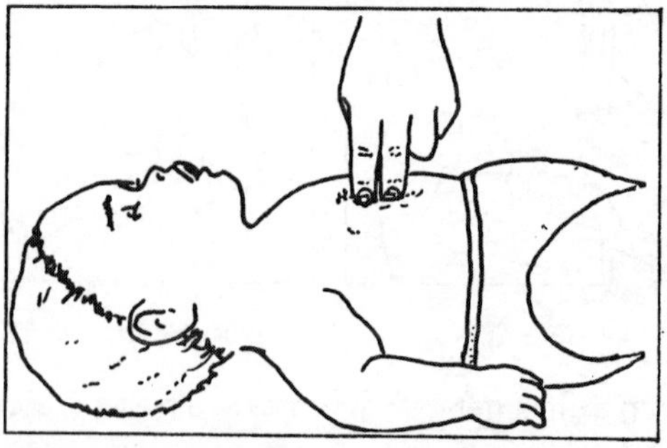

चित्र. 12.22: शिशु के पेट पर दबाव क्रिया प्रदर्शन

- इसे चार बार दोहराएं जैसी कि जरूरत हो प्रत्येक झटका पर्याप्त जोरदार हो ताकि फंसी चीज बाहर आ जाए।

4. इसे मुँह में फिर से जाँचें। यदि फंसी हुई चीज दिखती है लेकिन खाँसी से बाहर नहीं आती, उसे अपनी अंगुली के द्वारा फँसाकर निकाल दें।
5. यदि फँसी हुई वस्तु न निकाले तो फिर से पीठ पर धौल जमाने की क्रिया करें (चार बार तक)। यदि हताहत बेहोश हो जाए तो पहले बताई गई प्रक्रिया के अनुसार उपचार करें।
6. हताहत फिर से किसी भी चरण पर दुबारा श्वसन क्रिया शुरू कर सकता है। जब भी ऐसा हो जाए तो हताहत को आराम से बैठने के लिए कहें और एक गिलास पानी पीने के लिए दें जोकि जरूरी है।

दम घुटना (ऐसफीक्सिया) या श्वासावरोध

दम घुटना या श्वासावरोध वह दशा है जिसमें फेफड़ों को साँस क्रिया द्वारा श्वसन हेतु पर्याप्त वायु नहीं मिल पाती है। यदि यह दशा कुछ मिनटों तक बनी रहे तो श्वसन क्रिया और हृदय गति दोनों में अवरोध उत्पन्न होगा और परिणाम स्वरूप मृत्यु हो जाएगी।

कारण

I. *वायुमार्ग को प्रभावित करने वाली परिस्थितियाँ*

क. *अतिसंकुचन (स्पास्म)*

1. गलत मार्ग में आहार का जाना जैसेकि–वायु मार्ग में।
2. वायु मार्ग में पानी जाना जैसेकि डूबना।
3. बैचैनी वाली गैसें जैसे कोयले की गैस, मोटर वाहनों का धुंआ, सीवर की गैस तथा गैर उपयोग वाले गहरे कुओं की विषैली गैसें श्वसन मार्ग में जाना।

ख. *अवरोधन*

1. खाने का टुकड़ा (कौर), उल्टी या बाहरी चीज जैसे कृत्रिम दाँत आदि का वायु मार्ग में अटकना।
2. बेहोश रोगी के मुँह में जीभ का उलटना।
3. उबलते पानी या अत्यंत गर्म चीज, चोंट, संक्रमण, कोरोस्टिव एवं काँटें (स्टिंग्स) के परिणाम स्वरूप गले के ऊतकों में सूजन।

ग. *दबना या घुँटना*

1. गले में कोई रस्सी या स्कार्फ बहुत ज्यादा सख्ती से बाँधने की वजह से गले में अवरोधन हो सकता है।

2. लटकना या गला घोंटना (वायु मार्ग पर अंगुलियों मे दबाव डालना)।
3. शिशु के ऊपर लेट जाना या बेहोश व्यक्ति चेहरे के बल तकिया में मुँह गड़ाए पड़ा हो या प्लास्टिक का थैला या चेहरे के ऊपर कोई मोटी चादर या शीट आ जाने जैसी कोई घटनाएं होना।

II. *छाती पर दबाव*

ऐसा तब हो सकता है जब किसी खान या गड्ढे में जमीन या बालू धँसक जाए। कोई मकान गिरने पर लकड़ी बीम या खंभा टूट कर आ पड़े या दीवाल के साथ कुचल जाएं या किसी रुकावट के साथ कुचल जाए या भीड़ में दब जाए या भगदड़ में कुचल जाए।

III. *फेफड़ों पर चोट या क्षति*

IV. *छाती की दीवार (पसलियों) पर चोट*

V. *श्वसन प्रक्रिया को प्रभावित करने वाली अन्य दशाएं।*

- मिरगी, रैबीज (कुत्ता या पशु काटना), टेटनेस
- तंत्रिका तंत्रीय रोग से छाती की दीवार या फुस्फुसीय तंत्र (डायाफ्रॉम) का लकवा मारना।

VI. *मस्तिष्क या उस तंत्रिका (नाड़ी) को प्रभावित करने की दशाएं जो श्वसन क्रिया नियंत्रित करती हो।*

1. बिजली के द्वारा चोट।
2. विषाक्तता।
3. आघात से लकवा होना या सुषुम्ना (मेरू रज्जू) नाड़ी की क्षति।
4. मार्फिया या बारबिट्यूरेट्स (नशीली गोलियाँ-स्लीपिंग पिल्स) लेना।

VII. *रक्त में जाने वाली आक्सीजन की मात्रा को प्रभावित करने वाली परिस्थितियाँ*

1. वातावरण में अपर्याप्त आक्सीजन।
   - सुरंगों, भवनों या लिफ्टों आदि में गैस या धुआँ भरना।
2. वातावरण में वायु दाब का बदलाव।
   - ऊँची पहाड़ियों पर।
   - वायुयान में कम दाब।
   - समुद्र में बहुत गहराई में डुबकी।

VIII. *शरीर में आक्सीजन के उपयोग को रोकने वाली परिस्थितियाँ*

1. कार्बन मोनोआक्साइड विषाक्तता।
2. सायनाइड की विषाक्तता।

लक्षण एवं चिन्ह

1. साँस लेने में कठिनाई - साँस की दर एवं गहराई बढ़ जाती है।
2. साँस लेने में ध्वनि होना।
3. गले की शिरा फूल जाती है।
4. चेहरा, होंठ, नाखून, अँगुलियाँ तथा पंजे नीले पड़ जाते हैं।
5. नाड़ी गति तेज एवं तीव्रता मंद हो जाती है।
6. मुँह और नाक में झाग आ सकता है।
7. संभ्रम या भ्रांति।
8. बेहोशी।
9. दौरा पड़ सकता है।
10. श्वसन क्रिया बंद हो सकती है।

उपचार

1. दम घुटने के कारणों को दूर करें और वायु का मार्ग खोलें (चित्र. 12.23)।
2. यदि हताहत ने साँस लेनी नहीं शुरू की है तो तुरंत ही कृत्रिम वायु दें या मुखामुख श्वसन क्रिया करें (चित्र 12.24)।
3. जब साँस चलने लगें और नाड़ी गति चालू हो जाए तो हताहत को स्वास्थ्य लाभ की स्थिति में रखें।
4. हर दस मिनट के अंतर से नाड़ी गति, श्वसन दर तथा चेतना (होश) का स्तर देखते रहें।
5. हताहत को तुरंत अस्पताल भेजें।

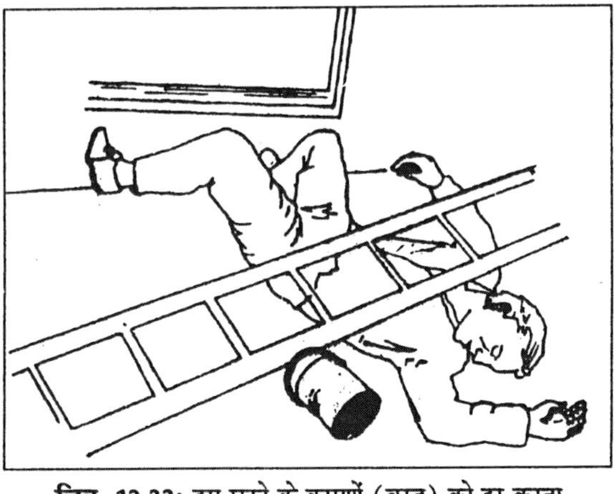

चित्र. 12.23: दम घुटने के कारणों (वस्तु) को दूर करना

पानी में डूबना

डूबने से दम घुटने (ऐस्फीक्सिया) की प्रक्रिया तब होती है जब हताहत के फेफड़ों में पानी चला जाता है या गले में ऐंठन होने से वायु मार्ग संकुचित हो जाता है। (जिसे अंग्रेजी में ड्राई ड्राउनिंग कहते हैं) (चित्र 12.25)।

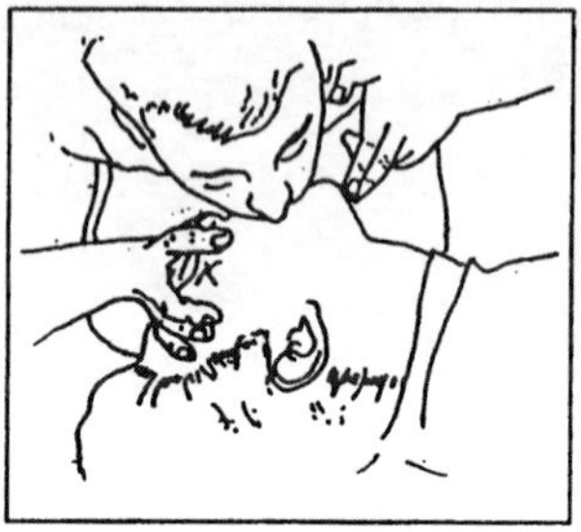

चित्र. 12.24: मुखामुख श्वसन क्रिया

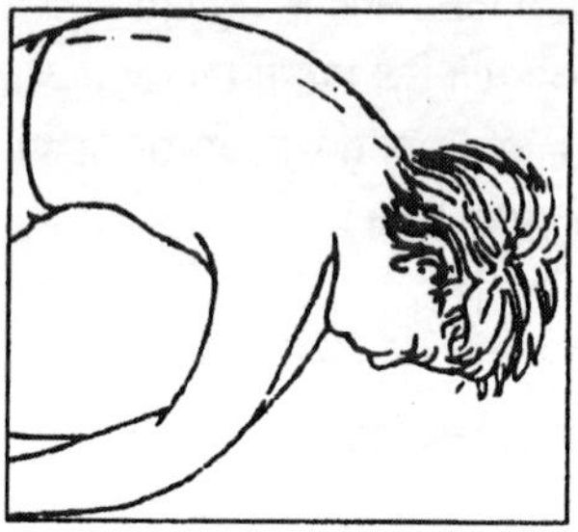

चित्र. 12.25: ड्राई ड्राउनिंग (शुष्क डूबना)

डूबने में क्या होता है?

क. दुर्घटनात्मक मौतों के लिए डूबना एक मुख्य स्रोत है और इसके कारण ठंडी लगना, चूर-चूर (ढेर) होना, क्षति, दिग्भ्रमित तथा विषाक्तता आदि हो सकती है या हताहत की तैरने की क्षमता बहुत सीमित हो सकती है।

ख. डूबने वाला व्यक्ति जहाँ तक संभव होता है साँस लेने के लिए संघर्ष करता है लेकिन जब वह गहरे पानी में डूबने लगता है तो निश्चित तौर पर हवा निकालता है और पानी खींच लेता है और इससे फेफड़ों में पानी भर जाता है (चित्र. 12.26)।

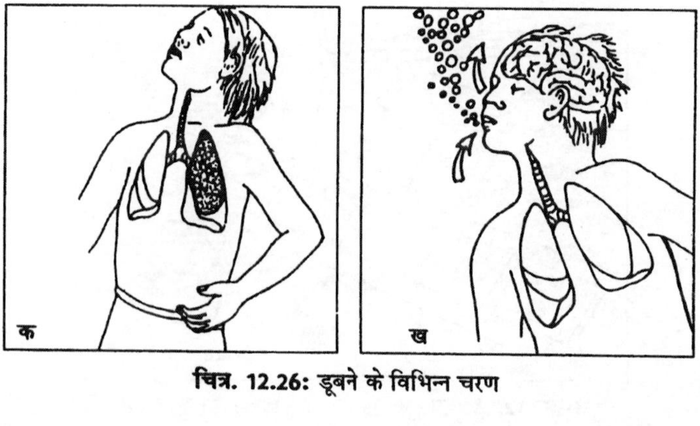

चित्र. 12.26: डूबने के विभिन्न चरण

डूबने के प्रभाव

1. वायुमार्ग में बाधा आती है।
2. दम घुटना (ऐसफीक्सिया)।
3. फेफड़ों का संकुचित होना (भरना)।
4. सिर व गले की क्षति।
5. आंतरिक क्षतियाँ:
   - टूटी हुई अस्थियाँ
   - नरम ऊतकों की क्षति
   - आंतरिक रक्त स्राव
6. हाइपोथर्मिया (निम्न ताप)।

लक्षण एवं चिन्ह

1. श्वासावरोध के सामान्य लक्षण एवं संकेत।
2. हताहत के होंठों, मुँह एवं नाक पर झाग

उपचार

1. हताहत तक पहुँचना

   क. रस्सी, लकड़ी (पेड़ की शाखा) या डाली, मछली पकड़ने की छड़, छड़ी, धोती/तौलिया, कमीज के द्वारा हताहत (रोगी) को पकड़ा कर पानी से बाहर खींचिए या फिर पेट के बल लेट कर अपने हाथ या पाँव को बढ़ाकर पानी से बाहर खींचिए (चित्र. 12.27)।

   ख. कोई ऐसी चीज फेंकिए जो सतह पर तैरती रहे जैसे टायर, फोम का तकिया, लकड़ी का लट्ठा, पटरा या प्लास्टिक का खिलौना।

   ग. यह सुनिश्चित करें कि आप सुरक्षित जगह पर हैं।

   घ. यदि उपलब्ध हो तो छोटी नौका या लाइफ जैकेट का उपयोग करें।

   च. हताहत को किनारे (तट) की ओर खींचिए।

ऐसा न करें: हताहत की ओर तैर कर न जाएँ।

2. पानी में हताहत का स्थिरीकरण

   क. हताहत का सिर एवं शरीर सीधा रखिए। आप अपना एक हाथ उसके पीठ के बीच में रखिए। आपकी बाजू सीधे हताहत के सिर के ऊपर होनी चाहिए (चित्र 12.28 क)।

   ख. आप अपना एक हाथ हताहत के बाजू के ऊपर, कंधे के पास रखिए (चित्र 12.28 ख)।

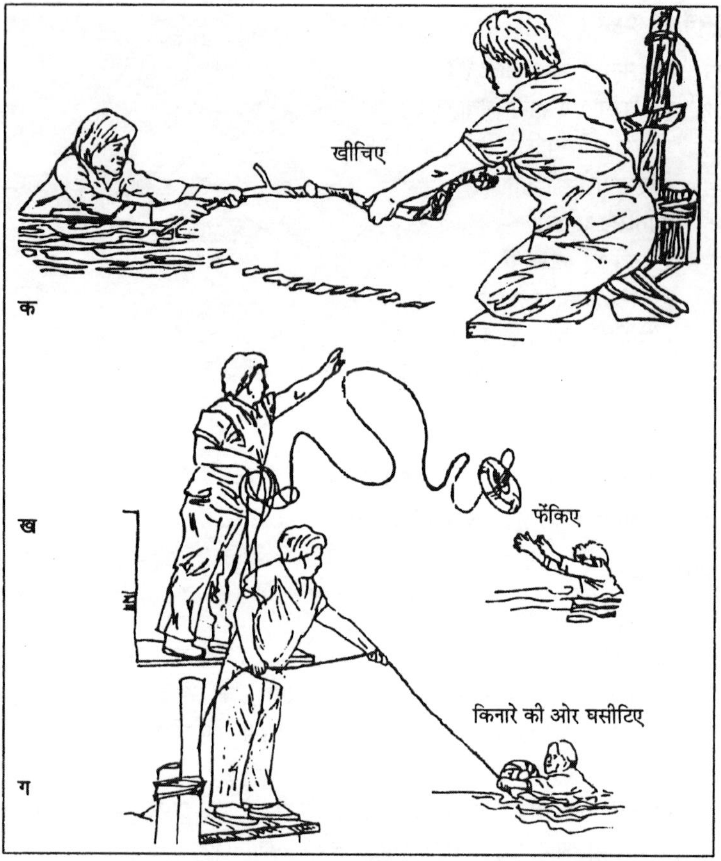

चित्र. 12.27: डूबते हुए व्यक्ति को पानी से बाहर निकालना

ग. अब धीरे से हताहत को पानी में घुमाइए उसकी बाजू को पकड़कर घुमाकर चित कीजिए (चित्र 12.28 ग)।

घ. हताहत के शरीर को पानी के ऊपर स्वाभाविक स्थिति में सहारा देते हुए तुरंत मुखामुख श्वसन क्रिया चालू करें (चित्र 12.28 घ)।

3. पुनरुजीवन (प्राण संचार) करना

- तुरंत ही हताहत के मुँह एवं नाक से कोई भी बाधा निकालिए जैसे कि समुद्र फेन, सिवार, कीचड़ आदि और तुरंत ही मुखामुख कृत्रिम श्वसन शुरू करें। यदि संभव हो तो पानी में ही श्वसन शुरू कर दें।

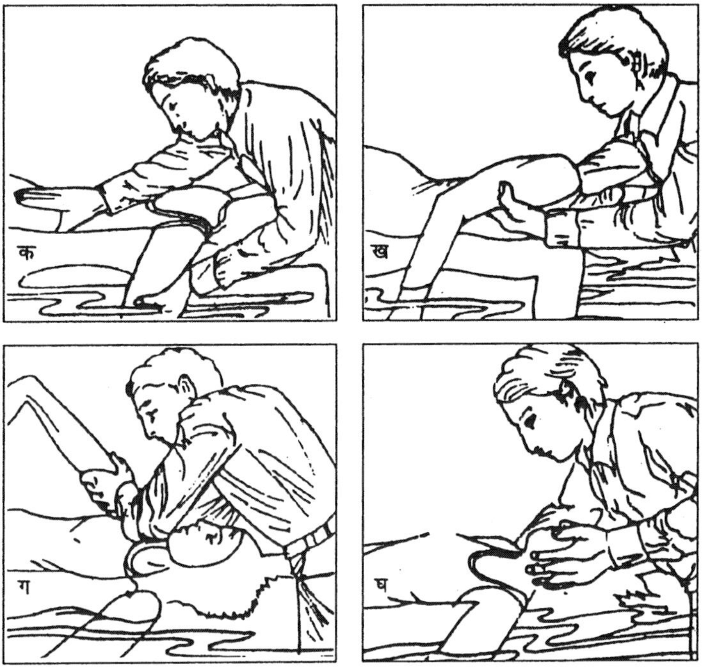

चित्र. 12.28 क से घ: (क) हताहत को पकड़कर (ख) दूसरा हाथ हताहत के ऊपरी बाजू के पास (कंधे) रखना (ग) हताहत को घुमाना (चित करना) (घ) हताहत को सहारा देना

क. यदि पानी गहरा है तो एक हाथ से हताहत के शरीर को सहारा दीजिए और दूसरे से तब नाक बंद करें जब आप मुखामुख श्वसन क्रिया कर रहे हों (चित्र. 12.29 क)।

ख. यदि गहरे पानी में हैं तो हताहत को किनारे की ओर खींचते हुए एकाधबार वायु श्वसन क्रिया दीजिए (चित्र 12.29 ख)।

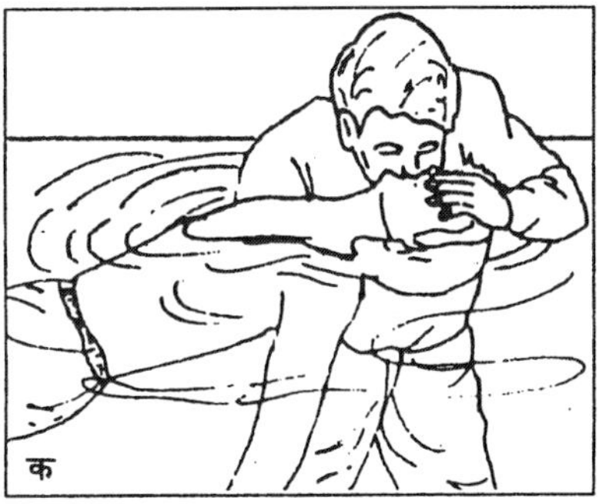

चित्र. 12.29: मुखामुख श्वसन क्रिया

- हताहत को सिर नीचा कर एक तरफ को करते हुए पेट के बल लिटाइए और उसकी बाजू को सिर से दूर कीजिए (चित्र 12.29 ग)।

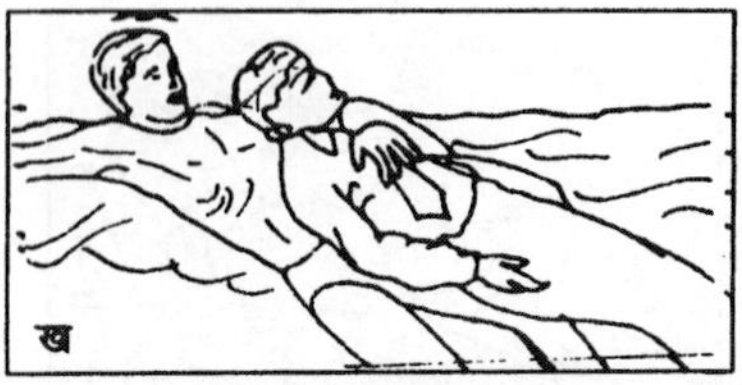

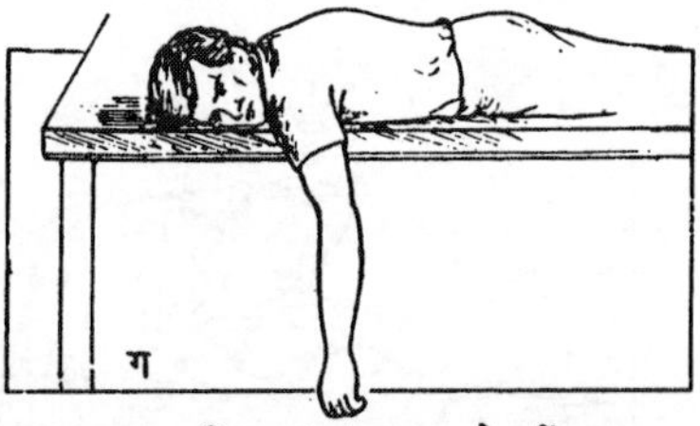

चित्र. 12.29 ख से ग: (ख) कभी-कभार वायु श्वसन क्रिया (ग) बाजू को खींचना

- उसके पेट से पानी निकालने के लिए पीठ/पेट उठा कर (पोस्ट्युरल) मुद्रा से पानी निकालिए।

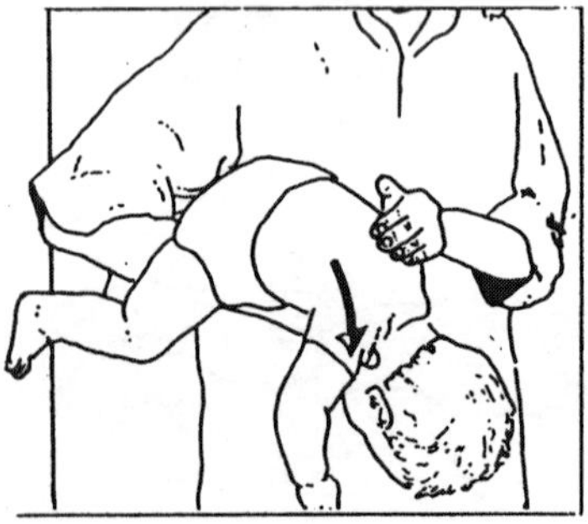

चित्र. 12.30: फेफड़ों से पानी निकालना

बच्चा/शिशु: बच्चे या शिशु को कुछ देर के लिए उलटा (सिर नीचे की ओर) करके लटकाया जा सकता है। शिशु को शरीर के बीच का भाग उठाइए जिसके लिए अपना हाथ घुमाकर उसके पेट पर सहारा दीजिए, जिससे उसके फेफड़ों में भरा पानी बाहर निकल जाएगा (चित्र 12.30)।

वयस्क: वयस्कों के लिए भी बच्चों की भाँति ही बीच (पेट) का भाग ऊपर उठाइए। उसकी छाती तथा अगल-बगल के किनारों को दबाइए ताकि फेफड़ों से पानी बाहर निकल सके।

- उसकी साँस प्रक्रिया एवं हृदय गति जाँचें तथा आवश्यकतानुसार लगातार पुनरुजीवन (प्राण संचार) क्रिया जारी रखें।
- जैसे ही श्वसन क्रिया चालू हो, हताहत के तुरंत स्वास्थ्य लाभ स्थिति में रखें।
- उसके शरीर के गीले कपड़े निकालें, शरीर को गरमी दें, कंबल से ढकें। उसे गरम पेय, चाय या काफी दें।
- उसे बैठने की अनुमति न दें।
- उसे तुरंत स्वास्थ्य लाभ की स्थिति में अस्पताल ले जाएं।

यह बातें अवश्य याद रखें

1. ठंडे पानी की बजाए, गरम पानी में जीवित रहने के कम अवसर होते हैं। पानी जितना ठंडा होगा, जीवन बचने की उतनी ही ज्यादा उम्मीद होती है।
2. ताजे पानी में डूबने पर पानी फेफड़ों से होते हुए रक्त संचार में जाकर खून को पतला बना सकता है। जिसके कारण यह आक्सीजन ग्रहण करने में बाधा डालता है।

3. यदि पानी (समुद्र आदि) नमकीन है तो फेफड़ों में जाने वाले पानी के साथ नमक भारी मात्रा में जाता है फलत: रक्त संचार से फेफड़े में आने वाले द्रव में बाधा होती है। जिसके कारण यह फेफड़ों में पानी संचित होने देता है और मृत्यु हो जाती है।

दम घुटना या श्वासावरोध (सफोकेशन)

यह तब होता है जब:

क. फेफड़े में जाने वाले वायुमार्ग में किसी बाहरी बाधा से हवा जाने से रोका जाता है। ये बाधाएं प्लास्टिक थैले, नरम तकिया या कीचड़ आदि में गिरने से हो सकता है।

ख. यदि एक व्यक्ति बहुत सीमित जगह में रखा जाए और वहाँ की पूरी आक्सीजन उपयोग कर ली जाए।

लक्षण एवं चिन्ह

1. श्वासावरोध या दम घुटने के लक्षण एवं चिन्ह।
2. मुँह और नाक पर वायुरोधी अवरोधक (सील)।
3. एक सीमित स्थान पर बासी (प्रदूषित) वायु उपलब्ध।

उपचार

1. हताहत के मुँह एवं नाक से तुरंत बाधा हटाइए और उसे ताजी हवा में ले जाइए (चित्र 12.31 क एवं ख)।

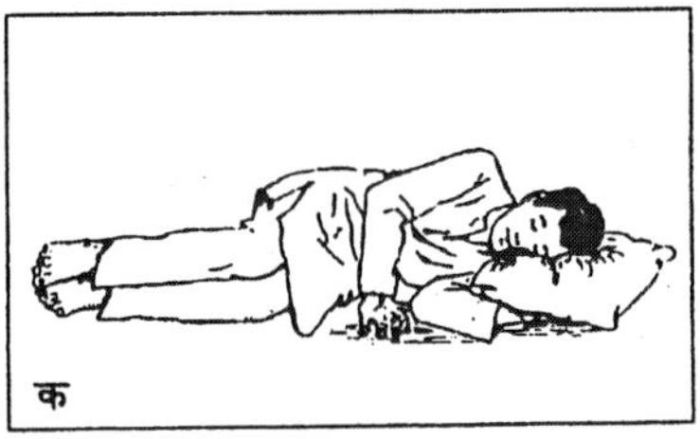

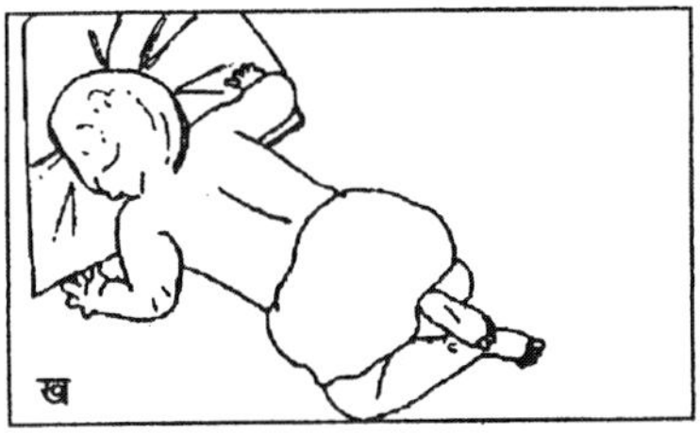

चित्र. 12.31 क से ख: (क) एवं (ख) हताहत को बाधा से हटाना

2. यदि हताहत होश में है और साँसें सामान्य ढंग ले रहा है तो उसे आश्वासन (भरोसा) दीजिए और अवलोकन करें।
3. यदि वह होश में नहीं है लेकिन साँसें सामान्य ढंग से ले रहा है तो उसे स्वास्थ्य लाभ स्थिति में रखें।
4. यदि श्वसन क्रिया मुश्किल हो रही है या रुक गई है तो तुरंत कृत्रिम श्वसन क्रिया शुरू करें (चित्र 12.32)।
5. हताहत को तुरंत अस्पताल ले जाएं (चित्र 12.33)।

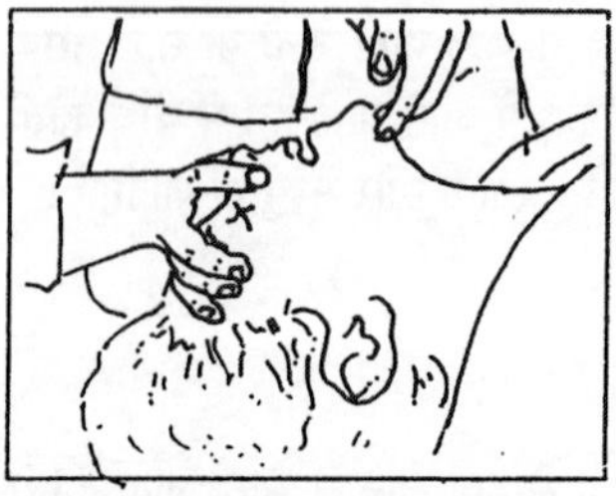

चित्र. 12.32: कृत्रिम (मुखामुख) श्वसन क्रिया

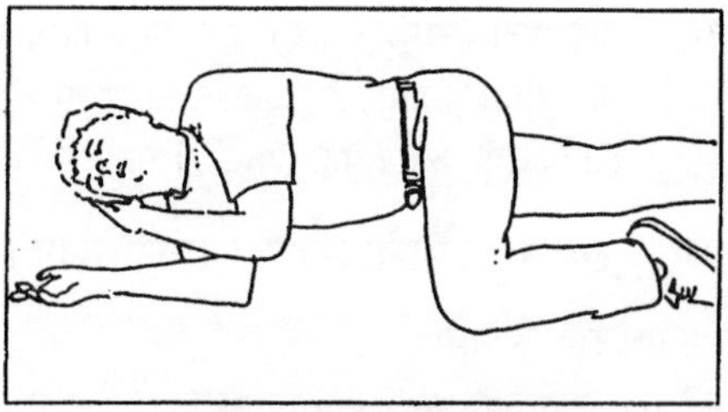

चित्र. 12.33: हताहत को अस्पताल ले जाने की स्थिति

अवरोधन (कंठावरोध), गला घोंटना/घुंटना, फाँसी लटकना या गले के बल झूलना

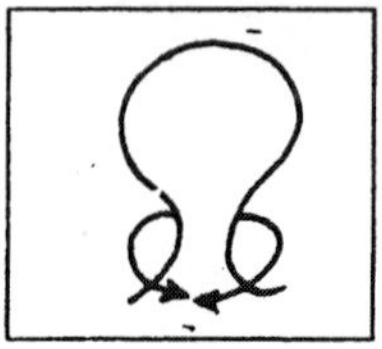

चित्र. 12.34: गले में कड़ा फंदा

गला अवरोधन, गला घोटना तथा फाँसी झूलने की अवस्थाओं में गले के चारों ओर दाब पड़ता है। जिससे वायुमार्ग संकरा होता है एवं रुक जाता है और फेंफड़ों तक हवा नहीं पहुँच पाती है (चित्र. 12.34)।

गला अवरोधन

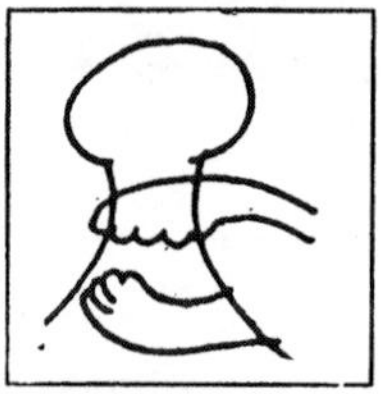

चित्र. 12.35: गला दबाना या मरोड़ना

इसमें गले के चारों ओर कसाव से फेफड़ें तक वायु ले जाने वाली नलिका की वायु आपूर्ति खत्म हो जाती है।

गला घोंटना/घुंटना

इसमें किसी व्यक्ति के गले को बाहर से दबाने से वायु नली दबती है और फेफड़े के लिए वायु आपूर्ति खत्म हो जाती है क्योंकि गला दबा होता है (चित्र. 12.35)।

गले में फाँसी लगना/फाँसी झूलना

इसके अन्तर्गत गले में फंदे को डालकर शरीर के वजन पर लटकना या झूलना शामिल है (चित्र 12.36)।

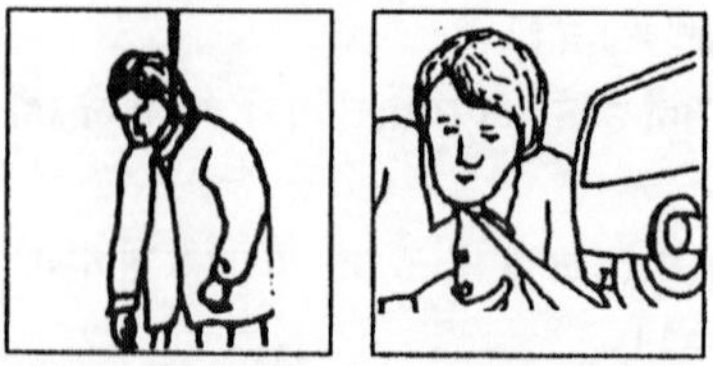

चित्र. 12.36: फाँसी लगना या गला कसना

लक्षण एवं चिन्ह

1. श्वासावराध के लक्षण एवं चिन्ह।
2. चेहरे पर तथा गले की मुख्य शिराओं में रक्त संकुलता/संचयन।
3. संकीर्णन या दबाव के निशान गले के आसपास स्पष्ट रूप से दिखना।
4. शरीर अभी भी टंगी हुई अवस्था में हो सकता है।

उपचार

1. यदि वह लटक रहा है तो उसके शरीर को सहारा देते हुए, तुरंत ही गले से लिपटी बाधा हटाइए। सदैव गाँठ के नीचे से काटिए (चित्र 12.37)।

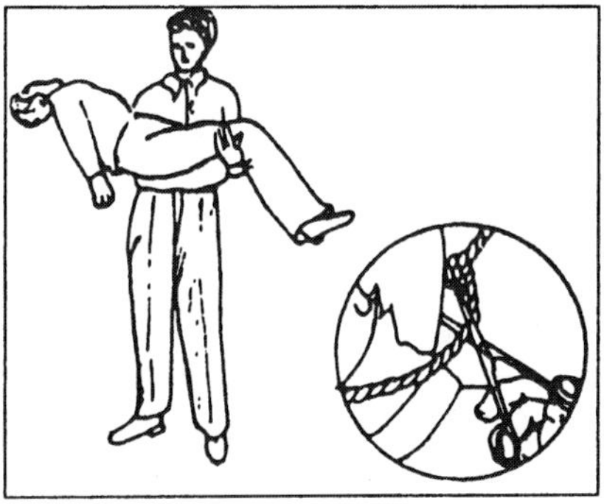

चित्र. 12.37: गाँठ से काटना

2. यदि हताहत बेहोश है लेकिन साँस सामान्य ढंग से चल रही है तो उसे स्वास्थ्य लाभ की स्थिति में रखिए।
3. यदि साँस लेना मुश्किल हो या रुकी हो तो कृत्रिम श्वसन क्रिया शुरू कीजिए।
4. हताहत के तुरंत अस्पताल पहुँचाइए।

धुआँ-अन्तःश्वसन

- आग लगने पर वातावरण में आग उपलब्ध आक्सीजन का उपयोग कर लेती है। इसी कारण कमरे में आक्सीजन का स्तर गिर जाता है जिसके कारण श्वसन अवरोध अर्थात् दम घुटना हो सकता है।
- धुँआ गले के अन्दर जलन पैदा कर सकता है जिसके परिणाम स्वरूप ऐंठन या संकुचन तथा वायु मार्ग अवरोधन हो सकता है।
- आधुनिक इमारतों में प्लास्टिक कवरिंग या फोम आदि की पैडिंग के जलने के दौरान बहुत ही विषैला धुआँ पैदा होता है जोकि जानलेवा हो सकता है।

लक्षण एवं चिन्ह

- दम घुटने (ऐस्फीक्सिया) लक्षण एवं चिन्ह।
- शरीर पर जलने के निशान।
- जलने की वजह से प्रघात के लक्षण एवं चिन्ह।

उपचार

1. हताहत को आग और धुएं से सुरक्षित जगह पर ले जाएं (चित्र 12.38 क)।
2. आग लगे हुए कपड़ों को तुरंत निकाल दें, कम्बल डालें (चित्र. 12.38 ख)।

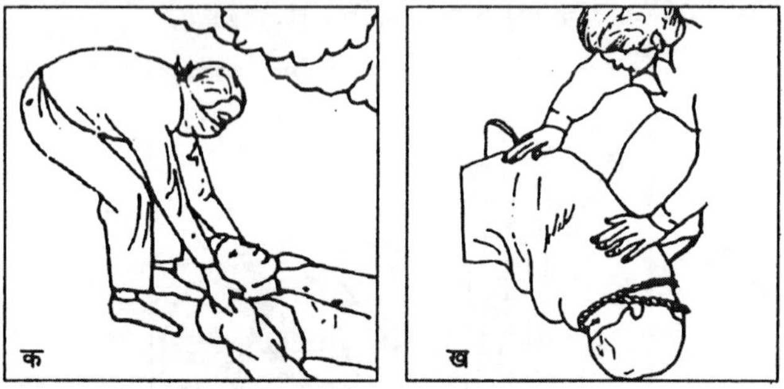

चित्र. 12.38 क से ख: (क) हताहत को ले जाना (ख) हताहत के ऊपर कंबल डालना

3. नाक और मुँह पर गीला कपड़ा अपने तथा हताहत के मुँह पर डालिए।
4. यदि हताहत बेहोश है और साँसें सामान्य ढंग से ले रहा है तो उसे स्वास्थ्य लाभ की स्थिति में रखें।
5. यदि साँस लेना कठिन हो या रुक गई हो तो तुरंत कृत्रिम-मुखामुख श्वसन क्रिया चालू करें (चित्र 12.38 ग)।

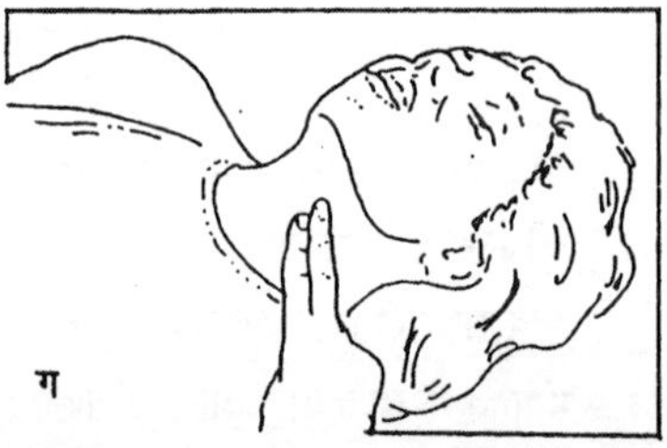

ग

चित्र. 12.38: (ग) कंठ या ग्रीवा नाड़ी को महसूस करना

6. किसी भी प्रकार के जलने या छाले या पपड़ी का उपचार करें।
7. हताहत को अस्पताल पहुँचाएँ।

विषैली गैसों द्वारा दम घुंटना

कार्बन मोनोक्साइड की विषाक्तता

- कार्बन मोनोक्साइड गैस खतरनाक होती है क्योंकि यह रक्त में व्याप्त ऑक्सीजन की जगह पहले ही ले लेती है।

- यह आक्सीजन की अपेक्षा रक्त द्वारा जल्दी अवशोषित की जाती है और इसे पूरी तरह से हटाने के लिए हताहत को बहुत देर तक कृत्रिम श्वसन क्रिया की जरूरत पड़ सकती है।

कार्बन मोनोक्साइड गैस के स्रोत

- कारों से निकलने वाला धुआँ।
- अधजले ईंधन (तेल) का धुआँ।
- घरेलू कोयला/ईंधन की गैस।
- कोयला खदानों की गैस।
- चार कोल भंडार की दहनशीलता।
- वायु से हल्की/पतली गैसें।

लक्षण एवं चिन्ह

1. दम घुटने (ऐसफीक्सिया) के लक्षण एवं चिन्ह।
2. सिरदर्द।
3. रक्त का रंग सामान्य हो सकता है लेकिन यदि खून में कार्बन मोनोक्साइड की मात्रा बढ़ जाए तो चेरी पिंक की ओर गहरा हो सकता है।
4. दिग्भ्रम (भ्रांति)।
5. साँस लेने में कठिनाई।
6. बेहोशी छा सकती है।

उपचार

1. गैस का स्रोत बंद करें।
2. घर/कमरे के दरवाजे खिड़किया खोल दें और ताजी हवा का आना सुनिश्चित करें।
3. एक बंद या सीमित जगह पर घुसने से पहले एक या दो लंबी साँसें लें और जितनी देर साँस रोक (साध) सकें, उन्हें रोके रहें।
4. फर्श के साथ रेंग कर चलें (क्योंकि गैसें प्राय: वायु से हल्की होती हैं)।
5. जितना जल्दी से जल्दी संभव हो हताहत को ताजी हवा में ले आएं।
6. यदि साँस लेना कठिन हो अथवा रुक गई हो कृत्रिम श्वसन क्रिया शुरू करें।
7. हताहत को तुरंत अस्पताल में स्थानांतरित करें।

कार्बन डाईआक्साइड तथा अन्य गैसें

स्रोत

- कोयला खदानें।
- गहरे बिना उपयोग वाले कुएँ।
- सीवर (सीवरेज) प्रणाली।
- ब्यूटेन या प्रोपेन का उपयोग घरों या उद्योगों में गरमी, प्रकाशन तथा फ्रिज वगैरा के लिए प्रयोग किया जाता है जो कनेक्शन की गलती से रिस सकती है।

लक्षण एवं चिन्ह

ठीक वैसे ही जैसेकि कार्बन मोनोक्साइड में होते हैं।

उपचार

1. कार्बन मोनोक्साइड की विषाक्तता के बारे में निपटने के बताए गए उपायों एवं सावधानियों को बरते व अवलोकन करें।
2. खदान या कमरे में खड़े होकर चलिए; क्योंकि यह गैस हवा से भारी होती है और फर्श के पास संग्रहीत होती है।
3. हताहत को तुरंत ताजी हवा में ले जाइए।
4. यदि उपलब्ध हो तो अपने बचाव के लिए गैस मास्क का उपयोग करें।
5. यदि साँस लेने में कठिनाई हो या साँस लेना बंद हो तो कृत्रिम श्वसन क्रिया करें।
6. हताहत को तुरंत अस्पताल में स्थानांतरित करें।

स्टेटस अस्थमैटिकस (स्थिर दमैल रोग)

- यह एक गंभीर स्थिति है जिसमें वायुमार्ग की माँसपेशी संकुचित (ऐंठनयुक्त) हो जाती है।
- वायुमार्ग बिल्कुल संकुचित हो जाता है और साँस क्रिया कठिनता पूर्ण हो जाती है विशेष रूप से वायु बाहर निकालनी बहुत कठिन हो जाती है।
- यह प्रकोप (हमले) एलर्जी, संक्रमण, उत्तेजना तथा तनाव से और भी ज्यादा जोर पकड़ लेते हैं।

लक्षण एवं चिन्ह

- श्वसन में कमी।
- श्वसन क्रिया में कठिनाई, विशेष रूप से वायु बाहर निकालना मुश्किल होता है।
- चेहरे पर नीलापन तथा रक्त संचयन हो सकता है।
- उत्तेजना (उद्विग्नता) तथा बोलने में कठिनाई।

उपचार

1. रोगी को भरोसा एवं शांति दिलाएं।
2. उसे बिस्तर या कुर्सी पर बैठने के लिए कहें तथा मेज या तकियों पर कुहनी रखकर हाथों में सिर टिकाकर आगे को झुककर बैठने को कहें (चित्र 12.39)।
3. ताजी हवा की आपूर्ति सुनिश्चित करें।
4. यदि हताहत चिकित्सीय स्थिति में है तो उसे वैसे ही रहने दें; क्योंकि इससे उसे राहत मिल सकती है।
5. हताहत को अस्पताल में पहुँचाएं।

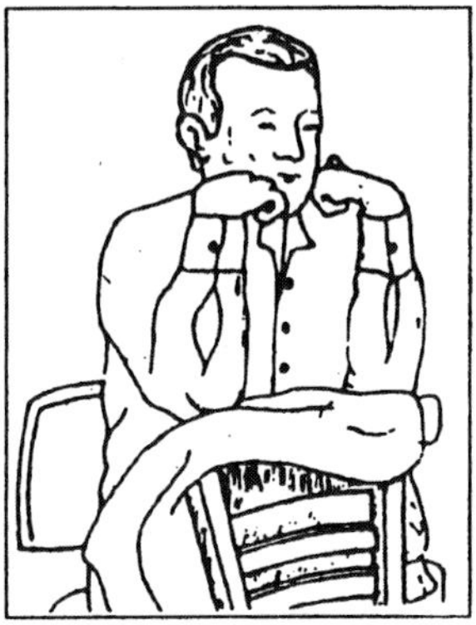

चित्र. 12.39: एक कुर्सी पर बैठना

हँफनी या दम फूलना

एक गंभीर आघात या पेट के ऊपरी भाग (सौर जालक) पर कोई भारी चीज गिरने से नियमित श्वसन क्रिया बाधित हो सकती है।

लक्षण एवं चिन्ह

- श्वासावरोध (ऐस्फीक्सिया) के सामान्य लक्षण एवं चिन्ह।
- साँस लेने में कठिनाई।
- बोलने में मुश्किल।
- हो सकता है कि हताहत नाभि के ऊपर पेट पकड़े और झुककर बैठा हो।
- सिर चकराना एवं उलटी होना।

उपचार

1. हताहत को साँस लेने की सहज मुद्रा में बैठाएं। यदि हताहत बेहोश है, उसे स्वास्थ्य लाभ की स्थिति में रखें (चित्र 12.40)।
2. छाती, गले तथा कमर के आसपास पहने हुए सख्त कपड़े ढीले करें।
3. हल्के से ऊपरी तरफ पेट पर मालिश करें।

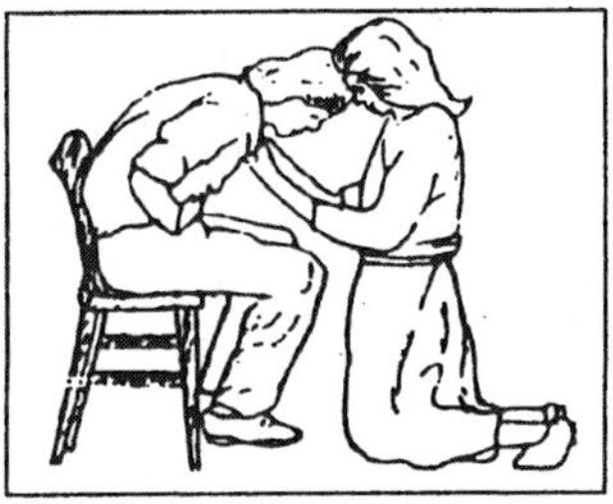

चित्र. 12.40: स्वास्थ्य लाभ की स्थिति में रखना

हिचकियाँ लेना

हिचकियाँ लेना एक प्रकार की ध्वनियुक्त अंदर की ओर वायु खींचने की बार-बार होने वाली प्रक्रिया है। जोकि डायाफ्राम के अनैच्छिक सकुंचन क्रिया के फलस्वरूप होती है।

यह प्राय: कुछ मिनटों तक होता है।

उपचार

1. हताहत को सीधे बैठने तथा साँस रोकने के लिए कहें या फिर कोई अधिक पेय दें।
2. यदि इसमें सफलता न मिले तो हताहत के मुँह व नाक पर कागज का थैला रखें जिससे रोगी साँस ले व उसी में वायु निकालें। (चित्र. 12.41)।
3. यदि हताहत को फिर भी राहत न मिले तो उसे अस्पताल पहुँचाएं।

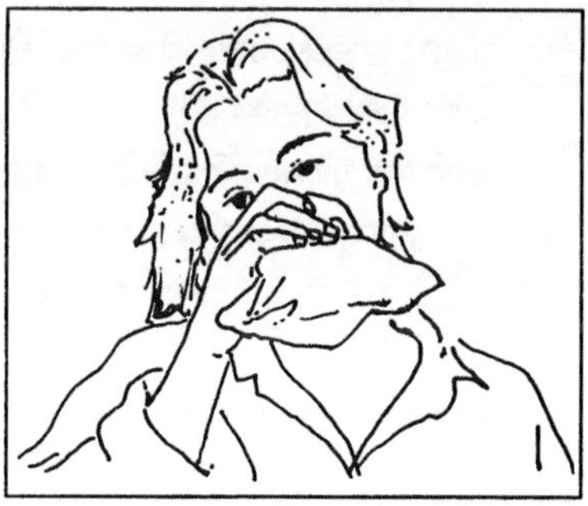

चित्र. 12.41: कागज के थैले से मुँह को ढकना

अति/तीव्र श्वसन

लक्षण

- तेजी से एवं लंबी श्वसन क्रिया।
- संभवत: डरा हुआ।
- संभ्रम (भ्रांति)।
- त्वचा, होठों तथा नाखून के कोनों में नीलेपन की समाप्ति।

उपचार

- हताहत को कागज के थैले में साँस लेने के लिए कहें। यह कागज का थैला हताहत के मुँह व नाक के ऊपर रखें, जिससे रोगी उसी में साँस ले व उसी में वायु निकालें। यह रक्त में कार्बन-डाइआक्साइड का स्तर बदल देगा जिससे श्वसन केन्द्र मस्तिष्क को साँस लेने के लिए नियंत्रण पा सकेगा (चित्र. 12.41)।
- यदि हताहत को फिर भी राहत न मिले तो उसे अस्पताल पहुँचाएं।

हृदय तंत्रीय आपात् स्थितियाँ

1. हृदयाघात (हार्ट अटैक)

यदि हृदय की सामान्य कार्य प्रणाली में कोई अचानक दखलंदाजी हो जाती है, तो हृदयाघात (हार्ट अटैक) होता है।

यह दो तरह से होता है:

क. हृदय धमनी बाधा (कोरोनरी ऑब्सट्रक्शन थ्रोम्बोसिस): यह तब होता है जब रक्त का थक्का हृदय धमनी को रोक देता है और रक्त हृदय माँसपेशी में नहीं पहुँचता है।

ख. हृदय अवरोध (कार्डियक अरेस्ट): यह तब होता है जब किन्हीं अन्य कारण से हृदय की गति रुक जाती है।

क. हृदय धमनी बाधा — हृदय पेशी व्यतिक्रम (कोरोनरी आब्स्ट्रक्शन-माइयो कार्डियल इंट्रक्शन)

लक्षण एवं चिन्ह (चित्र 12.42 क)

1. छाती में असुविधाजनक दबाव, ऐंठन या खिंचाव, भराव, सख्तीपन आदि होता है।

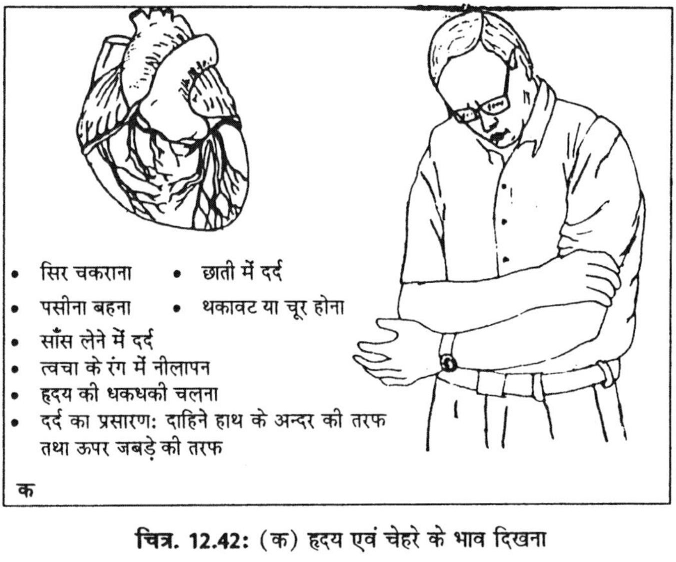

चित्र. 12.42: (क) हृदय एवं चेहरे के भाव दिखना

2. अचानक छाती के बीचों-बीच कुचलने जैसा दर्द जोकि भुजा, गले तथा जबड़े या पीठ में हो सकता है (चित्र 12.42 ख)।
3. अचानक आलसीपन या थकावट महसूस होना जिसके कारण हताहत बैठ जाता या दीवार के सहारे टिक जाता है ताकि चूर-चूर होने की दशा को एक सहारा दे सके।

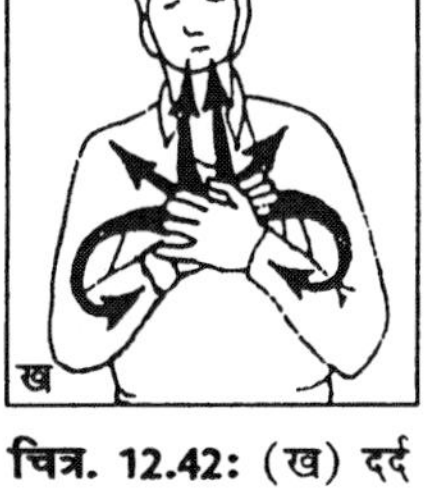

चित्र. 12.42: (ख) दर्द की दिशाएं प्रकट करना

4. अत्याधिक पसीना आना।
5. श्वसन क्रिया में कठिनाई।
6. कमजोरी।
7. त्वचा अचानक धूमिल तथा होंठ एवं अँगुली के नाखूनों के पोर नीले पड़ जाते हैं।

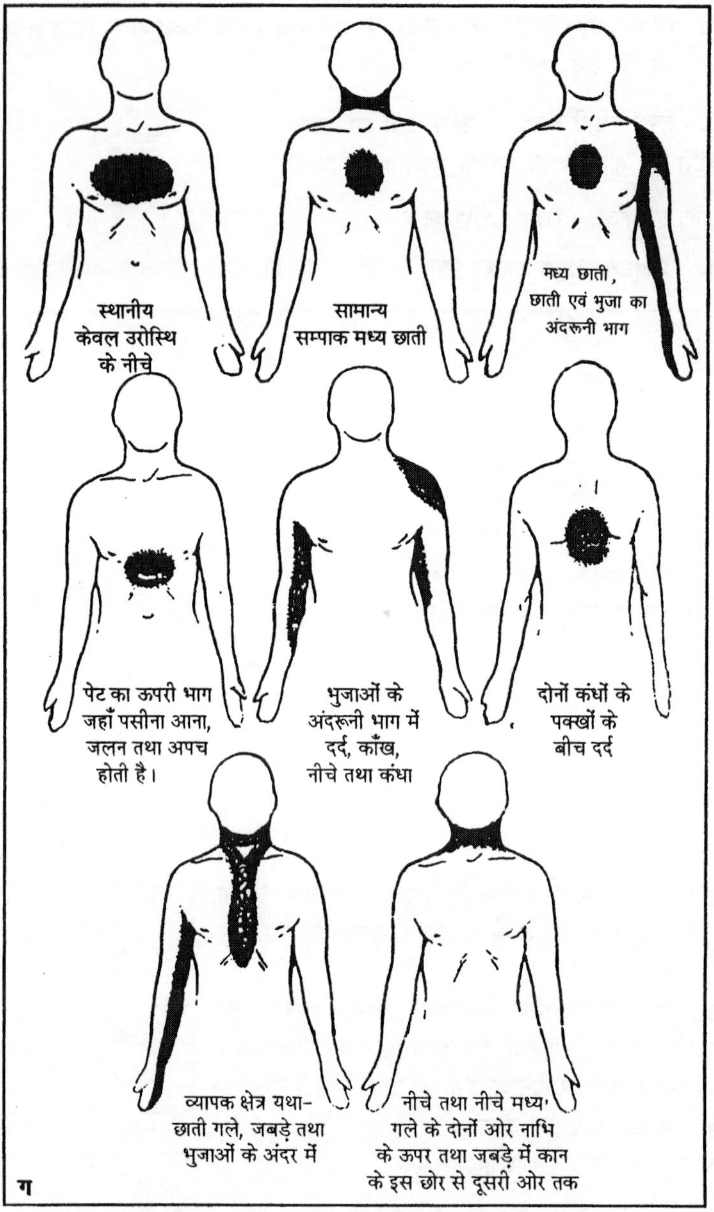

चित्र. 12.42: (ग) हार्ट अटैक के लक्षण व संकेत

8. तेज गति की धड़कन जोकि कमजोर होती जाती है और अनियमित हो जाती है।
9. प्रघात के लक्षण एवं चिन्ह।
10. बेहोशी का छाना।
11. श्वसन क्रिया एवं हृदय गति बंद हो सकती है।

हार्ट अटैक (हृदयाघात) के शुरूआती संकेत

दर्द होना: किसी भी स्वरूप में, हरदम हृदयाघात के साथ किसी न किसी रूप में साधारण ऐंठनयुक्त दर्द से लेकर गंभीर असहनीय दर्द के रूप में हो सकता है। इस दर्द के साथ अक्सर जलनशीलता एवं फूलने की संवेदना के साथ जुड़ा होता है जोकि प्रायः अपच के साथ संबद्ध होता हैं। यह दर्द लगातार हो सकता है और अचानक कम भी हो सकता है। लेकिन यदि यह होता है तो इसकी उपेक्षा न करें। यदि दर्द किसी भी एक या अधिक जगहों के सम्पाकों (कोम्बीनेशन) के साथ उभर सकता है जैसा कि चित्र 12.42 ग में दिखाया गया है।

उपचार

1. यदि रोगी होश में है, हल्के से उसे सहारा दें और हताहत को आधी झुकी हुई स्थिति में, हृदय एवं कंधों को सहारा देने वाली तथा घुटने मुड़ने की स्थिति में बैठाएं।
2. कोई भी कसी हुई चीजें ढीली करें जैसेकि गले, छाती एवं कमर के चुस्त कपड़े आदि।
3. बेहोश रोगी के स्वास्थ्य लाभ की स्थिति में रखें (चित्र.12.43)।
4. यदि हृदय गति और श्वसन क्रिया रुक गई है तो तुरंत ही पुनरुजीवन क्रिया शुरू करें।
5. प्रघात का उपचार करें।
6. प्रत्येक दस मिनट के अंतर से श्वसन दर, हृदय गति तथा होश के स्तर को जाँचते रहें।

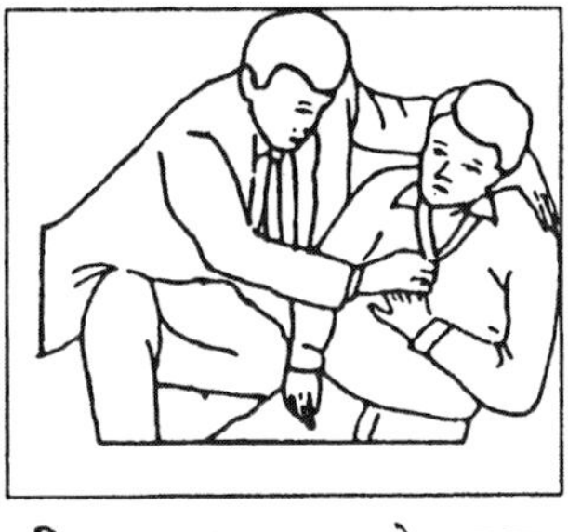

चित्र. 12.43: हताहत को स्वास्थ्य लाभ स्थिति में रखना

7. रोगी को तुरंत ही अस्पताल में उपचार की स्थिति में स्ट्रेचर केस के रूप में स्थानांतरित करें।

ख. कार्डियेक अरेस्ट (हृदय गति अवरोध)

यह एक गंभीर स्थिति है जिसमें हृदय अचानक गति करना बंद कर देता है।

लक्षण

- बेहोशी छाना।
- साँस न चलना।

- नाड़ी गति रुकना।
- मृत्यु जैसी स्थिति, त्वचा धूमिल (पीला पड़ना) होना।
- ओंठ तथा नाखून के कोये (पोर) नीले पड़ना।

हृदय गति अवरोध के संकेत या चिन्ह

- बेहोश आना।
- साँस ठहरना।
- नाड़ी गति रुकना (चित्र.12.44)।

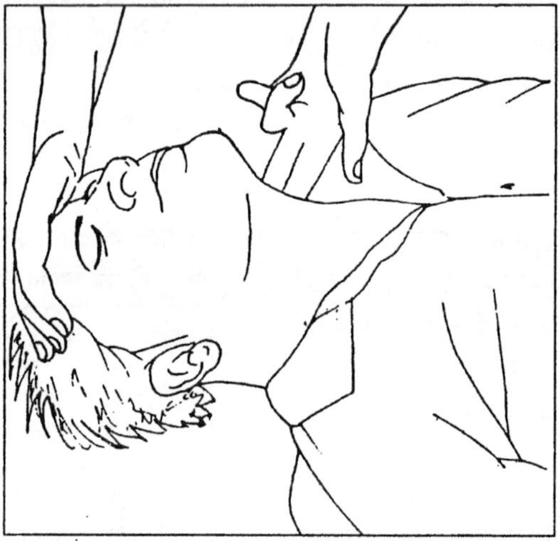

चित्र. 12.44: ग्रीवा नाड़ी (शिरा) की गति महसूस करना

- मृत्यु जैसा प्रकटाव।
- होठ एवं नाखूनों (के कोयों) में नीलापन छाना।

उपचार

1. तुरन्त पुनरुजीवन क्रिया शुरू करें।
2. रोगी को तुरंत अस्पताल ले जाएं तथा अस्पताल ले जाने के दौरान रास्ते में भी पुनरूजीवन क्रिया जारी रखें।
   - दो लोग मिलकर हृदय की धड़कन एवं श्वसन क्रिया चालू करने की पुनरूज्जीवन क्रिया करें (चित्र. 12. 45 और 12.46)।

ऐसा न करें—हताहत को स्वत: ही अनावश्यक रूप से इधर-उधर हलचल न करने दें। इससे हृदय पर अतिरिक्त जोर पड़ता है।

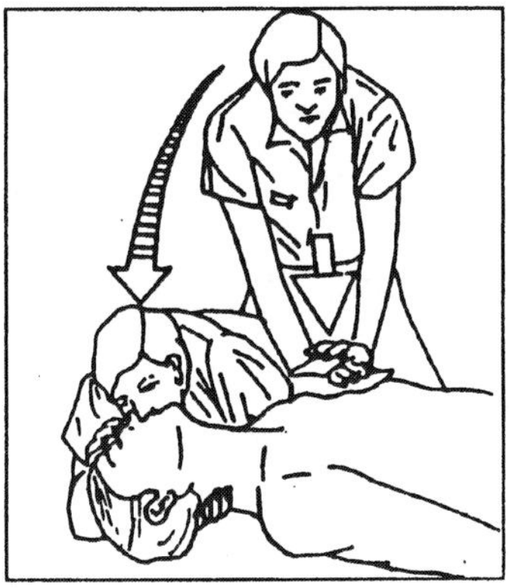

चित्र. 12.45: एक व्यक्ति द्वारा पुनरुजीवन क्रिया

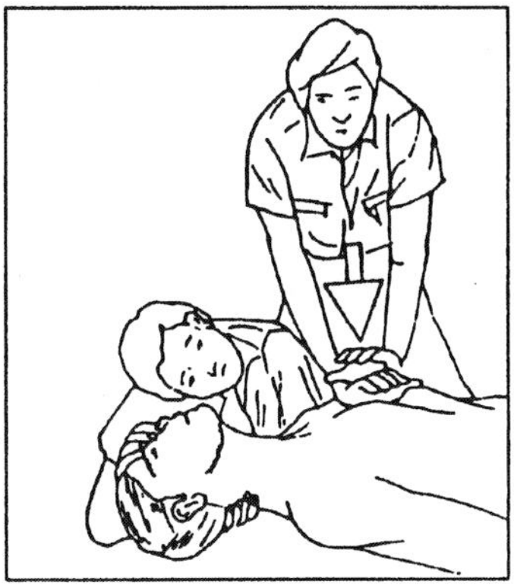

चित्र. 12.46: पुनरूज्जीवन क्रिया के भिन्न चरण

2. हृदयशूल (हृदशूल) (एंजीना पेक्टोरिस)

- यह स्थिति तब पैदा होती है जब हृदय धमनी का अंदरूनी मार्ग बहुत संकरा हो जाता है जिससे आक्सीजनयुक्त रक्त की आपूर्ति, हृदय की माँसपेशियों के लिए कम हो जाती है।
- यह बड़ी उम्र के लोगों को (वृद्धावस्था में) होता है (चित्र. 12.47)।
- यह व्यायामों के दौरान या उत्तेजित अवस्था में अवक्षेपित (गिरना) होता है।

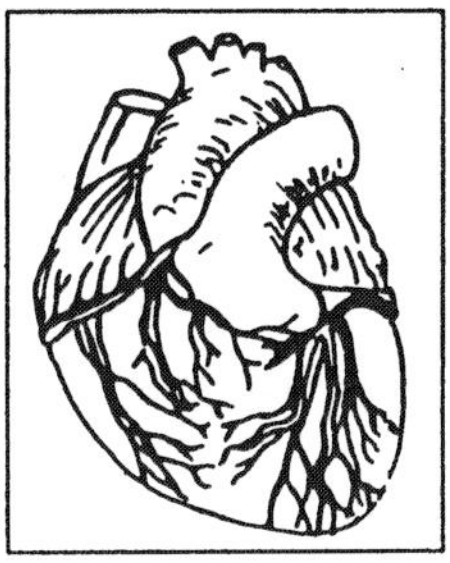

चित्र. 12.47: हताहत का हृदय

- यह आघात कुछ मिनटों तक रहता है और आराम के साथ दर्द घटने लगता है।

लक्षण एवं चिन्ह

- छाती में होने वाला दर्द बायें हाथ में नीचे की ओर प्रसारित होता है। इसके साथ ही यह गले, जबड़े तथा दूसरे हाथ तक फैल सकता है (चित्र. 12.48)।
- साँस लेने में कठिनाई।
- सामान्य कमजोरी छाना।
- त्वचा फीकी (पीली/धूमिल) और होठ नीले हो सकते हैं।

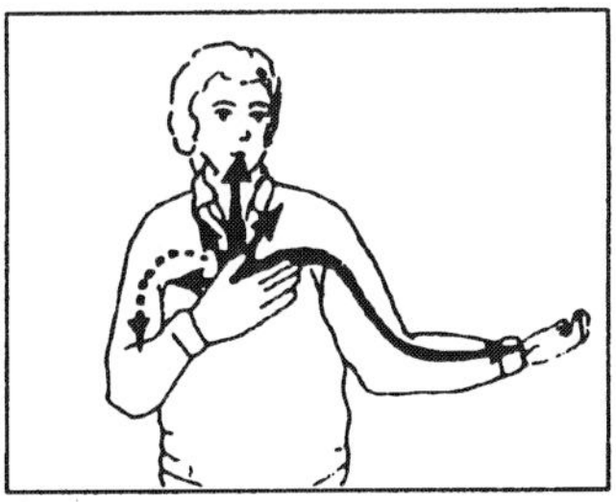

चित्र. 12.48: प्रसारित होते दर्द की दिशा दिखाना

उपचार

1. हताहत को बैठने में मदद करें, हताहत के पीछे एक कंबल या जैकिट आदि लगाएं और उसके घुटनों पर पैडिंग लगाकर सहारा दें।
2. हताहत को भरोसा दिलाएं तथा उसे आराम करने दें।
3. उसके गले, छाती तथा कमर के कपड़े ढीले करें (चित्र. 12.49)।

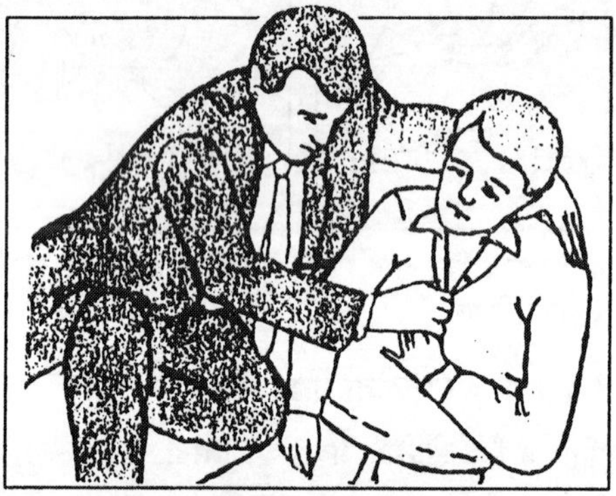

चित्र. 12.49: कपड़ों का ढीला करना

4. यदि हताहत के पास गिलिसरिल ट्राइनीट्रेट है तो उसे जीभ के नीचे रखने की सलाह दें।
5. यदि फिर भी लक्षण दिखाई दें तो उसे तुरंत अस्पताल भेजें।

तालिका 12.1: ह्दयशूल तथा ह्दय धमनी अवरोध के बीच अंतर

लक्षण	*ह्दय शूल*	*ह्दय धमनी अवरोध*
दर्द का स्थान	स्थानीय या छाती के आसपास	ठीक वैसे ही
दर्द का फैलाव	गले, जबड़े तथा भुजा	ठीक वैसे ही
दर्द की प्रकृति	हल्की या भारी असुविधा दबाव के साथ या ऐंठन/संकोचन युक्त संवेदना	ठीक वैसे ही, लेकिन अधिक तीव्र या गहन
अवधि	प्राय: उसे 8 मिनट, देर तक बहुत ही कम होता है।	प्राय: 30 मिनट से ज्यादा समय तक होता है।
अन्य लक्षण	प्राय: कोई अन्य नहीं छाना, सिर चकराना,	पसीना आना, कमजोरी पीला, धूमिल रंग
पसीना आने के घटक तत्व	उग्र मौसम, कड़ी मेहनत तनाव, भोजन	प्राय: कोई नहीं
राहत देने वाले घटक तत्व	शारीरिक क्रियाकलाप बंद करना तनाव घटना, नाइट्रोग्लिसरीन	नाइट्रोग्लिसरीन अधूरा या बिल्कुल भी राहत नहीं दे सकता है।

यदि यह आशंका है कि हताहत को कौन सी स्थिति या लक्षण है तो सदैव इसे हृदय धमनी के घटक अवरोध के रूप में मानकर उपचारित करें (चित्र. 12.50 और तालिका 12.1)।

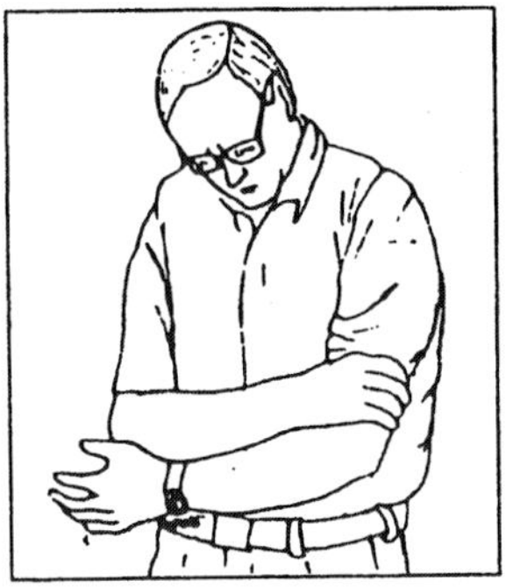

चित्र. 12.50: हृदय शूल एवं हृदय धमनी अवरोध के लक्षणों में अंतर समझना

3. रक्त संकुल या हृदय गति ठहराव (कान्जेस्टिव हार्ट फेल्योर)

- यह ठीक हृदयाघात या हृदय अवरोध (हार्ड अटैक या क्राडियेक अरेस्ट) जैसा नहीं होता है।
- इसमें हृदय रक्त प्रवाह (ब्लड पंपिंग) उचित रूप से नहीं कर पाता या फेफड़े में द्रव बनने लगता है या शरीर के अन्य अंगों को द्रव उत्पादित हो सकता है।
- फेफड़ों में वायु का आदान-प्रदान उचित रूप से न हो पाने के कारण श्वसन की गड़बड़ियाँ उभरती हैं।

लक्षण एवं चिन्ह

- तीव्र नाड़ी गति: नाड़ी गति 120 प्रति मिनट से ज्यादा।
- गहन श्वसन क्रिया में कमी: साँस लेने की दर 30 प्रति मिनट से।
- टखनों में सूजन।
- कंठ शिरा उभरी हुई तथा नाड़ी गति युक्त।
- पेट में लीवर (यकृत) क्षेत्र में सूजन।
- होंठों, अंगुलियों के नाखूनों तथा त्वचा में नीलापन।
- संभ्रम या भ्रांति स्थिति।

उपचार

1. वायु मार्ग खुला बनाए रखें।
2. रोगी को आराम एवं बैठी हुई स्थिति में रखें।
3. शरीर की गरमी को संरक्षित रखने हेतु उसे ढकें।
4. रोगी को भरोसा दिलाएं।
5. रोगी को स्ट्रेचर मामले के रूप में अस्पताल में पहुँचाएं।

तंत्रिका प्रणाली की आपात् स्थिति

मूर्छा या बेहोशी

- यह एक अल्पकालिक चेतना की हानि होती है अर्थात् सामान्यत: कुछेक मिनटों की बेहोशी होती है और यह अस्थाई तौर पर मस्तिष्क में रक्त की आपूर्ति रुकने से होती है।
- यह जल्दी ही ठीक होता है एवं पूर्ण स्वास्थ्य लाभ मिलता है।

कारण

1. दर्द या भय की तंत्रिकीय प्रतिक्रिया।
2. भावनात्मक निराशा, थकावट या चूर होना या भोजन की कमी।
3. लंबे समय तक शारीरिक (भौतिक) क्रियाशीलता न होना। इस दशा में शरीर के निचले भागों में ज्यादा रक्त एकत्र हो जाता है और रक्त संचार के लिए उपलब्ध कुल रक्त की मात्रा में कमी हो जाती है।

लक्षण एवं चिन्ह

- ठीक प्रघात वाले लक्षण
- धीमी एवं कमजोर नाड़ी गति
- हताहत कमजोर व पीला दिखता है
- चक्कर आना या थकावट लगना

उपचार

1. हताहत को बैठने के लिए कहें और आगे की ओर घुटनों के बीच सिर झुकाकर बैठने की सलाह दें तथा गहरी साँस लेने को कहें (चित्र. 12.51 और 12.52)।

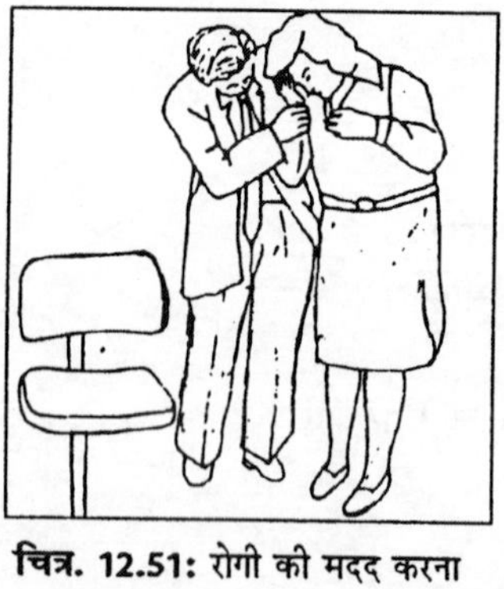

चित्र. 12.51: रोगी की मदद करना

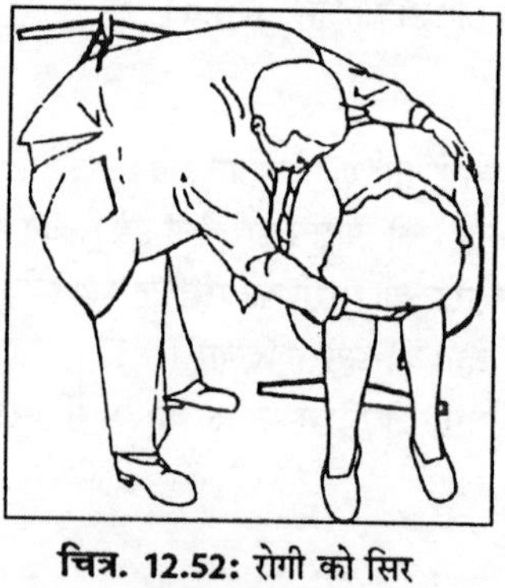

चित्र. 12.52: रोगी को सिर झुकाकर बैठने दें

2. यदि हताहत परेड में है या भीड़ में खड़ा है तो उसे सलाह दें कि वह टाँग व पाँव (पंजे) की माँसपेशी को मोड़े ताकि रक्त संचार में सहायता मिले।
3. यदि रोगी बेहोश है किन्तु साँसें सामान्य ले रहा है तो उसे चित लेटा रहने दें और पाँव ऊपर को उठा दें। वायुमार्ग को खुला छोड़ें (चित्र. 12.53)।

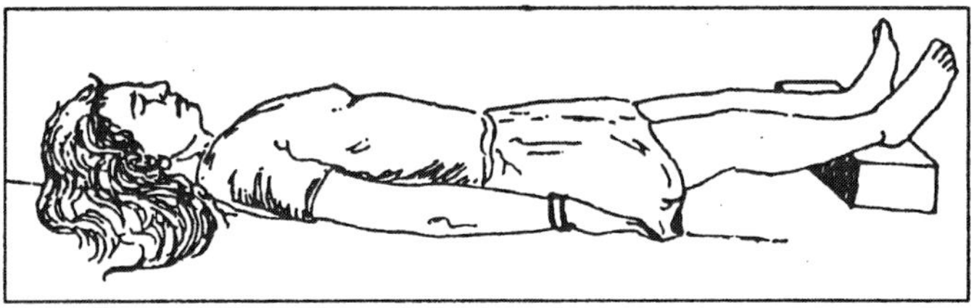

चित्र. 12.53: हताहत को चित लिटाना तथा पाँवों को सहारा देकर ऊपर उठाए रखना

4. छाती तथा कमर व गले के आसपास के सख्त कपड़ों को ढीला करें (चित्र. 12.54)।
5. खुली जगह बनाएं तथा छाया में रखें जहाँ ताजी हवा आ सके। चेहरे पर पंखे से हवा करें।

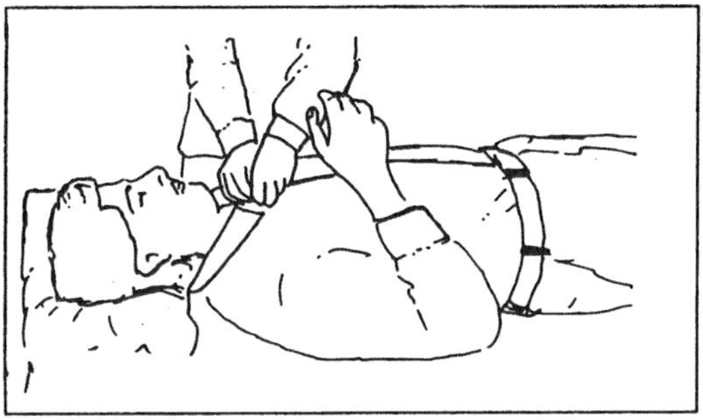

चित्र. 12.54: सख्त कपड़े ढीले करना

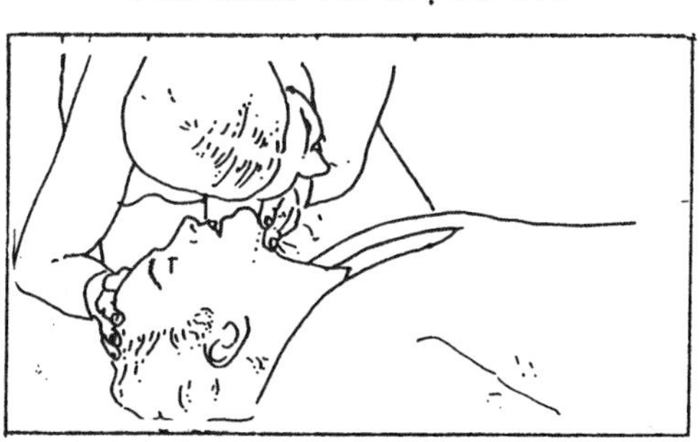

चित्र. 12.55: साँस की गति जाँचना

6. गिरने की वजह से होने वाली किसी भी चोट का उपचार करें।
7. श्वसन दर, नाड़ी गति तथा होश का स्तर प्रत्येक 10 मिनट पर जाँचते रहें (चित्र. 12.55)।
8. रोगी को भरोसा दिलाएं, धीरे-धीरे उसे बैठाने की स्थिति में लाएं।
9. हताहत को अस्पताल पहुँचाएं।

ऐसा न करें: हताहत को शराब न पिलाएं।

ऐसा कभी न करें: हताहत को जब तक होश न आए तब तक उसे मुँह से कुछ भी खाने या पीने को न दें। होश आने पर केवल पानी पीने को दें (चित्र. 12.56 और 12.57)।

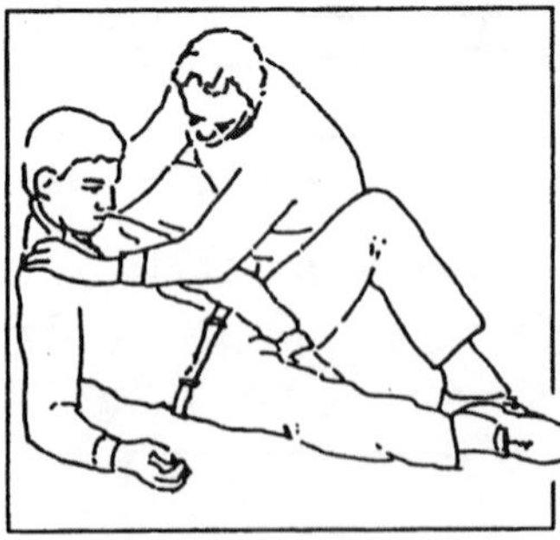

चित्र. 12.56: रोगी को उठाना

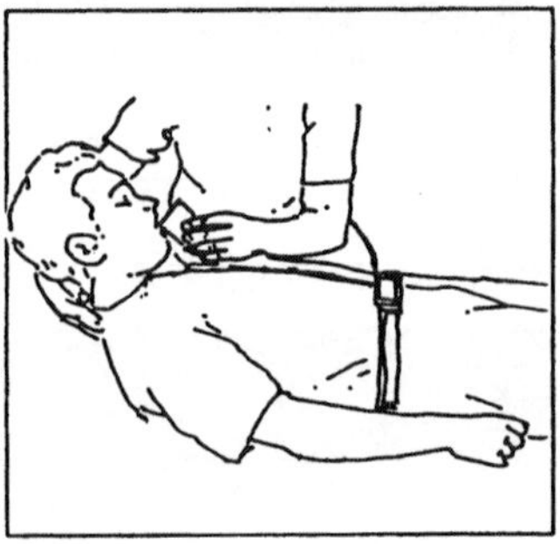

चित्र. 12.57: पीने को पानी देना

रक्ताघात (स्ट्रोक)

इस स्थिति में शरीर के मस्तिष्क वाले भाग में रक्त प्रवाह अचानक रुक जाता है या फिर विशेष तौर से बाधित हो जाता है:

क. यह रक्त के थक्के (क्लाट) या कण की वजह से हो सकता है इसे सेरेब्रल थ्रोम्बोसिस (दिमागी या प्रमस्तिष्कीय घनास्रता) कहते हैं।

ख. जब किसी रक्त वाहिनी के फटने से मस्तिष्क में खून रिसने लगता है तो इसे सेरेब्रल हेमेरेज (मस्तिष्क रक्तस्राव) कहते हैं। यह उच्च रक्तचाप वाले व्यक्ति को होता है।

लक्षण एवं चिन्ह (चित्र. 12.59)

- अचानक गंभीर सिर दर्द।
- पूर्ण उछाल मारती नाड़ी गति।
- संभ्रम एवं दिग्भ्रमित होना।
- चक्कर आना और बेहोशी छाना।
- मुँह का पक्षाघात (लकवा), मुँह का भाग एक तरफ को लटक सकता है। यहाँ से लार टपकने लग सकती है और बोलने में लखड़ाहट (हकलाहट) सी हो सकती है।

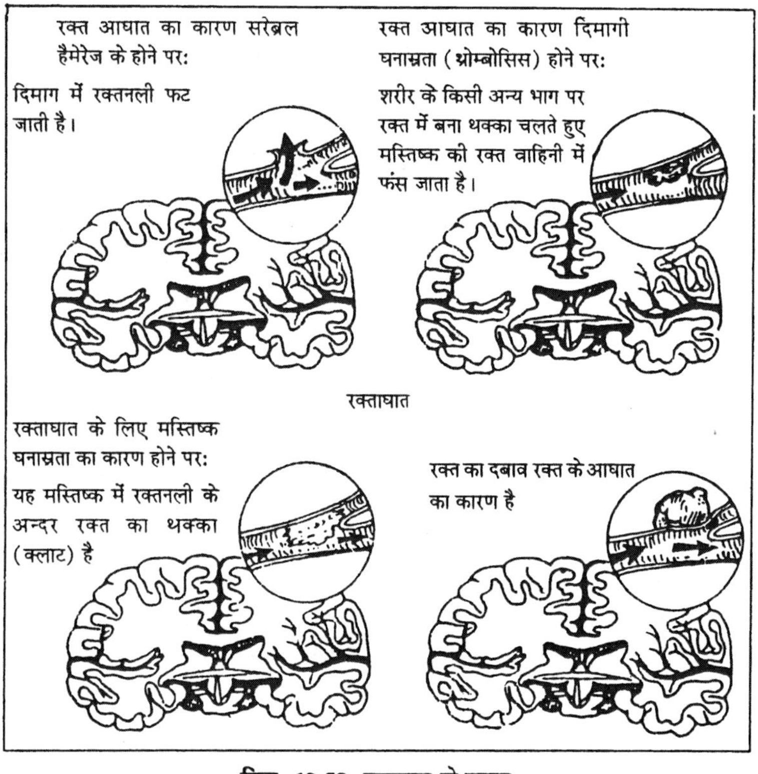

चित्र. 12.58: रक्ताघात के कारण

- शरीर के एक तरफ या दोनों तरफ के अंग (बाजुओं) में कमजोरी या संवेदनशीलता की कमी हो सकती है।
- सूखी एवं गरम त्वचा।
- आँखों के तारे में असमान गति एवं स्थिति।
- मूत्र एवं शौच नियंत्रण खत्म हो सकता है।

उपचार

1. यदि हताहत होश में है तो उसे सिर और कंधों को सहारा देकर ऊपर उठाते हुए लिटा दीजिए। उसका सिर एक ओर को झुका दीजिए ताकि मुँह से लार बाहर बहकर निकल जाए।
2. उसके गले छाती व कमर के चुस्त व सख्त कपड़ों को ढीला करें ताकि रक्त संचार एवं श्वसन में सहायता मिले।

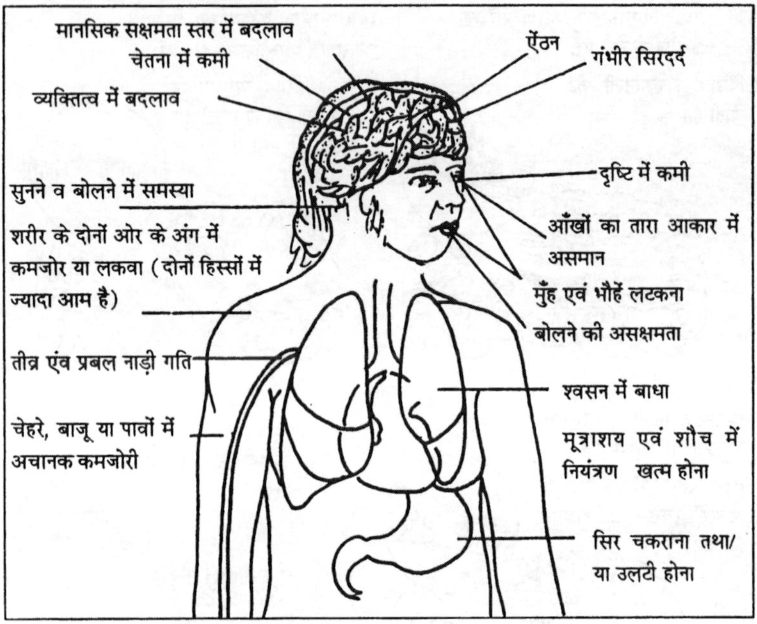

चित्र. 12.59: रक्ताघात के सामान्य लक्षण एवं चिन्ह

3. प्रघात (शॉक) का उपचार करें।
4. बेहोश रोगी को स्वास्थ्य लाभ की स्थिति में लिटाएं (चित्र. 12.60)।
5. यदि श्वसन क्रिया एवं ह्रदय की धड़कन रुक गई है तो तुरंत ही पुनरुजीवन क्रिया शुरू करें।

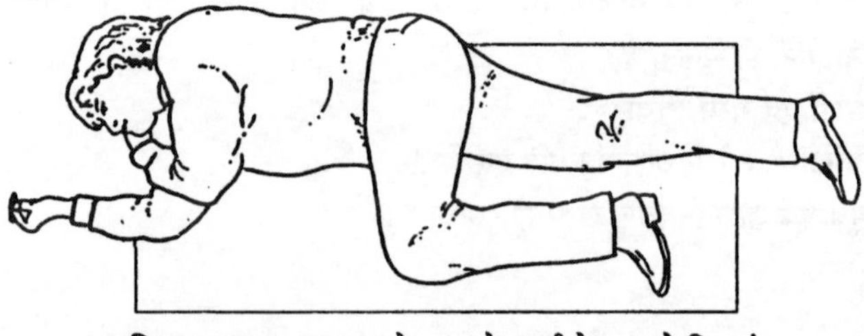

चित्र. 12.60: हताहत को पट (चेहरा नीचे) करके लिटाएं

ऐसा न करें: मुँह में कुछ भी न दें।

ऐसा बिल्कुल न करे: रोगी को बहुत ज्यादा गरम न होने दें।

बेहोश रोगी

- बेहोशी का कारण है मस्तिष्क की क्रियाशीलता में बाधा पड़ना।
- हताहत की गंभीरता का निर्धारण हताहत की प्रतिक्रिया या चेतना जैसेकि ध्वनि या स्पर्श से जाँच की जा सकती है।

कारण

चेतना का स्तर

यह वे चरण हैं जिससे एक व्यक्ति बेहोश से होश की ओर या इसकी विपरीत स्थिति की प्रगति में गुजर सकता है (चित्र. 12.61):

चरण *I* : वह सामान्य तौर से प्रश्नों के उत्तर दें एवं बातचीत कर सकता है।

चरण *II*: वह सवालों के सीधे जबाव दे सकता है।

चरण *III*: वह प्रश्नों के उत्तर अस्पष्ट देता है।

चरण *VI*: वह निर्देश का पालन करता है।

चरण *V*: वह केवल दर्द के लिए प्रतिक्रिया करता है

चरण *VI*: वह कोई प्रतिक्रिया नहीं व्यक्त करता है।

उपचार

1. वायु मार्ग खुला बनाएं रखें।

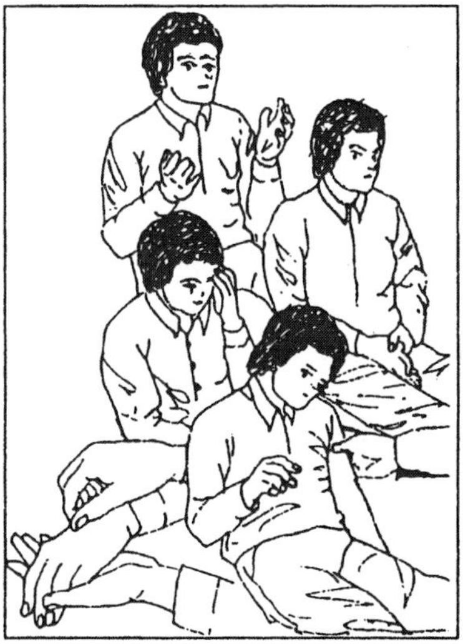

चित्र. 12.61: प्रतिक्रिया के विभिन्न स्तर

2. मुँह से कोई भी बाधा, दाँत या टूटा दाँत निकाले और हताहत के मुँह से कोई उलटी या खून आदि साफ करें।
3. गले, छाती व कमर के आसपास का कोई सख्त कपड़ा निकालें या ढीला करें।
4. यदि साँस रुक गई है तो तुरन्त कृत्रिम श्वसन क्रिया चालू करें।
5. रोगी की सिर की चोट को जाँचें या बेहोशी के अन्य कारण को देखें।
6. हताहत को पट (पेट के बल) लिटा कर रखें (चित्र. 12.60)।
7. गंभीर घाव एवं अस्थि भंग।
8. यदि रीढ़ की हड्डी की क्षति है तो रोगी को इधर-उधर न करें।
9. हताहत की श्वसन दर, नाड़ी गति तथा चेतना का स्तर जाँचते रहें।
10. यदि वह होश में आ जाए तो उसे भरोसा दिलाएं।

ऐसा मत करें: मुँह से कुछ भी न दें।
ऐसा न करें: उसे बिना ध्यान दिए न छोड़ दें।

शिशुपन (या शैशव) की ऐंठन

- यह प्राय: 1 से 4 वर्ष के बच्चों में होती है ।
- संक्रामक रोगों या गले अथवा कान के संक्रमण के कारण ताप बढ़ सकता है और वह ऐंठन का कारण भी हो सकता है।

लक्षण एवं चिन्ह

- बच्चे को तेज बुखार होगा और चेहरे पर लाली तथा पसीना आएगा।
- चेहरे और हाथ-पाँवों की माँसपेशियाँ ऐंठन (खिंचाव) करती हैं।
- आँखें आगे पीछे होती या उलट सी जाती हैं।
- इसमें सिर के पीछे भाग में तथा रीढ़ के घुमाव में सख्ती या अकड़पन आ सकता है।
- वह साँस रोक सकता है।
- चेहरे और गले पर रक्त संकुलता हो सकती है।

उपचार

1. श्वसन खुला रखें और ताजी हवा सुनिश्चित करें।
2. गले तथा छाती के आसपास के सख्त कपड़े ढीले करें।
3. शरीर पर ठंडे पानी की पट्टी फेरें।
4. बेहोश रोगी की भांति उपचारित करें।
5. उसे तुरंत अस्पताल ले जाएं।
6. माता-पिता को भरोसा दिलाएं।

ऐसा न करें: बच्चे को ठंडे में न ले जाएं।

मिरगी (अपस्मार) का दौरा

- मिरगी का दौरा दिमाग के सामान्य वैद्युतकी क्रियाकलापों में छोटी सी बाधा आने से होता है।
- मिरगी के दौरे अलग-अलग तरह के हो सकते हैं जिसमें कुछ क्षण की चेतना की समाप्ति के साथ-साथ माँसपेशी ऐंठन तथा खिंचाव हो सकता है।
- मिरगी का दौरा अचानक और अप्रत्याशित तरीके से उभर सकता है।

लक्षण एवं चिन्ह (चित्र. 12.62 क से छ तक)

1. व्यक्ति के आसपास का माहौल हतोत्साहित पूर्ण।
2. रोने के साथ हतोत्साहित माहौल के साथ बेहोशी आना।

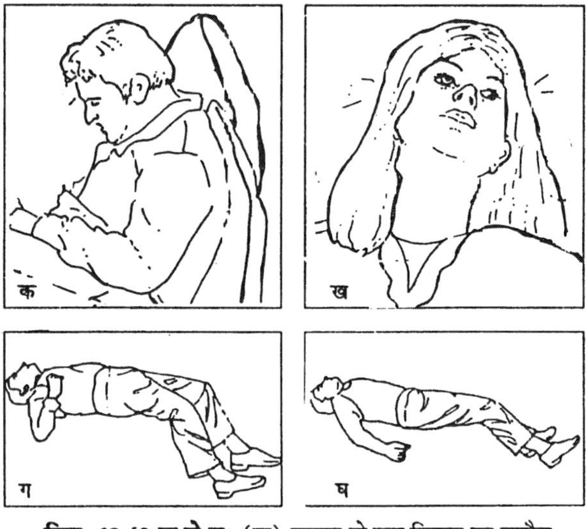

चित्र. 12.62 क से घ: (क) हताहत के एक निराशा का माहौल (ख) निराशा (औरा) के माहौल के विभिन्न चरण (ग) अकड़पन आना (घ) पीछे को मुड़ना

3. वह फर्श पर गिरता है एवं कुछ पलों के लिए अकड़ सा जाता है तथा साँस रुक सकती है। चेहरे व होठों पर नीलापन आ जाता है और इसके कारण चेहरे व गर्दन पर रक्त संकुलता हो जाती है।
4. कुछ ही पलों में हताहत पीछे को टेढ़ा होगा एवं झटके से आएंगे जो क्रमशः खिंचाव एवं ढीलापन करते हुए एक गति बनाकर हिलेगा यह सब कुछ जोरीदारी से होगा (क्लीनिक कल्वल्सिव मूवमेंट)।

5. ऐंठे जबड़े के कारण साँस लेने की क्रिया आवाज युक्त हो सकती है। मुँह में झाग हो सकता है और यदि होंठ या जीभ में चोट लग गई है तो खून युक्त झाग आ सकता है। इसमें मूत्राशय या कभी-कभी शौच का नियंत्रण खत्म हो सकता है।
6. धीरे-धीरे यह चिकित्सीय (क्लीनिक) लाक्षणिक चरण घटता जाएगा और माँसपेशी शिथिल होगी। यह आघात लगभग 30 सेकेंड से 5 मिनट तक का हो सकता है। इसके बाद रोगी को गहरी नींद आएगी और धीरे-धीरे सुधार होगा। क्रमशा: संभ्रम, थकावट, माँसपेशी की ऐंठन या पीड़ा तथा सिरदर्द का अनुकरण करेगा। ऐसे रोगी को पर्याप्त आराम दिया जाना चाहिए।

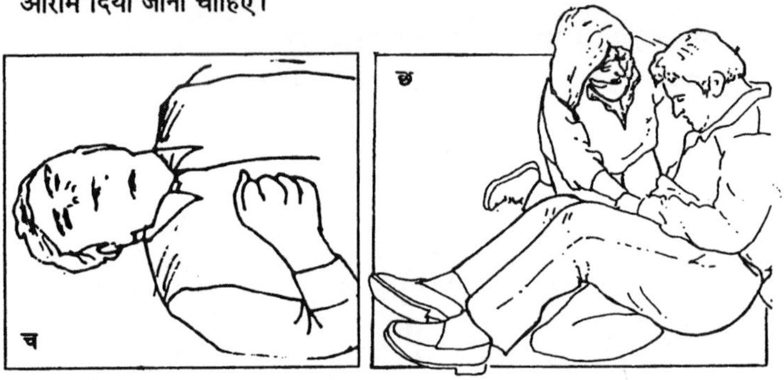

चित्र. 12.62 च से छः (च) जकड़ा (ऐंठा) हुआ जबड़ा (छ) हताहत को आराम करने देना

उपचार

1. हताहत को गिरने से बचाएं और इसे धीरे से लिय दें। उसे चोट लगने से बचाएं।
2. उसके आसपास की जगह साफ करें, वायुमार्ग खुला रखें और उसके कपड़े ढीले करें।
3. जब ऐंठन रुक जाएं तो उसे स्वास्थ्य लाभ स्थिति में लाएं (पेट के बल लेटा हुआ रखें)।
4. डाक्टर को सूचित करें या हताहत को अस्पताल में पहुँचाए।
5. उसे आराम करने का भरपूर समय दें।
6. उसे आश्वस्त करें।

ऐसा न करें: खतरनाक स्थिति होने पर हताहत को इधर उधर ले जाना।

ऐसा न करें: मुँह में कुछ भी रखने या उसे खोलने की कोशिश।

ऐसा न करें: हताहत को हिलाने व जगाने की कोशिश।

ऐसा न करें: कुछ भी पीने को देना।

मिरगी की परिस्थिति में

- इस स्थिति में हताहत बिना होश आए एक से दूसरे और तीसरे लगातार दौरों (झटकों) की शृंखला से गुजरता जाता है।
- यह एक आपात्कालिक स्थिति होती है।

देखभाल एवं प्रबंध

हताहत/रोगी को अस्पताल पहुँचाएं।

हिस्टीरिया (उन्माद)

यह एक भावनात्मक बाधा या तंत्रिका तंत्र के तनाव के प्रति अति-प्रतिक्रिया से उभरता है। और यह लोगों की उपस्थिति से और भी ज्यादा बढ़ता है।

लक्षण एवं चिन्ह

- नाटकीय रूप से चीखने, चिल्लाने, रोने एवं हाथ-पाँव पटकने के साथ अस्थाई रूप से (थोड़ी देर हेतु) व्यवहार अनियंत्रित हो जाना।
- धरती पर लोट-पोट करना।
- अपने बाल एवं कपड़े नोचना एवं फाड़ना।
- उन्मादित तीव्र श्वसन (हाइपरवेंटीलेशन)।
- चलने या गति करने में असमर्थ।

उपचार

1. हताहत को भरोसा दिलाएं तथा एकांत स्थान पर ले जाएं।
2. उसे मनोचिकित्सीय वार्ड में ले जाए।
3. कारणों का पता करें।

ऐसा न करें: झापड़ मारना या सहानुभूति प्रकट करना।

मधुमेही: आपात् स्थितियाँ (डायबेटिक एमरजेंसीज)

मधुमेह (डायबिटीज)

- प्रत्येक सामान्य व्यक्ति के रक्त में एक निश्चित मात्रा में शर्करा (ग्लूकोज) उपस्थित होती है। सामान्य क्रियाकलाप के लिए प्रत्येक व्यक्ति को शर्करा की आवश्यकता होती है तथा इंसुलिन की कमी में ऊर्जा स्रोत के रूप में बदलने के लिए भी शर्करा की आवश्यकता होती है (चित्र. 12.63)।
- डायबिटीज प्रभावित लोगों का शरीर ऊर्जा के आपात्कालिक स्रोत के रूप में शर्करा का उपयोग करने में असमर्थ होता है क्योंकि उनके शरीर में इन्सुलिन की कमी होती है (चित्र. 12.64)।

सामान्य व्यक्ति

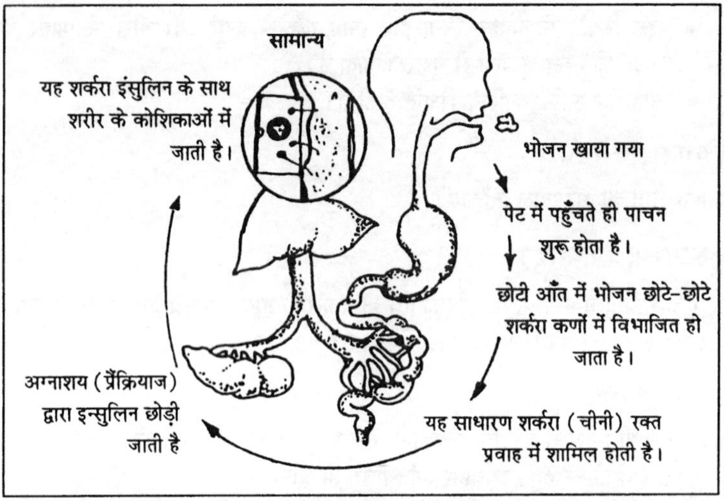

चित्र. 12.63: सामान्य व्यक्ति में शर्करा का चयापचय (मेटाबोलिज्म)

मधुमेहग्रस्त

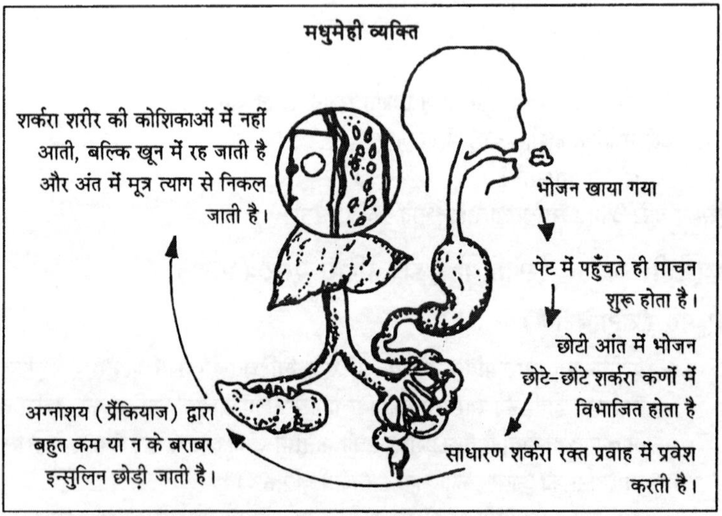

चित्र. 12.64: मधुमेहग्रस्त में शर्करा का चयापचय

डायबिटिक (मधुमेही) व्यक्ति में दो तरह की आपात्स्थितियाँ पैदा से हो सकती है।

1. *हाइपरग्लीसीमिया (डायबिटिक कामा) या केटोएसिडोसिस*

यह अवस्था तब होती है तब रक्त में बहुत ज्यादा शर्करा बढ़ जाती है।

कारण

- इलाज न किए गए मामले।
- प्रस्तावित दवा न प्राप्त कर पाना।
- कुछ प्रकार के तनाव या संक्रमण मधुमेह के आघात (अटैक) का कारण बन सकते हैं।

यदि बीमारी बहुत लंबे समय से है तो बेहोशी और मौत का कारण बन सकती है।

लक्षण एवं चिन्ह

इन्हें चित्र 12.65 में दिखाया गया है।

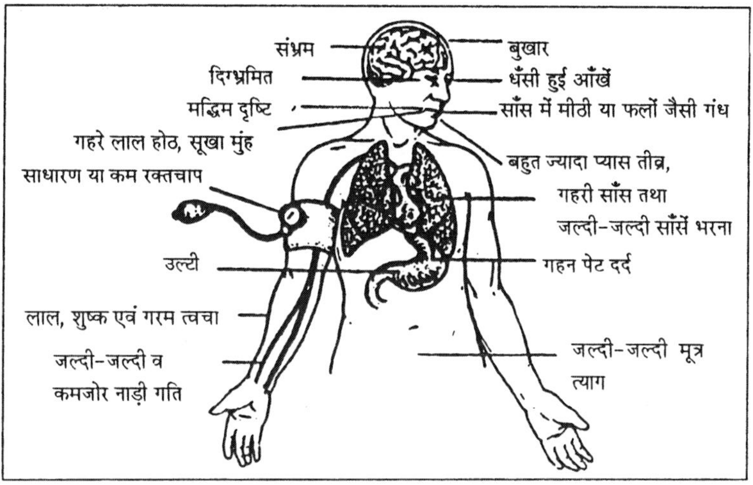

चित्र. 12.65: डायबेटिक कामा के मामलों के लक्षण एवं चिन्ह

उपचार

1. हताहत को तुरंत ही अस्पताल पहुँचाए जाने की जरूरत होती है।
2. प्रमुख संकेत की निगरानी करें।
3. हताहत का वायुमार्ग खुला बनाए रखें तथा उसे स्वास्थ्य लाभ की स्थिति में रखें।
4. यदि उलटी आ रही है तो उकड़ूं एवं सिर झुकाकर (अर्धविराम की) स्थिति में बिठाएं ताकि उलटी निकल जाए और श्वसन क्रिया सुरक्षित रहे।

2. *हाइपोग्लीसीमिया (इंसुलिन शॉक)*

यह स्थिति तब होती है जब रक्त में शर्करा की मात्रा बहुत कम हो जाती है।

कारण

- रोगी गलती से बहुत ज्यादा इन्सुलिन ले लें।
- बहुत कम आहार खाए।
- एकबार का भोजन छूट जाए।
- बहुत ज्यादा परिश्रम।

कम शर्करा युक्त रक्त से मस्तिष्क प्रभावित हो सकता है। यदि बहुत ज्यादा दिनों तक रहे या बहुत कम रहे तो इसके परिणाम स्वरूप बेहोशी आ सकती है और रोगी की मृत्यु भी हो सकती है।

इन्सुलिन शॉक के लक्षण एवं चिन्ह

यह चित्र 12.66 में दिए गए हैं।

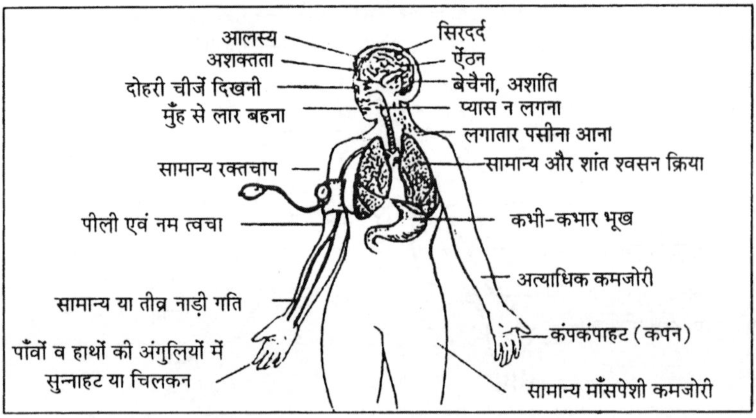

चित्र. 12.66: इंसुलिन शॉक के लक्षण एवं चिन्ह

उपचार

1. यदि हताहत होश में है और गुटकने की स्थिति में है तो उसे तुरंत शक्कर (चीनी), शर्करा पेय, चॉकलेट या अन्य मीठा आहार दें, ताकि रक्त में चीनी की मात्रा बढ़ जाए (चित्र. 12.67)।
2. यदि वह बेहोश है और सामान्य गति से साँसे ले रहा है। तो रोगी को स्वास्थ्य लाभ की

स्थिति में लिटाएं तथा सामान्य उपचार जारी रखें। जैसाकि बेहोश रोगी के लिए बताया गया है (चित्र. 12.67)।

3. उसे तुरंत अस्पताल ले जाना चाहिए।

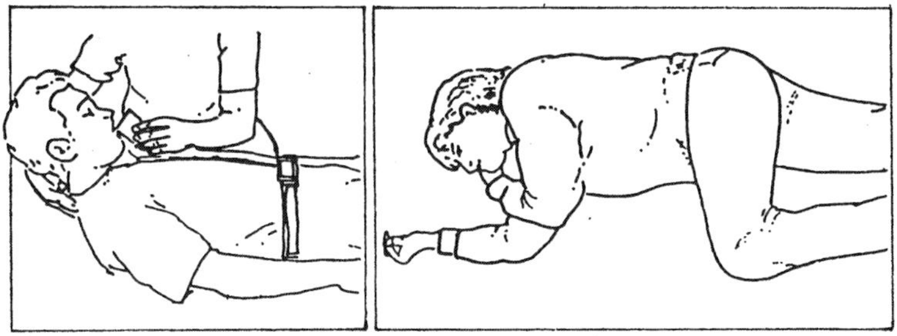

चित्र. 12.67 क से ख: (क) मीठा पेय (स्वीटड्रिंक) देना (ख) हताहत को स्वास्थ्य लाभ की स्थिति में रखना

तालिका 12.12: इन्सुलिन शॉक तथा डायबेटिक कामा में अन्तर

व्याख्यात्मक शब्द	*डायबेटिक कामा*	*इन्सुलिन शॉक*
कारण	हताहत का असंतुलित भोजन या अपर्याप्त मात्रा में इन्सुलिन लेना	उपस्थित इन्सुलिन के लिए चीनी की मात्रा बहुत कम, पर्याप्त भोजन नहीं ज्यादा परिश्रम और दस्त
इन्सुलिन	बहुत कम इन्सुलिन	बहुत ज्यादा इन्सुलिन
आनसेट (शुरूआत)	कभी-कभार, दिनों तक	अचानक
प्रकटाव (व्यक्त)	अत्यधिक बीमार	बहुत कमजोर
त्वचा	लाल, सूखी, चमकीली	पीली, नम (ठंडी व नम)
बुखार	रहता है - जल्दी-जल्दी	नहीं होता
मुँह	शुष्क	लार टपकना
प्यास	तेज प्यास एवं भूख	प्यास व भेख न लगना
भूख	सामान्य	बहुत कम
उल्टियाँ	जल्दी-जल्दी	नहीं
दर्द, पेट में	जल्दी-जल्दी	नहीं
श्वसन क्रिया	अत्याधिक वायु आवश्यकता	सामान्य, उथली
साँस	गहरी, तीव्र, गड़ गड़ाहट खट्टापन, फलों जैसी गंध	कोई गंध नहीं
नाड़ी गति	तीव्र एवं कमजोर	पूर्ण तीव्र गति
कंपन	कोई कंपन नहीं	कम्पन
ऐंठन	नहीं	हाँ, बाद की अवस्था में

- एक समय सीमा तक डायबेटिक कामा की शुरूआत धीरे-धीरे होती है।
- इंसुलिन शॉक की शुरूआत अचानक होती है। यह कुछ मिनटों में उभर सकता है।
- यदि प्राथमिक उपचारक डायबेटिक कामा और इंसुलिन शॉक में फर्क नहीं कर पाता है और शर्करा उपलब्ध है तथा हताहत ले लेता है। तो यह हताहत को हानि नहीं पहुँचाएगी यदि रोगी डायबेटिक कामा में है और शायद इंसुलिन शॉक वाले हताहत की जान बचाई जा सकती है।
- डायबेटिक कामा की अपेक्षा इंसुलिन शॉक ज्यादा खतरनाक होता है (तालिका 12.2)।

यकृत (लीवर) आपात् स्थिति

हेपैटिक कामा

- यह स्थिति तब उभरती है जब घातक या चिरकालिक यकृत रोग के कारण यकृत कोशिकाएं असफल हो जाती है।
- खून भी बढ़ी हुई अमोनिया के साथ मस्तिष्क तक पहुँच जाना-जोकि रोगयुक्त लीवर द्वारा चयापचित (पाचित) नहीं होती है या फिर चिरकालिक कोशिका असफलता के रूप में पोर्टोसिस्टेमेटिक्स रक्त संचार के फेल होने से पहुँचता है।

लक्षण एवं चिन्ह

- पीलिया (जौंडिस) की उपस्थिति।
- तीव्र शुरूआत।
- बेचैनी, भ्रांति या भ्रम, अनिद्रा (इन्सोमनिया)।
- एक खास असहनीय मिठाई की गंध।
- निश्चेष्ट एवं शिथिल कंपकंपाहट (कम्पन)।
- भावशून्यता तथा बेहोशी आना।

उपचार

1. वायुमार्ग खुला बनाए रखें।
2. रोगी को स्वास्थ्य लाभ की स्थिति में लाना।
3. रोगी को तुरंत अस्पताल पहुँचना।

गुर्दे की आपात् स्थिति

1. घातक गुर्दे (वृक्क) का असफल होना

ऐसी अवस्था में गुर्दे से पेशाब का रास्ता तेजी के साथ घट जाता है।

कारण

- किडनी या गुर्दे का संक्रमण।
- दवाएं/नशीले पदार्थ।
- रकतस्राव, शुष्कता, प्रघात (शॉक)।
- हृदय की असफलताएं।
- सेप्टीसीमिया (पूति जीव रक्तता)।
- उच्च रक्तचाप।
- हीमोलिस।
- पथरी के कारण बाधा।

लक्षण एवं चिन्ह

1. *ओलीब्युरिक (अल्प तंत्रीय) चरण :* पेशाब की मात्रा घट जाती है। मूत्रीय लक्षण जैसेकि भूख न लगना, सिर चकराना, उलटी होना, आंत से रकतस्राव, भाव शून्यता, निश्चेष्टता या संभ्रम आदि पैदा हो सकता है।
2. *डाईयूरेटिक (मूत्र वर्धक) चरण :* पेशाब की मात्रा बढ़ जाती है। यह स्वास्थ्य लाभ की शुरूआत का संकेत देता है। ऐसा कई दिनों तक रहता है।
3. *स्वास्थ्य सुधार चरण :* इसमें प्रगति पूर्ण सुधार होता है।

उपचार

1. रोगी को तुरंत ही अस्पताल में पहुँचाएं।
2. पेशाब में अवरोधन

यह अवस्था तब होती है, जब रोगी पेशाब नहीं कर पाता है और यह मूत्राशय में ही संचित होती रहती है।

कारण

- मूत्र (पेशाब) मार्ग में संक्रमण।
- मूत्र मार्ग में बाधा आना।
- प्रोस्टेट ग्रंथि का बढ़ जाना।
- मूत्राशय में पथरी होना।
- मूत्राशय में निकोचन।

लक्षण एवं चिन्ह

- पेट के निचले भाग (पेडू) में दर्द।

- गंभीर यंत्रणा (तड़प) एवं असहजता।
- पेट में निचले भाग में सूजन।

उपचार

1. रोगी को भरोसा दिलाएं।
2. उसे सहज होने को कहें और तनाव न करें।
3. पेट के निचले भाग (पेडू) में गरम सेंक करें।
4. कैथेटर (कृत्रिम रबर नली) लगाई जानी चाहिए।
5. उसे अस्पताल ले जाएं।

13
विषाक्तीकरण या विषाक्तता

ज़हर या विष नुकसानदेह तत्व होते हैं और जब यह पर्याप्त मात्रा में शरीर में पहुँचते हैं तो वे एक व्यक्ति की मृत्यु का कारण बन सकते हैं।

इन्हें इस प्रकार ग्रहण किया जा सकता है:

1. दुर्घटनावश (गलती या लापरवाही से)।
2. आत्महत्या के उद्देश्य से।
3. शत्रु को मारने के लिए जानबूझकर देना।

विष ग्रहण के रास्ते

1. मुँह द्वारा विषाक्त तत्व खाना या पीना।
2. घरेलू या उद्योगों में गैसें, रासायनिक गंध (वाष्पन) या आग से जलने पर धुआँ आदि का फेफड़ों तक पहुँचना या गुटकना।
3. शरीर की त्वचा पर चुभोने से, जैसेकि किसी पशु, कीट, सर्प, बिच्छू आदि के डसने (काटने) से अथवा अध:त्वचीय सुइयों द्वारा लेने से।
4. जहरीले छिड़काव जैसेकि कीटनाशकों तथा जीवाणु नाशकों के छिड़काव से संपर्क में त्वचा के आने से अवशोषित करने पर।

विष की क्रियाशीलता की विधि या तरीका

1. गुटके (पाचन तंत्र में) गए विष सीधे भोजन मार्ग के माध्यम से क्रियाशील होते हैं फलत: उल्टियाँ, दर्द तथा दस्त आदि लगते हैं।
2. संक्षारक (अम्लीय) विषों के कारण होठ, मुँह, गला अर्थात् ग्रासनली एवं आमाशय (पेट) आदि गंभीर रूप से जल सकते हैं फलत: तेज दर्द हो सकता है।
3. दुर्गंध या धुआँ तथा गैसें श्वासावरोध कर सकती हैं जिसके कारण श्वसन क्रिया कठिन हो जाती है और बेहोशी हो सकती है।
4. कुछ विष रक्त प्रवाह के साथ क्रियाशील होते हैं और केन्द्रीय तंत्रिका को प्रभावित कर हृदय की धड़कन, साँस लेना तथा अन्य प्रमुख जीवन प्रक्रियाओं को अवरोधित करते हैं।
5. कुछ विष रक्त में आक्सीजन की जगह लेकर काम करते हैं और वे उन्हें ऊतकों तक पहुँचने में रुकावट डालते हैं।

सामान्य लक्षण एवं चिन्ह

यह अक्सर विष की प्रकृति तथा शरीर में प्रवेश के ढंग पर निर्भर करते हैं।

- हताहत से सामान्य जानकारी या देखने वाले द्वारा विष लेने के बारे में जानकारी।
- विष के डिब्बे या विषैले पौधे आदि को देखें।
- हताहत को प्रलापी ऐंठन या लोट पोट की स्थिति हो सकती है, बिना किसी विशेष पूर्व इतिहास के बावजूद।
- श्वासावरोध के लक्षण एवं चिन्ह।
- बेहोशी छाना।
- उल्टी या दस्त लगना।
- क्षारीय विषों के लेने के बाद होठों, मुँह में गंभीर जलन।

उपचार

1. पुलिस को सूचित करें।
2. हताहत को बाधा पहुँचाने वाले स्रोतों जैसे गैस के वातावरण से दूर हटाया जाना चाहिए।
3. आसपास के बारे में या वहाँ उपस्थित लोगों से जानकारी प्राप्त करें और डाक्टर को बताएं।
4. कोई भी शंकास्पद चीज दिखे तो उसे एकत्र करें जैसे गोलियाँ, ज़हर की बोतल या डिब्बा आदि; ताकि इस जानकारी से डाक्टर को उपचार में सहायता मिल सके।
5. यदि व्यक्ति ने उल्टी की है तो उल्टी वाली सामग्री का नमूना संकलित करें, जोकि विष के प्रकार के बारे में जानकारी देने में मददगार हो सकता है।
6. यदि व्यक्ति होश में है और उसके होठों या मुँह में जलने के निशान नहीं है और उल्टी कर रहा है तो उल्टी की सामग्री को संकलित करें। अत्यधिक मात्रा में पेय देकर, अंडे की सफेदी वाला भाग देकर या दूध देकर और गले के अन्दर कंठाग्र (कौआ) छूकर उल्टी कराई जा सकती है।
7. यदि होठ या मुँह जलने के चिन्ह प्रकट करते हैं तो हताहत को ठंडा पानी या दूध देकर शीतलता प्रदान करें। उल्टी के लिए प्रेरित न करें।
8. यदि हताहत बेहोश है, परन्तु साँसें सामान्य गति से चल रही हैं तो उसे स्वास्थ्य लाभ की स्थिति में लिटाएं (चित्र. 13.1)।
9. यदि साँस क्रिया एवं हृदय गति रुक जाती है तो तुरंत ही पुनरुजीवन क्रिया शुरू करें (चित्र. 13.2)।
10. हताहत को तुरंत अस्पताल में ले जाएं।

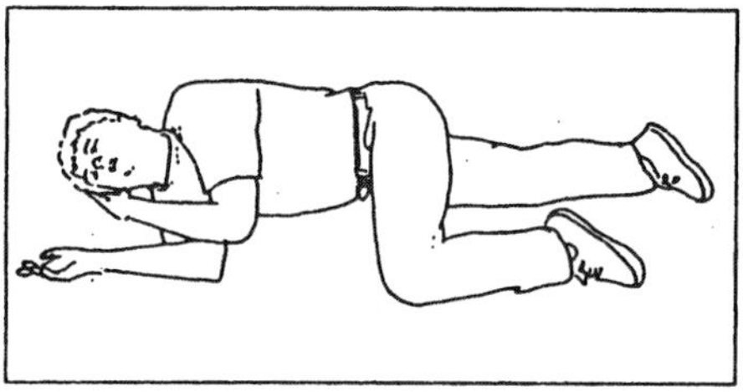

चित्र. 13.1: रोगी को स्वास्थ्य लाभ की स्थिति में लिटाना

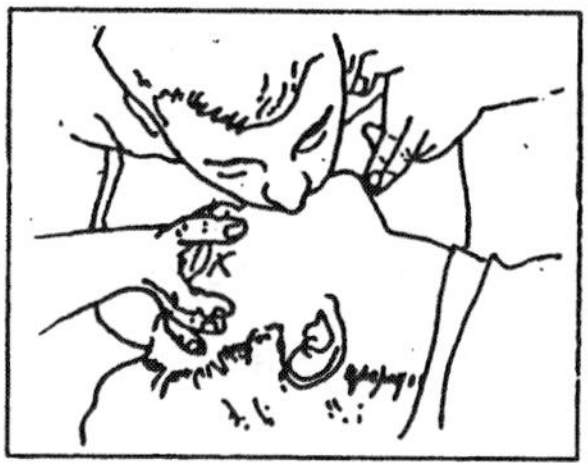

चित्र. 13.2: मुखामुख कृत्रिम श्वसन क्रिया

ध्यान रखें

रोगी के मुँह के आसपास होने वाले किसी भी विष के संपर्क में स्वयं न आएं।

ऐसा न करें: यदि व्यक्ति ने निम्न को गुटक लिया है तो उल्टी के लिए प्रेरित न करें। यथा:

- कोई भी तीखा अम्ल या क्षार क्योंकि ये चीजें प्रायः चेहरे, मुँह, गले तथा भोजन नली आदि को जला देते हैं।
    - अमोनिया
    - टरपेनटाइन (तारपीनतेल)
    - ब्लीचर्स
    - टायलेट क्लीनर्स
    - कोर्न और वार्ट (ठिकार व मस्से) हटाने वाले रसायन
- कोई भी पेट्रोलियम उत्पाद जैसेकिः
    - पेट्रोल
    - पेंट थिनर
- टरपेनटाइन (तारपीन तेल)
- पोलिश

I. अम्लीय विषाक्ता

- आत्महत्या या नरहत्या या दुर्घटनात्मक।
- वे अम्ल जिनका उपयोग होता है जैसे नाईट्रिक, सल्फ्युरिक, हाइड्रोक्लोरिक, कार्बोलिक, आक्सैलिक तथा अन्य एसिटिक एसिड।

लक्षण एवं चिन्ह

- ओंठ के ऊपर या आसपास जलना
- मुँह, गला तथा ग्रासनली व अमाशय के जलने के साथ उल्टी होना
- अत्यधिक प्यास लगना।

उपचार

1. सामान्यः ठीक वैसे ही जैसेकि विषों के सामान्य उपचार व देखभाल में करते हैं।
2. विशेषः
   - उल्टी करने के लिए प्रेरित न करें।
   - आधा लीटर पानी या दूध में (50 ग्राम) मिल्क ऑफ मैग्नीशिया मिलाकर पीने को दें।
   - यदि दूध या पानी उपलब्ध न हो, तो जैतून का (ओलिव) तेल, मक्खन, अंडे की सफेदी या जौ का पानी आदि दिया जा सकता है।
   - हताहत को तुरंत अस्पताल पहुँचाएं।

II. क्षारीय विषाक्तता

- आत्महत्या या दुर्घटना वश।
- आमतौर पर उपयोग किए जाने वाले क्षार है अमोनिया, पोटैशियम हाइड्रॉक्साइड एवं सोडियम हाइड्रॉक्साइड, ब्लीचर्स, डिटर्जेंट धोने वाला सोडा।

लक्षण

- मुँह की अंतःत्वचा (झिल्ली) सफेद और सूजी हुई।
- मुँह पर साबुन जैसा प्रकटाव हो सकता है।
- पेट (पेडू) में दर्द।
- उल्टी के साथ खून और कफ या बलगम आ सकता है।

उपचार

1. सामान्यः ठीक पहले जैसा। सामान्य विषाक्तता की भांति करना है।
2. विशेषः उल्टी के लिए प्रेरित न करें।
   - ढेर सारा पेय पदार्थ दें जैसेकि सिरका एवं साइट्रिक एसिड, नींबू या संतरे का रस, जौ का पानी भी दिया जा सकता है।
   - हताहत को तुरंत असपताल पहुँचाएं।

III. सामान्य भारतीय पौधों के विष

अरंडी का पौधा

इसकी विषाक्तता सामान्यता बच्चों में देखी जाती है।

लक्षण

- गले व पेट में दर्द।

- सिर चकराना एवं उल्टी होना।
- दस्त लगना।

उपचार

ढेर सारा पानी दें।
उल्टी कराएं।
अस्पताल ले जाएं।

जमाल गोटा

लक्षण

- मुँह में, गले तथा पेट में जलन व दर्द।
- लार टपकना, उल्टी तथा पेट का दर्द (उदरशूल)।

उपचार

- ढेर सारा पानी, दूध तथा अंडे की सफेदी दें।
- उल्टी कराएं।
- अस्पताल ले जाएं।

नशीले पौधे (कैन्नेवीज सैटिवा)

इसके अन्तर्गत भाँग, माजुन, गाँजा, अफीम, चरस (हशीश) आदि का विषाक्तों के रूप में उपयोग होता है। इसकी काफी मात्रा विषाक्तता करती है।

लक्षण

- अतिउत्तेजना।
- दृष्टि भ्रम।
- यूफोरिया (दौरा), लगातार हँसना।
- बढ़ी हुई भूख दिखना।
- मानव हत्यात्मक प्रवृत्ति।
- सिर चकराना, कंपन, सुन्नता।
- नशीलापन।
- फैली हुई पुतली (तारा) तथा गहरी निद्रा।
- अधिक मात्रा में श्वसन तकलीफ एवं मृत्यु भी संभव है।

उपचार

- ढेर सारापेय पदार्थ दें।

- उल्टी हेतु प्रेरित करें।
- व्यक्ति को तुरंत अस्पताल ले जाएं।

धतूरा

सफेद धतूरा एवं काला धतूरा पाया जाता है। इसकी सूखी पत्तियाँ एवं सूखे फल विष के रूप में प्रयुक्त होते हैं।

लक्षण

- तीखा (बकटाहटपूर्ण) स्वाद, मुँह तथा गले में शुष्कता।
- पेट में जलन युक्त दर्द।
- गुटकने या ग्रहण (खाने) करने में कठिनाई।
- चक्कर आने, गति विभ्रम, नशोन्मत।
- बड़बड़ाने का सन्निपात और बिस्तर से भाग खड़े होने की कोशिश, बिस्तर के कपड़े खींचना, अपनी अंगुलियों की पोरों से कल्पनात्मक धागों को निकालने की कोशिश तथा दृष्टि में दिग्भ्रम (दृष्टि भ्रम) तथा सुनने का भ्रम एवं ऐंठन तथा कॉमा में होना आदि।

उपचार

- मुँह से ढेर सारा पानी दें।
- उल्टी कराएं।
- रोगी को अस्पताल ले जाएं।

एट्रोफा बेलाडोना (अपक्षय मकोया)

धतूरे की विषाक्तता जैसे लक्षण एवं चिन्ह होते हैं।

कोकीन

कोका पौधे से प्राप्त होती है।

लक्षण

- बेचैनी, बातूनीपन।
- मुँह से गला शुष्क।
- प्रतिवर्ती क्रियाओं में वृद्धि।
- हाथों, पैरों तथा जीभ में कम्पन तथा सुन्नता।
- चकराहट, सिर चकराना तथा उल्टी।
- नीलापन, विस्फारित पुतली तथा तीव्र नाड़ी गति।

- निरंतर पसीना बहना।
- द्विबिंबी दृष्टि, दृष्टि भ्रम तथा ऐंठन।

उपचार

- ढेर सारा पेय पदार्थ दें।
- उल्टी के लिए प्रेरित करें।
- हताहत को तुरंत अस्पताल पहुँचाएं।

सफेद कनेर (व्हाइट ओलियेन्डर)

लक्षण

- बोलने में कठिनाई।
- गुटकने में कठिनाई।
- पेट में दर्द।
- उल्टी होना।
- दस्त लगना।
- लार गिरना।
- तीव्र नाड़ी गति, विस्फारित आँख के तारे।

उपचार

- मुँह से ढेर सारा पेय पदार्थ दें।
- उल्टी के लिए प्रेरित करें।
- रोगी को अस्पताल पहुँचाएं।

पीली कनेर (पेलरे ओलियेंडर)

लक्षण

ठीक सफेद कनेर जैसे।

उपचार

ठीक सफेद कनेर जैसा करें।

बछनाग या मोहरी (एकोनाइट)

मीठा जहर, दूधिया विष।

लक्षण

- मुँह, होठ तथा गले में गंभीर जलन एवं कम्पन (चिलचिलाहट)।
- कष्टपूर्ण श्वास/श्वसन, लार टपकना।
- उल्टी होना।
- उदरशूल (पेट दर्द)।
- घुमड़ी (चक्कर आना)।
- माँसपेशी खिंचाव एवं ऐंठन।
- दृष्टि में बाधा (धुंधलाहट)।

मशरूम (खुमी या कुकुरमुत्ता) विषाक्तता

लक्षण

- गले एवं पेट में जलन।
- पेट में दर्द।
- उल्टी एवं दस्त लगना।
- पेशाब में खून आ सकता है।
- नीलापन, तीव्र नाड़ी गति, ऐंठन।
- सिरदर्द, चकराहट, जकड़न, दृष्टि बाधा।
- कॉमा (बेहोशी)।

उपचार

- पीने के लिए कास्टर (अरंडी) आयल दें।
- उल्टी करवाएं।
- रोगी को अस्पताल ले जाएं।

तम्बाकू
(टोबैको)

तम्बाकू की विषाक्तता बहुत ज्यादा धूम्रपान, दुर्घटनावश धुआँ गुटकने या पत्तियाँ चबाने या त्वचा या घाव पर रस लगाने से हो सकती है।

लक्षण

- गले, मुँह, ग्रासनली तथा पेट में जलन व अम्लीय अहसास।
- लार का बहाव बढ़ना।
- सिर चकराना, उल्टी, सिरदर्द, चकराहट।

- सुन्नता, कम्पन।
- तीव्र पसीना आना।
- दृश्य एवं श्रव्य बाधा (भ्रम)।
- तीव्र नाड़ी गति एवं श्वसन क्रिया।

उपचार

- ढेर सारा पेय पदार्थ दें।
- उल्टी के लिए प्रेरित करें।
- रोगी को अस्पताल पहुँचाएं।

अफीम

इसे ओपियम भी कहते हैं।

लक्षण

1. सुख बोध की स्थिति
   - बेहतरी की बौद्धिक संवेदना बढ़ती है।
   - बातूनीपन आता है।
   - तीव्र नाड़ी गति होती है।
   - बच्चों में ऐंठन होती है।
2. विस्मय या व्यामोह की स्थिति
   - सिरदर्द।
   - चकराना (घुमड़ी)।
   - सोने की इच्छा।
   - नीलापन या नीलिया।
   - खुजली-पूरे शरीर में खुजलाहट।
3. स्वानक/पीनक लेने वाला
   - कामा।
   - स्थिर आँख की पुतली।
   - श्वसन क्रिया में कठिनाई।

उपचार

- ढेर सारा पेय पदार्थ दें।
- उल्टी कराएं।
- अस्पताल ले जाएं।

नशीली दवाइयाँ/पदार्थ

फेनोबारबियेन, मैन्ड्रा।

लक्षण

- सुख बोध की स्थिति।
- बातूनीपन।
- सिर दर्द।
- चकराना।
- सोने की इच्छा।

उपचार

- मुँह से ढेर सारा पेय पदार्थ दें।
- उल्टी कराएं, यदि रोगी होश में है।
- गरम कॉफी या चाय दें।

एस्प्रिन की ज्यादा खुराक

लक्षण

- पेट दर्द।
- उल्टी।
- निद्रालु।
- कान बजना (ध्वनि आना)।
- श्वसन में कठिनाई।
- लगातार पसीना आना।
- पूर्ण नाड़ी गति।

उपचार

- विष के लिए सामान्य उपचार।
- अस्पताल ले जाएं।

V. धातु की विषाक्तता

लेड (शीशा)

लक्षण

- मुँह में धातुई स्वाद।

- सिर चकराना एवं पेट दर्द।
- उल्टी।
- पाखाना खून युक्त गहरे रंग का हो सकता है।
- सिर दर्द, निद्रापन, ऐंठन, अकड़न सुन्नता।
- दीर्घकालिक विषाक्तता में होठ पर नीली रेखा दिखना।

उपचार

1. ढेर सारा गरम पानी पीने को दें।
2. दूध, अंडे की सफेदी, जौ का पानी दिया जा सकता है।
3. उल्टी के लिए प्रेरित करें।
4. अस्पताल ले जाएं।

पारा (मर्करी)

लक्षण

- मुँह में धातुई स्वाद।
- मुँह तथा पेट में जलन का दर्द।
- भूरी सफेदी सी पर्त चढ़ी हुई जीभ एवं गले की त्वचा संक्षारित।
- चक्कर आना एवं उल्टी।
- पाखाना गहरे लाल रंग का खून युक्त हो सकता है।
- सिर दर्द, ऐंठन, सुन्नता।

उपचार

ठीक वैसा ही जैसा कि शीशे (लेड) के लिए करते हैं।

संखिया (आर्सेनिक)

इसे आर्सेनिक भी कहते हैं तथा आत्महत्या या नरहत्या के लिए उपयोग किया जाता है।

लक्षण

- मुँह, गले तथा पेट में जलन।
- लहसुन की महक जैसी साँसें।
- गंभीर पेटदर्द।
- उल्टी होना।
- ऐंठन या कामा।

उपचार

जैसाकि शीशे (लेड) के उपचार में करते हैं।

VI. कार्बनिक रसायन विषाक्तता (आर्गैनिक केमिकल प्वाइजनिंग)

डीडीटी

लक्षण

- चक्कर आना, उल्टी, भ्रांति, कंपन।
- ऐंठन।
- कामा।
- श्वसन क्रिया अवरोध (विराम)।

उपचार

- ढेर सारा नलके का पानी दें।
- उल्टी के लिए प्रेरित करें।
- रोगी को अस्पताल पहुँचाएं।

पेट्रोलियम आसव (पदार्थ)

डीजल तेल, मिट्टी का तेल (केरोसिन), पेंट थिनर

लक्षण

- पेट में दर्द होना।
- उल्टी आना।
- चक्कर आना।

उपचार

- वनस्पति तेल दें।
- पैराफिन द्रव विष के अवशोषण को धीमा करता है।
- रोगी को अस्पताल पहुँचाएं।

कीटनाशक

लक्षण

- पेट में दर्द।
- उल्टी आना।

- कम्पन।
- गति-विभ्रम।
- ऐंठन।

उपचार

- मुँह से ढेर सारा पेय पदार्थ दें।
- उल्टी के लिए प्रेरित करें।
- रोगी को अस्पताल पहुँचाएं।

आर्गेनोफोसफोरस यौगिक (मिश्रण)

- यह कृषि एवं घरों में कृमि एवं कीटनाशकों के रूप में प्रयोग किए जाते हैं।
- बहुत ज्यादा प्राण घातक है।
- सबसे ज्यादा आम उपयोग वाला तत्व क्विक (त्वरित) फोस है।
- यह आत्महत्या या मानव हत्या हेतु उपयोग होता है।

लक्षण

- एक विशिष्ट महक।
- चक्कर आना एवं उल्टी होना।
- पेट में दर्द एवं दस्त।
- अश्रुपात, पसीना आना तथा श्वसनी स्त्रवण।
- दृष्टि में धुंधलापन।
- एकाग्र स्थिर आँख की पुतली।
- अकड़न।
- संभ्रम, ऐंठन, कॉमा।

उपचार

- संदूषित कपड़ों को निकाल दें।
- त्वचा को साबुन व पानी से धोएं।
- ढेर सारा पानी पिलाएं।
- कृत्रिम श्वसन क्रिया कराएं।
- पुनरुजीवन क्रिया करें।
- रोगी को तुरंत अस्पताल पहुँचाएं।

नैप्थेलीन

नैप्थेलीन गोलियों के रूप में प्राप्त होता है जिसे कीट-पतंगों से बचाव के लिए उपयोग किया जाता है।

लक्षण

- पेट में दर्द।
- उल्टी होना।
- सिरदर्द होना।
- संभ्रम।
- उत्तेजना।
- ऐंठन।
- कामा।

उपचार

- विष के लिए सामान्य उपचार।
- रोगी को तुरंत अस्पताल पहुँचाएं।

साइनायड

- बहुत ही प्राण घातक विष है।
- सूँघने या खाने के रूप में प्रयोग किया जाता है।

लक्षण

- सिरदर्द, चकराना (घुमड़ी)।
- चक्कर आना, निम्न रक्त चाप।
- ऐंठन।
- बेहोशी।
- नीलापन।
- मुँह से झाग आना।
- श्वसन क्रिया बंद होना।
- तीखे (कड़वे) बादाम जैसी विशिष्ट महक।

उपचार

- तुरन्त पुनरुजीवन क्रिया शुरू करें।
- प्रत्येक एक या दो मिनट में एमाइल नाइट्रेट सूंघना चाहिए।
- रोगी को तुरंत अस्पताल पहुचाँएं।

कुचला सत (स्ट्रिक निनन्यूक्स वोमिका)

लक्षण

- मुँह में कड़वाहट का स्वाद।

- गले में अवरोधन की संवेदना।
- अवमोटन (ऐंठन) एवं बलवर्धक जकड़न/खिंचाव।
- मुँह में झाग।
- कटुतापूर्ण महक (सड़ी हुई)।
- नीलापन।
- ऐंठन।

उपचार

- गरम पानी पिलाएं।
- उल्टी कराएं।
- क्लोराफार्म सुघाएं।
- रोगी को तुरंत अस्पताल ले जाएं।

अल्कोहल की विषाक्तता

क. मिथाइल अल्कोहल

इसे प्राय: पेंट हटाने की वार्निश तथा एंटीफ्रीज के रूप में उपयोग किया जाता है।

लक्षण

- थकान, चूर-चूर होना।
- चक्कर आना।
- उल्टी।
- सिर दर्द।
- अस्थाई दृष्टि-धुँधलापन।
- दृष्टि क्षमता की समाप्ति हो सकती है।
- उथली साँसें।
- नीलापन।
- विस्फारित आँखें।
- कॉमा एवं प्रघात (शॉक)।

उपचार

- पानी, दूध या अंडे की सफेदी दें।
- उल्टी कराएं।
- इथाइल अल्कोहल से विषाक्तता कम हो सकती है।
- रोगी को अस्पताल ले जाएं।

इथाइल अल्कोहल

लक्षण

- शराब की महक।
- उल्टी।
- लड़खडाती बातचीत।
- समन्वय में कमी।
- दोहरा दिखना।
- दृष्टि में क्षति।
- ऐंठन।
- चेहरे में लाली व चमक।
- तीव्र नाड़ी गति।
- विस्फारित आँखें।
- उथली साँसें।

उपचार

- वायु मार्ग खुला बनाए रखें।
- रोगी को स्वास्थ्य लाभ की स्थिति में रखें, यदि हताहत बेहोश हो जाए या उल्टियाँ करें।
- रोगी को अस्पताल पहुँचाएं।

भोजन विषाक्तता

- यह उस भोजन को खाने से होता है जो जीवाणुओं से संदूषित हो या ज्यादा दिन रखा हुआ हो या ठीक से पकाया न गया हो।
- सबसे ज्यादा होने का कारण बैक्टीरिया है–

  क. *स्टैफीलाकोकाई:* यह आहार में बहु संख्या में बढ़ते हैं और टोक्सिन नामक विष तत्व बनाते हैं।

  ख. *सैलमोनेलाए:* यह मलाशय में बहु गुणन संख्या में बढ़ते हैं और पेचिश पैदा करते हैं।

  सैलमोनेला: एक संक्रमणशील जीत्राणु है जोकि खराब व्यक्तिगत तथा खान–पान संबंधी सफाई एवं स्वच्छता की कमी से एक–दूसरों में फैल सकते हैं।

क. *स्टैफिलाकोकल विषाक्तता*

लक्षण एवं चिन्ह

- यह दूषित भोजन खाने के दो से 6 घंटे के भीतर प्रकट होते हैं।
- सिर चकराना एवं उल्टी।
- सिरदर्द।
- पेटदर्द।
- दस्त लगना (डायरिया)।
- प्रघात (शॉक) के लक्षण एवं चिन्ह।

ख. *सैलमोनेला विषाक्तता*

लक्षण एवं चिन्ह

- यह दूषित भोजन करने के कुछ घंटों में प्रकट होते हैं या फिर एक–दो दिन की देरी भी हो सकती है।
- बुखार।
- सिर में चककर एवं उल्टी।
- दस्त रोग।
- पेट में दर्द।
- प्रघात (शॉक) के लक्षण एवं चिन्ह।

उपचार

- रोगी को पूरा आराम दें।
- भारी मात्रा पेय पदार्थ पिलाएं।
- उल्टी कराएं।
- रोगी को अस्पताल ले जाएं।

14

एनाफाइलैक्टिक प्रघात

(गंभीर एलर्जिक प्रतिक्रिया)

यह एक गंभीर एलर्जिक प्रतिक्रिया होती है जोकि कुछ सेकेंडों या मिनटों में सुई से किसी दवा के लगाने या कीट के काटने से अथवा एलर्जी वाले पदार्थों के खाने से होती है, जिनके प्रति एक हताहत संवेदनशील होता है, जैसे पेनिसलीन।

लक्षण एवं चिन्ह

- प्रघात (शॉक) के लक्षण एवं चिन्ह।
- चक्कर आना, उल्टी होना।
- छाती में सख्ती या जकड़न।
- साँस लेने में कठिनाई, सीटी बजना तथा वायु के लिए गुड़गुड़ाहट।
- छींकें आना।
- आँखों के आसपास सूजन।
- तीव्र नाड़ी गति।
- बेहोशी।

उपचार

- वायु मार्ग खुला बनाए रखें।
- रोगी को स्वास्थ्य लाभ की स्थिति में लिटाएं
- पुनरुजीवन क्रिया करें।
- यदि श्वसन एवं हृदय गति रुक जाएं तो सीआरपी (श्वसन हृदय संचालन) क्रिया करें।
- रोगी को तुरंत अस्पताल ले जाएं।

कीट दंश

कुछ कीट जैसे कि मधुमक्खियाँ, ततैया, बर्रें तथा जेली फिश दंश करती है जोकि पीड़ादायक होता है।

लक्षण एवं चिन्ह

- तीव्र दर्द।
- दंश स्थान पर लाल चिंह एवं आसपास क्षेत्र में सूजन।
- घाव में दंश (डंक) हो सकता है।
- प्रघात (शॉक)।
- मुँह एवं गले में दंश से होने वाली सूजन के कारण साँस में कठिनाई से श्वासावरोध हो सकता है।

उपचार

1. डंक को निकालें।
    - यदि किसी कीट का डंक त्वचा पर उभरा हुआ दिखता है तो त्वचा के बिल्कुल पास चिमटी लगाकर उसे पकड़ें और निकाल दें (चित्र. 14.1)।

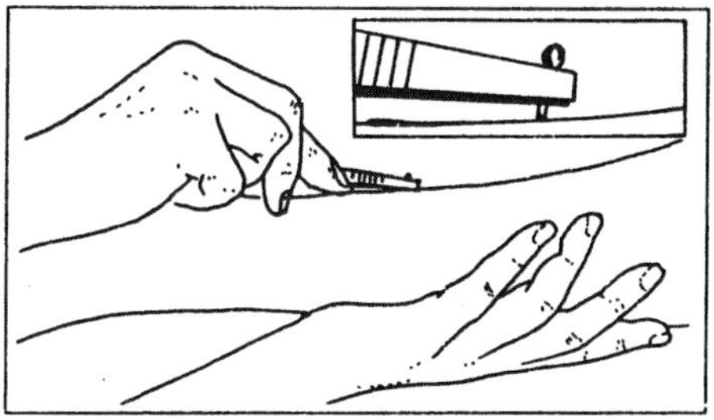

चित्र. 14.1: डंक को निकालना

ऐसा न करें— विष गाँठ को ऐंठना व मसलना क्योंकि इससे बाकी ज़हर त्वचा में फैल जाएगा।

2. स्थानीय उपचार
    - मधु मक्खी का ज़हर एक अम्ल है इसे अमोनिया, सोडा या मैथेलिन ब्लू लगाकर निष्क्रिय करना चाहिए।
    - ततैया या बर्र का ज़हर क्षार है अत: इसमें सिरका या नींबू का रस लगाकर निष्क्रिय करना चाहिए।
    - दर्द को मिटाने तथा सूजन घटाने के लिए ठंडी सेंक करें तथा शल्य क्रिया वाली स्प्रिट लगाएं।
    - जेली फिश दंश के लिए कैलामाइन लोशन लगाएं।

3. गले या मुख में कीट दंश का उपचार
    - सूजन घटने के लिए, हताहत को बर्फ चूसने के लिए दें। ठंडे पानी से मुँह की कुल्ली करें या पानी में खाने का सोडा मिलाकर उस घोल से कुल्ली करें।
    - यदि साँस लेना कठिन हो तो हताहत को स्वास्थ्य लाभ की स्थिति में लिटाएं।
4. यदि जरूरत हो, तो रोगी को अस्पताल ले जाएं।

बिच्छू दंश

लक्षण एवं चिन्ह

- जलन युक्त खुज़लाहट एवं सूजन।
- जलन युक्त दर्द।
- काटे गए स्थान पर झनझनाहट या सुन्नता का बढ़ना।
- बेचैनी, अश्रुपात तथा लार बहना।
- चक्कर आना, उल्टी होना।
- काटने के 4-6 घंटे बाद लगातार पसीना आना।

उपचार

- यदि दंश बहुत ज्यादा है तो वह काटे गए स्थान पर समीपस्थ रक्तबंध (टेरनीक्वीट प्राक्सीमल) लगाएं। इसे हर 5 से 10 मिनट में ढीला करें; ताकि फोड़ा (गैंगरीन) न बने।
- काटे गए क्षेत्र में ठंडी बर्फ लगाएं; ताकि विष का अवशोषण कम हो। यहाँ पर ताजा पोटैशियम परमैगनेट घोल लगाएं। इससे तुरंत दर्द रुक जाएगा।
- रोगी को अस्पताल ले जाएं।

कुटकी, किलनी एवं जोक-दंश

- ये प्राय: खेतों, जंगलों में पाए जाते हैं।
- ये खुद को सख्ती के साथ त्वचा से चिपका लेते हैं। कुटकी एवं किलनी टाइफस को वहन करके उस व्यक्ति तक संचारित कर सकती है।
- जोकें प्राय: हानि रहित होती है लेकिन यह हताहत का बहुत खून चूस लेती हैं।

उपचार

- इन्हें हाथ से निकालने की कोशिश न करें। उनके मुँह के कुछ भाग त्वचा में ही रह सकते हैं जिससे ज्वलनशीलता हो सकती है।
- जलती हुई सिगरेट का हिस्सा जोक या किलनी के शरीर से घुमाएं। वे स्वत: ही त्वचा छोड़ देंगी।

- नमक लगाने से जोक गिर जाती हैं
- कुटकी बहुत ही छोटी होती है, नंगी आँखों से प्राय: देखकर निकालना मुश्किल होता है।
- मिथाइलेटेड स्प्रिट लगाकर उस स्थान को साफ करें।
- घाव पर कमजोर अमोनिया, खाने का सोडा या कैलामाइन लोशन लगाएं।
- इससे खुजली से राहत मिलेगी।

सर्प का काटना (सर्प दंश)

- सभी प्रकार के साँपों का काटना जानलेवा नहीं होता है।
- केवल जरा सा ज़हर या सर्पविष जानलेवा हो सकता है।
- बहुत सारे लोग डर से मर जाते हैं। उनमें सर्प विष कोई विशेष महत्त्व नहीं होता है (चित्र. 14.2)।

लक्षण एवं चिन्ह

- काटने वाली जगह पर दर्द एवं सुन्नता (झुन्नाहट)।
- उनींदापन।
- सर्प दंश की जगह में जलन के साथ दर्द।
- सूजन।
- दृष्टि में धुँधलापन।
- बोलने एवं साँस लेने में कठिनाई।
- साँप काटने के 12 घंटे बाद वह क्षेत्र नीला जामुनी पड़ जाता है।
- लार टपकती है एवं लकवा हो जाता है।
- ऐंठन एवं कोमा हो सकता है।

निदान जाँच (डायग्नोसिस)

- काटी गई जगह पर एक या कई छिद्र हो सकते हैं। एक हल्की सी छिलन या रेखीय खिरोंच हो सकती है।
- एक जहर रहित साँप के काटने की जगह पर अर्ध चन्द्राकार दाँतों के चुभने की पंक्ति दिख सकती है (चित्र. 14.3 क)।
- यदि काटी गई जगह पर काटने के थोड़ी देर बाद ही सूजन उभर आए तो यह विषैले सर्प दंश की पहचान है (चित्र. 14.3)।
- श्वसन क्रिया बाधित होने के लक्षण।
- लकवा (पक्षाघात) का प्रभाव।

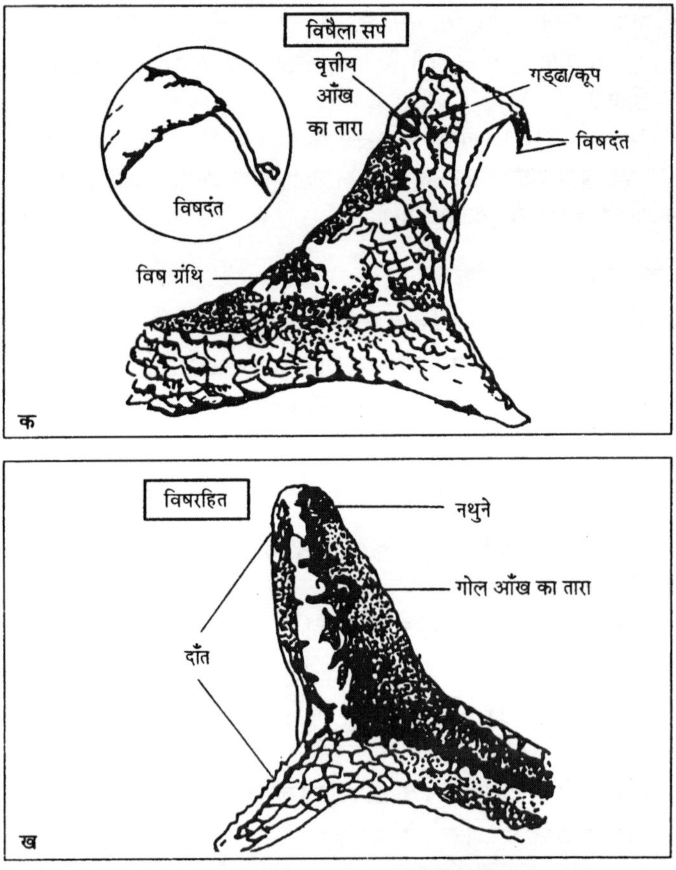

चित्र. 14.2 क से ख: (क) एवं (ख) विषैले एवं विष रहित सर्प दंश की स्पष्ट विशिष्टताएं एवं उनके काटने का प्रतिमान (पैटर्न)

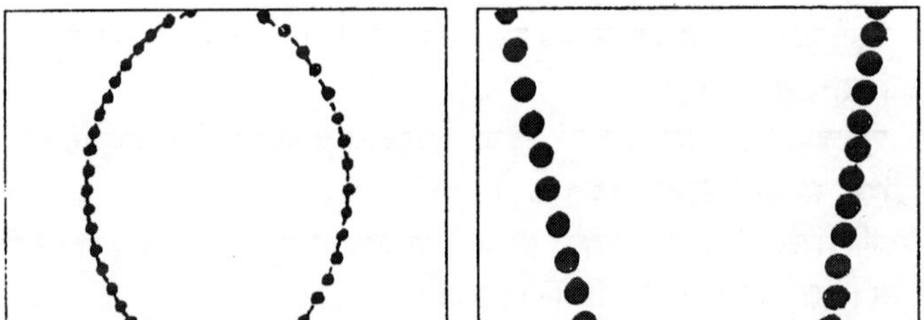

चित्र. 14.3. क से ख: (क) विष रहित साँप का काटना (ख) विषैले सर्प का काटना

उपचार

- रोगी को फर्श पर लिटा दें, उसे पूर्ण आराम दें।
- उसे शांत करें एवं आवश्वस्त करें।
- उसे चलने-फिरने न दें।
- उस अंग पर तुरंत ही रक्त बंध लगाएं जो हृदय एवं काटने की जगह के बीच हो। इसे नियमित अंतराल (लगभग 10 मिनट) के बाद थोड़ी देर (कुछ सेकेंडों) के लिए ढीला करते रहें।
- प्रभावित अंग को स्थिर करें तथा नार्मल सैलाइन से हलके से घाव को धो दें।
- घाव पर बर्फ के टुकड़े रखे जा सकते हैं।
- काटे गए जगह पर चीरा लगाना एक शंकास्पद प्रथा है, विशेष रूप से हाथ/पाँव के लिए।
- काटे गए स्थल से विष चूषण करना भी एक विवाद पूर्ण प्रक्रिया है।
- प्रघात (शॉक) का उपचार करें।
- यदि साँस लेने में कठिनाई है तो पुनरुजीवन प्रारंभ करें।
- रोगी को तुरंत अस्पताल पहुँचाएं।
- यदि साँप मार डाला गया है और यदि संभव है तो उसे अपने साथ ले जाएं ताकि पहचान हो सके। इससे डाक्टर को उपचार प्रबंध में सहायता मिलेगी।

कुत्ता काटना

- कुत्ता काटना काफी गंभीर व खतरनाक है।
- यह एक घातक चिकित्सीय दशा हो सकती है जिसे जलातंक (हाइड्रोफोबिया) रोग कहते हैं।
- कुत्ते की 10 दिन तक निगरानी की जानी चाहिए।
- यदि इस अवस्था के बाद कुत्ता स्वस्थ रहे तो रैबीज का खतरा नहीं रह जाता है।

कुत्ता काटने के लक्षण

1. काटने का इतिहास।
2. असुविधा, दर्द।

रैबीज के लक्षण

- सिरदर्द, सिर चकराना एवं उल्टी।
- उग्रता, संभ्रम तथा भ्रांति (दृष्टि एवं श्रुति-भ्रम)।
- गुटकने में कठिनाई।

- मुँह में झाग।
- श्वसन क्रिया लकवाग्रस्त।
- रोगी को पानी पीने में कठिनाई।

उपचार

- घाव को तुरंत साबुन पानी से धोएं।
- घाव पर जीवाणु रहित पट्टी बाँधें।
- रोगी को तुरंत अस्पताल ले जाएं।

15
सड़क दुर्घटना

- सड़कों पर यातायात की दुघर्टनाओं से हुए हताहतों की जीवन रक्षा हेतु उन्हें वहाँ से हटाया जा सकता है।
- तब तक हताहत को उस जगह से हटाने का प्रयास न करें जब तक कि यह बहुत ही अनिवार्य न हो।
- उन्हें तब तुरंत हटाया जाना चाहिए जब:
  - हताहत बेहोश हो।
  - रीढ़ की हड्डी की क्षति की आशंका हो।
  - गंभीर आंतरिक रक्तस्राव हो।
  - आग आदि से और अधिक क्षति होने का खतरा ।
  - श्वसन क्रिया तथा हृदय गति रुक गई हो।
- यदि उपर्युक्त कोई परिस्थिति नहीं है तो हताहत को वहाँ से हटाने के पहले उसकी पूरी जाँच करें और क्षति की व्यापकता को निश्चित करें (चित्र. 15.1)।

तुरंत कार्यवाही

- वहाँ होने वाले किसी भी खतरनाक तत्व या स्थिति के सभी प्रकार के संकेत देखें।
- किसी को तुरंत ही टेलीफोन कर आपात्कालिक सेवाएं बुलाने के लिए कहें।
- हताहत को गाड़ी से बाहर न निकालें, इससे और भी ज्यादा क्षति हो सकती है।
- गाड़ी के इंजिन का स्विच बंद करके आग के खतरे को कम कीजिए और यदि संभव हो तो बैटरी के कनेक्शन निकाल दें; क्योंकि प्राय: आग डैशबोर्ड के तारों से शुरू होती है (चित्र. 15.2)।
- किसी भी व्यक्ति को गाड़ी के निकट धूम्रपान न करने दें।
- वहाँ पर खड़े लोगों से कहें कि वे दुर्घटना से कम से कम 200 मीटर की दूरी पर एक त्रिकोण लगाएं। यदि त्रिकोण न लग सके तो उनसे कहें कि वे यातायात को दिशा प्रदान करें (चित्र. 15.3)।
- कार को स्थिर करें, हैंड ब्रेक लगाएं और उसे गेयर में खड़ा करके पहियों के आगे पीछे ईंट लगाएं (चित्र. 15.4)। यदि कार अधलेटी (एक साइड के बल) है और उसके अंदर कोई यात्री है तो उसे सही करने की कोशिश न करें, बल्कि यह सुनिश्चित करें कि वह (आगे) पलट न जाए।

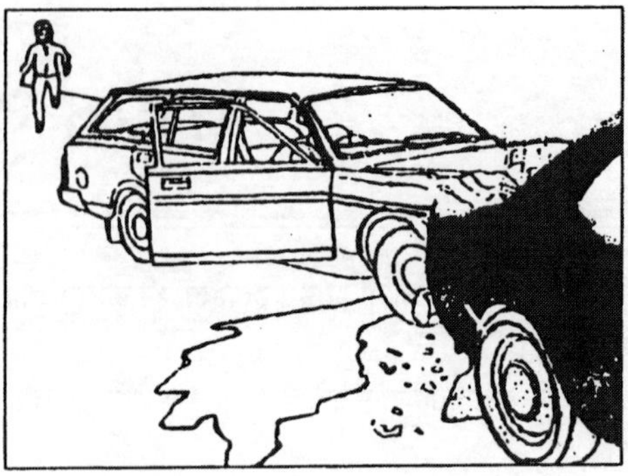

चित्र. 15.1: कार दुर्घटना के विभिन्न चरण

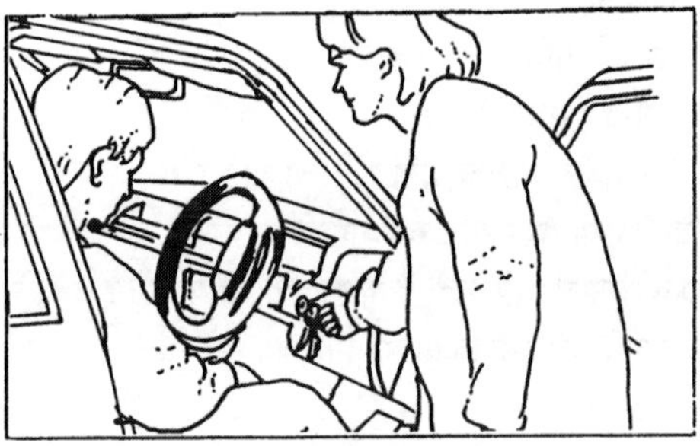

चित्र. 15.2: गाड़ी के इंजिन का स्विच बंद करना

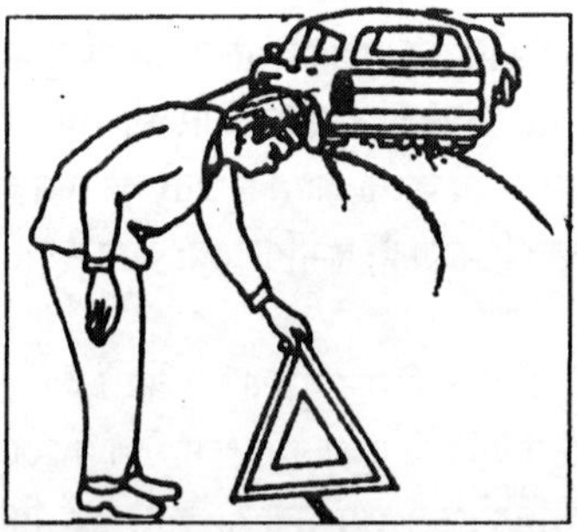

चित्र. 15.3: दुघर्टनाग्रस्त जगह से पहले संकेत लगाना

- वाहन के अंदर देखें कोई छोटा बच्चा तो नहीं गिरा है जो कंबल या सामान के नीचे दबा हो। आप वाहन के आसपास का क्षेत्र तुरंत जाँचें कि कहीं कोई व्यक्ति कार से निकल कर तो नहीं जा गिरा है या वह सड़क पर कहीं बेहोश पड़ा है। यह सुनिश्चित करें कि दुघर्टना से पहले कितने लोग वाहन में थे।

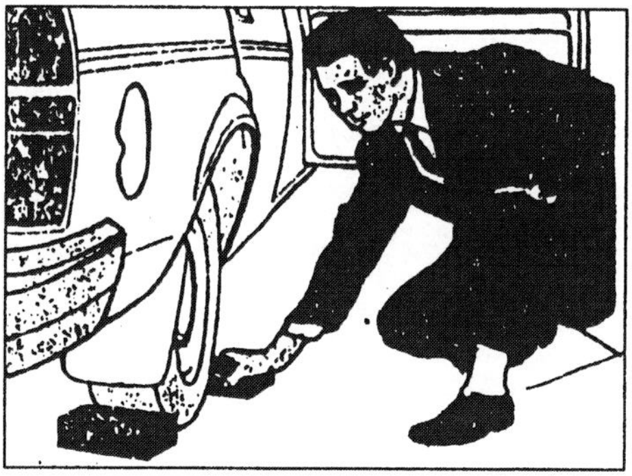

चित्र. 15.4: गाड़ी को स्थिर बनाना

हताहत को इधर उधर ले जाना

- हताहत को बहुत सावधानी के साथ इधर उधर करना चाहिए।
- हताहत को स्थिर करें।
- यह सुनिश्चित करें कि हताहत के शरीर को अधिक से अधिक सहारा देने के लिए पर्याप्त लोग हों।
- प्रत्येक व्यक्ति को अपनी भूमिका के प्रति जागरुक होना चाहिए।
- हताहतों को ले जाने का काम एक साथ बिना रुके पूरा किया जाना चाहिए।

फँसे हुए हताहत को हटाना या ले जाना

- यदि कोई हताहत वाहन के अंदर फंसा हुआ है और उसे हटाया जाना है क्योंकि आग लगने का खतरा है तो सबसे पहले हताहत से वाहन को दूर करने की कोशिश करें। अगर यह संभव न हो तो पहले बताए अनुसार वाहन को स्थिर करें और जितना संभव हो हताहत को अहिस्ते से हटाएं।
- वाहन या हताहत को हटाने से पहले उनकी स्थिति को बिल्कुल ठीक से चिन्हित करें; क्योंकि पुलिस को इस जानकारी की आवश्यकता हो सकती है।
- दुर्घटनाग्रस्त व्यक्ति संभवत: टकराने से अपने ही वाहन के स्टीयरिंग व्हील के साथ दबा हो सकता है। ऐसे व्यक्ति को सावधानी से देखें कि बेहोश तो नहीं है। यदि ऐसा दिखता है तो सबसे पहले हताहत के सिर को खुली हवा की ओर लाएं। या फिर सावधानी से तब तक निगरानी की जानी चाहिए, जब तक कि कौशल युक्त सहायता न पहुँच जाए।

खतरनाक तत्वों के साथ दुर्घटना

- दुर्घटना की जगह पर खतरनाक गैसों या द्रव पदार्थ का रिसाव हो सकता है।

- इस तरह के मामलों में, आप तब तक जीवन रक्षा के प्रयासों में न जुटें तब तक कि सुनिश्चित न हो ऐसा करना सुरक्षित है। आप स्वयं को ऐसी खतरनाक चीजों के संपर्क में लाकर खतरा मोल न लें।
- यदि वाहन से कोई विषाक्त पदार्थ के संकेत दिखते हैं तो तुरंत आपात्कालिक सेवाओं को सूचित करें।
- खतरनाक स्थलों के पास न जाएं।

16
ताप का प्रभाव

तेज धूप से जलना (सन बर्न)

- सीधी धूप लगने के कारण धूप से जलन हो सकती है। यह हल्की-फुलकी जलन से लेकर दर्द युक्त छालों तक हो सकती है।
- यह प्राय: इसके बाद होता है:
    - सूरज की रोशनी (धूप) में बहुत देर रहने से।
    - तूफानी मौसम।
    - ऊँची पहाड़ी चोटियों पर ठंड में (अल्ट्रावायलेट किरणों से)।

लक्षण एवं चिन्ह

- त्वचा लाल, सूजी हुई तथा दर्द युक्त।
- जलने की जगह पर खुजली।
- प्रभावित त्वचा का गर्म होना।

उपचार

- हताहत को ठंडी जगह पर ले जाएं।
- ठंडे पानी से पट्टी करें (स्पोजिंग करें)।
- यदि उपलब्ध हो तो जलने वाली जगह पर कैलाड्रिल लगाएं।
- किसी भी तरह की क्रीम लगाई जा सकती है।
- यदि आवश्यक हो तो हताहत को अस्पताल ले जाएं।

यह न करें— छालों को फोड़ें नहीं।

बर्फ से अंधापन एवं वेल्डर की तेज चमक (स्नो ब्लाइंडनेस एवं वेल्डर्स फ्लैश)

- जब बर्फ पर सूरज की रोशनी की चमक में काफी समय तक खुली आँखों से देखा जाता है तब आँख की कोर्निया क्षतिग्रस्त हो सकती है।
- यह एक दर्द युक्त स्थिति होती है।
- यही स्थिति वेल्डर की चमक से पैदा अल्ट्रावायलेट किरणों की वजह से भी हो सकती है।

लक्षण एवं चिन्ह

- ऐसी स्थिति बर्फ की चमक या वेल्डर की चमक में कुछ देर नंगी आँखों से देखने के बाद पैदा होती है।
- प्रभावित आँखें में तेज दर्द होता है। इसमें ऐसा लगता है जैसे आँखों में बालू या कागज फंसा हो।
- आँखों में लाली, पानी आना तथा प्रकाश के प्रति आँखें संवेदी हो जाती है।

उपचार

1. आँखों को ठंडे पानी से धोएं (चित्र. 16.1)।
2. साफ कपड़े तथा आई पैड लगाकर आँखों की मरहम पट्टी करें (चित्र. 16.2)।
3. यदि कोई आशंका है तो रोगी को अस्पताल ले जाएं।

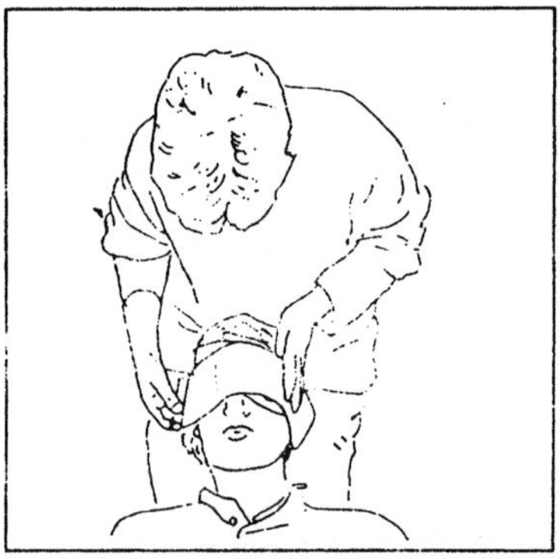

चित्र. 16.1: ठंडें पानी से आँखों को धोना

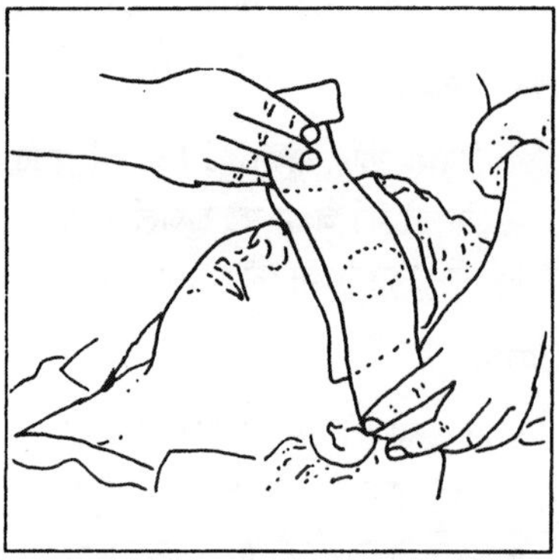

चित्र. 16.2: आँख पर पट्टी बाँधना

निम्न ताप (हाइपोथर्मिया)

- यह अवस्था तब पैदा होती है जब शरीर का ताप 35° सेंटी० से कम हो जाता है। साधारण निम्न ताप की स्थिति में सुधार हो सकता है किन्तु यदि शरीर का ताप बहुत कम 26-24° सेंटी (75-70° फारे०) पहुँच जाएं तो उससे स्वास्थ्य लाभ हो पाना काफी मुश्किल हो जाता है।

- निम्न ताप तब होता है जब:
  - वातावरण का तापक्रम बहुत कम हो जाए।
  - बहुत लंबे समय तक ठंडे पानी में रहा जाए।
  - ठंडे मौसम से बचाव के अपर्याप्त साधन हों।
  - ठंडे मौसम में ज्यादा देर खुला रहना पड़े।

- गीले कपड़े पहने हों।
- ऊँची चोटी पर हों।
- बहुत समय तक ठंडी जगह पर गरमी रहित या कम ताप वाले मकान हों।

- ऐसी परिस्थितियों को मद्यपान, नशीली दवाएं या मधुमेह की कुछ परिस्थितियाँ और भी ज्यादा बदतर बना देती हैं।
- इसकी गंभीरता आयु तथा शरीरिक स्थिति के अनुसार हर व्यक्ति में अलग-अलग होती है।

लक्षण एवं चिन्ह

- बहुत ठंड महसूस करना।
- त्वचा का बहुत पीला पड़ना।
- ठंडी के स्पर्श हेतु असामान्य।
- बहुत ज्यादा कंपकंपी।
- माँसपेशी समन्वय में कमी तथा जुबान लड़खड़ाना।
- बेचैनी, अशांति तथा संभ्रम।
- नाड़ी एवं श्वसन गति का मंद पड़ना।
- होश खोना।
- श्वसन गति एवं हृदय की धड़कन चलनी धीरे-धीरे कठिन होना।

उपचार

- यह कभी मानकर न चले कि निम्न ताप से ग्रस्त व्यक्ति की मृत्यु हो गई है चाहे उसकी साँस एवं हृदय गति क्यों न रुक गई हो।
- ऊनी कपड़ों से हताहत को लपेटें। केवल चेहरा खुला रखें। उसे समतल लिटा दें।
- बेहोश हताहत को स्वास्थ्य लाभ की स्थिति में रखें।
- हताहत को ठंडी जगह या ऊँची पहाड़ी से हटाएं। उसे गरम कमरे में रखें।
- उसके गीले कपड़े निकालें तथा सूखे एवं गरम कपड़े पहनाएं।
- हताहत को मीठा पेय पदार्थ दें।
- यदि हृदय की धकड़न व साँस रुक गई है तो पुनरुजीवन शुरू करें।
- हिम दंश (फ्रोस्टवाइट) की जाँच करें और वैसा ही उपचार दें।
- रोगी को अस्पताल पहुँचाएं।

ऐसा मत करें— हताहत के हाथ पांवों को सीधे शरीर के संपर्क में रखना, ताकि शरीर से ताप प्राप्त कर सकें।

ऐसा मत करें— उसे शराब न पिलाएं।

ऐसा मत करें— हताहत के अंगों की मालिश या रगड़ एवं हताहत को व्यायाम के लिए प्रोत्साहित करना।

— प्रत्येक मिनट बाद हरदम हृदय (नाड़ी) गति एवं श्वसन क्रिया की जाँच करें।
— गरम पानी की बोतल तौलिए या कपड़े से लपेट कर धड़ के पास रखें। उसे सीधे न रखें।

शीत दंश या शीत क्षत (फ्रोस्ट बाइट)

— शीत क्षत या शीत दंश तब होता है जब बहुत ज्यादा सर्दी में कान, नाक, दाढ़ी, हाथ एवं पाँव खुले रहें।
— यहाँ पर दो प्रकार की शीत क्षत होती है:
1. ऊपरी त्वचा का जमना या शीतलन।
2. अंदरूनी त्वचा एवं ऊतकों का जमना/शीतलन।

लक्षण एवं चिन्ह

- प्रभावित भाग पर चुभने वाला दर्द।
- सुन्नता के लिए धीरे-धीरे बढ़त।
- गति विधि में बाधा।
- त्वचा कठोर एवं सख्त महसूस होती है।
- त्वचा का रंग चित्तीदार नीलापन युक्त।

उपचार

- हताहत को किसी मकान या आवास में ले जाएं।
- सिकुड़ने वाली चीजों (सुचालक) को निकाल दें जैसे अंगूठी व छड़ी आदि।
- त्वचा से त्वचा की संपर्क विधि द्वारा गरमी देकर तुरंत ही प्रभावित क्षेत्र को गरमी पहुँचाएं ऐसा हताहत स्वयं करें या आप स्वयं करें (चित्र. 16.3 और 16.4)।
- यदि संभव हो तो क्षतिग्रस्त भाग को गरम पानी में रखें।
- दर्द और सूजन से राहत पाने के लिए प्रभावित अंग को ऊपर उठाकर रखें।
- प्रभावित अंग को नरम मरहम पट्टी से हल्के तौर पर ढकें।

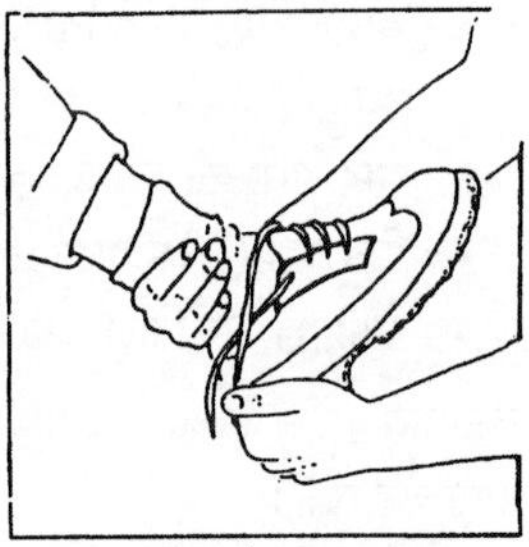

चित्र. 16.3: जूते निकालना

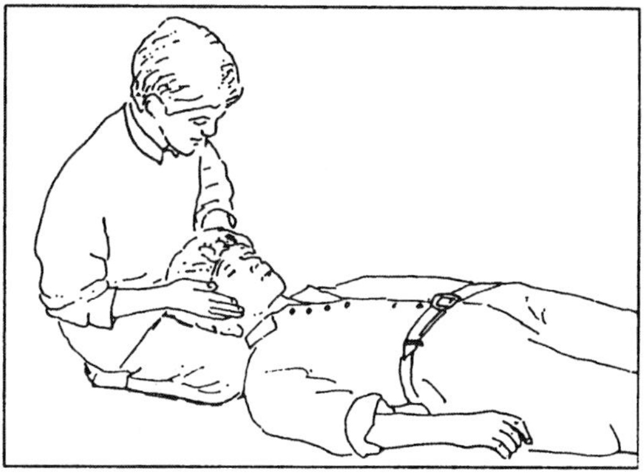

चित्र. 16.4: हताहत को मदद पहुँचाना

- रोगी को अस्पताल पहुँचाएं।

ऐसा न करें—हताहत का नंगे पाँव (गैर शीत क्षत पाँव) से चलना

- बर्फ से प्रभावित अंग को रगड़ना या मालिश करना।
- छालों को फोड़ना एवं क्षतिग्रस्त भाग में मल्हम लगाना।
- शुष्क या विकरण ताप द्वारा पुन: गरमी देना।

याद रखें

- जब आप पुन: गरम करते हैं, संकेत पुन: लौटते हैं।
- एक घंटे के भीतर उपचार रोक दें; लेकिन हताहत को पुन: खुली ठंड में नहीं आना चाहिए; क्योंकि रक्त संचार क्षति ग्रस्त हो चुका है।

ट्रेन्च फूट (कड़ा या सख्त पाँव)

- यह तब होता है जब लंबे समय तक नमी (आर्द्रता) के साथ विशिष्ट ऊतकों का ताप बना रहता है।
- प्रोटीन तथा विटामिन्स की कमी के साथ कुपोषण तथा निजर्लन के साथ यह स्थिति पहले से तैयार होती है।

लक्षण एवं चिन्ह

- प्रभावित भाग में इस्कैमिया।
- वहाँ पर हाइपेरेमिया हो सकता है।
- उस भाग पर सुन्नता।
- त्वचा का सूजना या फूलना।

- छाले।
- दर्द, खुजली एवं कम्पन।
- संवेदन शून्यता (पारायेस्थीसिस)।
- प्रभावित भाग से संक्रमण पैदा हो सकता है।
- कमजोरी तथा ऊपरी क्षेत्र पर गैंगरीन (फोड़ा) हो सकता है।

उपचार

- सावधानी के साथ प्रभावित क्षेत्र को पुन: गरम करें।
- हताहत को उस स्थान से दूर ले जाएं।
- पोषण प्रदान करें।

शीत शोथ (चिल ब्लेन)

- शीत शोथ या बिंवाई आदि ठंड एवं आर्द्रता के लिए एक एलर्जिक वाहिका तन्यता (वासपोस्पास्टिक) प्रतिक्रिया है जो एक एलर्जी संवेदनशील व्यक्ति में होता है।
- इसमें त्वचा पर धब्बा नुमा वाहिका संकुचन होता है।

लक्षण एवं चिन्ह

- टखने लाल तथा तेज खुजली होती है।
- नीलापन होता है।
- गंभीर दर्द होता है।
- छाले एवं व्रण पैदा हो सकते हैं।
- शीत शोथ संभवत: ट्रैन्च फूट का रूप ले सकता है।

उपचार

ठीक वही जो ट्रैंच फूट के लिए है।

ताप नि:शेषण (हीट इक्जाहसन)

- यह तब होता है जब गर्मी के दिन में लंबे समय तक पसीना बहता रहे और बदले में नमक व पानी की कमी की पूर्ति न हो।
- यह गरम एवं आर्द्रतापूर्ण वातावरण में होता है।

लक्षण एवं चिन्ह

- बहुत थकान (चूर होना) एवं बेचैनी।
- सिरदर्द।
- थकावट, चक्कर आना एवं व्याकुलता।

- पीलापन।
- त्वचा शायद फिर भी ठंडी और नम बनी रहे।
- छड़ के निचले भाग में माँसपेशी ऐंठन एवं खिंचाव।
- शायद ताप सामान्य से कम भी हो सकता है।
- नाड़ी गति तेज किन्तु कमजोर होती है।
- तीव्र उथली साँसें।
- चूर-चूर या निश्चेष्ट होना।

उपचार

- हताहत को ठंडी एवं हवादार जगह पर ले जाएं।
- उसे नीचे लिटा दें और अपने कपड़े ढीले करें।
- यदि होश में है तो ठंडा पानी पीने को दें।
- उसे ढेर सारा पानी दे उसमें थोड़ा सा नमक मिला लें (½ लीटर पानी में एक चम्मच नमक) (चित्र. 16.5)।
- यदि रोगी बेहोश है तो उसे स्वास्थ्य लाभ की स्थिति में रखें और तुरंत अस्पताल पहुँचाएं।

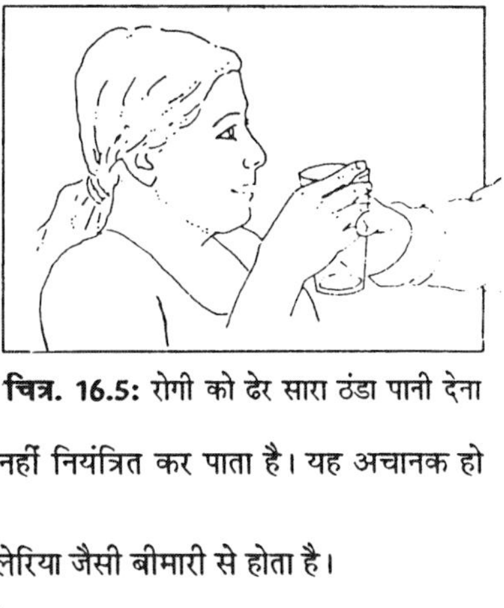

चित्र. 16.5: रोगी को ढेर सारा ठंडा पानी देना

तापाघात (हीट स्ट्रोक) या लू लगना

- यह तब होता है जब शरीर पसीने के द्वारा ज्यादा समय तक शरीर का ताप नहीं नियंत्रित कर पाता है। यह अचानक हो सकता है।
- यह बहुत उच्च ताप के वातावरण या मलेरिया जैसी बीमारी से होता है।
- तापाघात होने के कारण या घटक तत्व:
  - मलेरिया जैसी बीमारी।
  - लंबे समय तक ताप में एवं आर्द्रता में रहना।
  - गरम मौसम में लंबे समय तक रहना।
  - शराब का पीना।

लक्षण एवं चिन्ह

- सिरदर्द, व्याकुलता तथा गरमी लगने का अहसास।
- बेचैनी।
- चक्कर आना एवं उल्टी होना।

- शरीर का ताप बहुत ज्यादा 40° सेंटी॰ (104° फा॰) या इससे भी ज्यादा और त्वचा सूखी रहने के बावजूद चमकदार दिखना।
- पसीना न आना।
- बेहोशी आ सकती है।
- माँसपेशी की जकड़न या ऐंठन।
- पूर्ण एवं उछलती नाड़ी गति।
- शोरयुक्त श्वसन क्रिया।

उपचार

- हताहत को ठंडी जगह पर ले जाएं और उसके कपड़े उतार दें। यदि हताहत होश में है तो उसे अधबैठी स्थिति में रखें सिर और कंधे उठे हुए नीचे सहारा देकर (चित्र. 16.6)।
- यदि हताहत बेहोश है तब उसे स्वास्थ्य लाभ की स्थिति में रखें (चित्र. 16.7)।

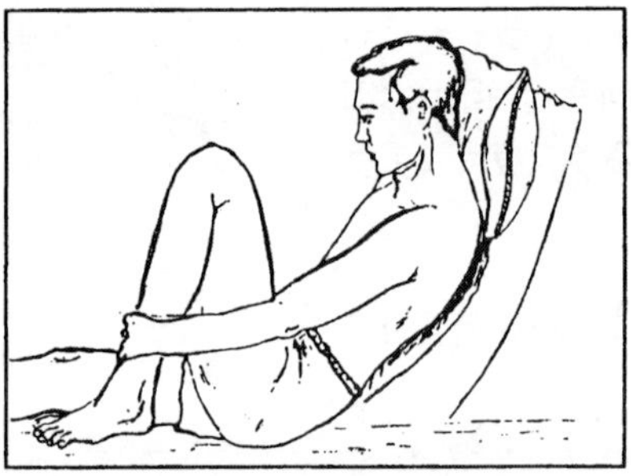

चित्र. 16.6: आरामदेय स्थिति

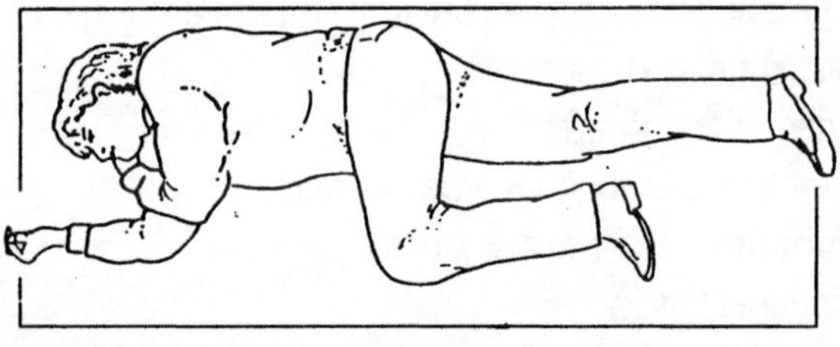

चित्र. 16.7: स्वास्थ्य लाभ की स्थिति

- हताहत को गीले कपड़े से लपेटें और उसे भीगा हुआ रखें। पंखा चला दें। पूरे शरीर में ठंडा पानी डालें (चित्र. 16.8)। हताहत की ठंडी सेंक (पट्टी) शुरू कर देनी चाहिए।

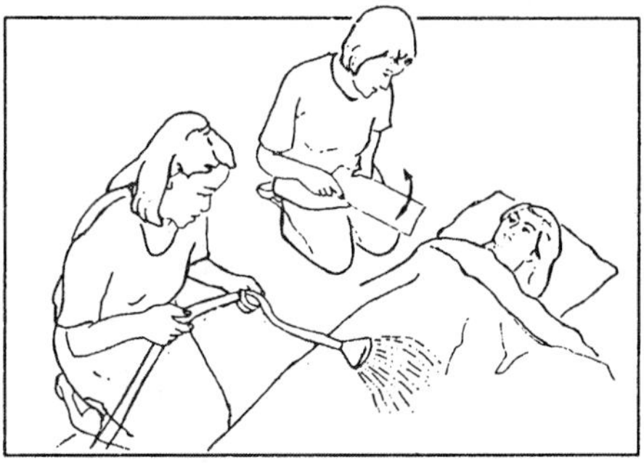

चित्र. 16.8: ठंडा पानी डालना

- शरीर के पानी की कमी की पूर्ति करें। पीने के लिए ठंडा पानी दें।
- सिर और गले पर बर्फ के टुकड़ों को लगाकर टेपी लगाएं।
- ठंडे पानी का एनिमा दे सकते हैं।
- जब ताप 102° फा० तक आ जाए और होश लौट आए तब ठंडा करने की प्रक्रिया बंद कर देनी चाहिए।
- यदि आवश्यकता हो तो उसे अस्पताल ले जाएं।

17

शल्य क्रियात्मक आपात् स्थितियाँ (सर्जिकल एमरजेंसीज)

माँसपेशी तन्तुओं एवं जोड़ों में क्षति

माँसपेशियाँ

- माँसपेशी शरीर के विभिन्न अंगों को गति देने का काम करती है। ये दो तरह की होती है: (क) स्वैच्छिक (ख) गैर स्वैच्छिक।
- ये खिंचाव और ढीलेपन के द्वारा गति प्रदान करती है।

क. *स्वैच्छिक माँसपेशियाँ*

- ये इच्छा शक्ति के नियंत्रण में होती है। इनकी गति का समन्वय चालन नाड़ी (मोटर सर्व्स) के द्वारा होता है जोकि मस्तिष्क से या सुषुम्ना नाड़ी के माध्यम से गुजरती है।
- स्वैच्छिक माँसपेशियाँ जोड़े से काम करती हैं। एक माँसपेशी या माँस पेशियों का समूह एक हड्डी को गति देता है ठीक उसी दौरान माँसपेशी का दूसरा भाग या माँसपेशी समूह शिथिल होता है ताकि गति शीलता की क्रिया पूरी हो सके (चित्र. 17.1)।

ख. *गैरस्वैच्छिक माँसपेशियाँ*

- ये महत्वपूर्ण अंगों को सक्रिय करती हैं जैसेकि हृदय, आँतें आदि और ये हर समय काम करती हैं, यहाँ तक कि जब हम सोते हैं तब भी।
- इनमें से ज्यादातर माँसपेशियों को इच्छा शक्ति से नियंत्रित नहीं किया जा सकता है लेकिन ये केवल स्वचालित तंत्रिका तंत्र की नाड़ियों से नियंत्रित होती है।

नस (टेंडन्स) या कंडरा

- हड्डियों का ढांचा (कंकाल) माँसपेशियों के लिए संरचना (फ्रेमवर्क) का काम करता है, ताकि माँसपेशियाँ एक-दूसरे के खिलाफ खिंच सके और यह माँसपेशियाँ सुदृढ़ रेशेदार ऊतकों से जुड़ी होती हैं जिन्हें नसें या कंडरा कहते हैं (चित्र. 17.2)।

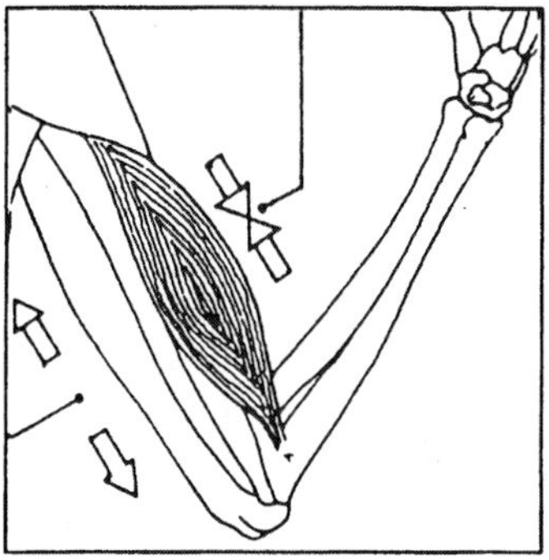

चित्र. 17.1: माँसपेशियों का खिंचाव

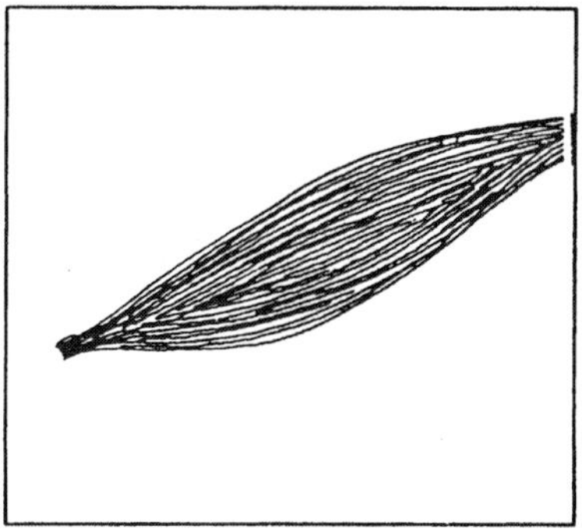

चित्र. 17.2: नसों का प्रदर्शन

जोड़

- जोड़ की संरचना दो या अधिक हड्डियों के छोरों के मिलन बिन्दु से होती है। ये दो प्रकार के होते हैं:

  क. *स्थिर (अचल):* ये वे जोड़ हैं जहाँ हड्डियों के छोर सख्ती के साथ एक दूसरे से फंसे या जुड़े होते हैं ताकि वे आपस में हिल न सकें; जैसेकि खोपड़ी।

  ख. *अस्थिर (सचल):* इन जोड़ों में संचालन या गति होती है। ये तीन प्रकार के होते हैं:

1. *बॉल एवं साकेट ज्वाइंट्स (गोले और गर्तिका जोड़)*

   - ये चौतरफा गति कर सकते हैं।
   - इसमें एक हड्डी का सिरा गोल गेंद जैसा होता है और दूसरे का सिरा गहरा गड्ढे या कप (गर्तिका) नुमा होता है जैसेकि कंधे एवं कूल्हे का जोड़ (चित्र 17.3)।

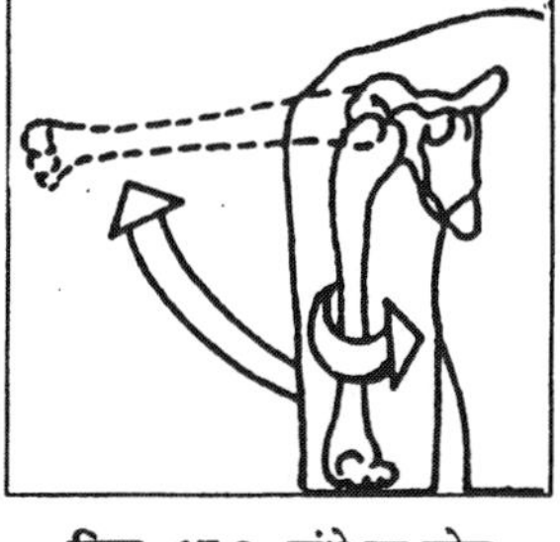

चित्र. 17.3: कंधे का जोड़

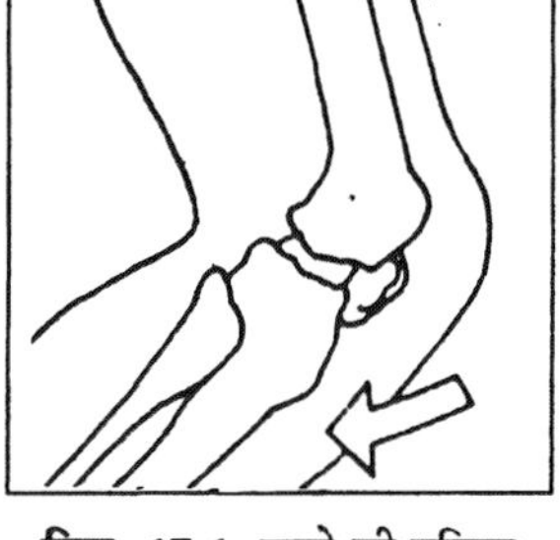

चित्र. 17.4: मुड़ने की प्रक्रिया

2. *कब्जे वाला जोड या कोर संधि*
    - यह एक तरफा संचालन की छूट देते हैं।
    - इनमें हड्डी के तल आपस में ढले होते हैं। इनमें केवल मोड़ना एवं खिंचाव (विस्तारण) संभव होता है जैसेकि कुहनी एवं घुटने के जोड़ (चित्र. 17.4)।

3. *सीमित संचालन वाले जोड़*
    - यहाँ सीमित संचालन ही संभव है जैसेकि दो कशेरुकाओं के बीच जोड़ छाती की पसलियाँ एवं रीढ़ की हड्डियाँ (चित्र. 17.5)।

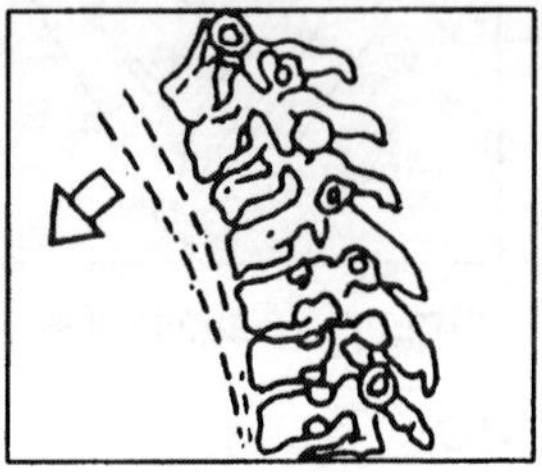

चित्र. 17.5: कशेरूकाओं का सीमित संचालन

स्नायु (लिगार्मेंट)

- किसी भी हड्डी के अंतिम छोर में जोड़ को ढकने के लिए नरम उपस्थि होती है जोकि जोड़ के घर्षण को कम कर सके, जब वह मुड़ने पर खिंचता है। ये सुदृढ ऊतक लिगार्मेंट या स्नायु कहलाते हैं (चित्र. 17.6)।

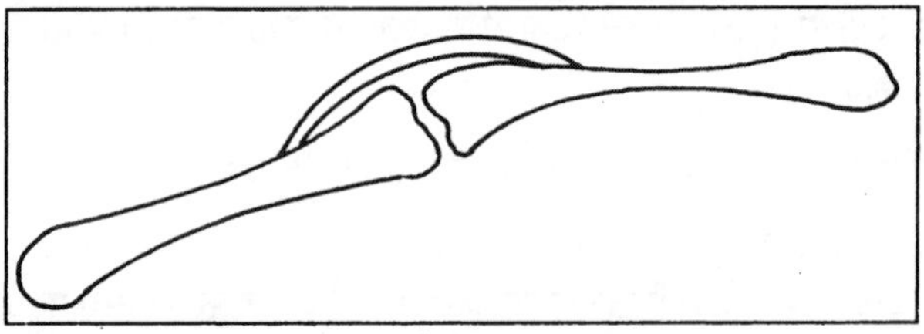

चित्र. 17.6: लिगार्मेंट (स्नायु) का प्रदर्शन

- ये जोड़ा स्वत: ही एक ऐसे स्नेहन (लुब्रीकेंट) से युक्त कप्सूल से सन्निहित होते हैं जिसे साइनोवायल फ्लूड कहते हैं।

माँसपेशी क्षति में प्राथमिक उपचार

स्ट्रेन या खिंचाव क्षति

- खिंचाव क्षति तब होती है जब कोई माँसपेशी या माँसपेशियों का समूह बहुत ज्यादा खिंच जाता है और संभवत: उग्र या अचानक संचालन से फट जाता है।
- यह खेल-कूद में और बोझ उठाने या भारोत्तोलन के दौरान होता है।

लक्षण एवं चिन्ह

- क्षति की जगह पर अचानक तीव्र दर्द उठना।
- सख्ती एवं ऐंठन व जकड़न।
- क्षति के स्थान पर सूजन।

उपचार

- हताहत को अधिकाधिक सुविधादेय स्थिति में रखें।
- घायल भाग को एक समान एवं सहारा दें।
- क्षतिग्रस्त अंग को ऊपर उठाकर रखें।
- यदि क्षति हाल ही में हुई है तो ठंडी सेंक करें।
- यदि उसकी दशा के बारे में कोई आशंका है तो इसे अस्थि भंग के रूप में उपचारित करें (चित्र. 17.7)।
- हताहत को अस्पताल पहुँचाएं।

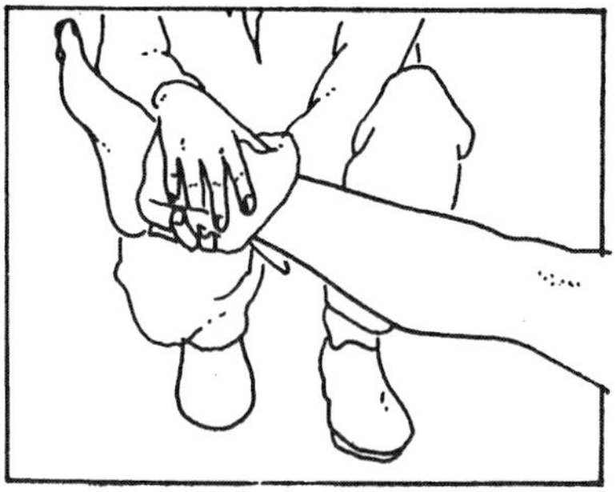

चित्र. 17.7: अस्थि भंग के रूप में उपचारित करना

पीठ की खिंचाव क्षति

— भारोत्तोलन या असमान्य संचालन या झटके का इतिहास पता करें।

लक्षण

— गंभीर दर्द।
— संचालन में कठिनाई।

उपचार

— हताहत को सख्त फर्श पर लिटाएं।
— पीठ पर ठंडी सेंक करें।
— उसे अस्पताल में दाखिल करें।

ऐंठन या मरोड़

- ऐंठन मरोड़ मासँपेशी या माँसपेशी समूह का अचानक, अनैच्छिक तथा दर्दयुक्त संकुचन होता है।
- यह तब होता है जब:
  - अभ्यास के दौरान माँसपेशी का खराब तालमेल हो।
  - बहुत ज्यादा ठंड हो रही हो या व्यायाम के दौरान।

- पसीना बहने के कारण नमक की कमी हो।
- दस्त रोग या लगातार उल्टियाँ हो रही हों।
- सोते समय।

लक्षण एवं चिन्ह

- प्रभावित क्षेत्र में दर्द।
- प्रभावित माँसपेशी में कड़ेपन या अकड़न का अहसास होना।
- संकुचित माँसपेशी शिथिल नहीं हो सकती है।

उपचार

- शरीर के प्रभावित भाग को सीधा करना और इसके बाद हल्के से मालिश करना।

हाथ में मरोड़

- नरमी के साथ अंगुलियों को सीधा करें और इसके बाद अहिस्ता से प्रभावित क्षेत्र में मालिश करें (चित्र. 17.8)।

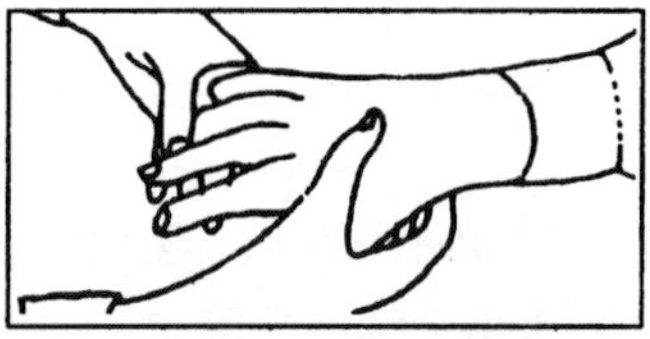

चित्र. 17.8: अंगुलियों को सीधा करना

जाँघ की माँसपेशी में मरोड़

टाँग को सीधा करें और पाँव में ऐंड़ी के पास एक हाथ लगाकर धीरे से ऊपर उठाएं और दूसरे हाथ से घुटने के पास नीचे को दबाएं। इसके बाद नरमी से प्रभावित माँसपेशी की मालिश करें (चित्र. 17.9)।

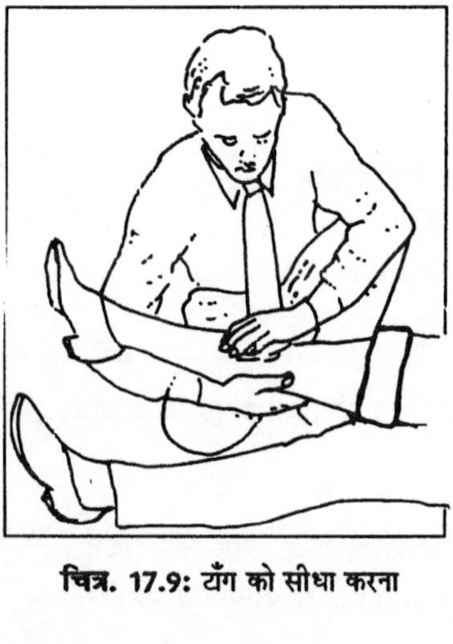

चित्र. 17.9: टाँग को सीधा करना

पिंडली की (कॉफ) माँसपेशी में मरोड़

- घुटने को सीधा करें और अहिस्ता से हताहत के पाँव को ऊपर उठाइए और स्पाइन की ओर ले जाइए। हल्के से प्रभावित जगह पर मालिश करें (चित्र. 17.10)।

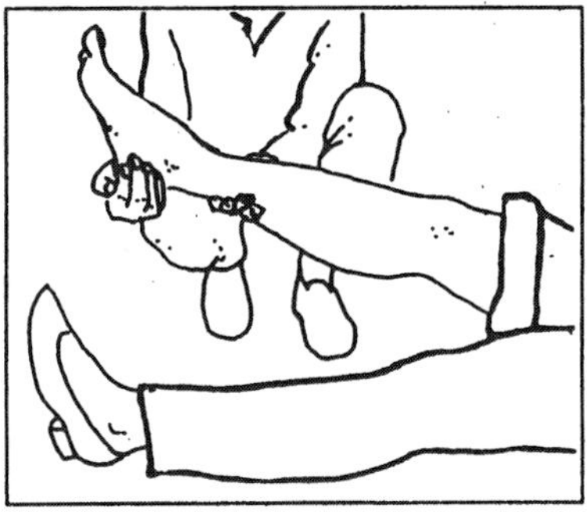

चित्र. 17.10: हताहत के पाँव को ऊपर को उठाना

पाँव (तलवे) की माँसपेशी में मरोड़

हताहत के टखने को बाहर की ओर सीधा खींचिए और उसे अपने पंजे के बल खड़ा होने में मदद कीजिए। प्रभावित क्षेत्र में हल्के से मालिश कीजिए (17.11)।

जोड़ों की क्षति का प्राथमिक उपचार

मोच लगना या पड़ना

- जब इसके आसपास के स्नायु (लिगामेंट) और ऊतक फट जाते हैं तब इसे मोच (स्प्रेन) कहते हैं।

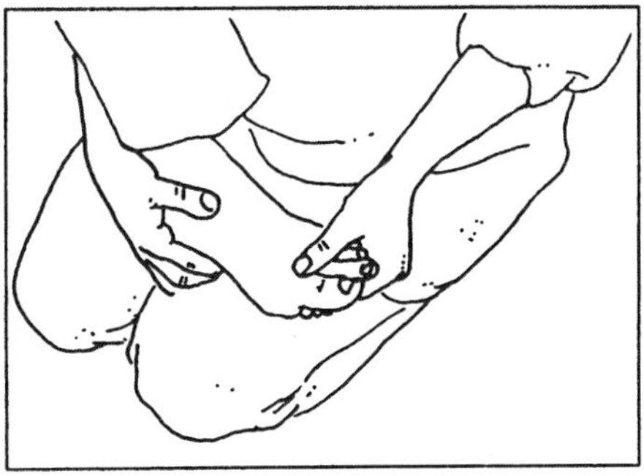

चित्र. 17.11: पाँव की हल्के से मालिश करना

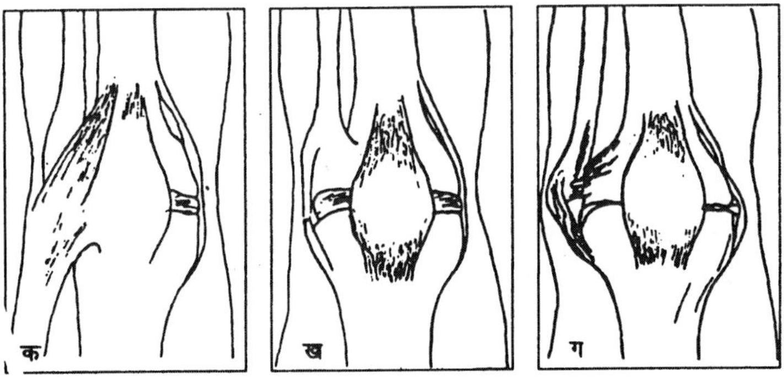

चित्र. 17.12 क से ग: (क), (ख) एवं (ग) विभिन्न तरह के जोड़ों की क्षति के लक्षण एवं चिन्ह

- सभी आशंका वाले मामलों का उपचार अस्थि भंग के रूप में करें।

लक्षण एवं चिन्ह

- दर्द।
- जोड़ के आसपास सख्ती एवं तनाव जो संचालन से बढ़ते हैं।
- जोड़ के आसपास सूजन।
- चोट या गुम चोट (चित्र. 17.12)।

उपचार

- आराम करें तथा क्षतिग्रस्त भाग को सहारा देकर सर्वाधिक आरामदेय स्थिति में रखें।
- क्षतिग्रस्त भाग/अंग को ऊपर उठाएं।
- हाल में हुई क्षति पर, ठंडी सेंक लगाएं ताकि दर्द एवं सूजन कम हो (चित्र. 17.13 क)।
- जोड़ के आसपास मोटी रुई की पर्त लगाकर सूजन को वैकल्पिक रूप से प्रभावहीन करें। रुई लगाकर पट्टी बाँधें (चित्र. 17.13 ख)।

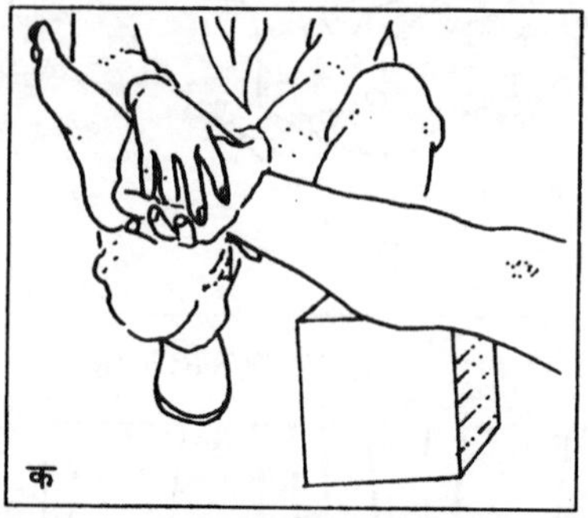

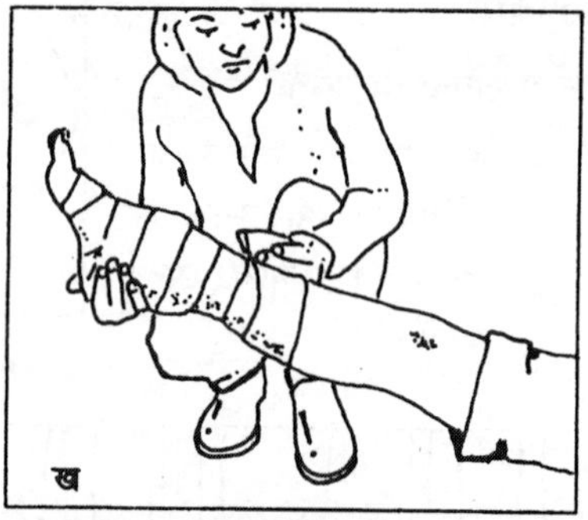

चित्र. 17.13 क से ख: (क) चोंट (मोच) पर ठंडी सेंक करना (ख)जोड़ के आस-पास रुई लगाकर बाँधना

- यदि टखने में मोच आ गई है और कौशल पूर्ण सहायता उपलब्ध नहीं है तो जूते को नहीं उतारें और अंग्रेजी के अंक 8 की भांति पट्टी बाँधें (चित्र. 17.13 ग)।

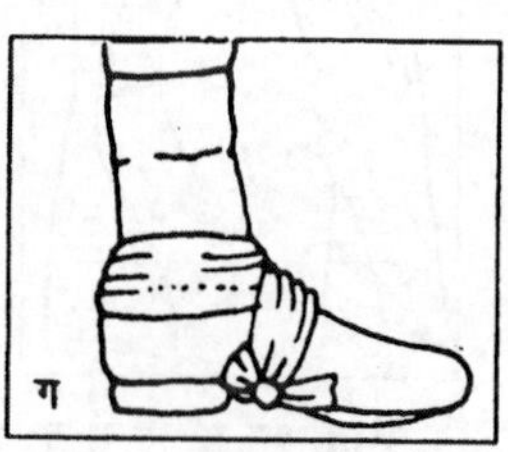

चित्र. 17.13 ग: (ग) जूते के ऊपर से ही अंक 8 की पट्टी बाँधना

जोड़ का उखड़ना (विस्थापन)

- जोड के उखड़ने या अस्थिर होने में एक या एक से अधिक अस्थियाँ हिलती हैं।

- यह तब होता है जब प्रत्यक्ष या अप्रत्यक्ष रूप से सीधे बहुत सख्ती से खिंचाव होता है और जोड़ किसी अस्थि को असामान्य स्थिति में मरोड़ या ऐंठ देता है।
- यह अचानक माँसपेशी के संकोचन से भी हो सकता है।
- उखड़ने या विस्थापित होने वाले सामान्य जोड़ हैं- कंधे, कुहनी, अंगूठा, अंगुलियाँ, कलाई या जबड़ा, आदि
- कई बार यह फर्क करना मुश्किल होता है कि यह अस्थि भंग है या अस्थि विस्थापन (उखड़ना) या दोनों ही बातें हो सकती हैं। इसलिए जब भी आशंका हो, तब सदैव इसे अस्थि भंग के रूप में उपचारित करें।

लक्षण एवं चिन्ह

- जोड़ के पास गंभीर दर्द।
- प्रभावित अंग को संचालित करना कठिन।
- विकृति।
- सूजन और बाद में चोट के भाग पर गुम चोंट।

उपचार

- क्षतिग्रस्त भाग को आरामदेय स्थिति में रखकर सहारा देना।
- बैडेंज या खपच्ची से स्थिर करना।
- हताहत को अस्पताल ले जाएं।

ऐसा न करें— उखड़ी हुई हड्डी को फिर से पुरानी स्थिति (बिठाने की) में लाने की कोशिश करना, क्योंकि इससे और भी ज्यादा क्षति हो सकती है या आसपास के ऊतक नष्ट हो सकते हैं।

घुटने की उपस्थि (आवरण) की क्षति (कार्टिलेज)

- घुटने के जोड़ में दो अलग-अलग अर्ध चन्द्राकार की उपस्थिति होती है। जिसमें से कोई एक अपनी जगह से विस्थापित या भ्रंश (फटी) हो सकती है।
- ऐसा खेल कूद, किसी सीढ़ी में फिसलने या शरीर के ऐंठने/मरोड़ने से हो सकता है। जब शरीर का सारा भार एक टाँग पर आ पड़े।

लक्षण एवं चिन्ह

- घुटने के आसपास तीव्रदर्द, सामान्यत: अंदर की तरफ होता है।
- टाँग (घुटना) बिल्कुल सीधी नहीं हो सकती है।
- द्रव पदार्थ एकत्र होने के कारण सूजन हो सकती है।

उपचार

- सर्वाधिक आराम की स्थिति में रखते हुए उस अंग को सहारा दें।
- घुटने के आसपास नरम पैड (गद्दियाँ) या रुई लगाएं। जोड़ के नीचे और ऊपर भी। घुटने के आसपास पट्टी बाँध दें (चित्र. 17.14)।

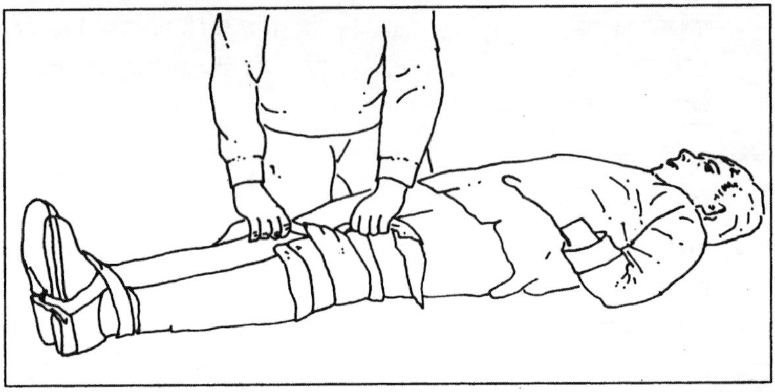

चित्र. 17.14: घुटने के आस-पास नरम पैड लगाना

- घायल टाँग/घुटने को स्थिर करें। जिसके लिए स्वस्थ पाँव के ऊपर क्षतिग्रस्त पाँव को रखकर टखने पर आपस में बाँध दें।
- रोगी को अस्पताल पहुँचाएं।

ऐसा न करें— टाँग को सीधा करने का प्रयास

विस्थापित अंतरकशेरुका चक्र (इंटरबरटेवल डिस्क) या (स्लिप्ड डिस्क)

- ऐसा तब होता है जब रीढ़ की हड्डियों को अलग करने वाली एक कार्टिलेज (उपास्थि) का हिस्सा रीढ़ की हड्डी में पीछे की ओर मुड़कर बाहर खिसकता है अर्थात् सुषुम्ना नाड़ी की ओर पहुँचता है।

लक्षण एवं चिन्ह

- अचानक, पीठ में गंभीर दर्द जोकि पैरों की ओर बढ़ता है तथा संचालन के साथ अधिक बढ़ सकता है।
- हताहत अपनी पीठ या गर्दन को संचालित करने में असमर्थ हो सकता है।

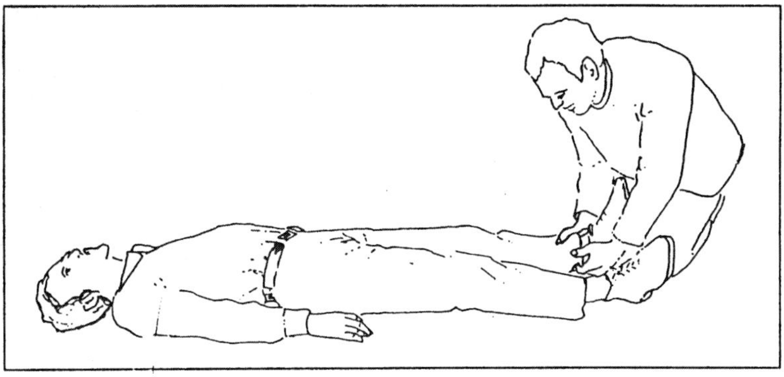

चित्र. 17.15: आरामदेय स्थिति में रखना

उपचार

- सख्त फर्श पर हताहत के लिए लिटा दें जो सर्वाधिक आरामदेय हो।
- उसे अस्पताल में पहुँचाएं (चित्र. 17.15)।

18
क्षतियाँ या चोटें

सिर की चोट

- सिर के सीधे टकराने से खोपड़ी नें घाव या अंदरूनी चोट (गुमड़ा) हो सकती है और यह स्थिति सिर की हड्डी टूटने से जुड़ी हो सकती है (चित्र. 18.1)।
- ये क्षतियाँ या चोंटे इनमें सामान्य हैं:
  - सड़क दुर्घटनाएं
  - खेल-कूद
  - बीमारी एवं विषाक्तता
  - खनन
- होश खत्म हो सकता है। मस्तिष्काघात या संपीडन या दबाव हो सकता है।

1. मस्तिष्काघात (कॉन्क्यूजन)

- इस स्थिति में दिमाग की अस्थाई बाधा हो सकती है।
- यह सिर के धक्का से हो सकती है जिसमें काफी ऊँचाई से पैरों के बल कूदना या जबड़े में प्रहार आदि हो सकता है।

लक्षण एवं चिन्ह

- कुछ-कुछ बेहोशी आना या थोड़ी देर के लिए बेहोशी होना।
- श्वसन गति उथली हो सकती हैं।
- चेहरा पीला पड़ सकता है।
- त्वचा ठंडी एवं आद्रता पूर्ण हो सकती है।
- तीव्र किन्तु कमजोर नाड़ी गति।
- चक्कर आना एवं उल्टियाँ होना।
- होश आने पर हो सकता है कि घटना के ठीक पहले या बाद की कोई बातें याद न हों।
- यदि लगातार बेहोशी बनी रहती है तो सिर पर संपीडन (दबाव) की आशंका हो सकती है।

उपचार

- खोपड़ी के घावों से रक्तस्राव बंद करें।

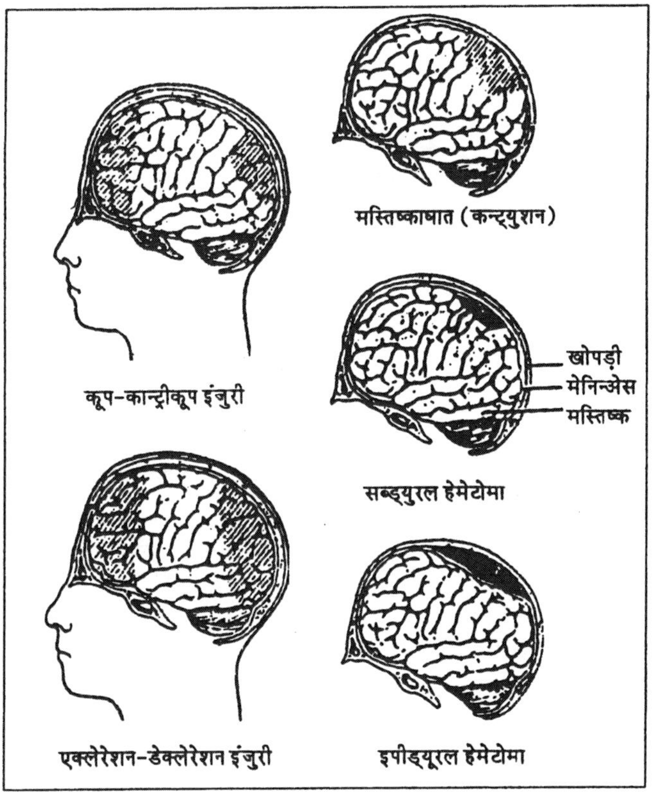

चित्र. 18.1: विभिन्न तरह को सिर की क्षतियों का चित्रात्मक प्रदर्शन

- प्रघात या सद्मे का उपचार करें।
- बेहोशी का मामला समझकर देखभाल करें।
- श्वसन क्रिया, नाड़ी गति तथा चेतना का स्तर जाँचें। मस्तिष्क में संपीडन की आशंका करें। यदि जरूरत हो तो पुनरुजीवन शुरू करें।
- रोगी को अस्पताल पहुँचाएं।

2. संपीडन या दबाव

- यह एक गंभीर अवस्था है
- रक्त के थक्के (क्लाट) द्वारा दिनाग में दबाव बढ़ता है। या फिर अस्थि भंग में अस्थि दबाव हो सकता है
- सम्पीडन के द्वारा मस्तिष्काघात की स्थिति हो सकती है (चित्र. 18.2)।

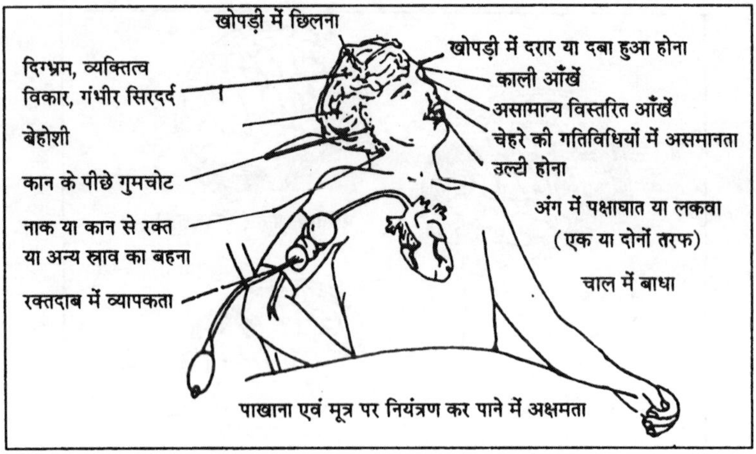

चित्र. 18.2: सिर की खोपड़ी की क्षति के लक्षण एवं चिन्ह

लक्षण एवं चिन्ह

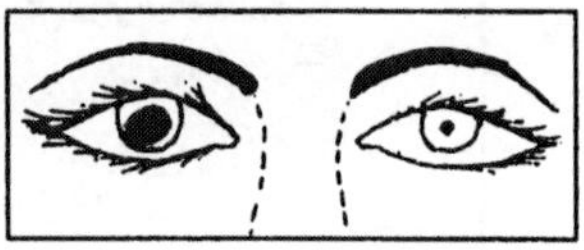

चित्र. 18.3: आँख के तारों का भिन्न आकार

- साँस में आवाज आना।
- ताप बढ़ सकता है।
- धीमी एवं उछलती नाड़ी गति।
- आँख के तारों का भिन्न आकार (चित्र. 18.3)।
- कमजोरी या शरीर के एक भाग में लकवा।
- चेतना के स्तर में कमी।

उपचार

- बेहोश रोगी की भांति उपचारित करें।
- हताहत को तुरंत अस्पताल पहुँचाएं।

छाती की चोटें

1. छाती कुचलना या टूटना

- छाती की दीवार पर कोई एक अस्थि भंग के होने से उस क्षेत्र की सख्ती खत्म होती है और साँस के दौरान वहाँ की गतिविधियाँ रुकती है।
- पसलियों के टूटने से साँस खींचने के दौरान वे खिंचती एवं साँस निकालने के दौरान बाहर को फैलती हैं। यह उस संचालन का उल्य है और इसे पैराडॉक्सिकल ब्रीथिंग (विरोधाभासी श्वसन क्रिया) कहते हैं। यह गैरचोटिल साइड के फेफड़े के क्रियाकलाप को भी धीमा कर सकता हैं।

- टूटी हुई हड्डियाँ अन्य अंदरूनी अंगों को क्षतिग्रस्त कर सकती हैं या त्वचा को फाड़कर बाहर निकलकर चूषण घाव का कारण बन सकती है।
- यह प्राय: सड़क की वाहन दुर्घटनाओं में होता है।

लक्षण एवं चिन्ह

- श्वासावरोध के लक्षण एवं चिन्ह उभर सकते हैं।
- साँस लेने में कठिनाई।
- थूक में बलगम के साथ रक्त कण/थूकने में रक्त आने से फेफड़े की क्षति का संकेत मिलता है।

उपचार

1. अस्थि पंजर (रिब केज) के प्रभावित भाग को अपने हाथ से सहारा दें (चित्र. 18.4)।
2. हताहत को अधबैठी स्थिति में मदद करें तथा घायल भाग की ओर झुकाएं तथा सिर व कंधे को सहारा दें।
3. चूषण घाव (संकिग बाउंड) को, छाती छेदने वाले घाव के रूप में उपचारित करें।
4. छाती की दीवार को स्थिर करें। घायल क्षेत्र पर मोटी पैड की पर्तें लगाएं तथा हताहत की बाजू को पैड के ऊपर करके इस तरफ से दूसरी ओर आर-पार करें। उसे उठाई गई गलबाँही से समर्थन दें। गलबाँही के ऊपर से ही शरीर के आस-पास लपेट कर पट्टी बाँधें और बिना घायल वाली तरफ गाँठ लगाएं। यदि कोई पट्टी न उपलब्ध हो तो स्कार्फ, मफलर अगौछा या तौलिया अथवा बेल्ट लपेटकर बाँधें (चित्र. 18.5)।
5. गले एवं छाती के आस-पास के सख्त कपड़ों को ढीला करें।
6. यदि बेहोशी छा जाती है तो घायल को ठीक वाली साइड के ऊपर करते हुए नीचे सहारा देकर स्वास्थ्य लाभ की स्थिति में लिटा दें।
7. हताहत को जल्दी से जल्दी अस्पताल पहुँचाएं।

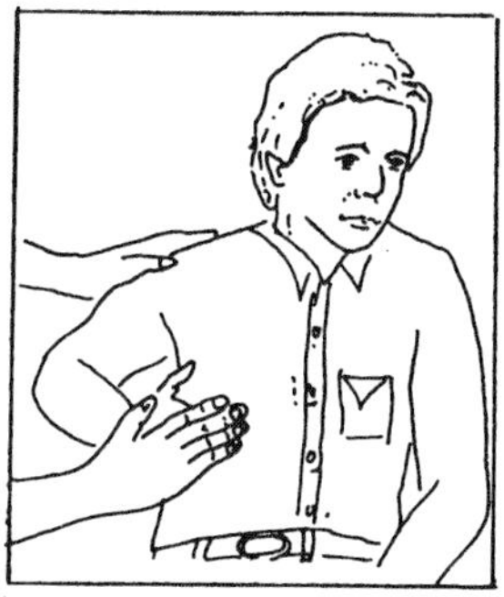

चित्र. 18.4: प्रभावित पसली को सहारा दें

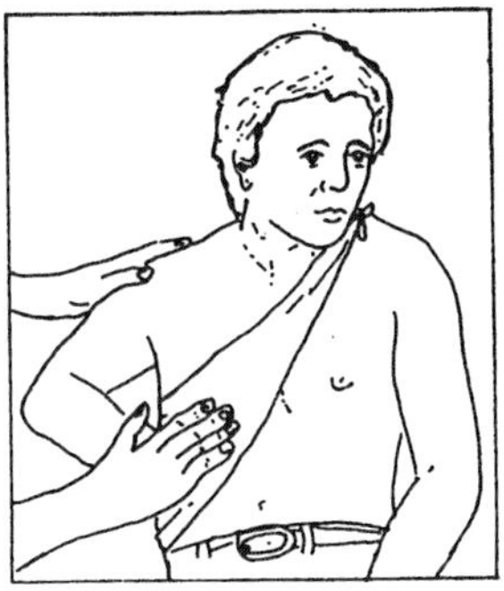

चित्र. 18.5: स्कार्फ या अंगौछे का इस्तेमाल

2. छाती छिदना या पीठ के घाव

- यह चोटें तेज धार औजार जैसे चाकू अथवा गोली के लगने से हुए घावों से होती हैं। इसमें छाती की गुहा में सीधे हवा जाती है। ये घाव चूषक घाव का रूप ले सकते हैं।
- प्रभावित तरफ का फेफड़ा पिचका हुआ सा हो सकता है। यहाँ तक कि छेद न होते हुए भी हवा खींच पाने में असमर्थ हो सकता है।
- हताहत जब साँस लेता है तो घाव सीधे वायु खींच लेता है और छाती की गुहा (कैविटी) को भर देता है और इस तरह से एक ठीक फेफड़े की क्रियात्मकता प्रभावित (नष्ट) होती है।
- इस प्रकार से फेफड़े के द्वारा रक्त में पहुँचने वाली आक्सीजन की मात्रा घट जाती है। और इस तरह से श्वासावरोध की स्थिति पैदा होती है।

लक्षण एवं चिन्ह (चित्र. 18.6)

- छाती में दर्द।
- साँस लेने में कठिनाई।
- चेहरे, होंठ, नाखूनों एवं त्वचा में नीलापन। यह श्वासावरोध के लक्षण हैं।
- यदि फेफड़ा क्षतिग्रस्त है तो थूक के बलगम में लाल खून आना।
- वायु चूषित होने की आवाज आना।
- साँस बाहर निकलने के समय घाव से रक्त की बूदें आना।
- प्रघात (शॉक) के लक्षण एवं चिन्ह

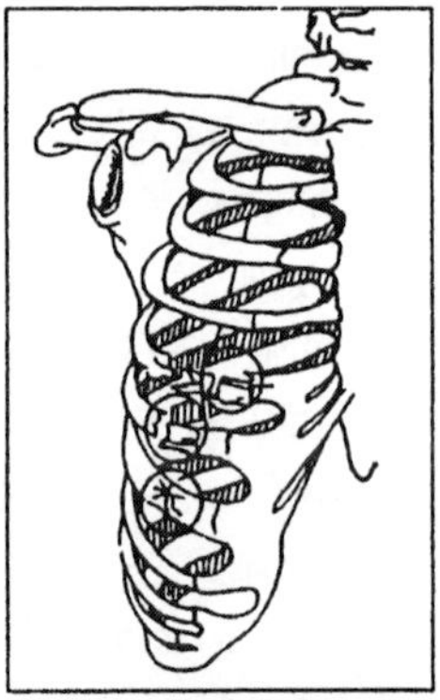

चित्र. 18.6: पसलियों का टुटना

उपचार

1. अपनी हथेली के द्वारा तुरंत ही खुले घाव को बंद करें (चित्र. 18.7 क)।
2. हताहत के सिर एवं कंधे को सहारा देकर अधबैठी स्थिति में रखें। क्षतिग्रस्त भाग की तरफ शरीर को झुकाएं ताकि ठीक वाला भाग ऊपर की ओर रहे (चित्र. 18.7 ख)।
3. जीवाणु रहित मरहम-पट्टी द्वारा घाव को ढकें (चित्र. 18.7 ग)।
4. पट्टी के ऊपर प्लास्टिक शीट लगाकर बिल्कुल वायुरोधक सील बनाएं। इसे चिपकाने वाली टेप या पट्टी से बाँध दें (चित्र. 18.7 घ)।
5. सामान्य श्वसन के साथ बेहोश हताहत को स्वास्थ्य लाभ की स्थिति में लिटाएं तथा ठीक साइड को ऊपर रखें (चित्र. 18.7 च)।

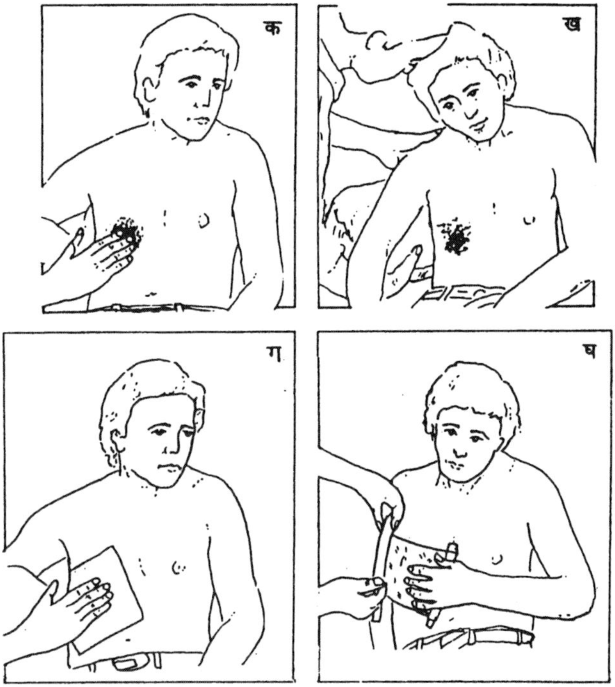

चित्र. 18.7 क से घ: (क) घाव को बंद करना (ख) हताहत को अधबैठी स्थिति (ग) जीवाणु रहित पट्टी के द्वारा घाव को ढकना (घ) चिपकने वाली पट्टी से घावसील करना

6. प्रघात (शॉक) का उपचार करें।

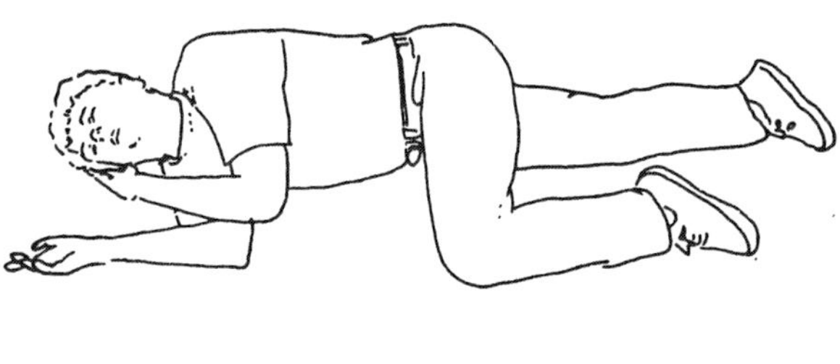

चित्र. 18.7 च: (च) हताहत को स्वास्थ्य लाभ की स्थिति में रखना

7. थोड़ी देर की अवधि में श्वसन गति, नाड़ी गति तथा होश का स्तर जाँचते रहें तथा अदंरूनी रक्त स्राव की भी जाँच करें (चित्र. 18.8)।

8. हताहत को तुरंत स्ट्रेचर रोगी की भांति अस्पताल पहुँचाएं।

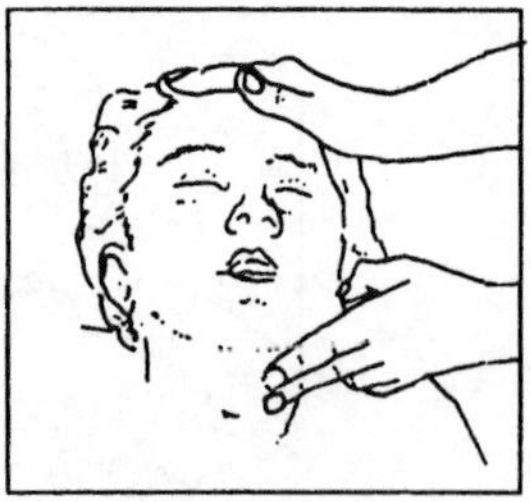

चित्र. 18.8: कंठ/ग्रीवा नाड़ी को जाँचना

बाहरी वस्तु से छेदा गया घाव

1. बाहरी वस्तु लगे रहने के साथ घाव को खींच कर (समेटते हुए) सील करें (चित्र. 18.9)।
2. बाहरी वस्तु आसपास जीवाणुरहित पट्टी या साफ-स्वच्छ कपड़ा लगाकर पैक करें और एक गोल या छल्ला (रिंग) पैड का इस्तेमाल करें (चित्र. 18.10)।
3. छेदने वाले घाव की भाँति ही सभी उपचार व देखभाल करें।

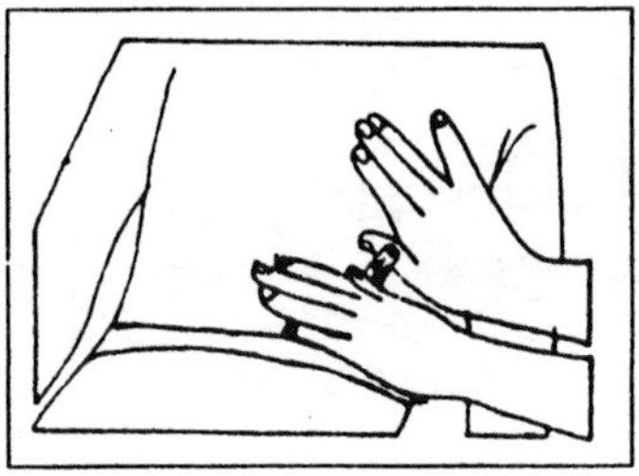

चित्र. 18.9: घाव को समेटकर सील करना

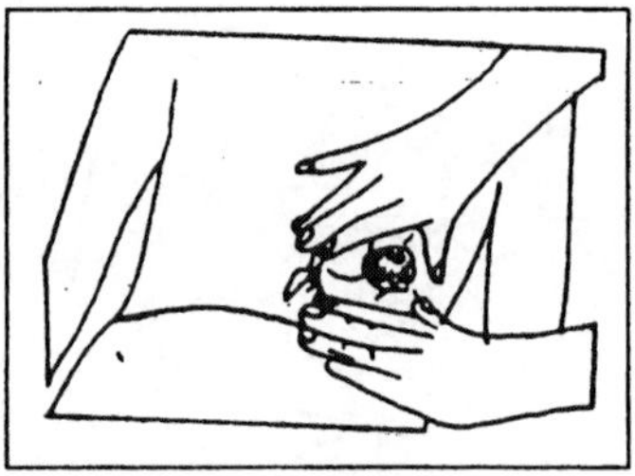

चित्र. 18.10: बाहरी वस्तु के आसपास छल्ला पैड लगाना

पेट के घाव

- इसमें आंतरिक या बाहरी रक्तस्राव (आंतरिक अंग फटने से) हो सकता है।
- आंत का कोई भाग भी निकल कर बाहर आ सकता है।

लक्षण एवं चिन्ह

- पेट दर्द।
- घाव से रक्त बहना।
- आंत का कोई भाग दिख सकता है या घाव से बाहर निकल कर आ सकता है।
- उलटी होना।
- प्रघात (शॉक) के लक्षण एवं चिन्ह।

उपचार

1. किसी भी प्रकार के रक्तस्राव को नियंत्रित करें चाहें घाव के छोरों को समेटना या खींचना पड़ें।

2. हताहत को कंधे एवं सिर में सहारा देकर अधलेटी स्थिति में लाएं तथा घुटनों को मोड़े रखें ताकि घाव के क्षेत्र में खिंचाव का जोर न पड़े (चित्र. 18.11)।
3. घाव पर मरहम-पट्टी करें या उस पर पट्टी बाँधकर अथवा एडहेसिव टेप लगाकर सुरक्षित बनाएं।
4. यदि हताहत बेहोश हो जाए, लेकिन साँसें सामान्य गति से ले रहा हो तो पेट को सहारा दें और हताहत को स्वास्थ्य लाभ की स्थिति में लाएं।

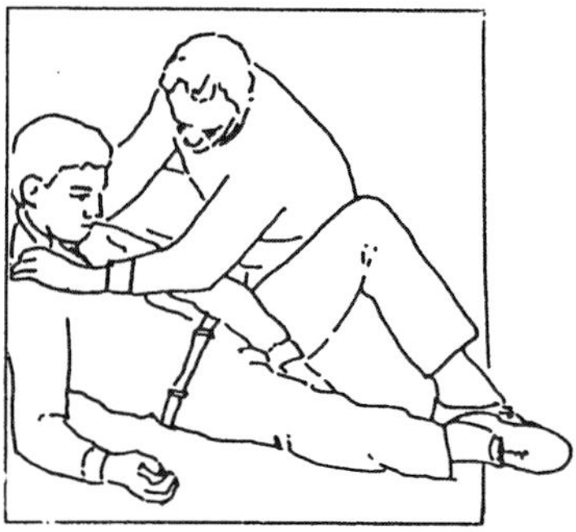

चित्र. 18.11: कंधे एवं घुटने को सहारा देकर लिटाना

5. यदि हृदय गति एवं श्वसन क्रिया बंद हो जाए तो तुरंत पुनरुजीवन क्रिया शुरू करें।
6. प्रघात का उपचार करें।
7. साँस गति, हृदय गति (नाड़ी) तथा होश का स्तर जाँचते रहें और आंतरिक रक्तस्राव की भी जाँच कर पता करें।
8. खांसी या उल्टी के दौरान, पेट को कपड़े पट्टी के ऊपर से दबाकर सहारा दें। ताकि आंतों का बाहर आना रोका जा सके। हताहत को तुरंत अस्पताल ले जाएं।

यदि आंत का हिस्सा घाव से बाहर आ जाए तो उसकी देखभाल करना

1. रक्त बहाव को नियंत्रित करें लेकिन सीधे दबाने से बचें।
2. उसे गीली जीवाणु रहित पट्टी या गाज या स्वच्छ कपड़े से ढकें तथा ढीली पट्टी बाँधें।
3. हताहत को तुरंत अस्पताल पहुँचाएं।

ऐसा न करें— बाहर निकले आंत के भाग को छूना।

विस्फोट की क्षतियाँ

- विस्फोट बम से हो सकता है।
- यदि विस्फोट की तीव्रता बहुत उच्च होती है तो फेफड़े या शरीर के अन्य अंग क्षति ग्रस्त हो सकते हैं।
- वह व्यक्ति तीव्र जलन, अस्थि भंग से प्रभावित हो सकता है।
- काँच एवं अन्य सामग्री के बिखरने से कान का पर्दा तथा अन्य अंग क्षतिग्रस्त हो सकते हैं।

लक्षण एवं चिन्ह

- श्वासावरोध
- खांसी में बलगम और रक्त के कण (थूक में)
- उत्तेजना
- बहुत सारी क्षतियाँ
- कान से रक्तस्राव
- प्रघात के लक्षण एवं चिन्ह

उपचार

1. हताहत को आश्वासन दें।
2. हताहत को अनावश्यक रूप से इधर-उधर न हटाएं।
3. यदि हताहत की सामान्य हालत ठीक हो तथा चोट/क्षति छूट देती है तो उसे अधबैठी स्थिति में लाने में मदद करें। सिर एवं कंधे को सहारा दें।
4. गले, छाती तथा कमर के आसपास के सख्त कपड़ों को ढीला करें।
5. खून के बहाव को नियंत्रित करें तथा घाव या जलने की क्षति का उपचार करें।
6. अस्थि भंग वाले अंग को स्थिर करें।
7. प्रत्येक दस मिनट के अंतर से साँस की गति हृदय गति (नाड़ी गति) तथा होश के स्तर को जाँचें।
8. बेहोश रोगी को स्वास्थ्य लाभ की स्थिति में रखें।
9. यदि श्वसन कठिन हो रहा है या रुक गया है तो कृत्रिम श्वसन क्रिया शुरू करें।
10. हताहत को अस्पताल ले जाएं

कुचलने की क्षतियाँ

- इसमें आंतरिक एवं बाह्य रक्तस्राव हो सकता है।
- त्वचा, माँसपेशी या हड्डी को गहरी या व्यापक क्षति हो सकती है।
- ऐसा प्राय: सड़क दुर्घटनाओं, भूकंप, खानों तथा विस्फोटक क्षतियों से होता है।

लक्षण एवं चिन्ह

- किसी अंग (हाथ/पांव) का कुचलना।
- कंपन एवं सुन्नाहट।
- क्षतिग्रस्त भाग पर सूजन आना।
- क्षति के स्थान पर गुमचोट तथा छाले पड़ना।
- अस्थि भंग के लक्षण एवं चिन्ह।

- यदि रक्त वाहिनी दबी हैं तो कुचला या भिंचा हुआ भाग ठंडा होगा तथा पीला एवं नाड़ी गतिहीन हो सकती है।
- प्रघात के लक्षण एवं चिन्ह।

उपचार

यदि कोई अंग तीस मिनट से ज्यादा कुचला (दबा) रहा है तो तुरंत ही आपात्कालिक सेवाएं बुलाएं।

1. गंभीर रक्त स्त्राव को रोंके तथा घाव का उपचार करें। अस्थि भंग वाले अंग को स्थिर करें।
2. यदि भिंचा/कुचला हुआ अंग बिना किसी देरी के मुक्त हो सकता है तो तुरंत भार को हटाएं। हताहत को लिटा दें, उसके सिर का स्तर नीचा तथा पाँवों को ऊपर उठाकर रखें और जो भी चीज मिले उससे सहारा देकर पाँवों को ऊँचा करें। हताहत को हिलने डुलने की कतई छूट न दें।
3. प्रभावित भाग को स्थिर करें तथा उसके साथ तकिया लगाएं, कम्बल लपेट दें और यदि क्षति से विशेष परेशानी न हो तो कुचले भाग को ऊपर उठाएं तथा उसे बिना ढका हुआ ही छोड़ दें।
4. प्रघात का उपचार करें।
5. साँस की गति, नाड़ी/हृदय गति तथा होश का स्तर जाँचते रहें।
6. सामान्य साँस लेने वाले हताहत व्यक्ति को स्वास्थ्य लाभ की स्थिति में लिटाएं।
7. यदि हृदय गति एवं साँसे रुक गई हैं तो तुरंत पुनरुजीवन क्रिया शुरू करें।
8. हताहत को स्ट्रेचर के रोगी की भांति अस्पताल पहुँचाएं।

यदि कुचला हुआ भाग जरा देर के लिए कुचला या दबा है और इसमें केवल अँगुलियाँ, हाथ या पाँव शामिल है तो प्रभावित भाग/अंग को बहते ठंडे पानी के नीचे करें या फिर ठंडी सेंक करें।

जलना तथा झुलसना

जलना वह क्षति है जो शुष्क ताप से जलता है जैसेकि:

- आग, लपट, गरम धातु, धूप, उच्च बोल्टेज की विद्युत तार, बिजली गिरने तथा घर्षण (रगड़न) आदि।

झुलसने की क्षति आर्द्रता युक्त ताप से होती है जैसे:

- उबलता पानी, भाप, तेल, गरम टार, गरम द्रव।

रसायनों से जलना

त्वचा के संपर्क में अम्ल तथा क्षारों के आने से जलना हो सकता है।

विद्युत से जलना

बिजली की धारा (करेंट) तथा बिजली गिरने की गरमी से त्वचा गरम होती एवं जल जाती है तथा त्वचा के नीचे के ऊतक भी जल जाते हैं।

विकिरण से जलना (रेडियेशन बर्न)

चमकदार तल से टकरा कर आनेवाली सूरज की किरणों एवं प्रकाश से त्वचा एवं आँखों में क्षति हो सकती है। एक्सरे का अत्यधिक उपयोग भी जला सकता है।

शीत से जलना (कोल्ड बर्न)

द्रव आक्सीजन तथा द्रव नाइट्रोजन के संपर्क में आने से शीत से जलना हो सकता है।

जलने के खतरे

1. संक्रमण : जलने के स्थान पर संक्रमण लगने का सबसे बड़ा खतरा होता है क्योंकि वहाँ पर त्वचा क्षतिग्रस्त होती है। यहाँ पर जीवाणु से बचाव के लिए कोई सुरक्षा नहीं होती है।
2. प्रघात (शॉक): प्रघात पैदा होने लगता है क्योंकि जले हुए क्षेत्र के रक्त प्रवाह में से सीरम रिसकर बाहर आने लगता है।

जलने का वर्गीकरण

क. *क्षेत्र :* जलने का वर्गीकरण जले हुए क्षेत्र के आधार पर नियम 9 के अनुसार होता है। कोई भी जलने का 30% या इससे अधिक गंभीर अंश के मामले को तुरंत ही प्राथमिकता के आधार पर अस्पताल में भरती किया जाना चाहिए।

चित्र. 18.12 में चित्रित रेखा चित्र शरीर के भाग को 9% के क्षेत्र में विभाजित करता है।

2.5 वर्ग सेंमी० (1 इंच) से बड़ा कोई भी जलना चिकित्सीय देखभाल चाहता है।

ख. जलने की गंभीरता (चित्र. 18.13)।

जलने एवं झुलसने के लक्षण एवं चिन्ह

1. यदि जलना ऊपरी है। क्षतिग्रस्त क्षेत्र के आस-पास गंभीर दर्द होता है। यदि क्षेत्र गंभीर रूप से जला है तो वह सुन्न हो सकता है।
2. प्रभावित क्षेत्र पर सूजन एवं लाली।
3. छाले
   - ये बिल्कुल पतले बुलबुले होते हैं जोकि त्वचा के ताप द्वारा नष्ट होने से बने हैं। यह जले हुए क्षेत्र की त्वचा के नीचे ऊतकों द्वारा छोड़े गए द्रव पदार्थ के द्वारा बनते हैं।

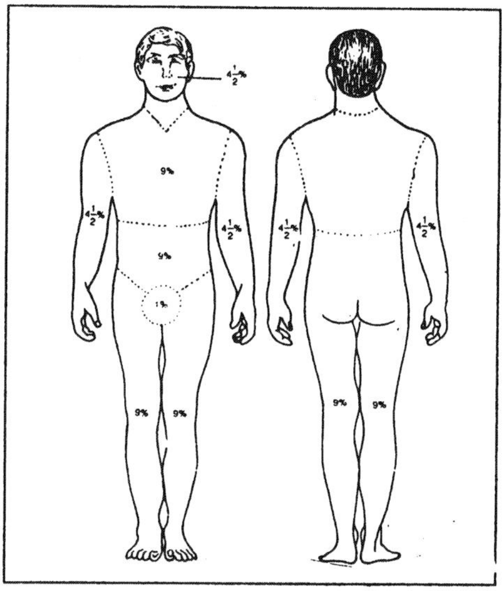

चित्र. 18.12: जलने की गणना के लिए विभाजित क्षेत्र नौ का नियम

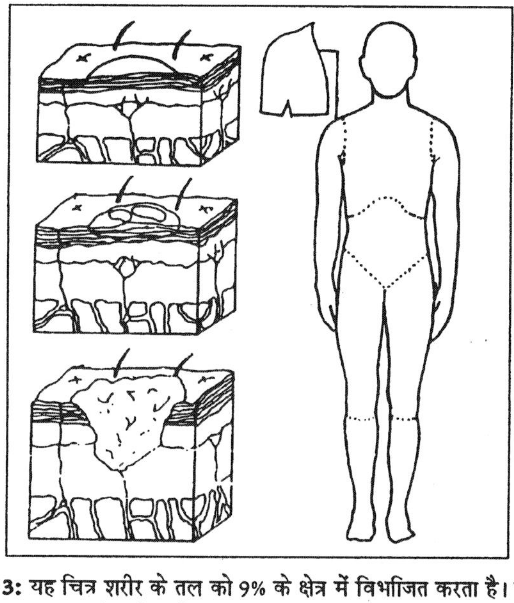

चित्र. 18.13: यह चित्र शरीर के तल को 9% के क्षेत्र में विभाजित करता है। इस क्षेत्र के बराबर कोई भी जला हुआ क्षेत्र के लिये अस्पताल में उपचार की आवश्यकता होती है। हांलाकि 2.5 वर्ग सेमी० (1 इंच) से बड़ा क्षेत्र भी चिकित्सीय देखभाल चाहता है।

4. गंभीर जले क्षेत्र के आसपास भूरी, जामुनी त्वचा एवं गंभीर दर्द होता है।
5. प्रघात के लक्षण एवं चिन्ह

उस व्यक्ति की कैसे मदद करें जिसके कपड़ों ने आग पकड़ ली है?

1. किसी भी साधन से आग बुझाने की कोशिश करें। ज्यादातर जलने के मामले घरों पर होते है, जहाँ आग की लपटें को शांत करने के लिए पर्याप्त मात्रा में पानी उपलब्ध होता है। इसके साथ पानी जले हुए भाग को ठंडा करता है तथा कम मात्रा में क्षति हो पाती है (चित्र. 18.14)।

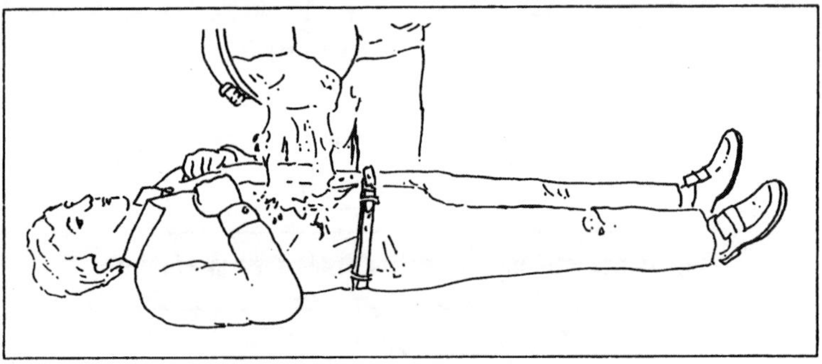

चित्र. 18.14: जले हुए भाग पर पानी डालना

2. जलने वाले व्यक्ति को भाग-दौड़ न करने दें, जिससे आग को हवा मिलती है और तेजी से भड़कती है।
3. जब आप जलने वाले व्यक्ति की सहायता करें तो अपने आगे कोई दरी, कम्बल या कोट लगाएं।

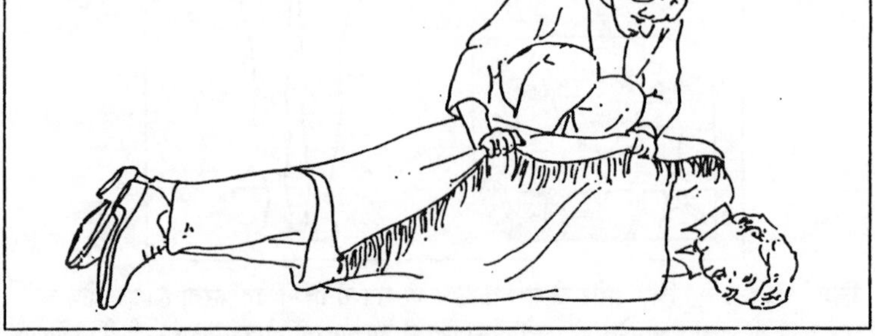

चित्र. 18.15: जलने वाले व्यक्ति को कंबल में लपेटना

4. उस व्यक्ति को तुरंत जमीन पर लिटाएं और मोटे कपड़े/कम्बल या कोट में सख्ती से लपेट दें (चित्र. 18.15)। इससे लपटों तक आक्सीजन नहीं पहुँचेगी और आग बुझ जाएगी।
5. हताहत को कपड़े के साथ लपेटने के लिए फर्श पर में न घुमाएं। क्योंकि ऐसा करने से उसका बिना जला भाग भी जल सकता है।
6. यदि शरीर के आगे की ओर आग लगी है तो उसे चित लिटाएं या पीठ पर लगी है तो पेट के बल लिटाएं।

आग लगने की जगह से व्यक्ति को कैसे बचाएं?

1. आग लगे हुए कमरे से, किसी व्यक्ति को बचाने के लिए तेज गति एवं स्पष्ट सोच चाहिए।
2. याद रखें कि साफ हवा फर्श की ओर (नीचे) होती है। अत: हताहत को बचाने के लिए आप जमीन पर रेंगकर जाइए जोकि बेहोश है या विकलांग है।
3. जब आप बचाने का काम करें तो मुँह पर गीला रूमाल बाँध लें।
4. यदि कमरे में मोनोआक्साइड है तो उपर्युक्त पूर्व सावधानियाँ बचाने वाले को कार्बन मोनोआक्साइड की विषाक्ता से सुरक्षा नहीं देती हैं। इसलिए जब कमरे या पास में आग लगी हो तो वहाँ कार्बन मोनोक्साइड की कुछ मात्रा अवश्य होगी, अत: ऐसे में फुर्ती के साथ कार्यवाही करने की जरूरत होती है।
5. यदि किसी कमरे में आग लगी है और उसके दरवाजे एवं खिड़कियाँ बंद हैं तो उसके दरवाजे एवं खिड़कियाँ न खोलें ताकि हवा न जाए। यदि खिड़कियाँ खुली हो तो हवा जाएगी तथा आग और तेजी पकड़ेगी।

साधारण जलने एवं झुलसने का उपचार

1. हताहत को आवश्वस्त करें। जले हुए भाग को 10 मिनट तक बहते हुए ठंडे पानी के नीचे लाएं या ठंडे पानी में डुबोएं। यदि फिर भी दर्द रहता है तो और ज्यादा देर तक पानी में रखें।
2. सूजन शुरू होने से पहले ही अहिस्ता से जले हुए भाग के क्षेत्र से अंगूठी, चूड़ी,घड़ी तथा जूते एवं सख्त वाले कपड़े निकालें।
3. साफ सुथरे एवं जीवाणु रहित सामग्री से प्रभावित क्षेत्र को साफ करें।
4. पीने के लिए ढेर सारा पेय पदार्थ दें।
5. चिपकने वाली पट्टियों का इस्तेमाल न करें।
6. जले क्षेत्र पर रुई का इस्तेमाल न करें।
7. छालों को न फोड़ें या कोई ढीली त्वचा का भाग न निकालें। घायल क्षेत्र में किसी भी तरह का बाहरी हस्तक्षेप न करें।

गंभीर जलने एवं झुलसने का उपचार

- घायल को लिटाएं और आराम की स्थिति में लाएं
- आग से प्रभावित क्षेत्र में सूजन शुरू होने से पहले, अंगूठी, चूड़ी या घड़ी निकाल दें।
- जीवाणु रहित मरहम-पट्टी से जले क्षेत्र को ढकें तथा पट्टी बाँधें।
- चेहरा जलने पर चेहरे के लिए साफ, सूखे एवं जीवाणु रहित सामग्री से मुखौटा बनाएं तथा आँख, नाक, मुँह व कान के छेद काट दें।
- शरीर के जले हुए भागों को स्थिर करें।
- प्रघात (शॉक) का उपचार करें।
- यदि साँस क्रिया या हृदय गति ठहर गई है तुरंत पुनरुजीवन शुरू करें।
- यदि हताहत बेहोश है किन्तु साँसें चल रही हैं तो उसे स्वास्थ्य लाभ की स्थिति में लिटाएं।
- यदि हताहत होश में है तो थोड़ी देर के अंतर से पानी देते रहें ताकि द्रव की क्षति पूर्ति होती रहे।

ऐसा न करें— घायल भाग पर कोई लोशन या मल्हम लगाना।

ऐसा न करें— छाले फोड़ना, या कोई उधड़ी त्वचा निकालना या उस क्षेत्र में कोई भी बाहरी हस्तक्षेप करना।

मुँह एवं गले में जलना

- संक्षारक, ज्वलनशील पदार्थ या गरम पेय लेने से होता है।
- इनसे वायुमार्ग अवरूद्ध हो सकता है।

लक्षण एंव चिन्ह

- घायल क्षेत्र में गंभीर दर्द।
- मुँह के आसपास क्षतिग्रस्त त्वचा।
- साँस लेने में कठिनाई।
- बेहोशी छाना।
- प्रघात के लक्षण एवं चिन्ह।

उपचार

- हताहत को आवश्वस्त करें।
- यदि हताहत को होश है तो उसे थोड़ी देर के अंतर से ठंडा पानी देते रहें।
- गले व छाती के आसपास के सख्त कपड़े तथा गहने निकाल दें।
- यदि हृदय गति श्वसन क्रिया रुक गई है तो तुरंत पुनरुजीवन क्रिया शुरू करें।

- यदि बेहोश है लेकिन साँसें सामान्य ढंग से चल रही हैं तो हताहत को स्वास्थ्य लाभ की स्थिति में लिटाएं
- प्रघात का उपचार करें।
- हताहत को तुरंत अस्पताल पहुँचाएं।

रसायन से जलना

यदि त्वचा के सम्पर्क में आएं तो तेज संक्षारक एवं रसायनों से रासायनिक जलन हो सकती है।

लक्षण एवं चिन्ह

- त्वचा में छरछराहट (जलना) हो सकती है।
- त्वचा पर धब्बा या लाली उभर सकती है।
- त्वचा पर छाले या पीलापन पैदा हो सकता है।

उपचार

- प्रभावित अंग को तुरंत कम से कम दस मिनट हेतु धीरे से बहते या गिरते पानी की धार के नीचे लाएं ताकि आगे की क्षति न हो। इससे और ज्यादा ऊतकों की क्षति रुकेगी (चित्र. 18.16)।

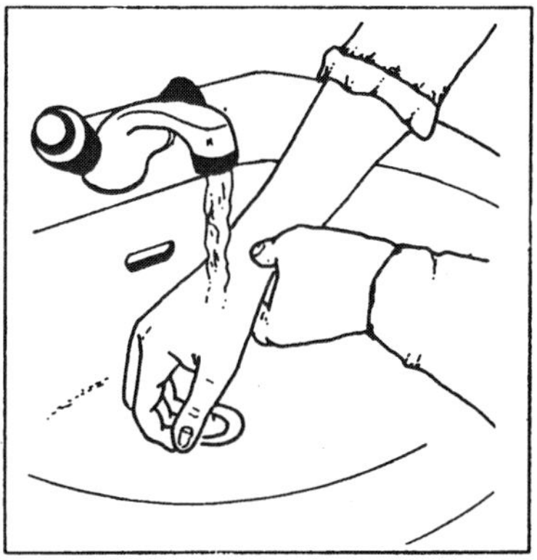

चित्र. 18.16: प्रभावित क्षेत्र पर पानी गिराना

- जब प्रभावित क्षेत्र पर पानी गिरा रहे हों तब कपड़ों को ढीला करें या निकाल दें (चित्र. 18.17)।
- गंभीर जलने का उपचार जारी रखें।
- हताहत को तुरंत अस्पताल पहुँचाएं।

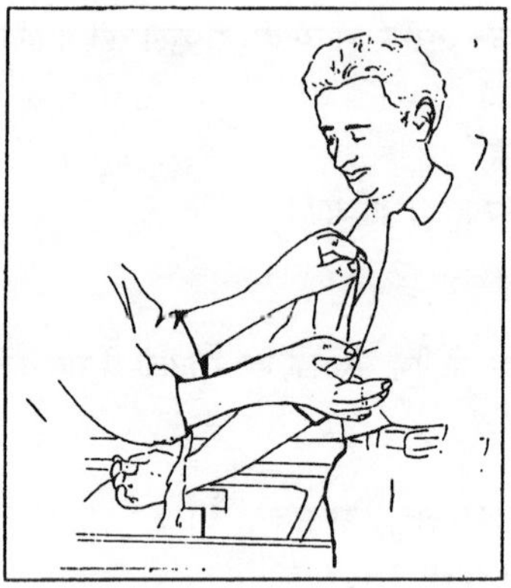

चित्र. 18.17: कपड़ों को निकालना

आँख का रसायन से जलना

क्षारीय रसायन आसानी से आँख में जा सकते हैं और तेजी से आँख में गंभीर किरकिरी पैदा करके आँख का तल क्षतिग्रस्त कर सकते है। यहाँ तक कि अंधापन हो सकता है।

लक्षण एवं चिन्ह

- प्रभावित आँख में गंभीर दर्द।
- आँख बंद हो सकती है।
- आँख में लाली, सूजन तथा पानी निकल सकता है।

उपचार

1. हताहत की घायल या प्रभावित आँख को हल्के बहते पानी (धार) के नीचे लाएं। ताकि पानी आँख व चेहरे पर गिर कर बहें (चित्र. 18.18)।

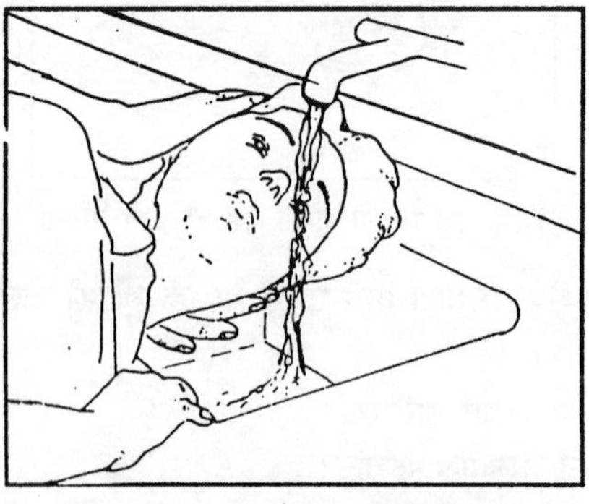

चित्र. 18.18: आँख पर पानी गिराना

2. आँख के दोनों पलकों के तल जाँचें, आँख की पलकों को पानी से तर करें। यदि आँख की पलक बंद है तो उन्हें खोलें (चित्र. 18.19)।
3. आँख के ऊपर, जीवाणु रहित आई पैड हल्के से बाँधें (चित्र. 18.20)।
4. हताहत को अस्पताल पहुँचाएं।

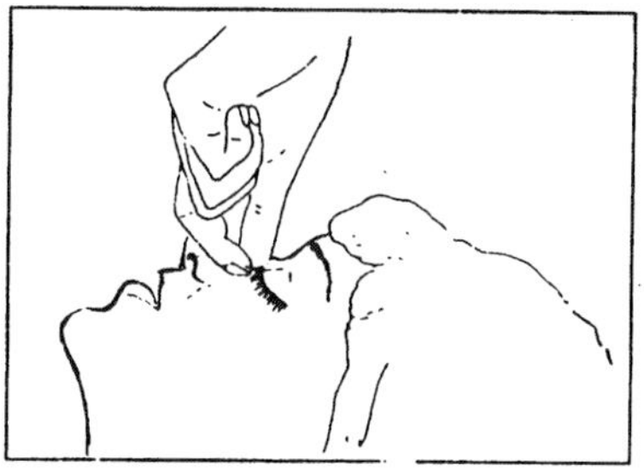

चित्र. 18.19: आँखों की पलकें जाँचना

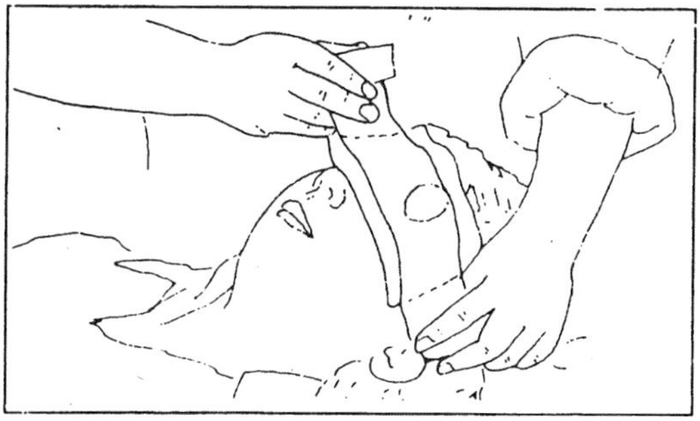

चित्र. 18.20: आँख की पट्टी करना

बिजली से क्षतियाँ

- यदि शरीर का कोई भी भाग बिजली युक्त (जिंदा) नंगे तार के संपर्क में आता है, जोकि खुला है और कपड़ा या अवरोधक से ढका नहीं है तो उससे बिजली का झटका लग सकता है (चित्र. 18.21)।
- घरों में, बाहर निकले स्विचों या फ्यूजों या दोषपूर्ण बिजली के कनेक्शन ऐसी क्षतियों का कारण होते हैं।
- यह क्षति काफी ज्यादा या बहुत ज्यादा गंभीर हो सकती है जिसके कारण तुरंत मौत भी हो सकती है।
- बिजली के झटके तब पैदा होते हैं, जब एक बिजली का करेंट शरीर से होकर जमीन (अर्थ) से संपर्क बनाता है। यदि नीचे गीला है या पाँव गीले हैं तो यह बहुत जल्दी प्रसारित होता है।
- गीली अवस्था में कम वोल्टेज की बिजली भी खतरनाक हो सकती है। एक उच्च बिजली की करेंट निचले अंग (पाँव) से पास होती है तब कम खतरनाक होती है अपेक्षाकृत छाती से पास होने के, विशेष रूप से जब वह हाथ एवं छाती से होते हुए नीचे जाती है।

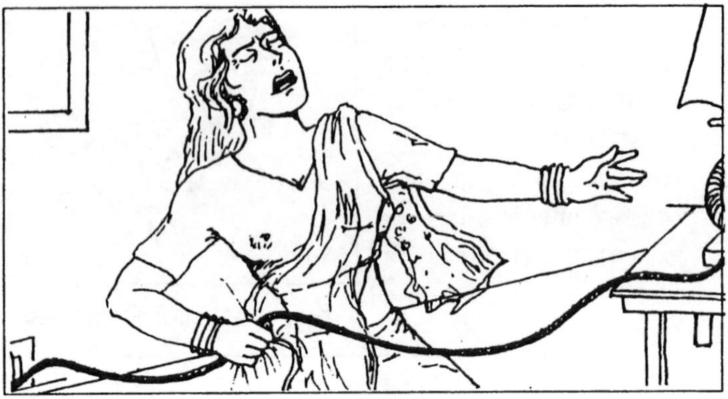

चित्र. 18.21: बिजली का झटका

लक्षण एवं चिन्ह

- हृदय के लिए घातक पक्षाघात।
- इसमें अचानक साँसें चलनी बंद हो सकती हैं; क्योंकि श्वसन क्रिया वाली माँसपेशी में पक्षाघात हो सकता है।
- साँस रुकने के बावजूद हृदय का चलना जारी रह सकता है। चेहरे पर नीलापन छा सकता है।
- वहाँ पर ऊपरी या गहराई से जलना भी हो सकता हैं।

उपचार

इसमें बुद्धिमत्ता एवं होशियारी पूर्ण कार्यवाही आवश्यक होती है। यदि प्रत्येक सहायता देने वाला सावधान नहीं है तो संभवत: उसे भी गंभीरता से बिजली का झटका लग सकता है और यहाँ तक कि हताहत के साथ मर भी सकता है।

1. यदि हताहत अभी भी बिजली के करेंट के संपर्क में है तो तुरंत स्विच बंद करें। यदि स्विच न मिले तो प्लग को खींच कर निकाल दें। या फिर करेंट वाली तार काट दें। करेंट काटने से पहले यह सुनिश्चित कर लें कि आप सूखे लकड़ी के पटरे पर खड़े हों। कैंची या चाकू का इस्तेमाल न करें।

सावधानियाँ

1. यदि करेंट कम वोल्टेज वाली है तो प्राथमिक उपचारक को सूखे कुचालक वस्तु पर खड़े होना चाहिए (कुचालक सामग्री का अर्थ है जिसमें करेंट न लगे जैसे-रबर वाले जूते, लकड़ी का पटरा या अखबार की मोटी तहों का पुलिंदा)। यदि रबर के दस्ताने उपलब्ध हों तो उन्हें पहनना चाहिए। यदि नहीं है तो सूखा कोट, कैप या अन्य सूखा कपड़ा उपयोग में ला सकते हैं। तह किए गए अखबार भी बचाव देते हैं।

यदि करेंट बहुत उच्च वोल्टेज वाली है जैसेकि मेन लाइन की उच्च वोल्टेज वाली तारें (हाई टेंशन वायर), तब खतरा बहुत ज्यादा होता है। इनसे हताहत शायद सीधे संपर्क में भी न आ पाए; क्योंकि थोड़ी दूर से ही पहुँच सकती है और इससे एक चाप आघात (झटका) लग सकता है। ऐसी अवस्था में प्राथमिक उपचारक को हताहत से दूर ही रहना चाहिए (उस हताहत को किसी कुचालक वस्तु से घसीटना चाहिए जैसे कि सूखी लकड़ी या छड़ी, सूखा बाँस, लकड़ी का लट्ठा या सूखी हुई रस्सी उपयोग में लाई जा सकती है)।

2. यदि हताहत सामान्य रूप से साँसें न ले रहा हो या हृदय गति रुक गई हो तो तुरंत कृत्रिम श्वसन क्रिया एवं हृदय की मालिश शुरू करें और देर तक जारी रखें।
3. प्रघात (शॉक) का उपचार करें।
4. यदि जल गया है तो उपचार करें।
5. हताहत को अस्पताल पहुँचाएं या तुरंत चिकित्सा सहायता प्राप्त करें अथवा जो पहले मिले, प्राप्त करें।
6. यदि प्राथमिक उपचार के बाद हताहत पर्याप्त स्वास्थ्य लाभ प्राप्त कर ले तो भी विशेषज्ञ से उसकी चिकित्सीय जाँच कराई जानी चाहिए; क्योंकि विद्युत संबंधी क्षतियाँ पुन: उभरने वाली होती हैं।

बिजली से जलना

- बिजली से जलना तब हो सकता है जब उच्च शक्ति वाली करेंट शरीर के पास होती है।
- बिजली लगने के स्थान पर ज्यादा क्षति होती है लेकिन निकलने वाले स्थान पर केवल छोटा सा चिन्ह दिख सकता है। लेकिन उसके नीचे ऊतकों की व्यापक क्षति हो सकती है।
- बिजली का झटका साँस की गति एवं हृदय की धड़कन प्रभावित कर सकता है।

लक्षण एवं चिन्ह

- बिजली लगने व निकलने वाले दोनों ही स्थानों पर लाली तथा सूजन तथा झुलसने का दाग हो सकता है।
- बेहोशी छाना।
- साँस चलना एवं हृदय की धड़कन रुक सकती है।
- प्रघात के लक्षण एवं चिन्ह।

उपचार

- हताहत को क्षति पहुँचाने वाले स्रोत से अलग करें।

- जली हुई जगह पर जीवाणु रहित ड्रेसिंग लगाएं।
- प्रघात का उपचार करें।
- पुनरुजीवन शुरू करें यदि साँस एवं हृदय गति रुकी हो।
- यदि हताहत बेहोश हो किन्तु साँस चल रही हो तो स्वास्थ्य लाभ की स्थिति में लिटाएं।
- हताहत को अस्पताल पहुँचाएं।

ऐसा न करें— कोई भी लोशन या मल्हम लगाना।

ऐसा न करें— छाले फोड़ना, किसी फटी त्वचा को हटाना या क्षतिग्रस्त क्षेत्र में हस्तक्षेप करना।

शरीर में बाहरी तत्वों के लिए प्राथमिक उपचार

- बाहरी तत्व का मतलब कोई भी वह चीज हो सकती है जो शरीर के अतिरिक्त बाहरी पदार्थ हों तथा निम्न रूप से प्रवेश करें:
  - त्वचा में घाव बनाकर (छेद कर)।
  - शरीर के किसी भी प्राकृतिक छिद्र से (घुसना या गुटकना)।
- बाहरी तत्व ढीली हो सकती है और बिना किसी क्षति के या बिना दर्द या क्षति किए वापस निकल सकती है या यह वस्तु गाड़ी हो सकती है।
- यहाँ पर सदैव संक्रमण का खतरा रहता है।
- बाहरी तत्व का चाहे जो आकार हो या किसी भी प्रकृति का हो, मगर जितना जल्दी से जल्दी संभव हो सके उन्हें निकाला जाना चाहिए। छोटी सी चीज आप निकाल सकते हैं लेकिन बड़ी गाड़ी गई (अंत:स्थापित) बाहरी चीजें अस्पताल में ही निकाली जानी चाहिए।

खुली या छितरे बाहरी पदार्थ

खुली हुई बंजरी या कंकनी को पानी से धोकर या गीली रुई/स्वाब या पट्टी अथवा चिमटी आदि से निकाला जा सकता है।

गड़ी हुई (अंत स्थापित) या चुभी हुई बाहरी वस्तुएं

यदि कोई कण या वस्तु गहराई से त्वचा में चुभी हुई है (चित्र. 18.22) तब उन्हें रिंग पैड (छल्ला पैड) लगा कर मरहम पट्टी करें (चित्र. 18.23 तथा 18.24)।

- हताहत को आरामदेय स्थिति में रखें और तुरन्त अस्पताल पहुँचाए।

गटके गए बाहरी तत्व

- चिकने व नरम बाहरी तत्व से कोई खतरा नहीं है (जैसे सिक्के या बटन आदि)।

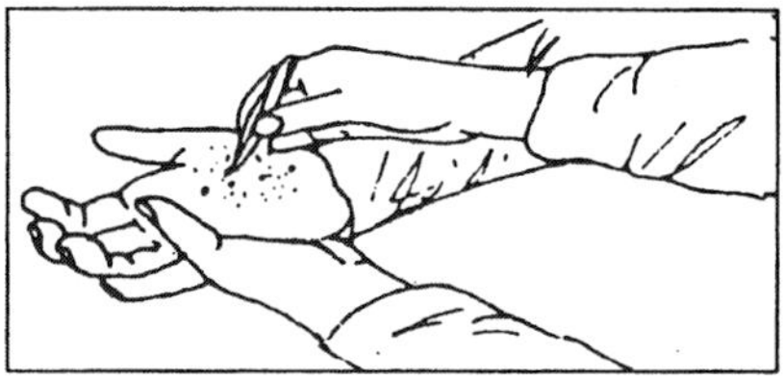

चित्र. 18.22: चुभे हुए बाहरी पदार्थ या वस्तुएं

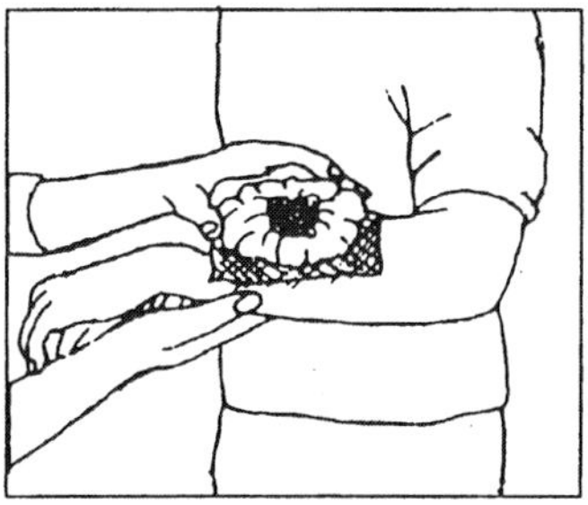

चित्र. 18.23: छल्ला (रिंग) पैड से मरहम पट्टी करना

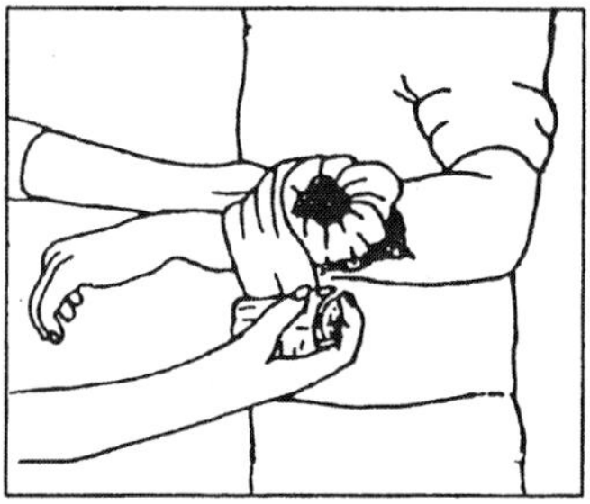

चित्र 18.24: ऊपर से पट्टी बाँधना

- नुकीले एवं पैने बाहरी तत्व गंभीर क्षति कर सकते हैं (जैसे पिन एवं सुइयाँ)।
- मरीज को तुरंत अस्पताल पहुँचाएं।
- बच्चे अक्सर छोटी चीजें गुटक जाते हैं जैसेकि सिक्के, बटन या पिन आदि।

लक्षण एवं चिन्ह

- गुटकी हुई चीज का इतिहास जानें।

उपचार

- मरीज एवं घरवालों को भरोसा दिलाएं।
- उसे अस्पताल में भरती करें।
- मुँह से कुछ खाने को न दें।

किरच या ठूंठी

लकड़ी और धातु की किरचें या चिपकैली (चैली) सर्वाधिक आम बाहरी वस्तुएं हैं।

लक्षण एवं चिन्ह

- संपर्क में आने वाली ज्ञात धातु या लकड़ी अथवा काँच के टुकड़े।

- चुभे हुए बाहरी तत्व का दिखता संकेत।
- प्रभावित क्षेत्र में दर्द एवं सूजन।

उपचार

- किरच या चिपकैल अथवा फँसी/चुभी हुई जगह को साबुन-पानी से धोना।
- चिमटी को लौ में तपाकर जीवाणु रहित कर लें।
- अहिस्ता से घाव पर चिमटी को पास रखकर किरच या फाँस को पकड़ें। अब इसे बाहर की ओर खींच लें। ठीक उसी दिशा के विपरीत, जिधर से वह धुसी थी (चित्र. 18.25)।

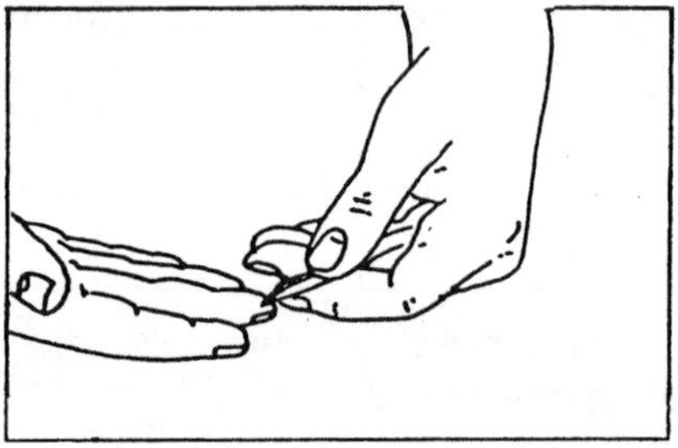

चित्र. 18.25: चिमटी से बाहरी तत्व को बाहर खींचने की कोशिश करना

- यदि किरच बाहर नहीं निकलती या टूट रही है तो हताहत को अस्पताल ले जाएं और उसे चुभी हुई (अंत:स्थापित) वस्तु के रूप में उपचारित करें।

ऐसा न करें— किरच या फाँस तक पहुँचने के लिए उस क्षेत्र की चीर फाड़ करना।

नाक में बाहरी तत्व

- यह प्राय: छोटे बच्चों में होता है।
- छोटी एवं नरम चीजें नाक के रास्ते को बंद कर सकती हैं; किन्तु तीखी एवं नोकदार वस्तुएं नाक के ऊतकों को क्षति पहुँचा सकती हैं।

लक्षण एवं चिन्ह

- नाक के रास्ते साँस लेने में कठिनाई।
- नाक में सूजन आ जाती है।
- नाक के एक या दोनों ओर से पानी जैसा द्रव आता है।

उपचार

- हताहत को आश्वस्त करें।

- उसे अस्पताल पहुँचाएं।

ऐसा न करें— स्वयं ही बाहरी तत्व को निकालने की कोशिश करना।

कान में बाहरी तत्व

- बच्चों में सामान्य।
- कम्पन, यदि कोई कीट कान के अंदर है।
- प्रभावित तरफ के कान में श्रवण क्षति आ सकती है।

उपचार

- हताहत को आश्वस्त करें।
- यदि बाहरी तत्व की आशंका है तो स्वयं निकालने की कोशिश न करें, अन्यथा कान के परदे को क्षति हो सकती है।
- यदि कोई कीट कान के अंदर है तो कान के भीतर पानी की धार गिराएं और बहाकर निकाल दें (चित्र. 18.26)।
- हताहत को अस्पताल ले जाएं।

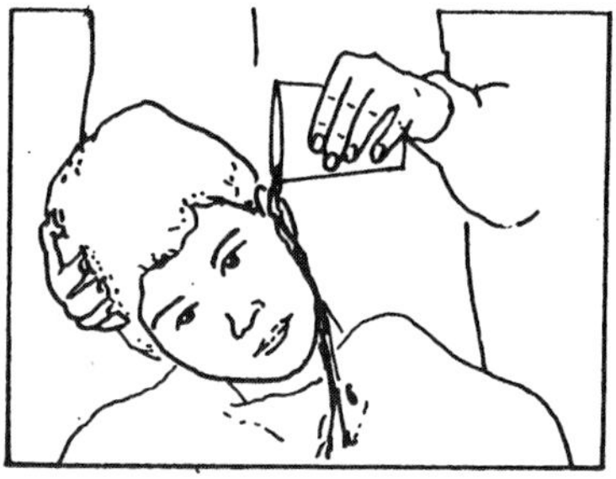

चित्र. 18.26: कान को साफ करना

आँखों में बाहरी तत्व

- सभी प्रकार की आँख की क्षतियाँ गंभीर है; क्योंकि कोई भी चीज आँख की पुतली को हानि पहुँचा सकती है तथा उसमें संक्रमण हो सकता है या कोई आंतरिक क्षति हो सकती है।
- कोई धूल का कण, कंकड़/बजरी या उखड़ी या मुड़ी बरौनी आदि सबसे अधिक सामान्य बाहरी तत्व हैं जो आँख में पड़ते हैं। यह चीजें आँख या पलकों के तल पर चिपक जाती हैं या चुभ जाती हैं और फिर लगातार किर-किरी पूर्ण तकलीफ एवं जलन मचाती हैं।

लक्षण एवं चिन्ह

- आँख में दर्द एवं खुलजी।

- दृष्टि में बाधा हो सकती है।
- प्रभावित आँख से पानी आना।
- आँख में लाली होना।

उपचार

- हताहत से कहें कि आँख न मसले।
- मुँह प्रकाश की ओर करके उससे कुर्सी में बैठने को कहें और सिर पीछे की ओर झुका लें।
- आप हताहत के पीछे खड़े हों। अब उसकी दाढ़ी को एक हाथ से पकड़ें और दूसरे हाथ की तर्जनी अंगुली एवं अंगूठे का इस्तेमाल करते हुए प्रभावित पलक को खोलें। अब उससे ऊपर-नीचे, दाएं-बाएं देखने के लिए कहें, ताकि आप आँख के चारों तरफ जाँच कर सकें (चित्र. 18.27)।

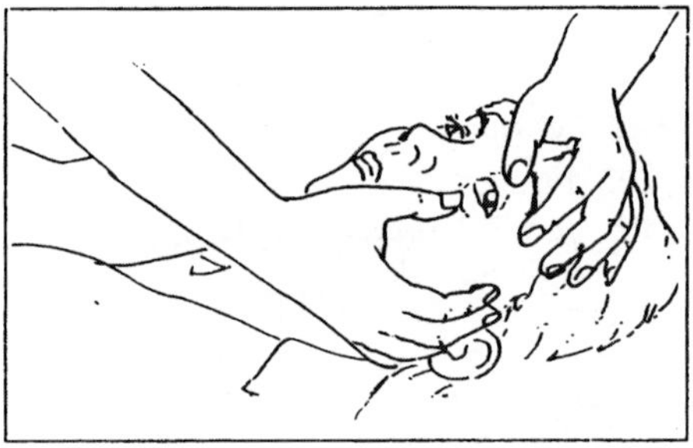

चित्र. 18.27: आँख की जाँच करना

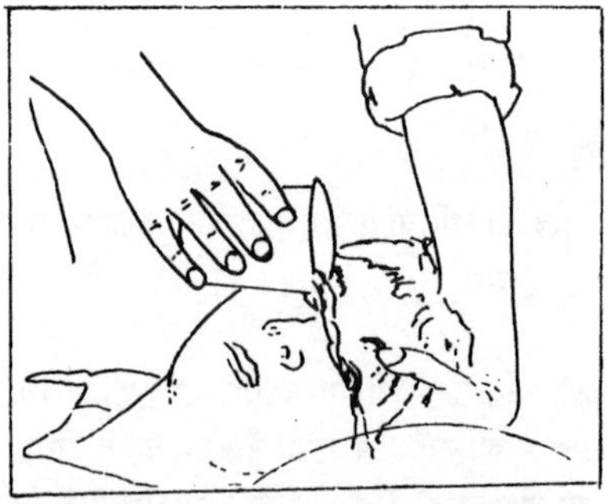

चित्र. 18.28: पानी की धार से आँख धोना

- यदि आँख में बाहरी तत्व दिखता है तो एक नेत्र प्रक्षालक से जीवाणु रहित पानी डालें तथा प्रभावित साइड की ओर सिर को झुकाएं और आँख प्रक्षालक न होने की दशा में

नलके का पानी या धार देकर पानी गिराएं ताकि अच्छी आँख की ओर से बहता हुआ पानी दूसरी आँख को धोता हुआ बह जाए (चित्र.18.28)।

- यदि इसमें सफलता न मिले या फिर पानी न उपलब्ध हो या बाहरी तत्व आँख में न चिपकने वाला हो तब बाहरी वस्तु को गीली रुई के स्वाब से या साफ कपड़े के गीले कोने की मदद से उसे बाहर निकालें (चित्र. 18.29)।

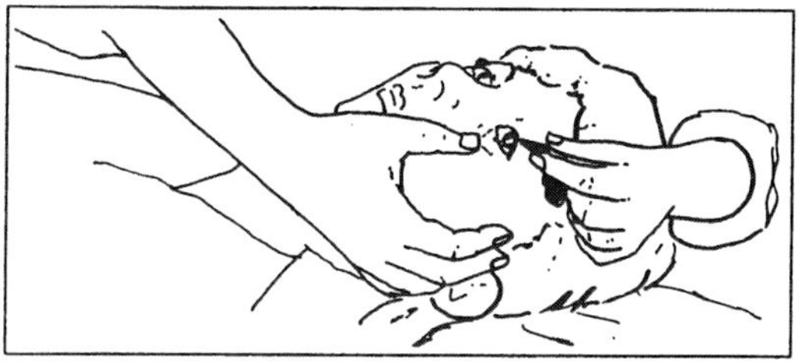

चित्र. 18.29: गीले कपड़े या गीली रुई (स्वाब) से आँख में पड़े के बाहरी तत्व को निकालना

- यदि बाहरी तत्व ऊपरी पलक के नीचे है तो हताहत को नीचे की ओर देखने के लिए कहें। आँख की बरौनियों को पकड़ कर पलक को पीछे की ओर खींचें, निचली पलक से ऊपर की ओर उभारें (चित्र. 18.30)।

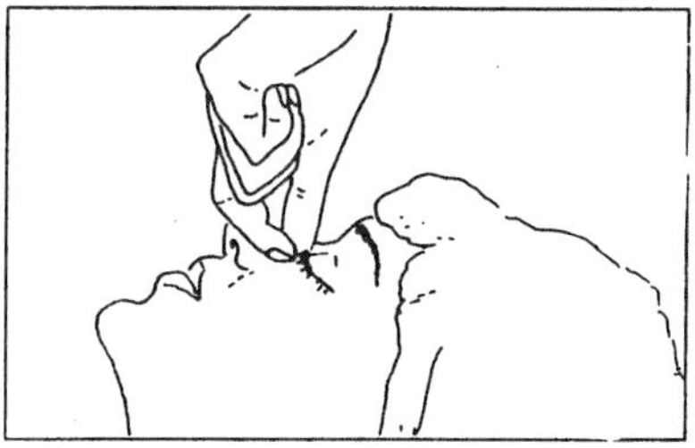

चित्र. 18.30: आँख की पलक को खोलना

- अब बाहरी चीज को निकाल सकते हैं।
- यदि बाहरी चीज अब भी नहीं निकली है तो प्रभावित आँख को आई पैड लगाकर ढक दें। मजबूती से बाँध दें (चित्र. 18.31) और डाक्टर से संपर्क स्थापित करें।

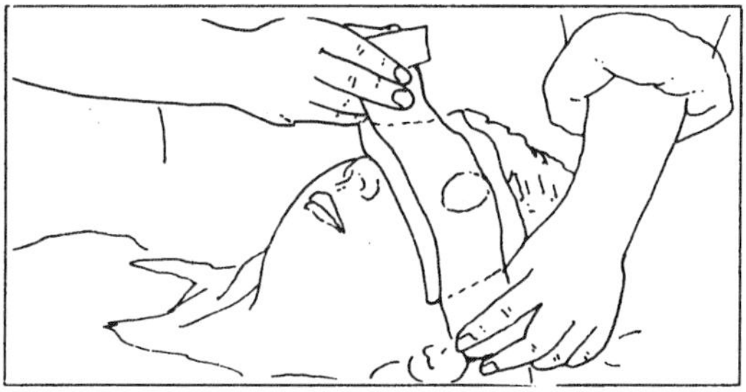

चित्र. 18.31: आँख पर पट्टी बाँधना

- आँख की पुतली या आँख के रंगीन भाग से कोई भी बाहरी पदार्थ निकालने की कोशिश न करें।

19

हताहत को संभालना एवं परिवहन करना

सामान्य सिद्धांत

- कभी भी गंभीर घायल या गंभीर बीमार व्यक्ति को उस स्थान से तब तक न हटाएं जब तक कि वहाँ तुरंत कोई खतरा न हो या बिल्कुल तैयार कौशल युक्त प्राथमिक उपचार न उपलब्ध हो।
- यह ज्यादा बेहतर है कि हताहत को बिना छेड़खानी किए ही छोड़ दिया जाए। तुरंत सहायता मंगाएं और उसी जगह पर प्राथमिक उपचार उपलब्ध कराएं।
- विषैली गैसों के क्षेत्र से या गिरते मलवे के ढेर के पास से तुरंत ही हताहत को तथा स्वयं को संभावित खतरे से बचाएं और दूर ले जाएं।
- हताहत को परिवहन करने का तरीका इस पर निर्भर करता है:
  - ✦ क्षति की गंभीरता एवं प्रकृति।
  - ✦ सहायता उपलब्ध कराने वालों की संख्या।
  - ✦ उपलब्ध सुविधाएं।
  - ✦ हताहत के शरीर की स्थिति।
  - ✦ अस्पताल या गन्तव्य स्थल की दूरी।
  - ✦ यात्रा किए जाने वाला मार्ग।
- यदि सहायता उपलब्ध है तो फिर गंभीर हताहत को कभी भी स्वयं इधर-उधर ले जाने का प्रयास न करें।
- यदि हताहत को अस्पताल ले जाना है तो उसके लिए एक एम्बुलैंस गाड़ी का प्रबंध कराएं।
- जहाँ तक संभव हो सके, हताहत जिस स्थिति में मिला है या जहाँ उसे रखा जा चुका है उसे बदला नहीं जाना चाहिए। पूरे समय उसकी सामान्य दशा का अवलोकन करते रहें।

परिवहन का उद्देश्य

हताहत को बिना असुविधा या बाधा पहुँचाएं लक्ष्य स्थान तक पहुँचाने में सक्षम होना।

हताहत को उठाना

- यदि हताहत को उठाने का काम सही तरीके से किया जाए तो एक भारी बोझ के हताहत को भी बिना खिंचाव के उठाया जा सकता है।
- उठाने के दो सिद्धांत है:

  क. आपको सदैव अपने शरीर की सबसे ज्यादा शक्तिशाली माँसपेशी का इस्तेमाल करना चाहिए (जैसे जाँघ, कूल्हा या कंधा)।

  ख. जहाँ तक संभव हो सके आप उसके भार को अपने शरीर के बिल्कुल नजदीक रखें।
- उठाने की सही शारीरिक स्थिति
  - ✦ आप अपनी पीठ बिल्कुल सीधी एवं सिर उठाए हुए रखें और हताहत के शरीर को अपने शरीर के बिल्कुल पास से उठाइए तथा भार उठाने में अपने कंधों का सहारा लें। आप अपने पूरे हाथों से हताहत को पकड़ें (चित्र. 19.1)। यदि हताहत फिसलने लगे तो हताहत को गिरने से बचाने के लिए अपनी कमर या पीठ को न क्षतिग्रस्त कर लें। हताहत को हल्के से फिसलने दें और उसे बिना ज्यादा चोट पहुँचाएं पुनः फर्श पर रखें।
  - ✦ जब उठाना बहुत आवश्यक हो तो अपनी पीठ को सीधा रखते हुए घुटने के बल बैठें।

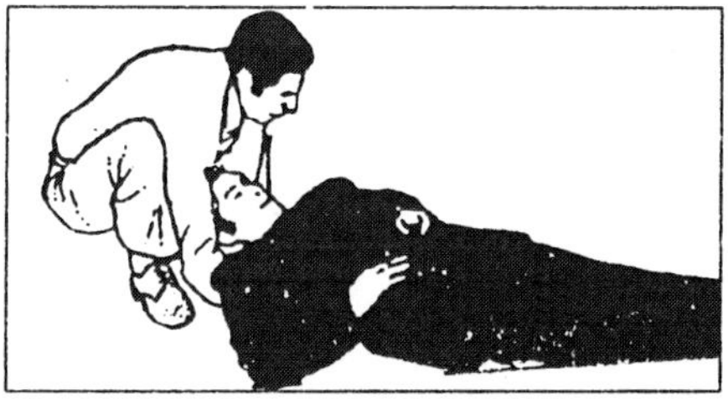

चित्र. 19.1: हताहत के सिर के नीचे अपने हाथ लगाना

एक प्राथमिक उपचारक साथ रखें

यदि वहाँ कोई मदद उपलब्ध है तो फिर गंभीर घायल या बीमार हताहत को अकेले ही इधर-उधर करने का प्रयास न करें।

गोद में उठाने की विधि: हल्के भार वाले हताहत या बच्चों को उठाने के लिए एक बाजू उसे जाँघों के नीचे से तथा दूसरे हाथ को उसे धड़ के नीचे कमर से ऊपर डालकर उठाएं।

घसीटने की विधि: इस विधि के अन्तर्गत हताहत को फर्श से उठाए बिना खींचकर घसीटना

शामिल है। ऐसा तब किया जाना चाहिए जहाँ हताहत उठने में असमर्थ हो और भावी खतरे से बचाव हेतु तुरंत हटाना जरूरी हो।

हताहत के दोनों हाथों को उसकी छाती के ऊपर मोड़कर रखें और उसके कंधों के पीछे से दबा कर, काँख से पकड़ कर तथा हताहत के सिर पर अपने हाथों से सहारा देकर उसे घसीटें।

हताहत को फर्श के सहारे खींचे (घसीटें)।

यदि हताहत ने कोई जैकेट या कोट पहन रखा है तो उसकी बटन खोलें तथा हताहत के सिर के नीचे रखते हुए उसी तरह फर्श के सहारा खींचे। कपड़ों के द्वारा उसके सिर के नीचे सहारा बना रहना चाहिए (चित्र. 19.2)।

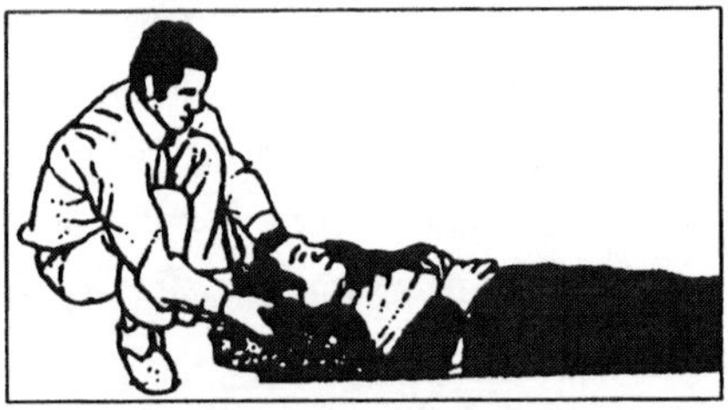

चित्र. 19.2: कपड़ों से सिर को सहारा देना

ह्युमन क्रच (मानव बैसाखी/सहारा)

इस प्रयोग में एक होश वाले तथा खड़े हो सकने वाले हताहत को चलने में सहारा देने के लिए किया जाता है। यदि ऊपर के अंगों में क्षति हो तो इसका उपयोग नहीं किया जाना चाहिए।

इसके लिए, हताहत के क्षति भाग की ओर खड़े हो जाएं। यदि कोई स्पष्ट क्षति हो। अब हताहत की पास वाली बाजू को अपने कंधे व गले में डालते हुए दूसरी ओर लाइए तथा खाली वाले हाथ हताहत के कमर में डालिए और कपड़े के साथ पकड़ लीजिए। हताहत को चलने के लिए दूसरी तरफ एक छड़ी या कोई व्यक्ति सहारे के लिए दिया जा सकता है (चित्र. 19.3)।

पिक ए बैक (पीठ पर उठाना या लद्दन घोड़े की स्थिति)

यदि हताहत छोटा, हल्का या होश में है और वह आपको पकड़ने की स्थिति में है तो उसकी कमर में अपने दोनों हाथ पीछे से लपेट कर 'पिक ए बैक' फैशन में उठाएं, अर्थात् लद्दन घोड़े की स्थिति में उठाएं।

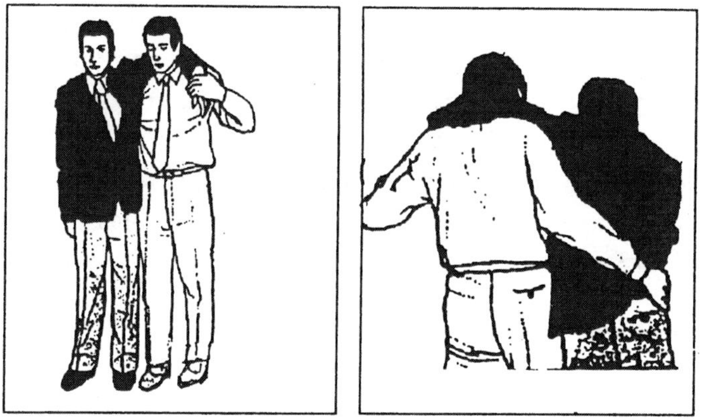

चित्र. 19.3: होश वाले हताहतों को सहारा देना

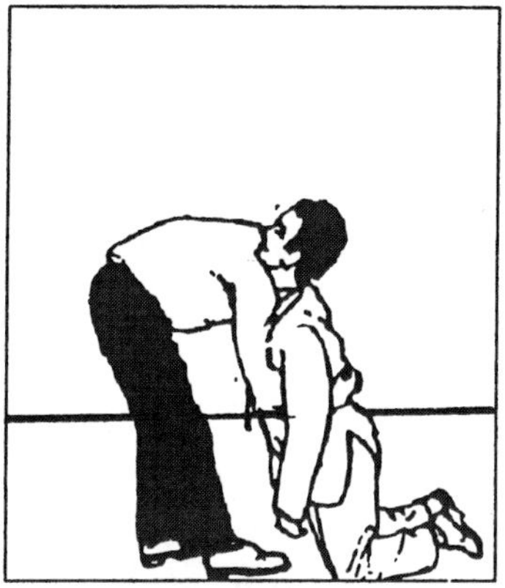

चित्र. 19.4: हताहत को उठने (खड़े होने) में सहारा देना

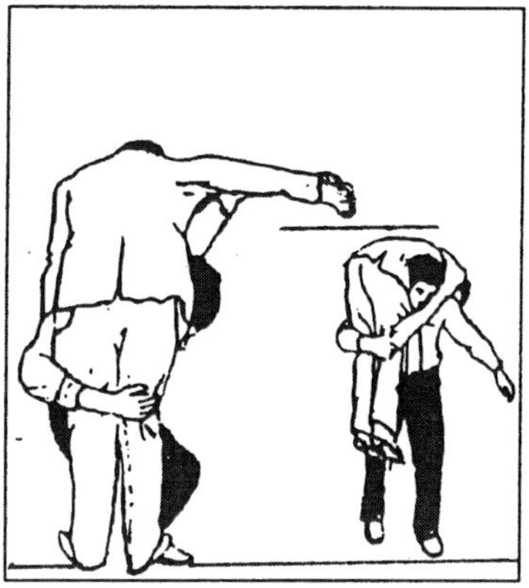

चित्र. 19.5: हताहत को कंधे पर उठाना।

अग्नि शमन कर्मियों की भांति उठाना (फायरमैन लिफ्ट)

इस विधि द्वारा बेहोश या होश वाले अथवा बच्चों या कम भार के वयस्क को उठाने के लिए तब प्रयोग किया जाता है जब आप अपना एक हाथ खाली रखना चाहते हैं।

हताहत को खड़े होने में सहायता दें। यदि हताहत बेहोश है या खड़े होने में असमर्थ है तो उसका सिर अपनी ओर झुकाइए तथा सिर के पास खड़े होइए। अब अपने हाथों को हताहत की काख में (आर्मपिट) डालकर अपने घुटनों तक उठाइए इसके बाद पैरों तक उठाइए (चित्र. 19.4)।

अब हताहत की दाहिनी कलाई को अपने बाएं हाथ से पकड़िए। अब अपना सिर हताहत के दाहिनी हाथ के नीचे झुकाइए ताकि आपके कंधे झुककर हताहत के पेट के निचले हिस्से तक पहुँच जाएं। अब हताहत के आगे अपने कंधे की ओर अहिस्ता से गिरने दें। अब अपना दाहिना हाथ हताहत के टाँगों के बीच या आसपास डालें।

हताहत के भार को अपने दाहिने कंधे पर उठाते हुए खड़े हों, और हल्के से हताहत को अपने कंधे की ओर झटका देकर ऊपर कीजिए। अब हताहत के दाहिने हाथ की कलाई अपने दाहिने हाथ से पकड़ें और अपना बायां हाथ खाली छोड़ दें (चित्र. 19.5)।

दो प्राथमिक उपचारकों के द्वारा भार वहन करना

चार हाथों वाली गद्दी

यह उपाय होश वाले व्यक्ति को उठाने के लिए किया जाता है जो अपने एक हाथ या दोनों हाथों से सहारा लेकर वाहकों की मदद करता है।

आप दो लोग हताहत की पीछे आमने सामने चेहरा करके खड़े हों। अब अपने बाएं हाथ से साथी की कलाई पकड़ें और साथी आपकी कलाई पकड़ ले। इस तरह हाथों का फंदा बना लें (चित्र. 19.6)।

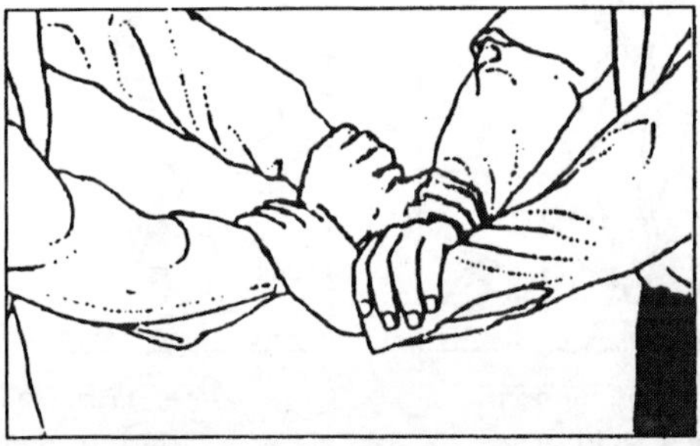

चित्र. 19.6: चार हाथों की गद्दी या कुर्सी

अब हताहत को आदेश दें कि वह कि वह अपनी दोनों बाजुओं को आप दोनों के कंधे से गले में डाले और आपके हाथों की कुर्सी पर बैठें (चित्र. 19.7)। परिवहन के दौरान आप दोनों तथा हताहत थोड़ा सुदृढ़ रहें। आप दोनों एक साथ कदम बढ़ाते हुए आगे बढ़ें, बराबर अंतर पर पर्याप्त दूरी के कदम बढ़ाते हुए चलें।

दो हाथों का आसन या कुर्सी

यह उपाय उस हताहत व्यक्ति को ले जाने के लिए करते हैं जो वाहकों को मदद दे पाने में असमर्थ हो।

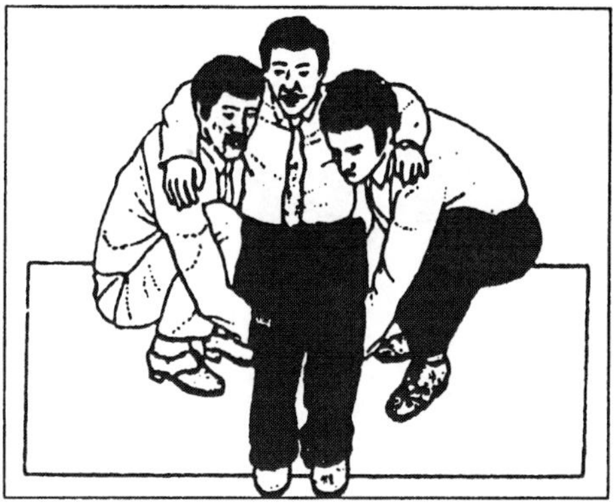

चित्र. 19.7: हताहत को उठाना

दो व्यक्ति हताहत के किसी भी ओर आमने-सामने मुँह करके खड़े हों। अब दोनों हताहत के कंधे के नीचे या बराबर अपने हाथों को आर पार बढ़ाएं। यदि संभव हो तो एक दूसरे की कलाई थाम लें या फिर हताहत को कपड़ों सहित पीछे से पकड़ लें (चित्र. 19.8)।

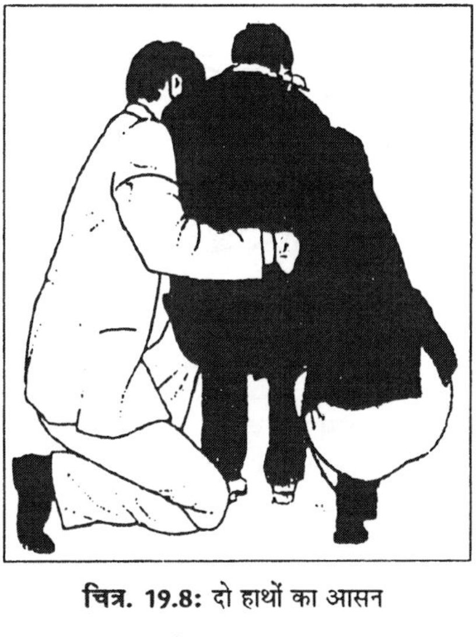

चित्र. 19.8: दो हाथों का आसन

अब हताहत की टाँगों को उठाएं और जाँघ के पास से अपने हाथ आर पार करके एक दूसरे की कलाई पकड़ लें (चित्र. 19.9)।

अब एक साथ खड़े हो। अब दोनों व्यक्ति अपने बाहरी कदमों को एक साथ बढ़ाएं और सामान्य अंतर से चलें।

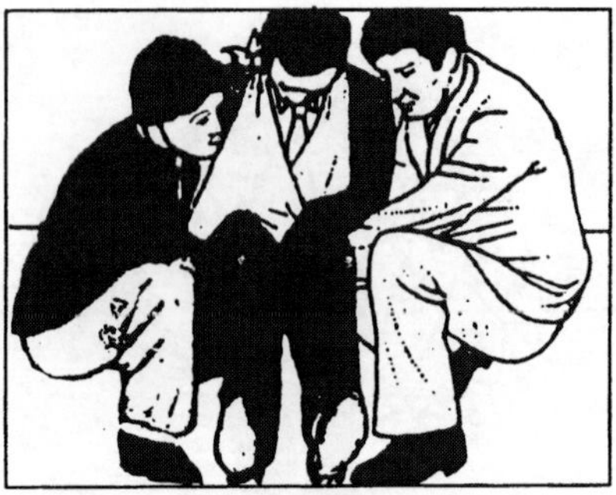

चित्र. 19.9: जाँच के नीचे से हाथ डालना

फोर-एड-आफ्त कैरी (पीछे कंधे एवं टाँगों से उठाना)

इस विधि का प्रयोग हताहत को कुर्सी या आराम कुर्सी या वाहन कुर्सी में बिठाने के लिए किया जाता है।

हताहत को दोनों तरफ से सहारा देते हुए दोनों प्राथमिक उपचारकों को बैठाने में मदद करनी चाहिए एवं हाथों को छाती की ओर करें (चित्र. 19.10)।

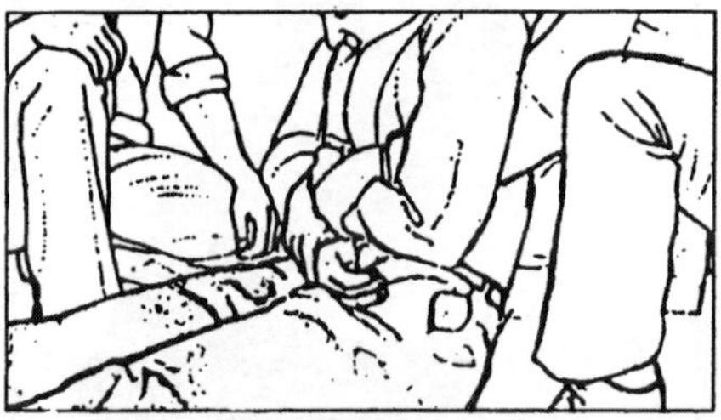

चित्र. 19.10: हताहत के हाथों को छाती की ओर करना

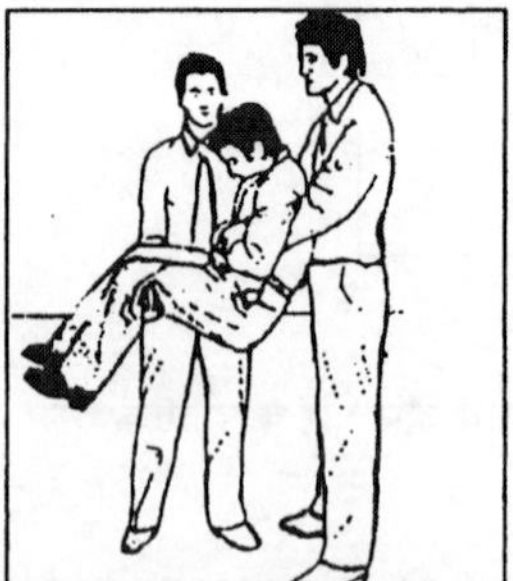

चित्र. 19.11: हताहत को उठाना

अब एक व्यक्ति हताहत के पीछे जाकर अपने दोनों हाथों को हताहत की बाजुओं के नीचे काँख से डालते हताहत के दोनों हाथों की कलाइयाँ पकड़ लें।

ऐसा न करें— यह विधि तब प्रयोग करना जब हताहत की कलाई न पकड़ सकें।

अब अगला सहायक हताहत के बगल में ही रहेगा और अपना एक हाथ हताहत के पीछे तथा दूसरा दोनों जाँघों के नीचे डालेगा (चित्र. 19.11)।

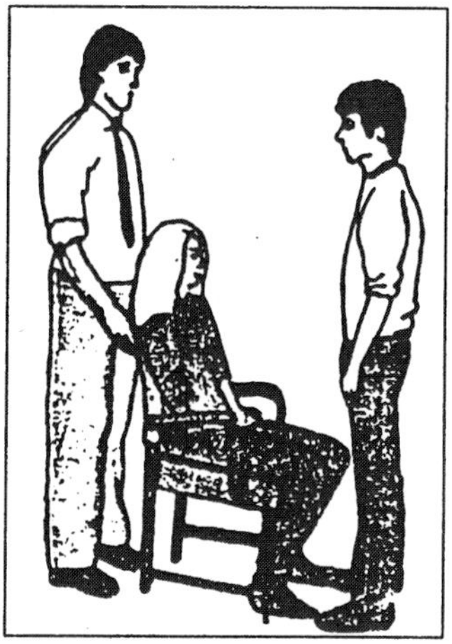

चित्र. 19.12: हताहत को कुर्सी पर बिठना

अब एक साथ मिलकर हताहत को उठाकर कुर्सी या स्ट्रेचर पर रखना होगा।

कुर्सी विधि

जब एक होश वाले हताहत को बिना किसी गंभीर क्षति वाली अवस्था में किसी सीढ़ी वाले रास्ते से ऊपर या नीचे ले जाना हो या रास्ता संकरा व लंबा हो, तब हताहत को एक साधारण कुर्सी पर बिठाया जा सकता है और दो लोगों द्वारा वहन किया जा सकता है (चित्र. 19.12)। हालांकि चलने से पहले ही यह रास्ता बिल्कुल साफ एवं बाधा रहित होना चाहिए; क्योंकि कोई भी बाधा या अध खुली बिछी दरी (कार्पेट) खतरनाक हो सकती है।

सबसे पहले कुर्सी को जाँच लें कि वह पर्याप्त मजबूत हो और हताहत का वजन उठा सके। हताहत को कुर्सी पर बैठाएं और उसे चौड़ी पट्टी से बाँधकर सुरक्षित करें। अब कुर्सी के आगे पीछे एक दूसरे की ओर चेहरा करके खड़े हों।

कुर्सी के पीछे वाला व्यक्ति कुर्सी के पिछले हिस्से व हताहत को सहारा देगा और अगला व्यक्ति कुर्सी के अगले पैरों को पकड़ेगा। कुर्सी को थोड़ा सा पीछे की ओर झुकाएं जिससे हताहत की सुरक्षा और पक्की हो जाए इसके बाद एक साथ कुर्सी उठा लें। एक दूसरे की ओर मुँह करके एक साथ रास्ते में या सीढ़ी में आगे बढ़ें (चित्र. 19.13 और 19.14)।

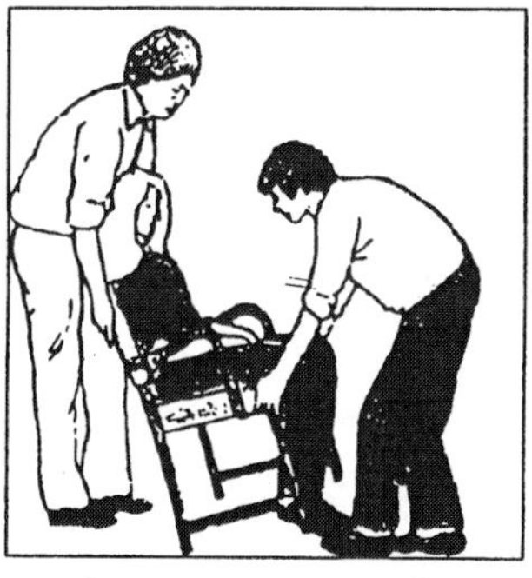

चित्र. 19.13: हताहत को कुर्सी सहित उठाना

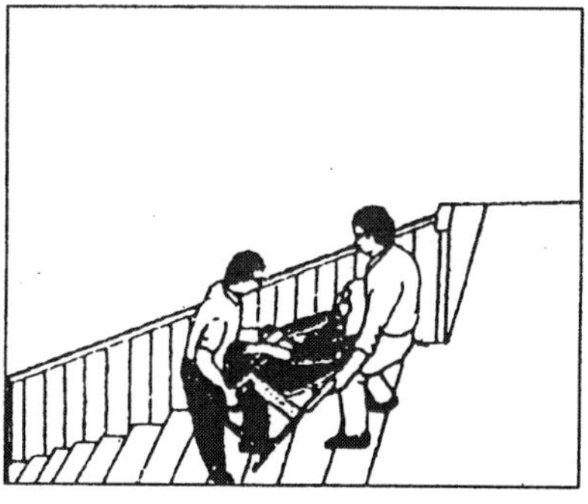

चित्र. 19.14: हताहत को सीढ़ी से नीचे लाना

यदि सीढ़ी या गलियारा पर्याप्त चौड़ा है तो आप कुर्सी के अगल-बगल आमने-सामने मुँह करके खड़े हो सकते हैं और दोनों व्यक्ति कुर्सी के पीछे और आगे के कुर्सी के पाँवों के भाग को पकड़कर उठाकर चल सकते हैं।

व्हील चेयर (पहिया कुर्सी) पर हताहत को ले जाना

पहिया कुर्सी से हताहत ले जाए जा सकते है बशर्तो कि हताहत कुर्सी की भाँति बैठ सके।

हताहत को ब्रेक के बारे में बताएं तथा आवश्यकता पड़ने एवं सुरक्षा के लिए उनका उपयोग करें।

हताहत कुर्सी पर बिल्कुल पीछे अपनी पीठ सठाकर बैठे।

पहिया कुर्सी की जाँच करें और देखें उसका कौन सा भाग स्थिर है- आर्म्स (हत्थे), रेस्ट और साइड के सपोर्ट अक्सर उखाड़ने एवं पुनः लगाने वाले होते हैं। यदि आप उन्हें पकड़कर उठाना चाहें तो वे अलग हो सकते हैं। इस कुर्सी को किसी भी तरफ से सहारा देकर स्थित भाग को पकड़ें व उठाएं। कभी भी उसके पहिए को पकड़ कर न उठाएं।

उपर्युक्त बताए गए तरीके से पहिया कुर्सी का उपयोग करें।

स्ट्रेचर

इनका उपयोग एक गंभीर बीमार या घायल व्यक्ति को एम्बुलेंस तक या किसी आवास तक ले जाते हैं ताकि हताहत की क्षति और ज्यादा गंभीर न हों तथा कम से कम क्षति बढ़े। सामान्यतः उपयोग हेतु यहाँ पर कई बार के स्ट्रेचर्स का प्रयोग होता है। जैसेकि स्टैन्डर्ड स्ट्रेचर, पोल एंड कैनवैस (लट्टे एवं कपड़े का) स्ट्रेचर, यूटिला फोल्डिंग स्ट्रेचर, स्कूप स्ट्रेचर, कैरींग शीट, कैरींग चेयर, ट्रोली बेड, दि नील राबर्टसन स्ट्रेचर तथा पैरागार्ड स्ट्रेचर आदि।

ज्यादातर स्ट्रेचरों का उपयोग किसी भी क्षति से ग्रस्त हताहत को ले जाने के लिए किया जा सकता है। यह पर्याप्त सुदृढ़ एवं सख्त होने चाहिए; विशेष रूप से उन हताहतों को ले जाने के लिए जो रीढ़ की क्षति की आशंका के दायरे में हैं। इसके लिए अलग से विशेष अतिरिक्त पट्टा लगाया जा सकता है। सभी साधनों को उपयोग में लाने से पहले अवश्य परीक्षित किया होना चाहिए।

स्ट्रेचर की परीक्षा करना

यह सुनिश्चित करने के लिए कि स्ट्रेचर किसी हताहत के भार को उठाकर ले जाने के लिए सक्षम है। एक व्यक्ति को स्ट्रेचर पर लेटना चाहिए और स्ट्रेचर के दोनों छोरों को अलग-अलग उठाकर जाँचना चाहिए। इसके बाद दोनों छोरों को एक साथ उठाकर देख लेना चाहिए तथा उसे लेकर सीढ़ी या गलियारें में चलकर देखें।

यदि संभव हो तो यह सारी क्रिया एम्बुलेंस में ले जाने से पहले ही कर लेनी चाहिए, न कि हताहत के सामने की जानी चाहिए।

स्ट्रैन्डर्ड स्ट्रेचर (मानक स्ट्रेचर)

मानक या फरले स्ट्रेचर के अन्तर्गत पोल (लट्ठे), हत्थे, आड़ी पट्टियाँ, कुंडे तथा कैनवस बेड शामिल होता है। ये आड़ी पट्टियाँ जुड़ी होती हैं ताकि स्ट्रेचर को खोला एवं बंद किया जा सके। जब इन्हें समेटा जाता है तो दोनों पोल सिमट कर एक साथ आ जाते है। कैनवस मुड़ जाता है। इन्हें दो आड़ी पट्टियों की स्थिति में रखा जाता है। यदि गलबाँही आदि ली जाती है तो इन्हें पट्टियों द्वारा रोके गए कैनवास के साथ ही रखा जाएगा (चित्र. 19.15)।

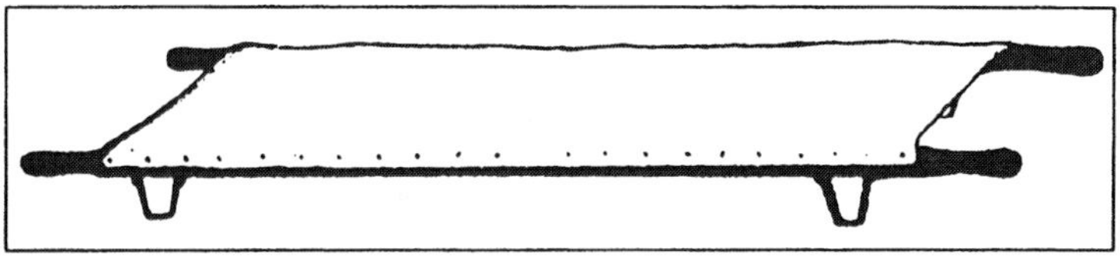

चित्र. 19.15: साधारण स्ट्रेचर

स्ट्रेचर को खोलना

स्ट्रेचर के इसकी एक साइड पर इसके कुंड़ों के सहारे पट्टियों के सँभालने वाले और फुलियाँ (स्टड) या बकलस को ऊपर रखकर खोले तथा अन्य पट्टियाँ भी खोलें।

अब आड़ी पट्टियों (ट्रैवर्सेस) को अपने पाँव की ऐंड़ी से खोलिए और स्ट्रेचर को कुंड़ों (रनर्स) के बल रखिए (चित्र. 19.16)।

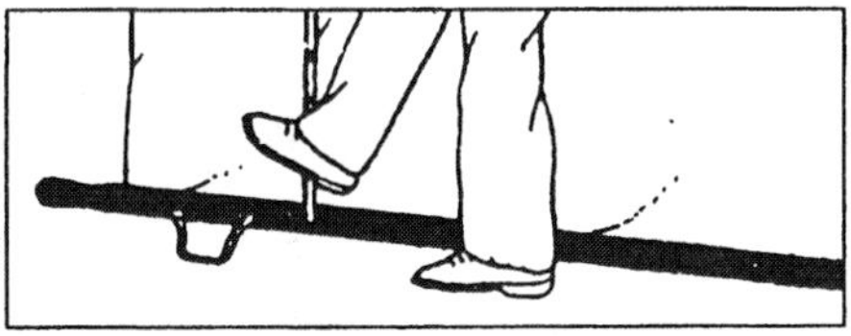

चित्र. 19.16: स्ट्रैचर को खोलना

स्ट्रैचर को बंद करना

स्ट्रेचर को कुडों के सहारे घुमाइए और स्टड या बकलस को ऊपर रखें जोकि इन्हें सबसे ज्यादा सुरक्षित बनाए रखता है। अब पाँव की ऐंडी से आड़ी पट्टी को अंदर की ओर ठेलिए ताकि वे ढीलें हो जाएं।

अब दोनों पोल्स (लटठों) को एक साथ लाइए और कैनवस को ऊपर की ओर कीजिए। अब कैनवस को सफाई से पोल्स के साथ लपेटिए और पट्टियों से बाँधें (चित्र. 19.17)।

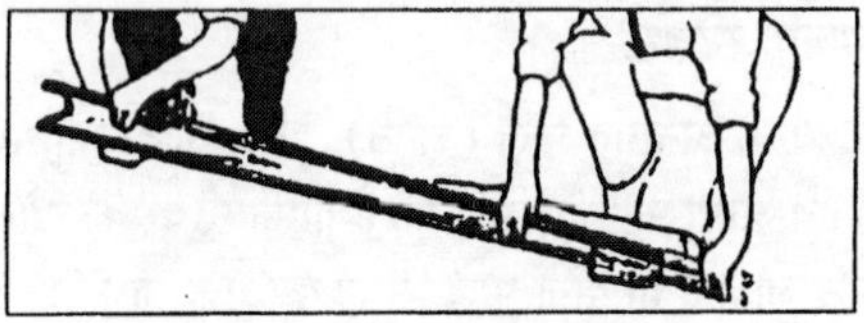

चित्र. 19.17: स्ट्रेचर को बंद करना

फोल्डिंग स्ट्रेचर

यह एक हल्के प्रकार का स्ट्रेचर है। इस हल्के एवं खोखले धातु के पाइप लगे होते है और हत्थे आगे की ओर थोड़ा पतले में मुड़े हुए (दूरबीन जैसे) होते हैं (चित्र. 19.18)। इसमें प्लास्टिक या तिरपाल (कैनवस) का बेड होता है। ये दो प्रकार के होते हैं पहला ठीक वैसे ही मुड़ता (लिपटता) है जैसे मानक स्ट्रेचर और दूसरे प्रकार का स्ट्रेचर बीच से एक बार और मुड़ जाता है। अत: कम जगह लेता है।

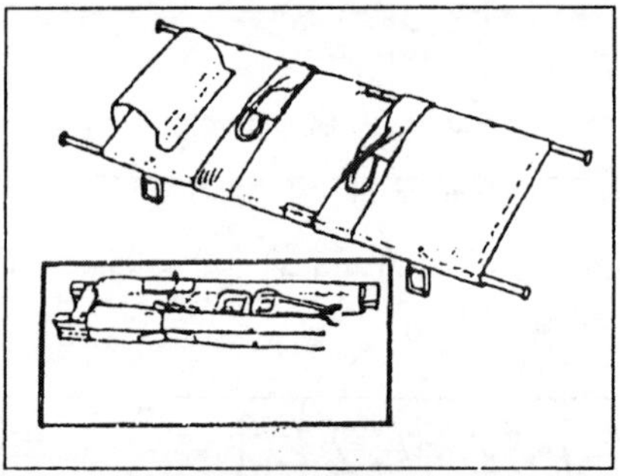

चित्र. 19.18: फोल्डिंग स्ट्रेचर

पोल एंड कैनवस स्ट्रेचर

यह सबसे ज्यादा उपयोग वाला स्ट्रेचर है। इसमें 200 एम.एम. (80 इंच) की एक कैनवस या प्लास्टिक की चादर होती है। इस कैनवस को मोड़ा जा सकता है या हताहत के लेटने की जगह बिछाया जा सकता है। इसमें पोल्स (लट्ठे या पाइप) कैनवस स्ट्रेचर के साइड में बने नेफे (छिद्र) में डाले जाते हैं। दोनों के पूरी तरह से फैलाने के लिए छड़ को लगाया जाता है जो सख्ती से दोनों पोलों को फैलाए रहें (चित्र. 19.19)।

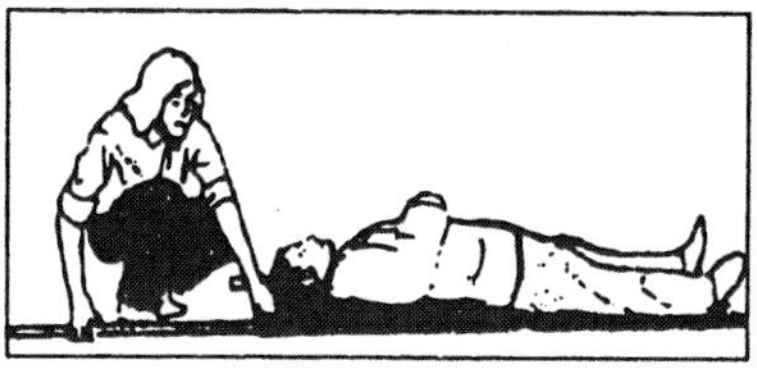

चित्र. 19.19: पोल एंड कैनवस स्ट्रेचर

स्कूप स्ट्रेचर (*तसलानुमा स्ट्रेचर*)

स्कूप अर्थात् आर्थोपैडिक स्ट्रेचर एक समायोजन करने वाला स्ट्रेचर है जिसका उपयोग हताहत को स्ट्रेचर पर उठाकर एम्बुलेंस या ट्राली बेड में लादना है जिसमें उसकी स्थिति में कोई बदलाव नहीं करना होता है। इसका उपयोग हताहत को दूर ले जाने के लिए नहीं होता है (चित्र. 19.20)।

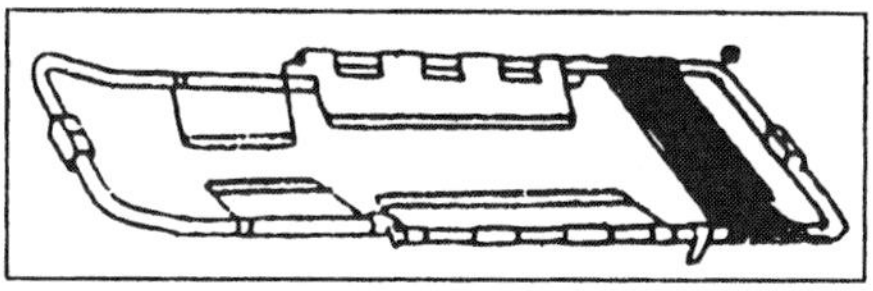

चित्र. 19.20: स्कूप स्ट्रेचर

इसकी लंबाई को हताहत के अनुसार छोटा बड़ा रखा जा सकता है; क्योंकि हताहत इधर-उधर नहीं हो सकता है। यह विशेष रूप से उन हताहतों को ले जाने के लिए उपयोगी है जो आंतरिक क्षति या रीढ़ की क्षति के लिए शक के घेरे में हैं।

स्ट्रेचर को हताहत के बगल में रखें और लंबाई समायोजित करें (चित्र.19.21)। स्ट्रेचर के दोनों भाग अलग करें (चित्र. 19.22) और दोनों भागों को हताहत के नीचे खिसकाएं और दोनों पल्लों के छोरों को फिर से जोड़ें। सिर पैड ठीक स्थिति में खिसकाएं।

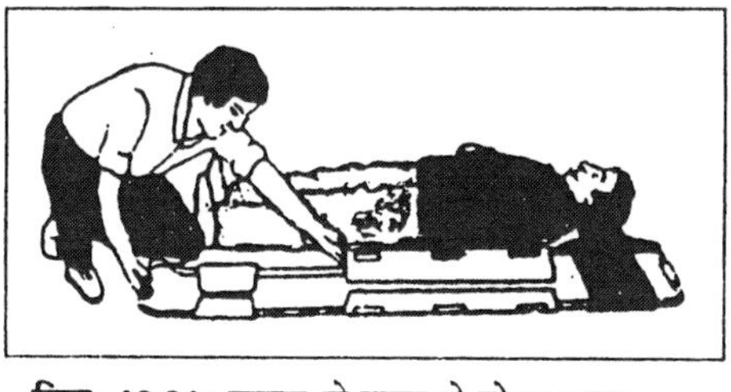

चित्र. 19.21: हताहत के बगल से स्ट्रेचर रखना

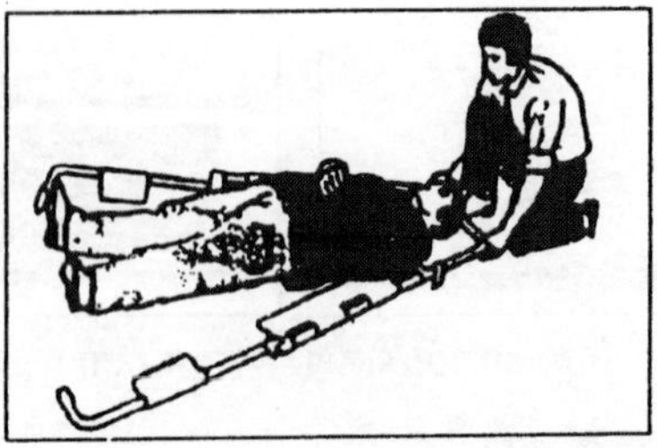

चित्र. 19.22: स्ट्रेचर के दोनों पल्लों को अलग करना

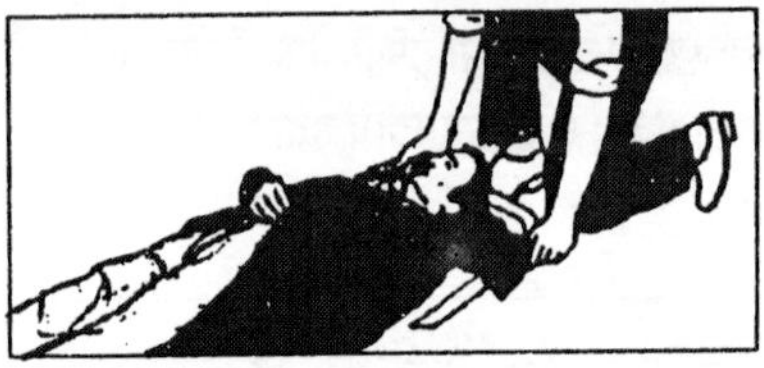

चित्र. 19.23: हताहत के सिर पर ठीक से पैड लगाना

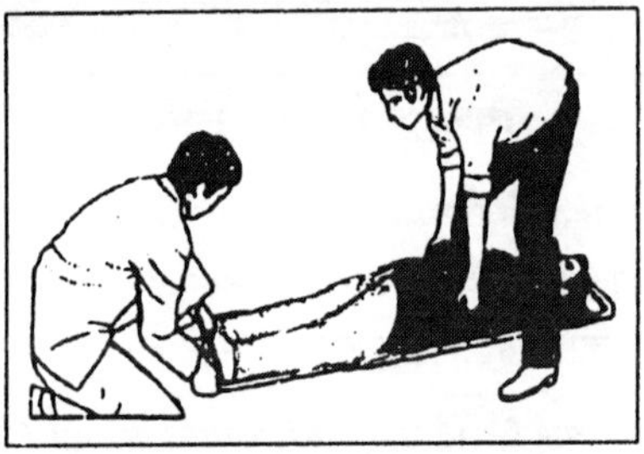

चित्र. 19.24: हताहत को स्ट्रेचर पर रखना

इसमें एक व्यक्ति हताहत के सिर की ओर रहेगा और दूसरा पैरों के भाग की ओर। हेड पैड को सुरक्षित ढंग से लगाएं (चित्र. 19.23)।

स्ट्रेचर के किसी भी तरफ से काम करते हुए स्ट्रेचर एवं हताहत को उठाएं और ट्रोली बेड को नीचे खिसकाएं (चित्र. 19.24)। स्ट्रेचर को पुनः ठीक स्थिति में लाएं या खोलकर हटा लें, यदि अन्य हताहत को ले जाना है।

ट्रोली बेड

यह पहियों पर एक पूरी तरह से तालमेल या सामंजस्य वाला बेड है जो हल्की धातु की सामग्री का बना होता है जिसे बहुत सारी एंबुलेंस गाड़ियों में रखा जाता है।

ट्राली बेड सदैव तैयार रखने चाहिए ताकि तुरंत उपयोग में लाए जा सके (चित्र. 19. 25)। इस स्ट्रेचर बेड पर एक पोल से एक कैनवस शीट और कैनवस स्ट्रेचर लगा होता है तथा ऊपर दो-दो कंबल पड़े होते हैं।

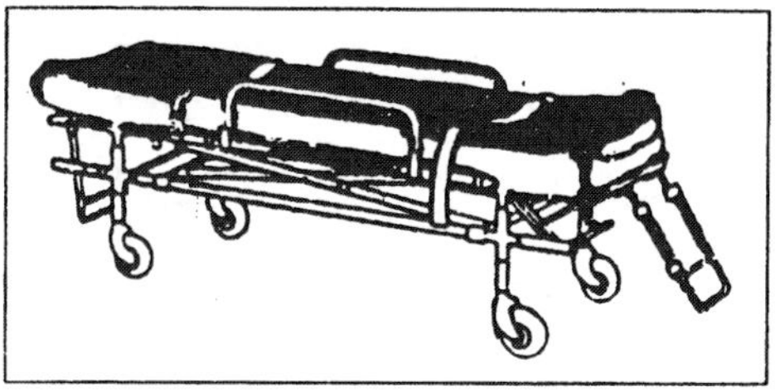

चित्र. 19.25: ट्रोली स्ट्रेचर

नील राबर्टसन स्ट्रेचर

यह स्ट्रेचर एक मोटे व मजबूत कैनवस तथा बाँस का बना होता है जिसकी रचना हताहत को खड़ी स्थिति में उठाने के लिए की गई है। जोकि पतली खाइयों, मेन होल या रास्तों के खड्डों से निकालने के लिए किया जाता है/या फिर हताहतों को पहाड़ों से नीचे लाना हो, पहाड़ों में बचाव कार्य के दौरान उपयोग करना हो।

इसमें हताहत को स्ट्रेचर पर रखा जाता है। इसमें नीचे के रस्से पट्टियों की भाँति काम करते हैं जो हताहत के पाँव को थामते हैं। सबसे ऊपर की पट्टी हताहत के माथे पर रखी जाती है ताकि हताहत का सिर ठीक स्थिति में रहे। इसका ऊपरी पल्ला हताहत की छाती के आसपास लपेट कर दो छोटी पट्टियों से बाँध दिया जाता है। इसमें हाथों को बाहर निकाल कर रखते हैं। निचले पल्ले को नीचे के अंगों पर लपेट दिया जाता है। हताहत के हाथों को लंबी पट्टी द्वारा सुरक्षित कर देते हैं।

सिर के पास के छल्ले का उपयोग स्ट्रेचर के उत्तोलन के लिए किया जाता है। स्ट्रेचर का एक लंबा रस्सा पैर के पास के छल्ले से जोड़ा जाता है ताकि स्ट्रेचर निर्देशित हो सके।

स्ट्रेचर को ऐसे स्थान पर रखा जाना चाहिए जहाँ इसे अक्सर उपयुक्त लंबाई के रास्ते के साथ आना होता है। यह रस्सी मुख्यत: रोटप्रूफ फाइबर (न टूटने वाले रेशों) से बनी होनी चाहिए।

पैरा गार्ड स्ट्रेचर

यह स्ट्रेचर ठीक नील रोबर्टसन स्ट्रेचर जैसा ही होता है और इसका उपयोग भी ठीक उन्हीं उद्दश्यों के लिए किया जाता है। हालांकि यह उससे ज्यादा हल्का, कम बोझिल या दुवर्हन

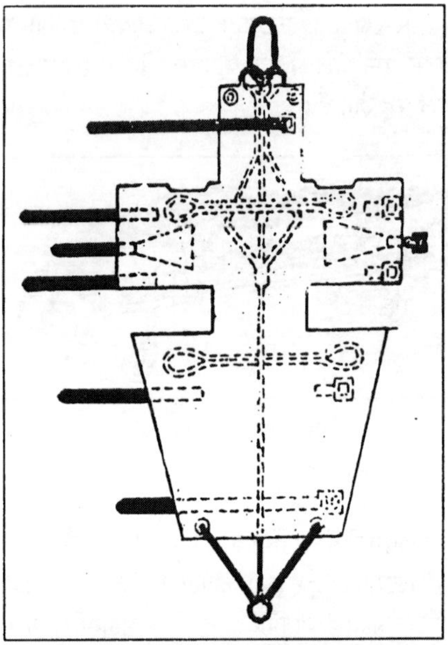

चित्र. 12.26: स्ट्रेचर के विवरण

तथा नील राबर्टसन से ज्यादा टिकाऊ होता है तथा इसे लपेटा एवं पीठ पर कहीं भी ले जाया जा सकता है। पैरागार्ड स्ट्रेचर का मुख्य फायदा यह हैं कि बीच से मुड़ सकता है अत: आप बाधाओं के साथ तालमेल बिठा सकते हैं (चित्र. 19.26)।

तुरंत निर्मित (कामचलाऊ) स्ट्रेचर

स्ट्रेचर के निम्नलिखित ढंग से कामचलाऊ तौर पर तुरंत तैयार किया जा सकता है। दो या तीन कोटे की बाजुओं को बाहर से अंदर को उलट दें और कोट की बटने बंद कर दें। अब बाजुओं के सहारे दो लट्ठों (पोल्स) को आरपार डालें। दोनों छोरों पर लकड़ी की खपच्ची लगाकर दोनों पोलों को अगल-बगल धकेला जा सकता है (चित्र. 19.27 एवं 19.28)।

- दो मजबूत लट्ठों के साथ थाड़ी-थोड़ी दूर पर चौड़ी पट्टियाँ बाँध दें।
- एक या अधिक बोरों के कोनों पर छेद बनाएं और इनसे मजबूत लट्ठों को डाले तथा इन्हें अलग--अलग रखें।
- एक दरी या बोरे का टुकड़ा, टारपुलीन या मजबूत कंबल फैलाए और दो मजबूत लट्ठों (पोलों) को लपेट दें।
- एक घुड़िया (काठो), लकड़ी का चौड़ा पटरा, दरवाजा या शटर उपयोग में लाएं और इस पर एक दरी, सूखी घास, या भूसें का थैला या बोरा बिछाएं।

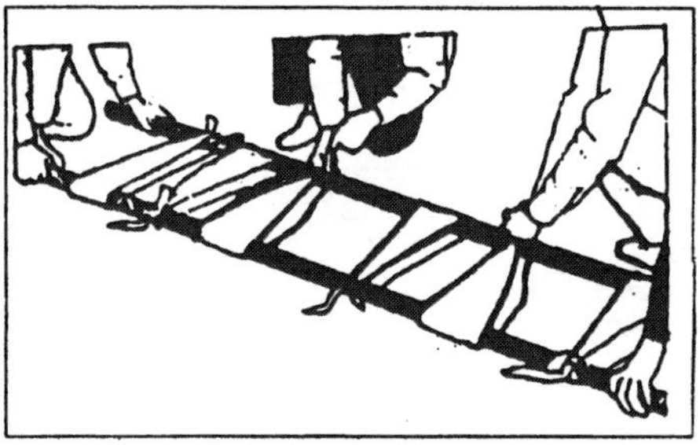

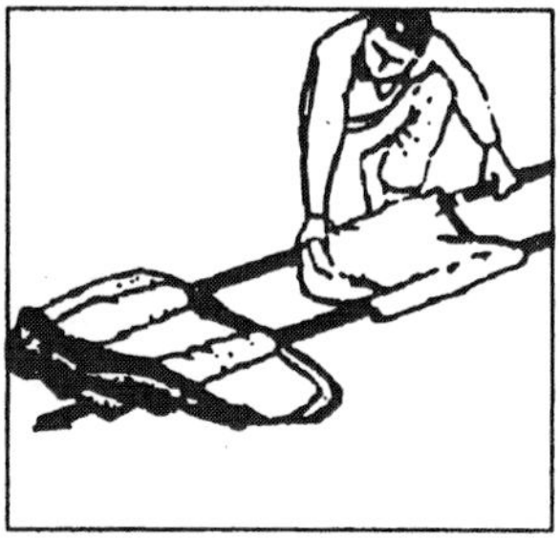

चित्र. 19.27 से 19.28: कामचलाऊ स्ट्रेचर बनाना

एक स्ट्रेचर या ट्रोली बेड तैयार करना

हताहत को सुरक्षा देने तथा गरम बनाए रखने के लिए, उपलब्ध कम्बलों के हिसाब से स्ट्रेचर को कम्बल युक्त बनाएं

एक कम्बल के साथ :

एक कम्बल होने पर उसे स्ट्रेचर के ऊपर चौकोना करके (आड़ा) डालें ताकि दो कोने स्ट्रेचर के ऊपर नीचे तथा दो कोने अगल-बगल को रहें (चित्र. 19.29 और 19.30)।

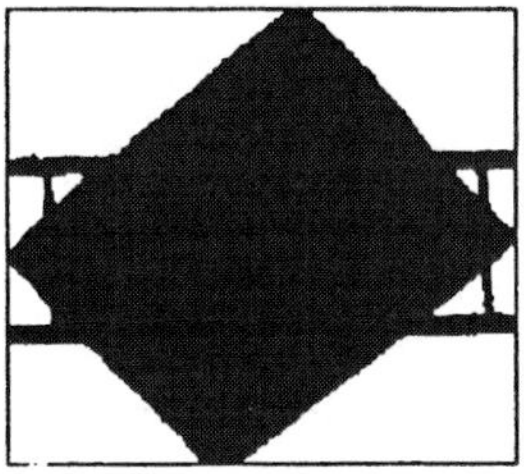

चित्र. 19.29: स्ट्रेचर के ऊपर कम्बल लगाना

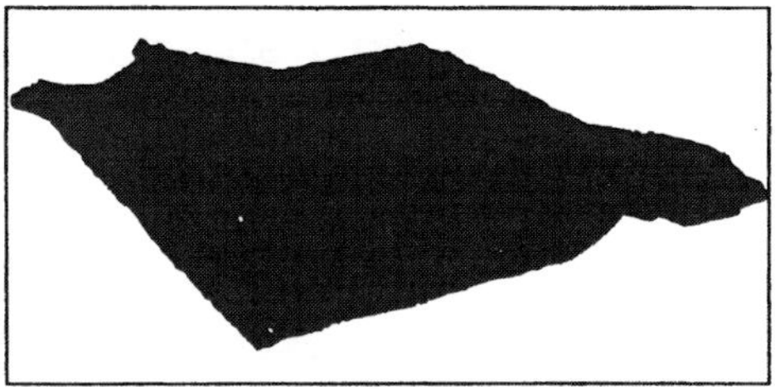

चित्र. 19.30: स्ट्रेचर के ऊपर कम्बल डालने का अन्य तरीका

स्ट्रेचर के ऊपर कम्बल डालने के बाद, कम्बल के नीचे को कोना ऊपर की ओर करके हताहत के पाँव पर लाकर टखनों के पास मोड़ दें।

अब सिर का कोना मोड़कर हताहत के सिर के आसपास लगाएं और बाईं छोर के पल्ले गले को ढकें। अब दाहिनी छोर का पल्ला लेकर हताहत के धड़ का हिस्सा ढकें (चित्र. 19.31)।

दो कम्बलों का उपयोग

एक कम्बल स्ट्रेचर पर लंबा बिछा दें। सिर की तरफ स्ट्रेचर के आधे हत्थे ढकें और दूसरी तरफ कंबल आगे तक जाने दें। कंबल स्ट्रेचर पर एक तरफ को ज्यादा रखें (चित्र. 19.32)।

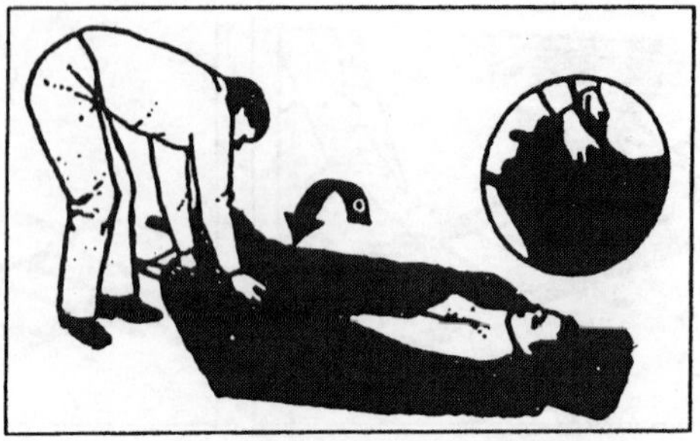

चित्र. 19.31: हताहत के ऊपर कंबल लपेटना

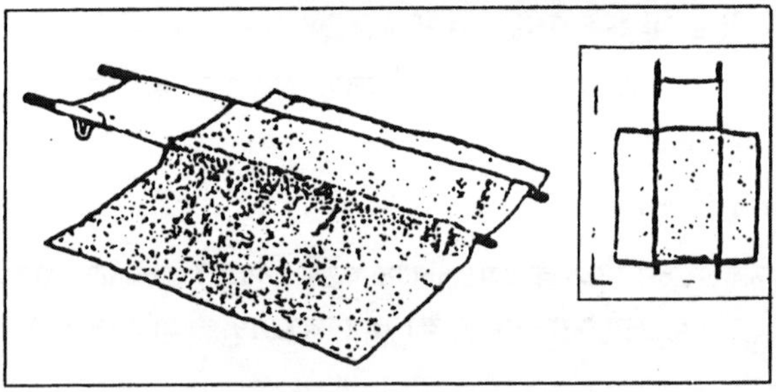

चित्र. 19.32: दो कम्बलों का उपयोग

अब दूसरे कम्बल को लम्बाई में तीन बार मोड़ लें। अब इसे स्ट्रेचर पर एक तिहाई छोड़कर दूसरे कंबल डाले और इसे नीचे तक पैरों के पास ले जाएं और पैरों के ऊपर मोड़ दें।

अब हताहत को स्ट्रेचर पर लियने के बाद कम्बल का निचला हिस्सा हताहत के पाँवों पर मोड़ते हुए धड़के कुछ हिस्से तक लाएं और दोनों टखनों के बीच हल्का सा मोड़ देकर बिठाएं ताकि वे आपस में न रगड़ें।

इस कम्बल के ऊपरी हिस्सों को मोड़कर पैरों, टाँगों व धड़ तक नीचे को दबा दें।

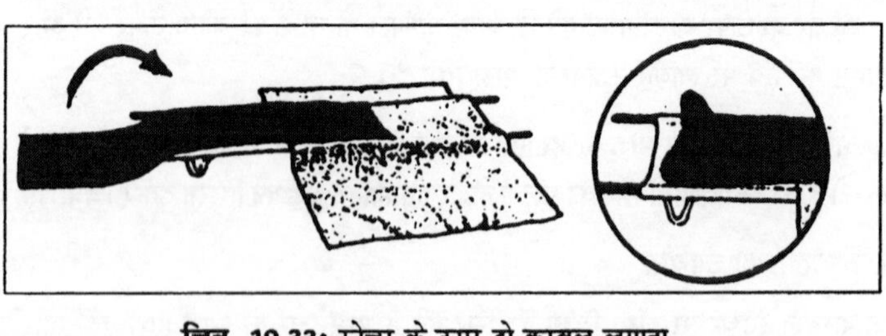

चित्र. 19.33: स्ट्रेचर के ऊपर दो कम्बल लगाना

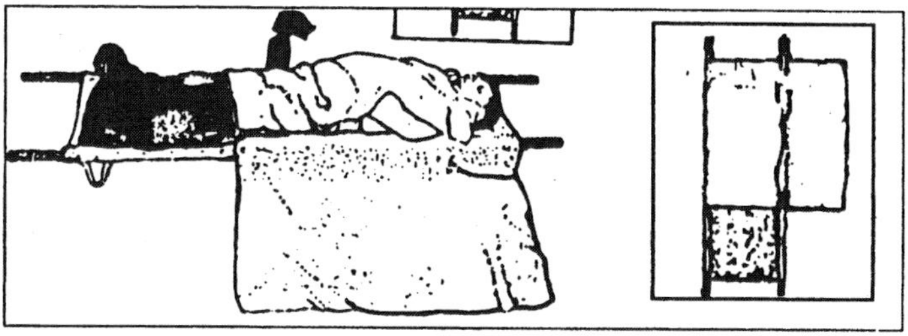

चित्र. 19.34: पाँवों को कम्बल से ढकते हुए

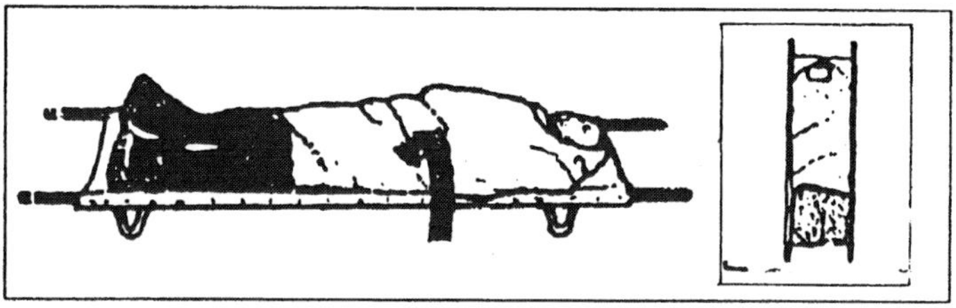

चित्र. 19.35: ऊपरी तरफ के दूसरे कम्बल से हताहत का धड़ ढकना

• अब पहले कम्बल का छोटी साइड वाला भाग हताहत के धड़ पर पहले मोड़ें और फिर दूसरी ओर का बड़ा वाला भाग मोड़कर लपेटें। और धड़ के नीचे दबाएं (चित्र. 19.33 से 19.35 तक)।

स्ट्रेचर पर हताहत को लादना

एक हताहत को स्ट्रेचर पर लादने के लिए आदर्श तौर पर पाँच व्यक्तियों की आवश्यकता होती है— चार व्यक्ति हताहत को उठाएंगे और एक व्यक्ति उसके नीचे स्ट्रेचर को खिसकाएगा। हालांकि यदि वहाँ पर पर्याप्त व्यक्ति या जगह नहीं उपलब्ध है तो दो या तीन व्यक्ति भी हताहत को स्ट्रेचर पर लाद सकते हैं। हताहत को प्राथमिक उपचार सेवा देने वाले प्रभारी व्यक्ति को चाहिए कि वह चार व्यक्तियों की व्यवस्था करे और यह तय करे कि कौन सी विधि अपनानी है। यह बात प्रत्येक व्यक्ति को स्पष्ट रूप से बता दें कि किसे क्या करना है और उन्हें सारे निर्देश दे दें।

यदि आप हताहत को बेड या परीक्षण ट्रोली पर स्ट्रेचर से उतार रहे हैं तो लादने वाली प्रक्रिया का उल्ट्य क्रम कीजिए।

एक पोल एंड कैनवस स्ट्रेचर पर हताहत को लादना

ऊपर से नीचे की प्रक्रिया में काम करते हुए कैनबस शीट को कॅन्सरटाइना वाद्य यंत्र की भाँति

लपेटें अर्थात् तीन पूर्ण मोड़ (फोल्ड) ऊपर से नीचे की और चार मोड़े नीचे से ऊपर को करके लपेटे। अब हताहत के कमर के पास ढीले (बिवर) स्थान से कैनवस को डालें (चित्र. 19.36)।

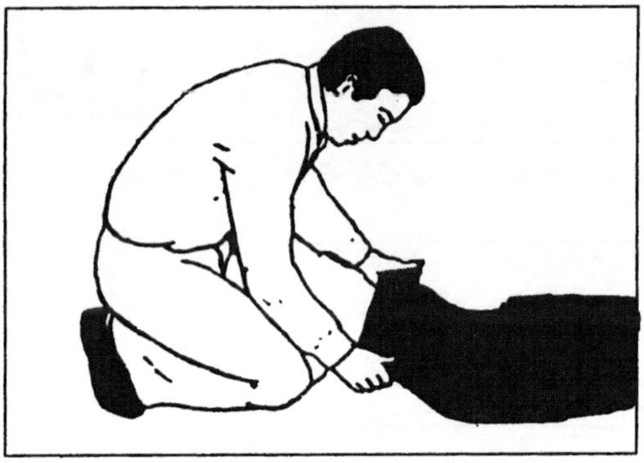

चित्र. 19.36: कैनवस शीट को लपेटना (तह बनाना)

प्रत्येक व्यक्ति मोड़ (तह) के ऊपरी भाग पर पाँव रखें और हताहत के कपड़ों को कमर से नीचे की ओर से उठाएं और कैनवस की तहों को पुट्ठों तथा पाँव की ओर खोलते जाएं। अब यही क्रिया ऊपर की ओर करते हुए दोहराएं। ऐसा तब तक करें जबतक कि कैनवस पूरे शरीर के हिसाब से न फैल जाएं।

अब हताहत के सिर की ओर से काम करते हुए, कैनवस के नेफे (सिले हुए छिद्र) में पोल को डालें और दोनों छोरों पर सबेस बार लगाएं, यदि उन्हें लगाते हों तो ऐसा करें। अब स्ट्रेचर को उठाएं (चित्र. 19.37 और 19.38)।

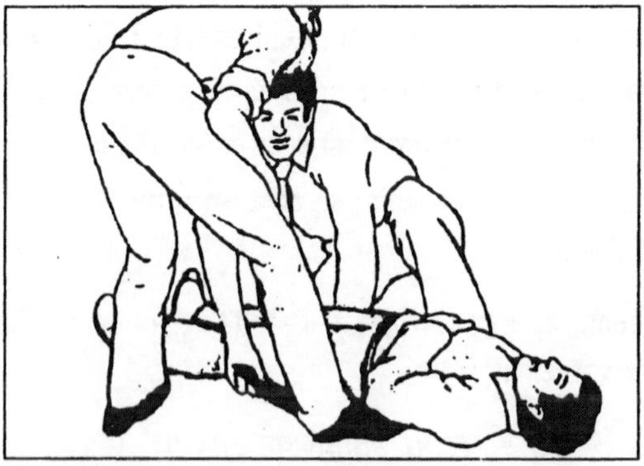

चित्र. 19.37: कैनवस के ऊपर हताहत को लाना

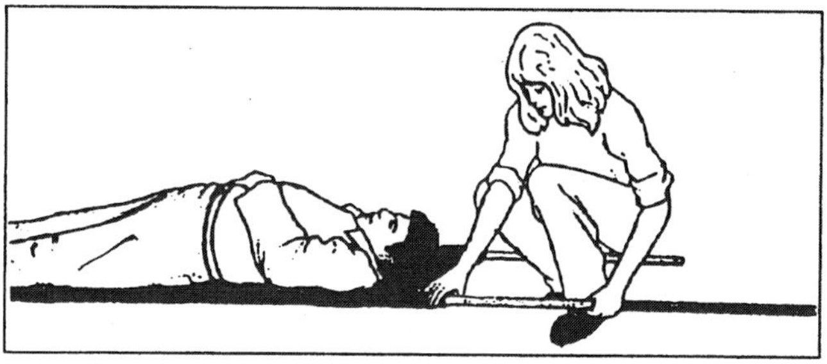

चित्र. 19.38: कैनवस के नेफे (छिद्रों) में पोल डालना

हताहत के नीचे एक कंबल लगाना

सबसे पहले कम्बल की परीक्षा कर लें। एक व्यक्ति बिछे हुए कम्बल पर लेट जाए, जबकि दो व्यक्ति उसे उठाएं (चित्र. 19.39)।

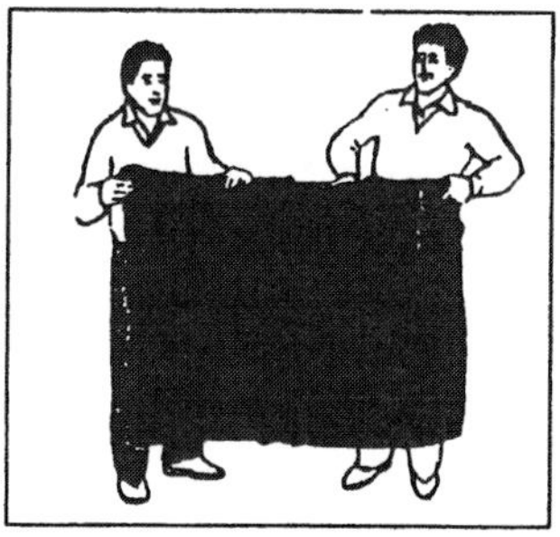

चित्र. 19.39: कम्बल का उपयोग करना

अब लम्बाई में एक कंबल को आड़ी तरफ की ओर लपेटिए। अब कम्बल को हताहत के क्षतिग्रस्त भाग की ओर शरीर के साथ-साथ रखिए। (यदि दोनों तरफ क्षति है तो अधिक क्षतिग्रस्त साइड पर लगाएं)।

सभी चार वाहक एक साथ काम करें। वे हताहत को धीरे-धीरे व मधुरता के साथ पलटें और कम्बल से दूर को ले जाएं। अब कंबल या दरी के लिपटे हुए भाग को हताहत की पीठ के पास खिसका कर ले जाएं।

अब अहिस्ता से हताहत को लिपटे कम्बल की ओर पलटें और उसे दूसरी तरफ पर्याप्त पलट दें ताकि दूसरी तरफ नीचे कम्बल के लिपटे भाग को सीधा कर सकें। अब पुनः हताहत को अपनी पीठ के बल करके लिटाएं (चित्र. 19.40 से 19.42 तक)।

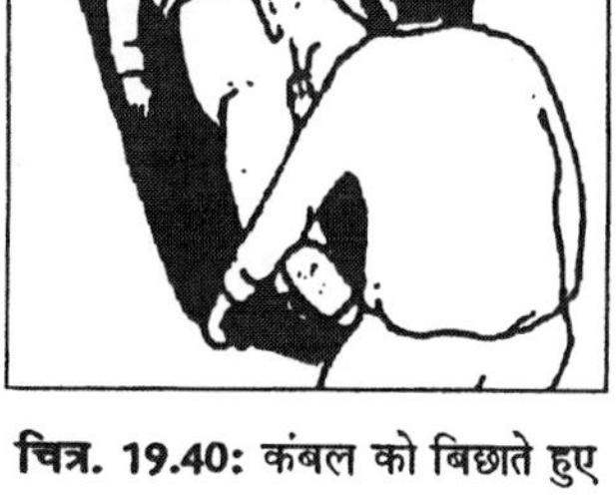

चित्र. 19.40: कंबल को बिछाते हुए

यह विधि हताहत को पोल एंड कैनवस स्ट्रेचर पर लादने के लिए भी अपनाई जा सकती है।

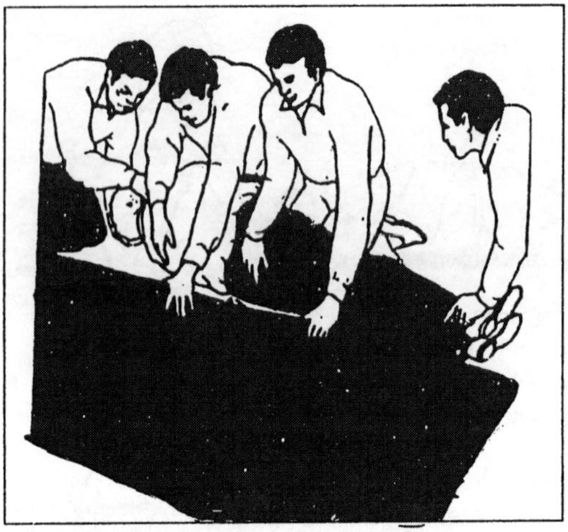

चित्र. 19.41: हताहत को पलटना

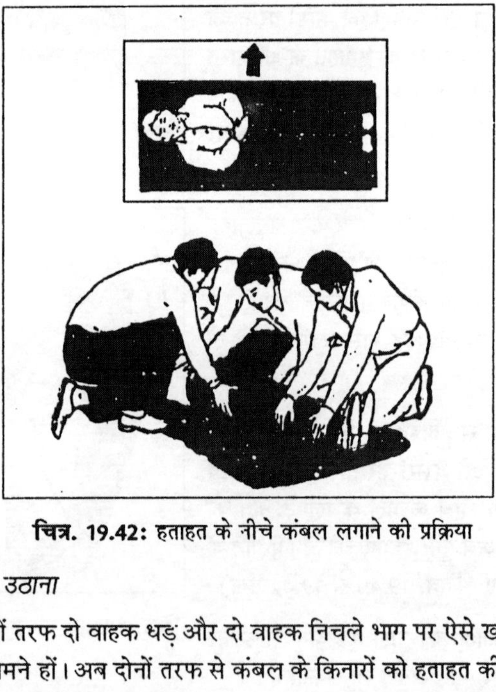

चित्र. 19.42: हताहत के नीचे कंबल लगाने की प्रक्रिया

कंबल सहित उठाना

हताहत के दोनों तरफ दो वाहक धड़ और दो वाहक निचले भाग पर ऐसे खड़े हो कि उनके मुँह आमने-सामने हों। अब दोनों तरफ से कंबल के किनारों को हताहत की ओर सख्ती के साथ लपेटना शुरू करें (चित्र. 19.43)।

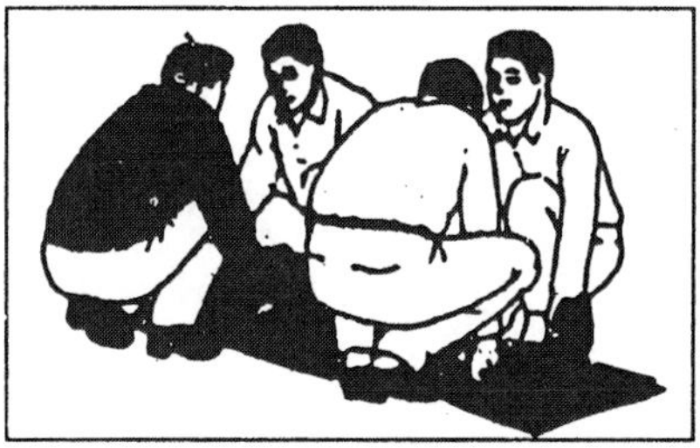

चित्र. 19.43: हताहत को कंबल के साथ उठाना

यदि वह पर्याप्त लम्बाई के दो लट्ठे (पोल) मिले तो कम्बल के छोरों को उनके साथ लगाकर लपेटा जा सकता हैं इससे हताहत को उठाने में आसानी होगी और कंबल में झोल पड़ने से बचाएगा।

अपनी पीठ को सीधा रखकर उकड़ूँ होते हुए कंबल के नीचे की ओर हथेली कर अंगुलियों से कंबल कोओर मुड़ी साइडों के नीचे गड़ाते हुए पकड़ें। हताहत के सिर की ओर के दो वाहकों के एक-एक हाथ, हताहत के सिर के पास तथा दूसरा हाथ कमर के पास पकड़ें। नीचे तरफ के वाहकों का एक हाथ कूल्हों के पास तथा दूसरा हाथ टखनों के पास पकड़ें हों।

सावधानी के साथ एक साथ काम करते हुए, झटके के साथ हताहत को पर्याप्त ऊपर उठाइए ताकि पाँचवा व्यक्ति हताहत के नीचे स्ट्रेचर लगा सके।

यदि पाँचवा व्यक्ति उपलब्ध न हो और स्ट्रेचर को (पाँव आदि से) हताहत के नीचे खिसका पाना संभव न हो तो स्ट्रेचर को हताहत के सिर के बिल्कुल करीब से करीब लाइए। अब सावधानी से हताहत को उठाइए और स्ट्रेचर को हताहत के नीचे लाइए, ऐसा तबतक कीजिए जबतक कि हताहत स्ट्रेचर के ऊपर न आ जाए। इसके बाद हताहत के निचले भाग को भी ऊपर लाइए।

हाथों द्वारा उठाना

यदि कंबल न उपलब्ध हो तब आप हताहत को उठाने के लिए निम्नलिखित उपायों में से एक को अपनाएंगे :

चार वाहकों के लिए : यदि चार व्यक्ति है तो तीन व्यक्ति खुद को हताहत की बाईं तरफ रखें और इनमें एक-एक हाथ घुटने पर रखकर बैठते हुए सामने की तरफ चेहरा रखें, इसमें एक व्यक्ति पैरों के पास दूसरा कूल्हों के पास और तीसरा कंधे के पास होगा। इस कार्य प्रक्रिया के प्रभारी (चौथे) व्यक्ति को हताहत के दाहिनी तरफ बीच वाले सहायक के सामने मुँह करके बैठना चाहिए (चित्र. 19.44)।

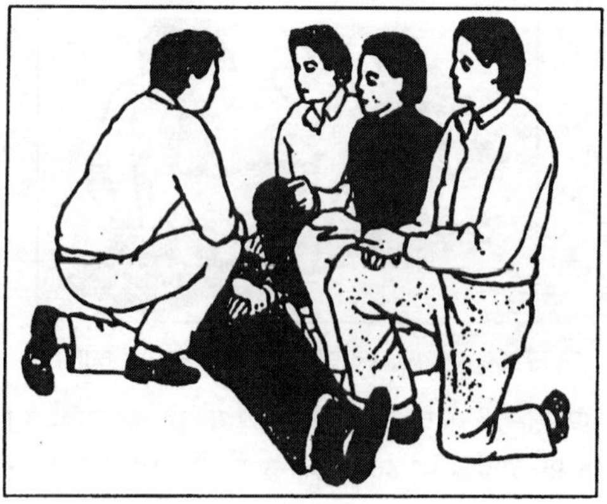

चित्र. 19.44: चार वाहकों को बिठाना

सभी वाहकों को अपने बाएं घुटने के बल पर घुटनों पर झुककर बैठना चाहिए और उन्हें विशेष रूप से हताहत की चोंटें पर ध्यान देना चाहिए। प्रभारी व्यक्ति को कंधे के पास बैठे वाहक के बाएं हाथ की कलाई बाएं हाथ से पकड़नी चाहिए और दाहिने हाथ की कलाई सामने बैठे दूसरे व्यक्ति के दाहिने हाथ से पकड़नी चाहिए। कंधे के पास बैठा व्यक्ति हताहत के कंधे और सिर को सहारा देगा और यह सुनिश्चित करेगा कि उसका श्वसन मार्ग खुला रहे। चौथे व्यक्ति को हताहत के पाँवों को सहारा देना चाहिए (चित्र. 19.45)।

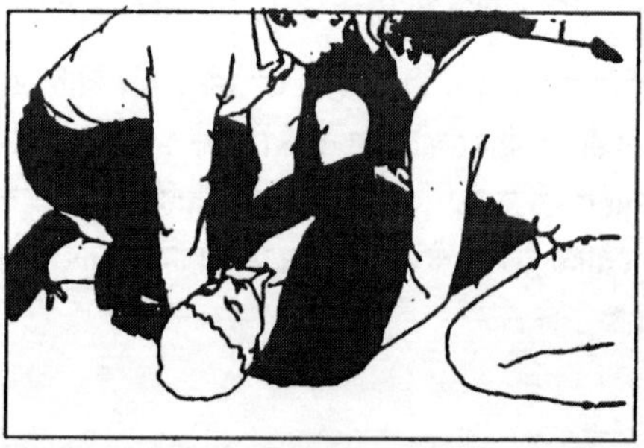

चित्र. 19.45: हताहत के कंधे और सिर को सहारा देना

जब प्रभारी व्यक्ति द्वारा "उठाने (लिफ्ट)" का आदेश दिया जाए तो हताहत को अहिस्ता से धीरे-धीरे एक साथ व एक समान उठाएं और उन तीनों वाहक उसे अपने घुटने तक लाएं (चित्र. 19.46)।

यदि स्ट्रेचर खिसकाने के लिए पाँचवा व्यक्ति न उपलब्ध हो तब प्रभारी व्यक्ति खुद को खाली करते हुए, तैयार स्ट्रेचर को खिसक कर हताहत के नीचे ला सकता है। इसे इस प्रकार

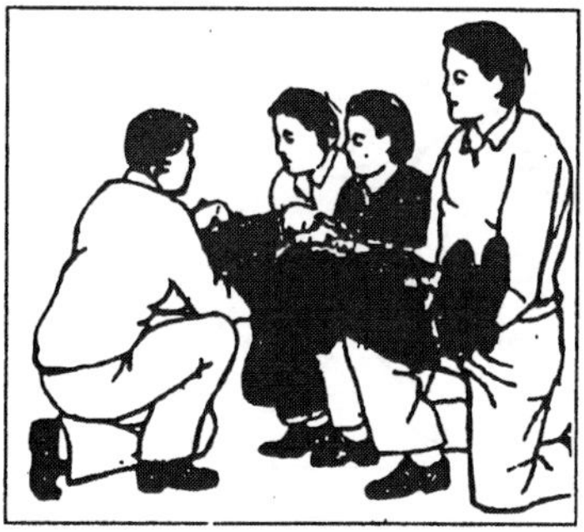

चित्र. 19.46: हताहत को पकड़ना या संभालना

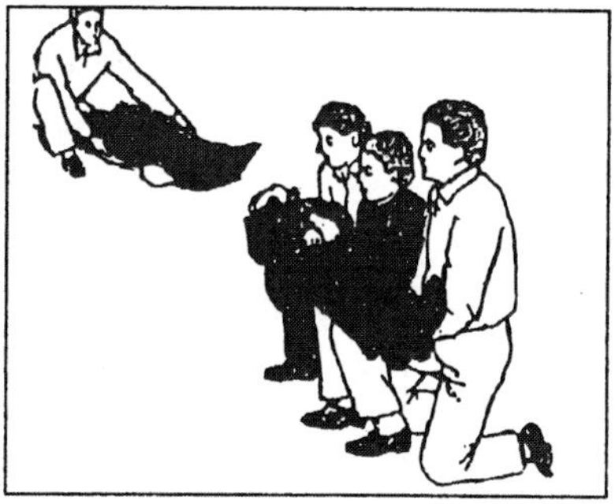

चित्र. 19.47: स्ट्रेचर को नीचे खिसका कर रखना

स्थित किया जाना चाहिए कि जब स्ट्रेचर नीचे लाएं तो हताहत का सिर स्पष्ट तौर पर ऊपर वाली आड़ी पट्टी के ऊपर हो। वाहक को फिर से अपनी पहली वाली स्थितियों में आकर हताहत को नीचे लाना चाहिए (चित्र. 19.47)।

जब हताहत को 'नीचे लाने' का निर्देश दिया जाए सभी लोग एक साथ पहले हताहत को घुटनों से थोड़ा सा उठाकर फिर धीरे से नीचे की ओर लाकर स्ट्रेचर पर रखें।

तीन वाहकों के लिए : जितना संभव हो सके, स्ट्रेचर को हताहत के ज्यादा से ज्यादा पास रखें, अब एक वाहक को हताहत के पाँवों के सामने घायल साइड पर घुटनों के बल बैठना चाहिए और अपने हाथों को हताहत की टाँगों के नीचे रखों और दो अन्य वाहक हताहत की छाती के आमने-सामने एक दूसरे ओर बैठें। अब वे हताहत के छाती के सामने कंधों के नीचे से हाथ डालते हुए एक दूसरे की कलाई पकड़ें।

अब 'उठाने' के निर्देश के साथ हताहत को एक साथ उठाएं और खड़े हो जाएं। इस के बाद हताहत को लेकर, सिर को आगे करके पर्याप्त अंतर बनाते हुए स्ट्रेचर की ओर बढ़ें और पहले स्ट्रेचर के ऊपर सिर को लाएं।

जब नीचे का निर्देश दिया जाए तब सभी लोग एक साथ, धीरे-धीरे, अहिस्ता पूर्वक हताहत को स्ट्रेचर पर रखें।

यदि हताहत गंभीर रूप से घायल है और सभी तीनों वाहकों को बिल्कुल सीधा एवं सख्त रहना है तो तीनों हताहत एक तरफ से ही कार्य करें। वे एक साथ हताहत को उठाएं और एक साथ ही झुक कर उतारें।

स्वास्थ्य लाभ की स्थिति (रिकवरी पोजीशन) में हताहत को ले जाना

स्ट्रेचर को तैयार करें और उस पर लपेटा गया एक अतिरिक्त कंबल एक तरफ रखें जिसे हताहत को स्वास्थ्य लाभ की स्थिति में रखने पर सहारा मिले (चित्र. 19.48)।

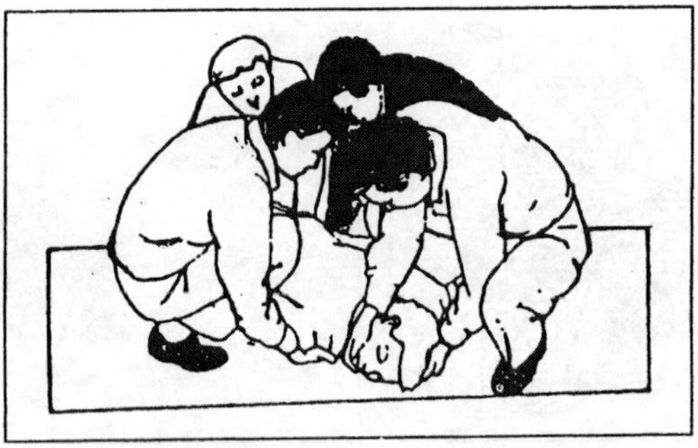

चित्र. 19.48: स्वास्थ्य लाभ की स्थिति में हताहत

हताहत की एक बाजू को नीचे उसकी बगल में रखें और तीन व्यक्ति हताहत की बाईं ओर खड़े हों और सिर की स्थिति यह रखते हुए सुनिश्चित करें कि वायुमार्ग खुला रहें। इसमें एक व्यक्ति सिर एक कूल्हे तथा एक घुटनों के पास रहकर सहारा दें। चौथा व्यक्ति दूसरी तरफ से हताहत के धड़ को सहारा दें।

वही प्रक्रिया अपनाए। जिसे पहले बताया जा चुका है।

स्ट्रेचर को लेकर चलना

जब एक हताहत को स्ट्रेचर पर लिटा दें तब सभी वाहक अपनी पोजीशन संभालते हुए स्ट्रेचर के एक-एक छोर पर लग जाएं। एक स्ट्रेचर को ले जाने के लिए कम से कम दो प्रशिक्षित व्यक्तियों की आवश्यकता होती है तथा एक प्रभारी व्यक्ति रहे जो हर समय हताहत के सिर के पास रहकर चले। यदि वहाँ पर भीड़ खड़ी है तो उनमें से किन्हीं दो व्यक्तियों को वाहक के रूप में उपयोग कर सकते हैं। जो स्ट्रेचर के भार को बाँट लें।

हालांकि प्रत्येक छोर पर कम से कम एक व्यक्ति प्रशिक्षित वाहक के रूप में अवश्य होना चाहिए।

यदि कोई हताहत प्रघात (शॉक) से प्रभावित है केवल तभी स्ट्रेचर वहन के समय उसका सिर पैरों की अपेक्षा नीचे को होना चाहिए। इसलिए एक सामान्य नियम के अनुसार स्ट्रेचर के पैर वाले हिस्से को आगे लेकर चलना चाहिए। हालांकि यहाँ पर कुछ एक अन्य अपवाद दिए गए हैं:

- जब आप सीढ़ियों या पहाड़ों पर चढ़ रहे हों और शरीर के निचले अंग न क्षतिग्रस्त हों (चित्र. 19.49)।
- जहाँ आप सीढ़ियों या पहाड़ से नीचे जा रहे हो और हताहत के निचले अंग घायल हो या हाइपोथर्मिया (निम्न ताप) हों।

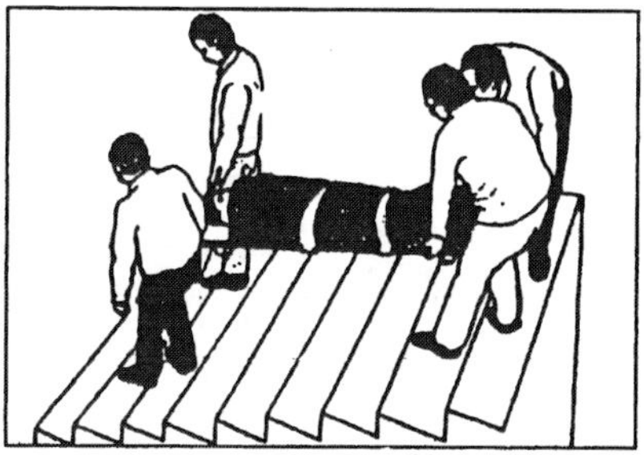

चित्र. 19.49: हताहत को सीढ़ियों से नीचे ले जाना

- जब किसी हताहत को बेड के अगल-बगल से या पायों पर ले जा रहे हों।
- जब किसी हताहत को एम्बुलेंस में चढ़ा रहे हों।
- जब हताहत को सीढ़ियों से नीचे ले जा रहे हों, यदि निचले अग घायल है तो सिर पहले रखें।

चार वाहकों के लिए

अपनी पीठ को सीधा रखते हुए, सभी वाहक अपने अंदर तरफ (स्ट्रेचर साइड) के हाथों से हैंडल को हथेली के अन्दर करके सख्ती से पकड़ें और 'उठाना' (लिफ्ट) निर्देश के साथ सभी एक साथ ऊपर को उठाएं। स्ट्रेचर को पूरे सीधे हाथ को फैलाकर पकड़ें और स्तर एक समान बनाए रहें (चित्र. 19.50)।

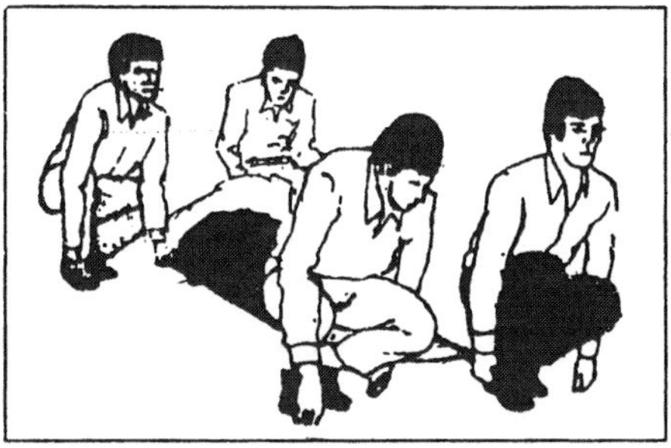

चित्र. 19.50: चार वाहकों की स्थिति

अब "आगे बढ़ों" के निर्देश के साथ सभी एक साथ बढ़ें। वे सभी ऐसे कदम बढ़ाएं कि स्ट्रेचर में धक्के या उछाल न आए (चित्र. 19.51)।

जब आप एम्बुलेंस तक पहुँचें तो फिर एक साथ काम करते हुए अहिस्ता से नीचे करते हुए एम्बेंलस के पास आए, जिसमें हताहत का सिर एंबुलेंस के बिल्कुल पास हो (चित्र. 19.52)।

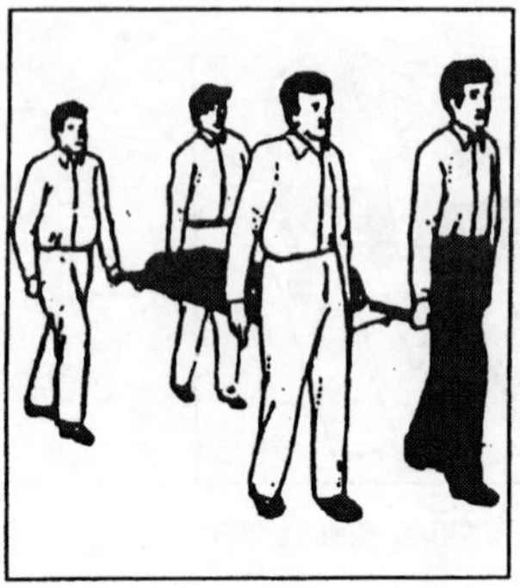

चित्र. 19.51: वाहकों का एक साथ बढ़ना

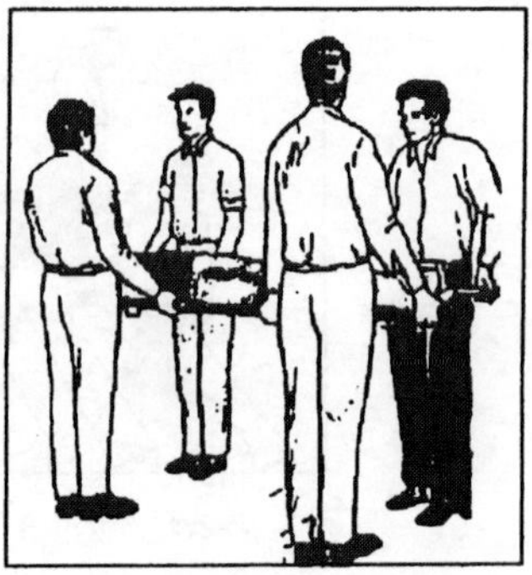

चित्र. 19.52: हताहत को उठाना या पकड़ कर रखना

असमतल मैदान पर चलना

यदि संभव हो तो ऐसी स्थिति में चार वाहकों के द्वारा स्ट्रेचर ले जाया जाना चाहिए। आप हताहत को पहले स्ट्रेचर के साथ किसी पट्टी या बाँधनी से बाँध दें तब ही लेकर चलें। जितना संभव हो सके, उतना ही स्ट्रेचर के पास रहें, ऐसा प्रत्येक वाहक के द्वारा करना चाहिए ताकि स्ट्रेचर के स्तर के साथ सामंजस्य बना रहे।

यदि बहुत ज्यादा असमतल मैदान या जगह को पार करना है मगर कुल दूरी बहुत छोटी है तो चारों वाहकों को स्ट्रेचर के अगल-बगल आकर आमने-सामने मुँह करके स्ट्रेचर उठाना चाहिए। इस स्थिति में स्ट्रेचर के पोलों (लट्ठों) को दोनों हाथों से पकड़ना चाहिए और दोनों हाथों के बीच लगभग 75 सेमी० (30 इंच) की जगह होनी चाहिए और फिर आड़ा चले, न कि सीधे कदमों से।

एक दीवार को पार करना

यदि संभव हो तो सदैव ही किसी दीवार को पार करने से बचा जाना चाहिए, यहाँ तक कि चाहे स्ट्रेचर को आगे बढ़ाना हो। हालांकि, यदि कोई जगह नहीं है या विकल्प नहीं हो तो निम्नलिखित प्रक्रिया अपनाएं।

दीवार के पास जाकर स्ट्रेचर का नीचे लाए और और खुद अगल-बगल से स्ट्रेचर की ओर मुड़ जाएं। अब स्ट्रेचर को उठाएं और दीवार पर टिका दें स्ट्रेचर के अगले कुंडे (रनर) दीवार के पार होने चाहिए (चित्र. 19.53)।

अब अगले वाहक दीवार को एक साथ पार कर जाएं जब कि दूसरे दो लोग सख्ती के साथ स्ट्रेचर को पकड़े रहें।

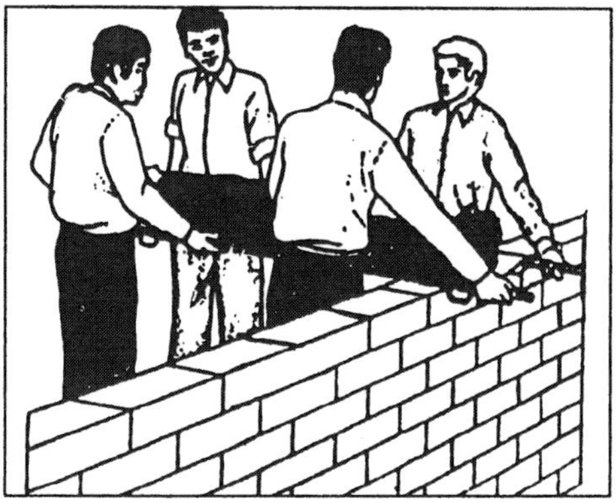

चित्र. 19.53: दीवार पर स्ट्रेचर का रखना

अब फिर सभी वाहक स्ट्रेचर को उठाएं और आगे बढ़ाएं जब तक कि पिछले कुंडे (रनर) दीवार के पास न आ जाएं। इसके बाद बाकी के वाहक दीवार पार कर लें, तब तक आगे के दो वाहक सुदृढ़ता के साथ स्ट्रेचर को पकड़े रहें (चित्र. 19.54)।

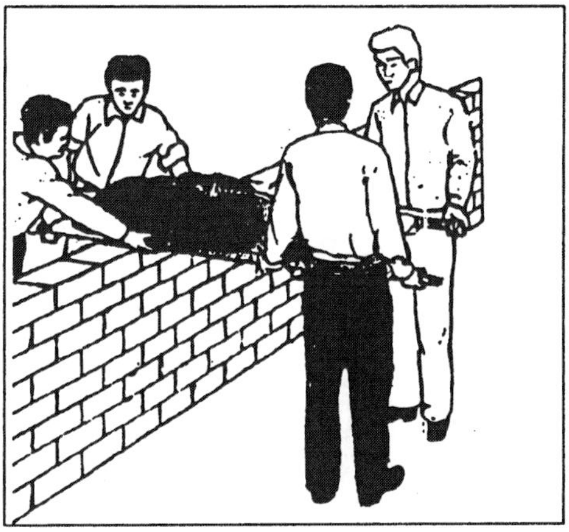

चित्र. 19.54: दीवार को पार करने की प्रक्रिया

इसके बाद स्ट्रेचर को नीचे जमीन पर लाएं और फिर से सामान्य तरह से पकड़ कर आगे बढ़ें।

एक स्तर से दूसरे स्तर पर स्ट्रेचर ले जाना

स्ट्रेचर को ले जाने वाले सभी वाहक स्ट्रेचर के अगल-बगल खड़े हों, जैसा कि असमतल जमीन पर चलने के लिए बताया गया है। अब स्ट्रेचर को इतना उठाएं जितनी ऊँचाई से

अगला हिस्सा आगे बढ़ाना हो। दोनों छोरों को बराकर स्तर पर रखें और स्ट्रेचर का सामने की ऊँची जगह पर टिकाएं (चित्र. 19.55)। अब एक वाहक तुरंत ऊँचाई वाले भाग पर चढ़े और स्ट्रेचर को पकड़ें जबकि अन्य लोग उसे आगे बढ़ाएं (चित्र. 19.56)।

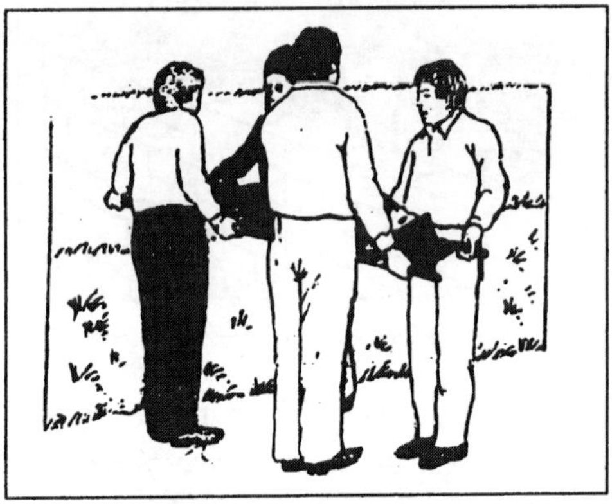

चित्र. 19.55: एक स्ट्रेचर को पकड़ना/उठाना

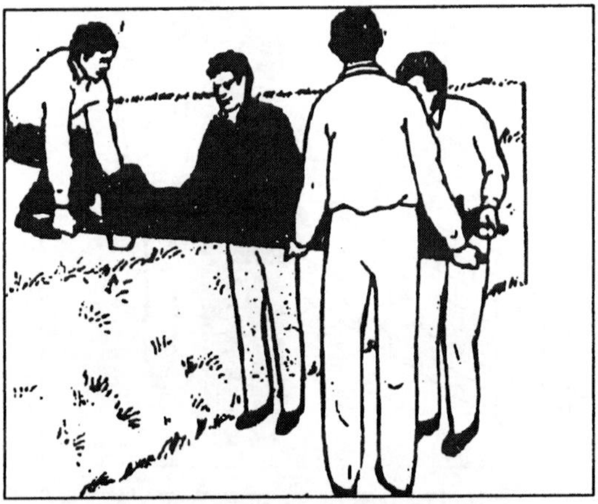

चित्र. 19.56: विभिन्न समतल पर वाहकों की स्थिति

जब स्ट्रेचर आगे बढ़े तब दूसरा वाहक भी आगे बढ़कर किनारे पर चढ़ जाएं इसके बाद स्ट्रेचर को आगे बढ़ाएं, जब तक कि पिछले वाले कुंडे उस तल के पास न आ जाएं। अब दोनों वाहक ऊपर को स्ट्रेचर उठाकर कुडे दीवार पर रखें तथा दीवार पर चढ़े चारों वाहक एक साथ स्ट्रेचर उठाकर सामान्य तरह लेकर चल सकते है (चित्र. 19.57)।

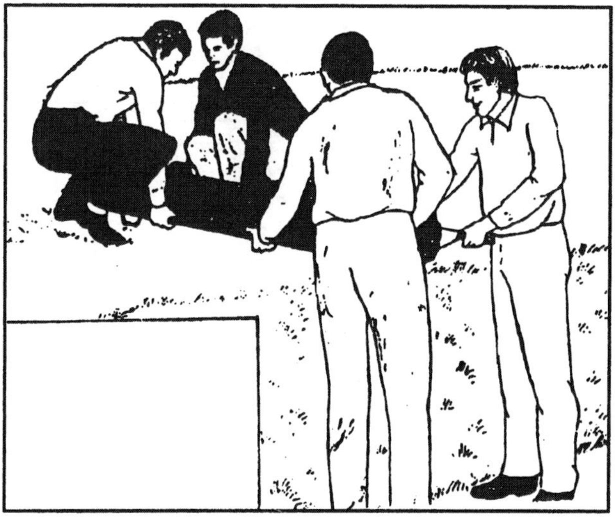

चित्र. 19.57: हताहत को जमीन (तल) पर सुरक्षित उतारना

एम्बुलेंस पर चढ़ाना

केवल कुछ एक एम्बुलेंस में ही वे बेड ग्रूवस (खाँचे) बने होते है जिनमें मानक स्ट्रेचर के कुंडों (रनर) को रखकर खिसकाया जा सके। एम्बुलेंस में हताहत को चढ़ाने के लिए चार लोगों की जरूरत होती है। इसमें एक व्यक्ति एबुंलेंस के अंदर तैयार रहे जो स्ट्रेचर को दिशा देकर संभाले जबकि अन्य तीनों बाहर रहें जिसमें एक पीछे तथा दो अगल-बगल रहें और स्ट्रेचर उठाने को तैयार रहें। यदि एबुलेंस में दो बर्थ (शामिकाएं) है तो सदैव बाईं वाली में चढ़ाएं (चित्र. 19.58)।

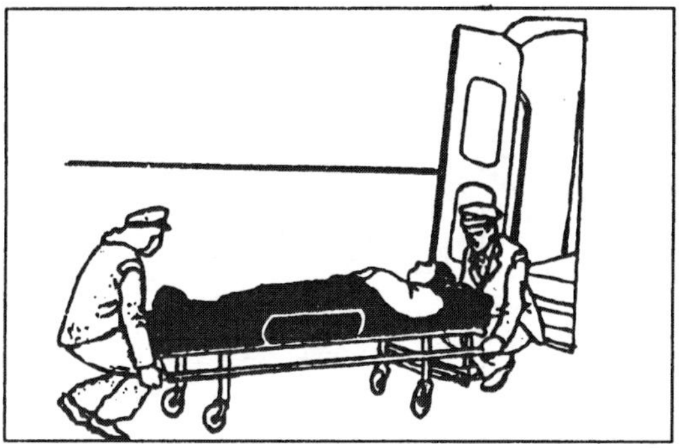

चित्र. 19.58: ट्राली के ऊपर हताहत

जब एम्बुलेंस में ट्रोली बेड से स्ट्रेचर चढ़ा रहे हों तब दो वाहकों को ट्राली के आगे पीछे दोनों छोर पर अपनी पोजीशन संभालनी चाहिए (चित्र. 19.59)।

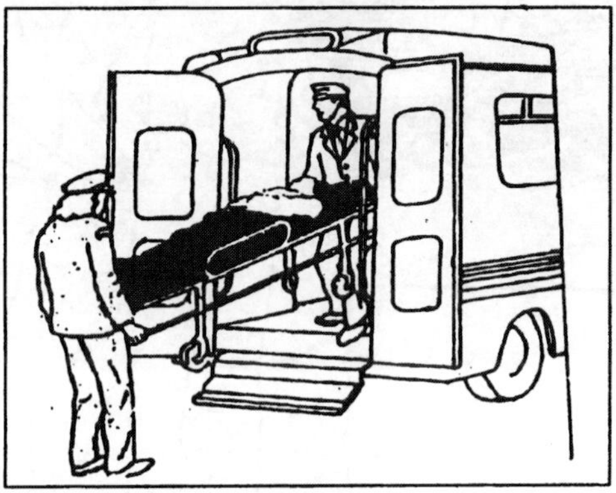

चित्र. 19.59: ट्रोली को एम्बुलेंस के अंदर खींचना

एक साथ काम करते हुए ट्रोली बेड को अपेक्षित ऊँचाई तक लाएं और सबसे पहले एंबुलेंस के भीतर सिर ले जाएं।

हताहत को एम्बुलेंस से उतारना

दो व्यक्ति स्ट्रेचर के हैंडिलों को पकड़कर स्ट्रेचर को अहिस्ता से उठाएं। जब स्ट्रेचर ऊपर उठ जाए तो इस स्थिति में दो और वाहक साथ में जुड़ सकते है। जिनमें एक सिर की तरफ तथा दूसरा पैरों की तरफ लगकर भार बँट सकते हैं (चित्र. 19.60)। सभी वाहक अपनी पूरी सीधी बाजू से स्ट्रेचर उठाएं इसके बाद वे आगे बढ़े तथा हताहत को नीचे लाएं या ट्रोली पर रखें।

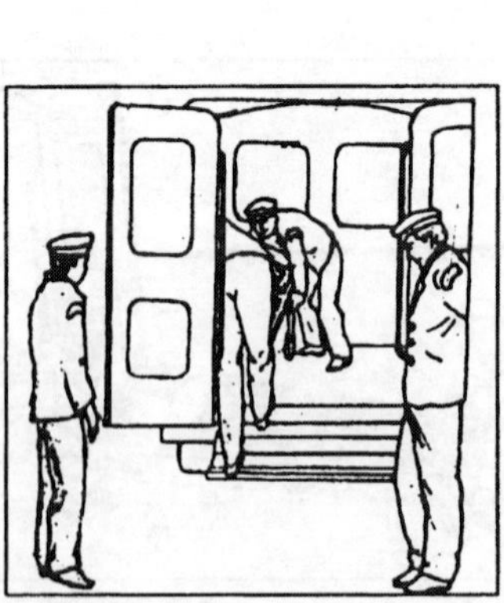

चित्र. 19.60: एम्बुलेंस से हताहत को उतारना

20
सामान्य बीमारियाँ

सिरदर्द

- यह एक सर्वाधिक आम परेशानी है जोकि प्राय: कभी न कभी सभी को अपना शिकार बनाती है।
- यह बिल्कुल साधारण थकावट, निढाल होने, चिंता या किसी रोग से हो सकती है।

कारण

- थकावट।
- उत्तेजना/चिंता।
- नींद न आना।
- कब्ज होना।
- दृष्टि में कमी।
- दाँतों की परेशानी।
- सामान्य जुकाम।
- नाक का या उपनाकीय (नासा-रंध्रीय) साइनस संक्रमण।
- ज्वर-विषयक।
- उच्च्च रक्तचाप।
- निम्न रक्तचाप।
- अपवर्तक दोष।
- मस्तिष्क संक्रमण या मस्तिष्क फोड़ा (ट्यूमर)।
- माइग्रेन
- ग्लूकोमा

लक्षण एवं चिन्ह

- सिर में कहीं भी दर्द जोकि लगातार, स्पंदित या रुक-रुक कर हो सकता है।

उपचार

- सिर पर ठंडी सेंक करें।
- एनालजिन/डिस्प्रिन/पैरासियमोल: दूध या पानी के साथ 1 या 2 गोली लें।
- कारण का पता करें और उसी के अनुसार उपचार करें या फिर प्रभावित व्यक्ति को अस्पताल पहुँचाए।

माइग्रेन (अध सीसी)

— कारण का पता नहीं चल सकता।

— यह सिरदर्द भोजन की कमी, शोर, गरमी, यात्रा या भावनात्मक परेशानी से उभरने वाला हो सकता है।

लक्षण एवं चिन्ह

- झिलमिलाहट की दृष्टि से सिरदर्द शुरू हो सकता है।
- उल्टी एवं चक्कर आना।
- रोगी प्रकाश या शोर नहीं सहन कर सकता।
- सिर में लगातार स्पंदन।

उपचार

- एनालजिन या डिस्प्रिन जैसे दर्द निवारक दें।
- माइग्रिल/वैसोग्रेन नामक गोलियाँ दिन में तीन बार दें।

कान दर्द

यह दर्द बहुत ही पीड़ादायक हो सकता है।

कारण

- कान में फुंसी।
- कान में फोड़ा (व्रण)।
- टोंसिलाइटिस के कारण मध्य कान में संक्रमण।
- कान में मैल।
- कान में वायु का बुलबुला ।
- पानी के अंदर तैरना।

लक्षण एवं चिन्ह

- कान में लगातार या स्पंदनयुक्त दर्द।

उपचार

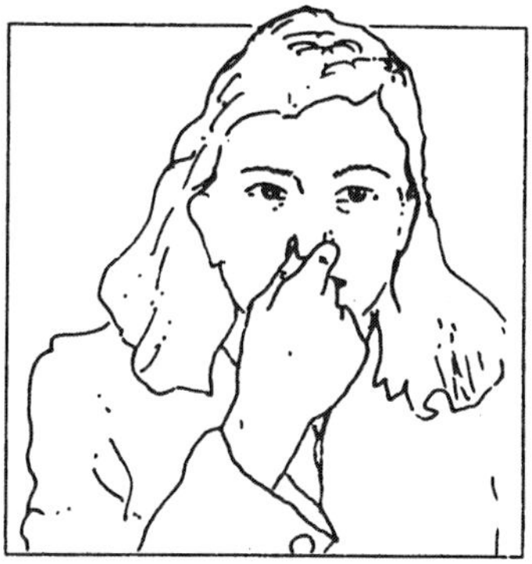

चित्र. 20.1: नाक के छिद्र बंद करना

- कारण की खोज करें और उसका उपचार करें।
- दर्द निवारक-एनालजिन, डिस्प्रिन/ ब्रूफेन या प्राक्सीवेन दें।
- कान की मैल हेतु सोडा ग्लिसरीन या स्लोवैक्स की एक-एक बूंद दिन में तीन बार डालें।
- कान में वायु के बबूले होने पर रुई से कान साफ करें। उस व्यक्ति को सलाह दें कि नाक पकड़ कर तथा मुँह बंद रखकर मुँह में हवा भरें और गुटके (चित्र. 20.1)।
- यदि पानी में तैरें तो कान में रुई लगाएं।

दाँत दर्द

दाँत का संबंध अस्थि क्षरण में सर्वाधिक महत्वपूर्ण कारण है।

लक्षण एवं चिन्ह

- दाँत या जबड़े में दर्द, जोकि लगातार स्पंदन युक्त या रुक-रुककर हो सकता है।
- ठंडे या गरम खाद्य या पेय पदार्थ से यह दर्द और भी भयानक हो सकता है।

उपचार

- प्रभावित दाँत पर लौंग का तेल लगाएं।

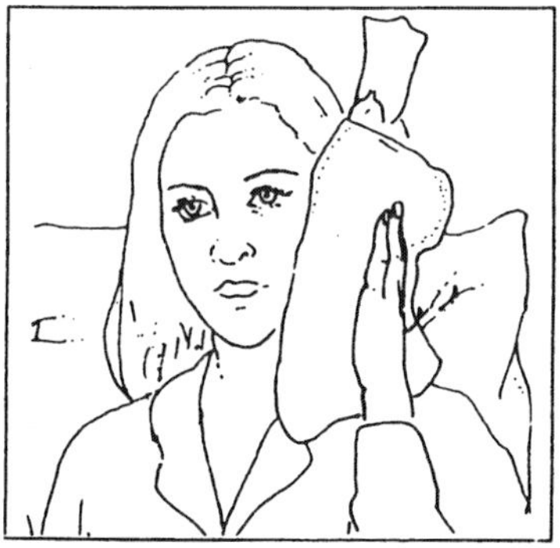

चित्र. 20.2: गरम पानी की बोतल से सेंकना

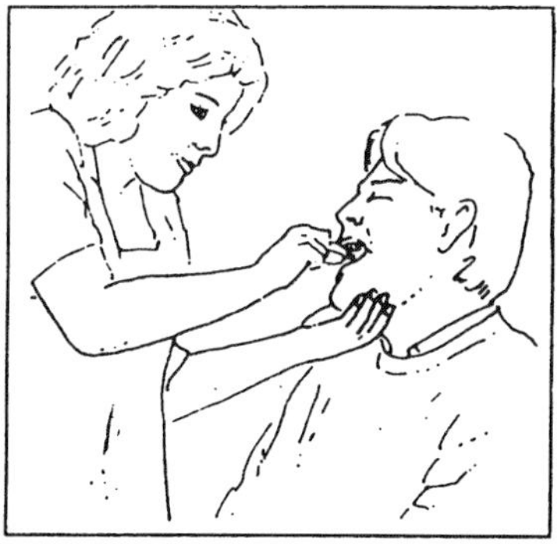

चित्र. 20.3: दाँतों की जाँच करना

- एनालजिन/डिस्प्रिन/ब्रूफेन/प्राक्सीवैन गोली दें।
- गंभीर या लगातार दाँत दर्द से राहत पाने के लिए गरम पानी की बोतल या गरम पैड से प्रभावित जगह पर सिंकाई करें (चित्र. 20.2)।
- यदि यह लक्षण रहते हैं या बुखार रहता है या दाँत के आसपास सूजन रहती है तो अपने दाँतों के डाक्टर से संपर्क करें (चित्र. 20.3)।

सामान्य जुकाम एवं खाँसी

लक्षण एवं चिन्ह

- नाक बहना।
- सिर दर्द।
- आँखों से पानी आना।
- साधारण बुखार।

उपचार

- कोसाविल/वीकोरिल की एक-एक गोली दिन में तीन बार दें।
- विटामिन सी की 500 मिग्रा० गोली प्रतिदिन।
- टिंचर बेन्जोइन/कारबोल का वाष्पन लेना।
- दिन में तीन बार ब्रेनाड्रिल या फेन्सेड्रिल की एक टेबल स्पून (सर्विस चम्मच) दें।

गर्दन में दर्द

लक्षण एवं चिन्ह

किसी भी गतिविधि के करने पर गर्दन में कहीं भी दर्द उठना।

उपचार

- गर्दन पर गरम पानी की बोतल से सेंक करना।
- दिन में तीन बार ब्रुफेन या वोवेरन की एक गोली।
- मेडिक्रीम या रीलैक्सिल जैसी क्रीमों का प्रभावित जगह पर मलना।

पीठ दर्द

ठीक गर्दन दर्द की भाँति जाँचें व उपचारित करें।

पेट दर्द

पेट दर्द के अनेकों कारण हो सकते हैं जिसमें अपच, उदर शूल (कोलिक), ऐंठन या मरोड़, पतले दस्त आना, कब्ज होना तथा भोजन विषाक्तता जैसे कारण शामिल हैं।

लक्षण एवं चिन्ह

पेट में कहीं भी दर्द हो सकता है जो धीमा या तीव्र हो सकता है तथा लगातार या रुक-रुक कर स्थान विशेष पर या सामान्य हो सकता है।

उपचार

- कारण का पता करें और उपचार करें।
- व्यक्ति को अधबैठी स्थिति में रखें। सिर व कंधों को सहारा देकर रोगी के टाँगों को मोड़ें और सहारा दें।
- प्रभावित क्षेत्र पर गरम पानी की बोतल से सिंकाई करें।
- *बड़ों के लिए :*
    - बरालगान/स्पासमीन्डोन/स्पास्मारेक्सीवोन गोली दें।
    - डाइजीन गोली दें।
- *बच्चों के लिए :*
    - बरालगान/स्पास्मीन्डोन/पिपटेल की बूँदे दें।

दस्त और पेचिश

बार-बार पानीदार मल त्याग को दस्त कहते हैं; लेकिन यदि इनके साथ खून और बलगम (आँव या झाग) आ रहा हो तो इसे पेचिश कहते हैं।

कारण

- पाचन क्रिया में खराबी।
- बैक्टीरिया का संक्रमण।
- अमीबाई पेचिश।
- भोजन विषाक्तता

लक्षण एवं चिन्ह

- पतले दस्त आना।
- पतले दस्तों के साथ खून एवं आँव।
- उल्टी लगना।
- बुखार होना।
- बेचैनी या व्याकुलता, कमज़ोरी।
- पेट में दर्द

उपचार

- सल्फाग्वानिडीन/सल्फाथैलाजोल की चार गोलियाँ दें। दो गोली प्रति छह घंटे में लेनी शुरू करें।
- दिन में तीन बार डिपेन्डाल-एम गोली लें।
- बैरालगॉन/स्पास्मीन्डोन गोली दें।
- यदि उल्टी है तो स्टेमैटिल/एवोमाइन/पेरीनोर्म गोली दें।
- भरपूर मात्रा में पेय पदार्थ, दही के साथ चावल तथा खिचड़ी खाएं।
- मिर्च एवं मसालेदार आहार से बचें।
- उचित साफ-सफाई व स्वच्छता बरतें।
- खाद्य-पदार्थों को मक्खियों की पहुँच से दूर रखें।
- उचित ढंग से हाथों को धोएं।

कब्ज

48 घंटे के बीच पेट (आँतों) का आधा अधूरा खाली होना कब्ज कहलाता है।

उपचार

- ड्यूलकोलैक्स/पर्सेन्नीड (2 गोली सोते समय) या पैराफीन/क्रीमाफीन द्रव एक औंस सोते समय लें।
- पर्याप्त पेय पदार्थ, हरी सब्जियाँ, मौसमी फल लेने से कब्ज से बचाव होता है।

उल्टियाँ

यह आंत्रशोथ, भोजन विषाक्तता या यात्रा की कमजोरी से होती है।

उपचार

- स्टेमेटिल/एवोमाइन/पेरीनोर्म की गोली लें।
- डाइजीन की गोली खाएं।
- कारण पता कर उपचार करें।

यात्रा संबंधी बीमारी

कुछ खास लोग जब यात्रा करते हैं विशेष रूप से बसों में यात्रा करते हैं तो उनके अंदर यात्रा संबंधी बीमारी पैदा हो जाती है।

लक्षण एवं चिन्ह

- चकराना या घुमड़ी।
- सिर में चक्कर आना।
- सिर में असहजता महसूस होना।
- पेट में दर्द।
- उल्टी होना।

उपचार

- एवोमिन/पेरीनोर्म/स्टेमेटिल की गोली की मात्रा शुरू होने के ½ घंटे पहले से ले लें।
- एयर स्किनेस बैग लें।
- यात्रा से पहले घोल के रूप में आहार लें।

21
सम्मिश्रित समस्याएँ

जीवाणुनाशन या विसंक्रमण

परिभाषा

एक जीवाणुनाशक या विसंक्रामक एक ऐसा पदार्थ होता है जिसका उपयोग उन सूक्ष्म जीवाणुओं तथा उनके अंडों (बीजाणुओं) को खत्म करने के लिए उपयोग किया जा सकता है जोकि रोग पैदा करते हैं।

वर्गीकरण

1. प्राकृतिक :
   - धूप (सूरज की रोशनी)
   - वायु
2. भौतिक तत्व :

   क. *शुष्क ताप*
   - गरम हवा में जलाना

   ख. *आर्द्र ताप*
   - पानी उबाल कर भाप

   ग. *रेडियेशन*
   - अल्ट्रावायलेट किरणें
   - गामा रेडियेशन
3. रासायनिक तत्व

   क. *ठोस*—जिंक, ब्लीचिंग पाउडर, पोटेशियम परमैगनेट (लाल दवा)।

   ख. *घोल*—फोर्मालिन, फेनोल, क्रेसोल, आइसोल, डेटेल, सैवलोन

   ग. *गैसें*—फोरमलडिहाइड

सामान्य विसंक्रामक

i. *डेटल:* इसका उपयोग त्वचा का ऊपरी भाग साफ करने के लिए किया जाता है। इसे शुद्ध रूप में लगाते हैं और सूखने तक खुला छोड़ देते हैं।
इसे एंटीसेप्टिक हैंड लोशन या घाव के आसपास सफाई के लिए (एक पांइट पानी में दो से चार चाय के चम्मच डेटल डाले) तथा औजारों के जीवाणु निरोधन हेतु प्रयोग करें।

ii. *सैवलॉन:* यह सामान्य एंटीसेप्टिक उद्देश्यों के लिए उपयोग में लाया जाता है। अस्पताल के औजारों को धोने-गंदे सूती कपड़े, रूमाल को धोने तथा रोगी के कक्ष में छिड़कने के लिए उपयोग में लाया जाता है।
घोल का गाढ़ापन 1:200 अर्थात् दो लीटर पानी में ½ मेजर (माप) मिलाएं या दो से तीन गिलास पानी में दो मेजर मिलाएं। एक पूरा मेजर (पैमाना) में 200 सी०सी० के बराबर होता है।

iii. *पोटैशियम परमैगनेट:* इसे एक सामान्य जीवाणु नाशक के रूप में उपयोग किया जाता है। इसके जीवाणु नाशक एवं डियोडोरेंट शक्ति इस तथ्य पर निर्भर करती है कि यह एक ओक्सीडजिंग एजेंट है। यह किसी बर्तन को खंगालने के लिए उपयोग में लाया जाता है। परमैगनेट की क्षमता 1/60 की होती है। इसके अन्य उपयोग पानी के शुद्धिकरण के लिए भी होते हैं।
इसका 1 ग्राम 200 गैलन सामान्य पानी को विसंक्रमित करने के लिए काफी होता है।

एंटीसेप्टिक

यह सूक्ष्म जीवाणुओं की वृद्धि को रोकते हैं। लेकिन उन्हें नष्ट कर पाने में अक्षम होते हैं।

स्प्रिट (अल्कोहल)

एल्होहल में पानी मिश्रण के साथ बना सुदृढ़ घोल स्प्रिट सेल्यूशन होता है। यह जीवाणुओं को काफी अच्छी तरह से साफ करता (मारता) है। यह व्यापक बैक्टीरिया घोल के रूप में प्रयुक्त होता है और यह भार का 70% होता है।

- इथाइल अल्कोहल का उपयोग व्यापक तौर पर त्वचा, औजरों तथा एम्पल्स के जीवाणु रहित बनाने के लिए होता है।
- इसका उपयोग खुले घावों, उघड़े हुए स्थानों को तथा सैम्पुल विसंक्रामक बनाने के लिए नहीं किया जाना चाहिए। क्योंकि ये घावों को बढ़ा देते हैं। यह घावों/चोंट ऊतकों को उघाड़ता है तथा एल्कोहल की कार्यवाही से ऊतकों के ऊपर बनी कोआगुलम पर्त को हटा देता है जोकि घावों को बैक्टीरिया से बचा सकता है।

बोरिक एसिड

यह रंगहीन, गंधहीन होता है तथा टुकड़ों में या सफेद पाउडर के रूप में उपलब्ध होता है। यह पानी में 5% की व्यापकता से तथा ग्लिसरीन में 25% विलेय है।

- यह बोरिक एसिड घोल के रूप में उपयोग किया जाता है।
- इसके साथ ही यह मलहम एवं छिड़काव पाउडर (चूर्ण) के रूप में भी उपयोग किया जाता है।
- इस प्रकार के तैयार संपाक त्वचा तथा कवकीय ज्वलनशीलता जैसे इक्जिमा, जलने, चर्मपूय (इमपेटिगो), डर्मिटे माइकोसिस तथा दाब घाव (बेडसोर) पर लगाया जाता है।
- इसके साथ ही बोरिक एसिड के घोल को ब्लैडर की धुलाई तथा मुँह की धुलाई के लिए भी किया जाता है।

आयोडिन

यह भूरा काला भुर-भुरी पत्तरों के साथ एक धातुई चमक के लिए तथा एक विशिष्ट खुशनुमा तिक्त या तीखी महक एवं जलने का स्वाद वाला होता है। यह उच्च छरछराहट की कार्यवाही युक्त होता है और जब त्वचा पर लगाया जाता है तो यह गहरे भूरे धब्बे के रूप में उभरता है। आयोडिन टिंचर में 2% आयोडिन तथा 2% सोडियम आयोडाइड के साथ एल्कोहल में विलेय होता है।

- यह परंपरागत रूप से टिंचर की भाँति एक एंटीसेप्टिक के रूप में प्रयोग किया जाता है।
- आयोडिन का मुख्य उपयोग त्वचा का संक्रमण रहित करने के लिए होता है। यह टिंचर के रूप में एल्कोहल युक्त साधन की भाँति प्रसारण एवं छेदन को सुकर बनाने के लिए किया जाता है।
- इसके साथ ही यह घाँवों तथा छिलने के घावों के उपचार के लिए उपयोग किया जाता है। यह रगड़े हुए ऊतकों पर जलीय घोल के रूप में लगाने से टिंचर की अपेक्षा कम जलन (छर-छराहट) युक्त होता है। यह जल आधारित घोल 0.5 से 1.0% आयोडिन एक विलेयक के साथ घावों एवं रगड़े हुए ऊतकों के लिए उपयुक्त होता है।
- म्युकस मेम्ब्रेन (त्वचा पर्तों) पर लगाने के लिए आयोडिन का 2% घोल ग्लिसरीन के साथ तैयार किया जाता है।
- मैंडल पेंट के रूप में (ग्लिसरीन में पोटैशियम आयोडिन का घोलकर) तैयार आयोडिन गले एवं टॉसिल की ज्वलनशीलता के लिए एक उपयोगी औषधि है।

आयडोफॉम

यह एक साधारण ऐंटीसेप्टिक है क्योंकि अल्कोहल एवं पोटाश के मिश्रण के साथ आयोडिन

की कार्यवाई होती है। यह खुशगवार महक एवं तेज स्वाद के बावजूद काफी अधिक भेदक होता है।

जब यह अपरिपक्व त्वचा झिल्ली पर लगाया जाता है तब यह दर्द से राहत देता है और जब यह मवाद बहने वाले घावों में लगाया जाता है तो यह सड़न और दुर्गंध रोकने की क्षमता से युक्त होता है।

बेटाडिन-प्रोवीडोन आयोडिन

यह आयोडिन के साथ पोलीविनाइल पाइरोलाडिन का यौगिक (मिश्रण) होता है और यह पोवीडिन आयोडिन घोल के रूप में भी उपलब्ध होता है तथा सामान्य एंटीसेप्टिक उपयोग के लिए पोवीडिन आयोडिन ऐरोसोल के रूप में भी मिलता है।

यह घावों एवं रगड़े (छिले) हुए ऊतकों पर लगाने में एलीमेंटल (प्रारंभिक) आयोडिन की सामग्रियों के बजाय कम दर्द पैदा करता है।

मरक्युरोक्रोम (मेरब्रोमिन)

यह कमजोर ऐंटीसेप्टिक प्रक्रिया के साथ एक कार्बनिक ऐंटीसेप्टिक प्रक्रिया के साथ एक कार्बनिक लवण (ओर्गैनिक साल्ट) होता है।

यह अधिक बैक्टीरियोस्टेटिक तथा कम छरछराहट (उत्तेजक) तथा कम विषाक्त होता है; अपेक्षाकृत अकार्बनिक मरक्यूरियल लवणों के।

यह मरहमपट्टी के ऊपर एक ऐंटीसेप्टिक के रूप में उपयोग किया जाता है।

एक्रीफ्लेबिन

यह एक रंग आधारित रसायन का यौगिक है-दि हाइड्रोक्लोराइड आफ डायामिनो मिथाइल एक्रीडाइन कलोराइड। यह एक नारंगी लाल रंग का कण युक्त चूर्ण है जो आसानी से पानी में घुलनशील है जो अपने संपर्क में आने वाले सभी तत्वों को तीखा पीला रंग प्रदान करता है और यह घोल पानी में 1:1000 के अनुपात में घोल बनकर सुदृढ़ एंटीसेप्टिक तत्व युक्त घोल का रूप लेता है।
यह विभिन्न प्रकार के सूक्ष्म जीवाणु तथा बैक्टीरिया नाशक एवं बैक्टीरिया नाशन प्रक्रिया करता है।
एक क्षारीय माध्यम के रूप में यह ग्रामपोजिटिव बैक्टीरिया के प्रति बहुत सफल है।
यह घावों की मरहम पट्टी के लिए उपयोग किया जाता है।

फ्युरासिन-नाइट्रोफ्युराजोन

इसका उपयोग साधारण ऊपरी घावों के मिश्रिण संक्रमणों तथा त्वचा के रोगों के उपचार के लिए यह स्थानीय बैक्टीरिया निरोधक के रूप में प्रयुक्त होता है।

हाइड्रोजन पेरोक्साइड

यह एक बहुत ही अस्थिर समिश्रण है जोकि तुरंत ही आक्सीजन और पानी के सूक्ष्म अणुओं में टूट जाता है। जब यह ऊतकों पर लगाया जाता है तो तेजी के साथ आक्सीजन छूटती है और यह आक्सीजन एक मैकेनिकल साधन के रूप में अपनाई जाती है। इसका उपयोग गैर पहुँच वाले क्षेत्र के घावों के ऊतकों के कचरे को हटाने में होता है।

इसका उपयोग व्यापक घावों की सफाई के लिए किया जाता है।

सिल्वर नाइट्रेट

यह रंगहीन कणों के रूप में, पानी में घुलनशील पदार्थ होता है। इसका उपयोग कॉस्टिक एंटीसेप्टिक तथा एस्ट्रीजेंट के रूप में होता है। सिल्वर साल्ट से ऊतक काले धब्बे युक्त रहते हैं क्योंकि घटी हुई सिल्वर का जमाव होता है। यह धब्बे धीरे-धीरे अचानक गायब हो जाते हैं।

सुदृढ़ सिल्वर नाइट्रेट (लूनार कॉस्टिक) का उपयोग घाव को दागने के लिए तथा दानेदार ऊतकों एवं पानी को निकालने के लिए किया जाता है।

स्थानीय उपयोग के लिए सिल्वर नाइट्रेट के घोल को क्षमता 0.01 से 10% तक की होती है।

मूत्राशय एवं मूत्रतंत्र के अभिसिंचन हेतु 1:1000 अनुपात के घोल का उपयोग किया जाता है। मुँह के संक्रमित अल्सरों के स्थानीय उपचार हेतु 10% घोल को सावधानी के साथ प्रयुक्त किया जाता है।

जेनसन वायलेट (क्रिस्टल वायलेट, मिथाइल वायलेट)

यह समान रूप से पानी, अल्कोहल तथा ग्लिसरीन में घुलनशील होता है।
जेनसन वायलेट साल्यूशन (घोल) (1% का घोल 10% अल्कोहल के साथ) का उपयोग संक्रमित घावों, त्वचा की पतली झिल्ली (म्युकस मेम्ब्रेन्स) तथा गंभीर ऊपरी घावों (छिलने आदि) के उपचार हेतु किया जाता है। इसके साथ ही इसका उपयोग ऊपरी पायोजेनिक संक्रमणों, चिरकालिक तथा खुजली युक्त चोटें एवं अंत:त्वचीय संक्रमण के उपयोग हेतु किया जाता है।

सल्फर आयंटमेंट (मलहम)

इसमें 10% सांद्र तरल सल्फर निहित होता है।
यह फफूंदी नाशक तथा परजीवी नाश्कों के रूप में प्रयुक्त किया जाता है।
यह अन्य केराटेलिटिक एजेंट (2% सैलीसिलिक एसिड) के साथ सम्पाक (कांबीनेशन) में होता है। यह त्वचीय विकारों जैसे छाल रोग (सोराइऐसिस) सेबोरिया, छाजन, त्वचाशोथ तथा ल्युपस इरिथेमोटीसस आदि में उपयोग लाया जाता है।

व्हाइट फील्ड आयंटमेंट

इसके अन्तर्गत 6% बेनजोइक और 3% सैलिसिलिक एसिड निहित होता है।

बेनजोइक ऐसिड फफूँदी नाशक के एजेंट की भाँति काम करता है तथा सैलिसिलिक एसिड करायेलिटिक की भाँति काम करता है।

यह टाइनियापेडिस तथा डरमेटोमाइकोसिस के उपचार के लिए प्रयोग किया जाता है।

बॉलसैम्स

यह स्वाभाविक तौर पर रेसिन्स, बोलाटिल आयल एवं ओर्गैनिक एसिड के मिश्रण से उभरते हैं।

इनका उपयोग घाव की मरहम पट्टी में उत्प्रेरक तथा साधारण ऐंटीसेप्टिक कार्यवाही के लिए किया जाता है।

कार्बोलिक एसिड

इसकी पूरी क्षमता (सुदृढ़ता) वाले घोल के कुछ लिक्वीफाइड फेनोल को बूँदें (कार्बोलिक एसिड) का उपयोग कुत्ता काटने, साँप काटने तथा अन्य छोटे घावों के द्वारा त्वचोय क्षति के लिए किया जाता है।

ग्लिसरीन

यह स्पष्ट रंगहीन, गंधहीन मोय (गाढ़ा) घोल होता है जिसका स्वाद मीठा होता है। यह बहुत सारे तत्वों को घुला देती है तथा इसमें पानी को अवशोषित करने की व्यापक क्षमता होती है। जिसके परिणाम स्वरूप शुद्ध रूप से तली के गाढ़ेपन में कमी आने लगती है जिसके द्वारा यह संपर्क में आई है।

यह अन्य तत्वों के साथ भी प्रयुक्त होती है मुख्यत: मैग्नीशियम सल्फेट (मैग सल्फीन, ग्लिसरीन) के साथ लगाई जाती है ताकि जलनशीलता कम हो सके।

जीवाणु नाशन या परिशोधन (स्टेरीलाइजेशन)

यह वह प्रक्रिया है जिसमें सभी जीवित सूक्ष्म जीव/जीवाणुओं को नष्ट किया जाता है।

वे चीजें जिन्हें जीवाणु रहित करने की आवश्यकता होती है:

- गॉज पट्टी, रुई, घाव की मरहम पट्टी से जुड़े कपड़े
- सभी औजार
- सुइयाँ एवं सिरिंजेज

उपाय या विधि

- जीवाणु नाशन प्रक्रिया जीवाणुनाशक से या रेडियेशन से की जाती है।
- काँच या धातु की सिरिजों को उनके खुले भागों/अंगों के साथ (चित्र. 21.1) कम से कम 20 मिनट तक पानी के साथ उबालकर जीवाणु रहित किया जाना चाहिए।
- रबर निर्मित सामानों को पानी के अंदर पाँच मिनट तक उबाल कर जीवाणु रहित किया जाना चाहिए।
- पानी की मात्रा पर्याप्त होनी चाहिए और यह सुनिश्चित करें कि चीजें खुली न रह जाएं।
- घरों पर इन चीजों को जीवाणु रहित बनाने का सबसे बढ़िया व संतोषजनक तरीका यह है कि मरहम पट्टी की सामग्री को ढक्कनदार बर्तन, ओवन या प्रेशर कुकर में रखकर उबालें।
- सामग्री को संदूषित होने से बचाएं।
- यह अत्यंत महत्वपूर्ण है कि जीवाणु रहित किए काँच के सामान को संदूषित होने से बचाया जाना चाहिए जबकि उन्हें उबाले गए पानी या ऐंटीसेप्टिक घोल से निकाल रहे हों या उन्हें प्रयोग के लिए पुनः जोड़कर तैयार किया जा रहा हो (चित्र. 21.1)। जहाँ तक संभव हो सके, एक उबालकर शुद्ध की गई चिमटी का इस्तेमाल करें। इस प्रकार की चिमटियों को एंटीसेप्टिक घोल के बर्तन में डुबोकर रखा जाना चाहिए और हवा में केवल प्रयोग के समय ही निकाली जाएं।

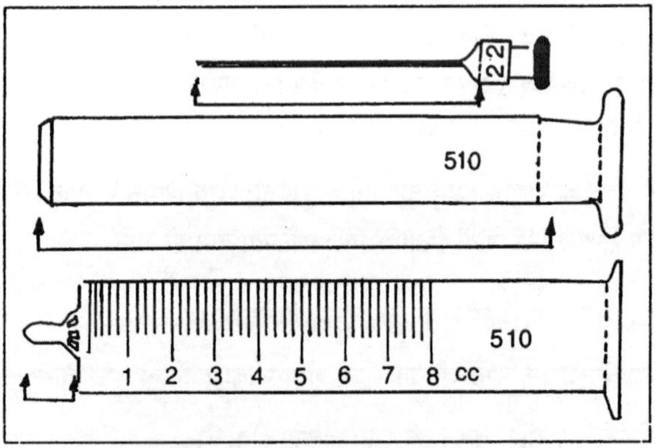

चित्र. 21.1: एक सिरिंज के विभिन्न भाग

चीजों को संदूषण से बचाने के लिए यह करें:

- चीजों को उबालने वाले बर्तन से उबला पानी बाहर बहाते समय बर्तन को ढक कर रखें।

- यदि आप उपयोग के लिए सिरिंज तैयार कर रहे हैं तो बैरल एवं प्लैंजर की नोब का सिर्फ उपरी भाग ही छुएं।
- सुई के केवल हब वाले भाग को पकड़ कर उठाएं या सिरिंज से जोड़ें। सुई की नोंक वाला भाग न छुएं।
- उपरोक्त भाँति सिरिंज को तैयार करें और एक ढक्कनदार बर्तन के भीतर रखें। जब तक कि उन्हें पुन: उपयोग करके उबालने की जरूरत न हो।

सिरिंज एवं नीडिल को जीवाणु रहित बनाने की प्रक्रिया

- सिरिंज में खींचकर कुछ पानी भरें और प्रत्येक सुई को लगाकर पिचकारी चलाएं और यह निश्चित करें कि कोई भी सुई अवरोधित न हो।
- यदि सिरिंज और सुई रक्त, मवाद या गंदगी से संदूषित है तो उसे उपयोग के तुरंत बाद ठंडे पानी में डुबोकर डालें। इसके बाद इसे साबुन पानी से ब्रुश द्वारा धोएं या इसमें डुबोएं रखें।
- इसे साफ पानी से खंगालिए।
- सुई और सिरिंज के साथ सिरिंज के बैरल और प्लंजर एक अलग कपड़े में लपेट कर रखिए ताकि यह निश्चित रहें कि वे सीधे एक दूसरे के संपर्क में नहीं आ रही है।
- नीडिल और सिरिंज को एक बर्तन में रखें, पर्याप्त पानी भर दें ताकि सभी चीजें पानी में डूब जाएं।
- अब बर्तन पर ढक्कन लगाएं और उबालने हेतु पानी आग पर रखें।
- घड़ी के हिसाब से उस बर्तन को पानी में पूरे बीस मिनट तक उबालें।
- बर्तन को आग से हटा दें और बर्तन को ढक्कन से ढके-ढके पानी गिरा दें।
- अब इन चीजों को बर्तन के अंदर ही ढक कर रहने दें जब तक कि इनका उपयोग न करना हो।

सूखी ड्रेसिंग के लिए डेगची के उपयोग की विधि

- ड्रेसिंग को दो कागजों की पर्तों या कपड़ों के बीच लपेट दें।
- अब बर्तन के अंदर पेटी में धातु का स्टैंड रखें।
- अब बर्तन में पर्याप्त पानी रखें ताकि जीवाणु नाशन प्रक्रिया के दौरान की अवधि भर के लिए 20 मिनट तक भाप बन सके।
- अब ड्रेसिंग सामग्री को धातु के स्टैंड पर रखें या कपड़े पर, ताकि वे पानी से दूर रहें (चित्र. 21.2)।
- अब बर्तन में ढक्कन लगाएं और आग पर रखें।
- पानी को नियमित समय तक उबालने के बाद उसे आग से उतार दें।
- इस बर्तन को ढक्कन लगे-लगे ही ठंडा होने दें।

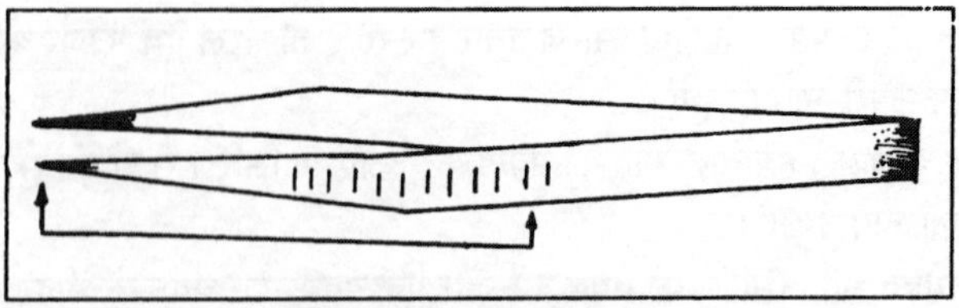

चित्र. 21.2: साधारण चिमटी

थर्मामीटर को संक्रमण रहित बनाने की प्रक्रिया

- थर्मामीटर की सफाई के लिए रुई का स्वाब या साबुन एवं पानी से गीला कपड़ा इस्तेमाल करके थर्मामीटर को साफ करें।
- इसे ठंडे पानी से धोएं और स्वाब या कपड़ा लगाकर सुखाने का प्रयास करें।
- थर्मामीटर का ऊपरी भाग पकड़ें और साफ-जगह पर रखें। इसे सूखे बर्तन में बल्व वाले भाग को नीचे की ओर रखें।

उग्र या उत्तेजित रोगी

उग्र या उत्तेजित व्यवहार प्रायः कुछ समय के लिए होता है और एक स्थिति के प्रति क्रोध, भय या निराशा की भावना को व्यक्त करने का तरीका होता है।

उग्र प्रवृत्ति वाले व्यक्ति, जो अपना नियंत्रण प्रायः तब खो देते हैं जब वे शराब या नशीली दवाओं या चीजों के प्रभाव में होते हैं। उनके इस उत्तेजित व्यवहार के शिकार प्रायः घर वाले होते रहते हैं।

प्रबंधन

- ऐसे व्यक्ति के कमरे का दरवाजा खोल कर रखें। रोगी के निकलने का मार्ग न रोकें; क्योंकि इससे रोगी यह महसूस कर सकता है कि उसे बंद कर दिया गया है। वह डर सकता है।
- यदि रोगी कोई हथियार लेकर चलता है तो उससे कहें कि वह इसे स्वाभाविक स्थान पर रखें।
- उसके साथ शांति भाव से, बिना बहस वाली एप्रोच (संपर्क साधन) अपनाकर देखें और सदैव स्थिति को नियंत्रित रखें।
- बाहरी एवं संरचनात्मक शांत माहौल उसे नियंत्रण पाने में मददगार हो सकता है।
- रोगी की तकलीफ को सुने और बात करें। हस्तक्षेप तब बेहतर काम करता है यदि रोगी से रुचि लेकर उसकी बेहतरी के बारे में बात की जाए।
- रोगी के प्रतिरोध को स्वीकार करें "मैं आपके तनाव को कम करने में मदद करना चाहता हूँ।"

- रोगी को अपना क्रोध प्रकट करने का मौका दें।
- रोगी क्या कह रहा है उसे सुनने की कोशिश करें।
- यदि जरूरत हो तो भी कम से कम बल प्रयोग करें।
- रोगी के साथ बातचीत में संयम बरतें।
- यदि ताकत का इस्तेमाल करना हो तो पर्याप्त (मानव शक्ति) सहायक व्यक्ति रखें।
- यदि संभव हो तो रोगी को डायजापाम या क्लोरप्रोयमाजिन इंजेक्शन दें।
- रोगी को मनोचिकित्सकीय अस्पताल जाने के लिए प्रेरित करें, जब वह थोड़ा शांत पड़ जाए।

आत्मघाती रोगी

बहुत से लोग आत्मघात अर्थात् आत्महत्यात्मक प्रवृत्ति के हो जाते हैं, खासकर जब उन्हें किसी बहुत प्यारी चीज को खोना या निजी (शारीरिक) या सामाजिक रूतबे को गँवाना पड़ता है। युवा लड़के या लड़कियाँ जो परीक्षा में फेल जो जाते हैं या प्यार में असफल रहते हैं या बेरोजगार होते हैं, वे आत्महत्या की कोशिश करते हैं।

इसके अतिरिक्त अन्य लोग वे भी जोखिम के दायरे में होते हैं जो पहले भी आत्म हत्या का प्रयास कर चुके हों या साधन की कमी हो या जो मनोवैज्ञानिक बीमारी से युक्त हों या फिर जो जीवन से पूरी तरह निराश हो चुकें हों।

प्रबंध या देखभाल

- रोगी को भरोसा दिलाएं और उन्हें अपने जीवन के महत्व को समझने के लायक बनाएं।
- उन्हें आगे कभी स्वयं को क्षति पहुँचाने से बचाएं। एक रोगी जो पहले आत्महत्या का प्रयास कर चुका है, दुबारा प्रयास कर सकता है।
- रोगी को अस्पताल में भरती करें।

यौन उत्पीड़न

कानूनी तौर पर बलात्कार की परिभाषा के अन्तर्गत किसी स्त्री के साथ जबरन या डरा-धमकाकर की गई शारीरिक क्षति पहुँचना या होना है।

प्रबंधन

इसके प्रबंधन या देखभाल का उद्देश्य हताहत या रोगी को सहानुभूति पूर्ण समर्थन देना तथा भावनात्मक पूर्ण समर्थन देना तथा भावनात्मक अभिघात (क्षति) को कम करना है।

सताई गई स्त्री संभवतः इस स्थिति में हो सकती है:

i. *अव्यवस्थित होने का चरण :* भय, घृणा, बेइज्जती, क्रोध, स्वयं को दोषी मानना।

ii. *विघटन का चरण :* घटना का परिदृश्य में सामना, रोगी को नींद के बाधा की शिकायत हो सकती है। फोबिया तथा यौनगत भय रोगी को भरोसा दिलाएं कि यह उत्तेजनाएं स्वाभाविक हैं और इसके उचित समर्थन व्यावसायिकों एवं समुदाय के संसाधनों में उपलब्ध हैं।

- हताहत के भावनात्मक प्रतिक्रियाओं को स्वीकार करें।
- हताहत को अकेले न छोड़ें।
- हताहत की गोपनीयता एवं संवेदनशीलता को समझें। उसके प्रति दयालु एवं समर्थक रहें। उससे बार-बार घटना के बारे में बताने को न कहें।
- पुलिस को सूचित करने के बाद उसे उचित अधिकृत डाक्टर से जाँच कराएं।
- उसके कपड़ों को या घावों को न ढकें और न ही मरहम पट्टी करें क्योंकि यह कानूनी प्रमाण होते हैं।
- जब वह पुलिस स्टेशन पर जाएं उस समय हताहत के साथ परिवार वाले होने चाहिए जोकि उसे नैतिक सहारा एवं सुरक्षा दे सकें।

मद्यपान-मतिभ्रम

यह एक अत्यंत विषाक्त स्थिति है जो लंबे समय तक शराब पीने के कारण पैदा होती है। इसमें घातक क्षति या संक्रमण भी जुड़ा हो सकता है।

रोगी निम्नलिखित लक्षण प्रकट करता है:

- उत्तेजना।
- अनियंत्रित भय।
- बेचैनी।
- प्रतिरोध एवं अनिद्रा रोग।
- बातूनी एवं लवलीन या विचारमग्न।
- दृष्टिगत, स्पर्शगत एवं श्रवण संबंधी मतिभ्रम।

देखभाल या प्रबंध

- इस देखभाल या प्रबंध का उद्देश्य उचित शामक देना तथा हताहत को पुनः स्थित होने के लिए समर्थन देना तथा बिना किसी क्रोधाभिव्यक्ति या क्षति तथा अशक्तता के पुनः स्वास्थ्य लाभ प्राप्त करना है।
- हताहत को अच्छे प्रकाश युक्त कमरे में रखें, इससे उत्तेजना (उत्पात) में कमी होती है।
- पाखाना और स्नानघर के दरवाजे बंद कर छाया समाप्त करें।

- आसपास के वातावरण को शांत एवं तनावरहित करें।
- रोगी का नजदीकी से आत्मघाती या मानव हिंसात्मक व्यवहार की प्रतिक्रियाएं देखें; क्योंकि मतिभ्रम के परिणाम स्वरूप ये हो सकता है।
- जहाँ तक संभव हो, ज्यादा से ज्यादा समय तक हताहत के साथ रहें।
- अस्पताल में नशा छुटकारा के उपाय अपनाएं।

नशीले पदार्थों का दुरुपयोग

इसमें सबसे ज्यादा संकट पूर्ण स्थिति मौखिक एवं गैर मौखिक संचार कौशल का बाधित होना है। इसमें होने वाले भावनात्मक अतिप्रतिक्रिया को घटाने के लिए निम्न दिशा निर्देश मददगार साबित हो सकते हैं।

1. वास्तविक आधार उपलब्ध कराएं :
    - अपना परिचय दें और हताहत को नाम से बुलाएं।
    - हताहत के परिवार एवं दोस्तों की सम्बद्धताओं से सहानुभूति प्रकट करें।
    - खुद शांत एवं आत्म विश्वासी रहें।
2. उचित गैर मौखिक समर्थन प्रदान करें :
    - नेत्र संपर्क बनाए रहें।
    - आरामदेय (सहज) कायिक प्रकृति बनाए रहें।
    - यदि यह उचित लगे तो हताहत का स्पर्श करें।
3. संचार-संपर्क को बढ़ावा दें :
    - हताहत से सीधे संचार-संपर्क करें न कि दूसरों के माध्यम से।
    - बिल्कुल स्पष्ट, सीधा एवं सरल प्रश्न करें।
    - आप धैर्य न खोएं।
4. विश्वास पैदा करें :
    - हताहत को दोषी न ठहराएं।
    - उसके अहसासों की प्रतिक्रिया करें।
    - हताहत को अपना आत्मविश्वास पैदा करने में मदद करें। आप पूर्वाग्राही न बनें।
5. उपचार के लिए अस्पताल पहुँचाएं :

धूम्रपान

- धूम्रपान के उपयोग रीति-रिवाज या लत के रूप में किए जाते हैं।
- व्यापक संख्या में लोग धूम्रपान निम्न कारण से करते हैं:
    - खुशी पाने हेतु।
    - सहज होने हेतु।

सामान्य नशीले पदार्थों के दुरूपयोग के आपात्‌कालिक दुष्परिणाम

समूह	नशीली दवा/पदार्थ		दुरूपयोग
स्टीम्यूलेंट्स	कैफीन, कोकीन	–	चौकनापन, उत्तेजना, जोश बढ़ जाता है तथा नाड़ी गति एवं रक्तचाप भी बढ़ जाता है। निद्रा तथा भूख की कमी भी होती है।
	निकोटिन	–	ज्यादा मात्रा (खुराक) लेने पर बेचैनी होती है। शरीर का ताप, मतिभ्रम एवं श्रवण भ्रम, ऐंठन तथा मौत भी संभावित है।
	एम्फेटमाइन	–	अचानक छोड़ने के कारण रुचिहीनता, देर तक सोना, निराशा या हताशा तथा दृष्टि भ्रम होता है।
गाँजा	हशीश	–	पर्याप्त मात्रा में लेने से उत्तेजना, उग्रता, शिथिलता, अवरोध तथा भूख बढ़ती है।
	मैरीजुआना	–	अत्यधिक मात्रा में लेने मूर्च्छा तथा साइकोसिस मनोरीगी–पागलपन हो सकता है।
नारकोटिक	कोडीन	–	साधारण मात्रा में लेने से उत्तेजना, उनींदा पन, श्वसन अवरोध तथा संकुचित आँख की पुतली हो सकती है।
डिप्रैसैनीट		–	अचानक छोड़ने से आँखों से पानी आना, नाक बहना, अंगड़ाइयाँ, जँमाई कंपकंपी तथा अंकड़न होती है।
हेरोइन, अफीम	मात्रा से अत्याधिक	–	अधिक मात्रा होने पर श्वसन क्रिया धीमी एवं उथली, त्वचा ठंडी शांत, ऐंठन तथा बेहोशी (कोमा) होती है।
सेडैटिव एवं	अल्कोहल (शराब)	–	साधारण खुराक के कारण बोलने में हकलाइट, दिगभ्रम, तथा शराबी व्यवहार (हरकतें) हो सकती है।
ट्रैक्वालाइजर्स	एनेस्थीसियमाइन्स	–	अत्यधिक मात्रा लेने से उथली श्वसन क्रिया, ठंडी एवं आर्द्र त्वचा कामा की स्थिति तथा संभावित मृत्यु भी हो सकती है।
(शामक एवं मादक)	बारबिट्यूरेट्स	–	अचानक छोड़ने से उत्तेजना, नींद न आना, कंपकंपी युक्त ऐंठन एवं मृत्यु हो सकती है।
इनहैलैंट	चिकित्सीय एने–		
(साँस से	स्थीसिया	–	साधारण मात्रा लेने से उत्तेजना, उद्धिग्नता, चकराना, श्वसन में कमी तथा निराशा होती है।
खींचने वाले)		–	ज्यादा मात्रा में लेने से याददाश्त की कमी, संभ्रम अस्थिर चाल तथा अस्थिर हृदय गति वाले होते हैं।
	केरोसिन	–	अचानक छोड़ने की स्थिति में नींद न आना, हताशा, सिरदर्द तथा बेचैनी होती है।
साईकैडिलिक	डीईटी, एलएसडी	–	साधारण मात्रा में लेने से मतिभ्रम तथा दृष्टि भ्रम, समय तथा दूरी को खराब अनुमान आदि होता है।
ड्रग्स		–	अत्यधिक मात्रा में लेने से लंबे समय तक, ज्यादा सघनता से होश खोने की घटना, पागलपन तथा मृत्य हो सकती है।

- तनाव से मुक्ति पाने हेतु।
- असुरक्षा का भाव होने पर।

- सिगरेट में 1.5% निकोटिन होता है। तम्बाकू में कम से कम 16 विभिन्न तत्व होते है जो कैंसर की शुरूआत कर सकते हैं। इसमें सबसे ज्यादा आम तत्व बेंजोपाइरिन है। फिल्टर सिगरेट 30% या इससे ज्यादा भार का टार निकाल लेती है। कार्बन के ठोस कण, जो औसतन 1/1000 मिमी० के आयतन के होते है, ऐसे कण फिल्टर द्वारा रोक लिए जाते हैं।

धूम्रपान के खतरे

- धूम्रपान की खाँसी।
- बढ़ी हुई नाड़ी गति।
- रक्त दाब में वृद्धि।
- कंठ शूल के हमले को बढ़ावा।
- ह्दयाघात।
- पाचन तंत्र के अल्सर।
- फेफड़े का कैंसर।
- बदबूदार साँस।
- चेहरे पर परिपक्वता से पहले की झुर्रियाँ।

एक सिगरेट पीने से जिंदगी के पाँच मिनट घट जाते है।

उपर्युक्त खतरों से कैसे बचें ?

- धूम्रपान न करें।
- यदि धूम्रपान करते हैं तो कम से कम सिगरेट पिएं।
- कम संख्या में तथा कम गहरा कश खींचें।
- प्रत्येक सिगरेट में कम कश खींचें।
- दो कशों के बीच मुँह से सिगरेट हटाएं।
- कम टार एवं निकोटिन वाली सिगरेट पिएं।

गर्भस्राव या गर्भ गिरना (गर्भपात)

- एक गर्भस्राव या अचानक गर्भपात का तात्पर्य है गर्भावस्था के 28 हफ्तों से पहले भ्रूण या गर्भस्थ शिशु का समाप्त हो जाना।
- यह किसी असामान्यता या भ्रूण की मौत से होता है।
- एक अधूरा गर्भपात गंभीर होता है; क्योंकि भ्रूण के कुछ उत्पाद अंश वहीं गर्भाशय में रह जाते है जोकि गंभीर रक्तस्राव का रूप ले सकता है।

लक्षण एवं संकेत

- योनिगत रक्तस्राव।
- पेड़ू या श्रोणि क्षेत्र में ऐंठनयुक्त पीड़ा।
- प्रघात के लक्षण एवं संकेत।
- गर्भधारण के अन्य उत्पाद तथा भ्रूण के टुकड़े आना।

उपचार

- हताहत को भरोसा एवं राहत दिलाएं। उसे कंधे और सिर को ऊँचा रखते हुए लिटा दें और टाँगों को थोड़ा सा टेढ़ा कर (मोड़) लें (चित्र. 21.3)।

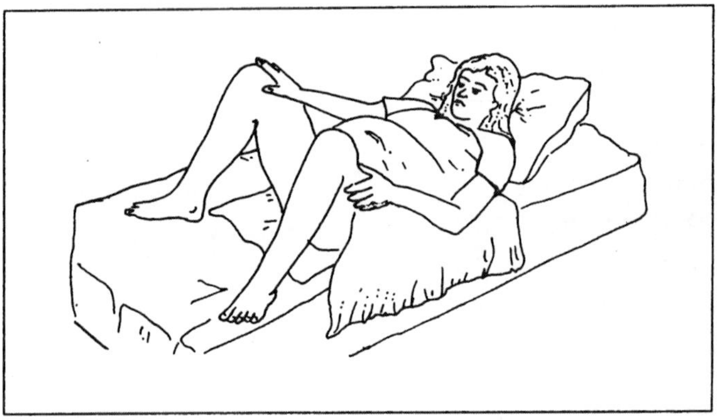

चित्र. 21.3: स्त्री की प्रसव हेतु आरामदेय स्थिति

- नाड़ी गति और श्वास दर जाँचते रहें।
- योनि के ऊपर सैनिटरी टॉवेल या साफ तौलिया डालें।
- उसे तुरंत अस्पताल पहुँचाएं।

आपात्कालिक शिशु जन्म (प्रसव क्रिया)

- एक गर्भवती स्त्री अचानक ही किसी भी समय प्रसव क्रिया से गुजर सकती है जहाँ उसकी प्रसव क्रिया के लिए उचित प्रबंध कर पाना मुश्किल हो।
- यह एक स्वाभाविक प्रक्रिया है और ज्यादातर प्रसव क्रियाओं में माँ या शिशु को कोई खतरा नहीं होता है।
- कभी भी और किसी तरह से प्रसव प्रक्रिया को टालने की कोशिश न करें।
- यह कोशिश करें कि प्रसव प्रक्रिया को बिना बाधा के तब तक चलने दें जब तक कि शिशु का सिर न दिखने लगे।

- एक सामान्य प्रसव में, शिशु का सिर पहले उभरता है (चित्र. 21.4) कई बार कुछ शिशुओं की स्थिति गर्भाशय में उल्टी होती है। इसे ब्रीच डिलीवरी कहा जाता है।

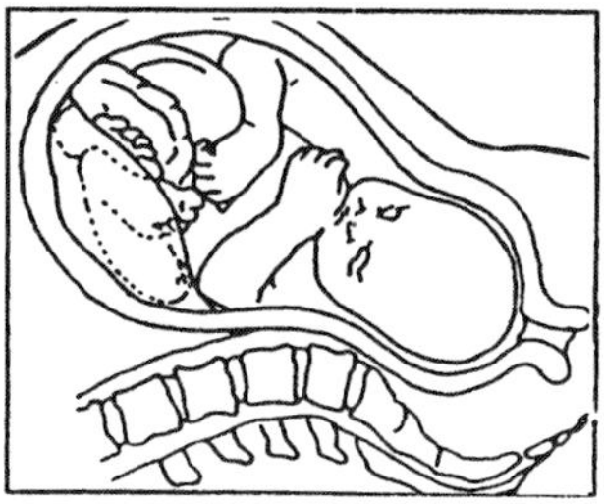

चित्र. 21.4: सिर की सामान्य स्थिति, सिर पहले आ रहा है।

प्रसव का पहला चरण

- यह स्थिति पहले प्रसव दर्द से शुरू होती है जिसमें गर्भाशय तथा गर्भाशय मुख (सर्विक्स) में संकुचन शुरू होता है।
- पहले शिशु के जन्म में 15–16 घंटे का समय लगता है और दूसरे या अगले शिशु जन्मों में लगभग 10 घंटे का समय लगता है।

पहले चरण के संकेत एवं लक्षण

- कमर में पीठ पर दर्द का अहसास।
- गर्भाशय प्रत्येक 10 से 15 मिनट के अंतर पर संकुचित होना शुरू, गर्भाशय ग्रीवा तथा योनि मार्ग (जन्म नाल) का ढीला होना एवं फैलना शुरू होना।
- पहले चरण की समाप्ति पर सिकुड़न एवं ऐंठन से संकोचन ज्यादा जल्दी-जल्दी एवं ज्यादा पीड़ायुक्त होते हैं।
- पानी की थैली फूटेगी जिसका अर्थ है कि शिशु के रहने वाली एम्नियोटिक (ऊल्व) द्रव का थैला फट गया है इससे आधा लीटर या इससे भी ज्यादा द्रव आएगा। यह प्रकट करता है कि शिशु आगे बढ़ रहा है और प्रसव का दूसरा चरण शुरू हो चुका है।

प्रसव के दौरान स्थिति

- जैसाकि चित्र. 21.3 में दिखाई गई है।

असामान्य स्थिति के दौरान स्थिति

- ऐसा बहुत कम होता है जब पानी की थैली फटने के बाद जन्म मार्ग (योनि मार्ग) में नाभिनाल उभर कर आगे आ जाए। यदि ऐसा हो जाए तो माँ घुटनों तथा कुहनी के बल स्थिति में होने को कहें, ताकि नाभिनाल पर दबाव कम हो (चित्र. 21.5) और तुरंत अस्पताल ले जाएं।

प्रसव का दूसरा चरण

- इस स्थिति में शिशु पैदा होता है।

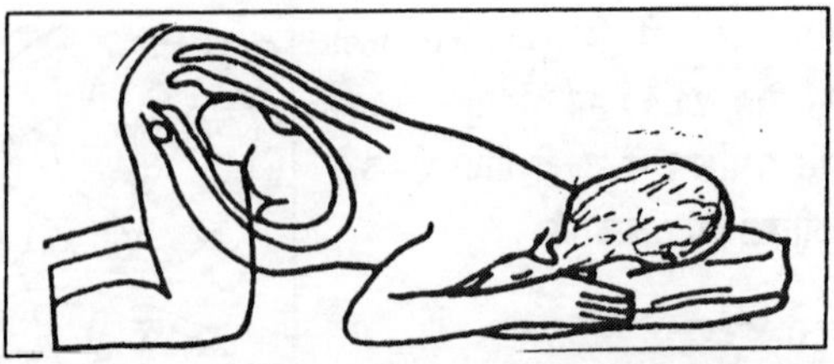

चित्र. 21.5: असामान्य प्रसव के लिए माँ की स्थिति

- यह स्थिति पहले शिशु में लगभग 1 घंटे और बाद के शिशुओं में 30 से 40 मिनट का समय लगता है।
- एक बार जब हर दो मिनट में संकुचन शुरू होने लगता है और इसके साथ ही माँ भी नीचे को धकेलने की ताकत लगाने लगती है और संकुचन के साथ तेज शक्ति आती है (चित्र. 21.6) तब उसे तुरंत सहायता की आवश्यकता होती है।

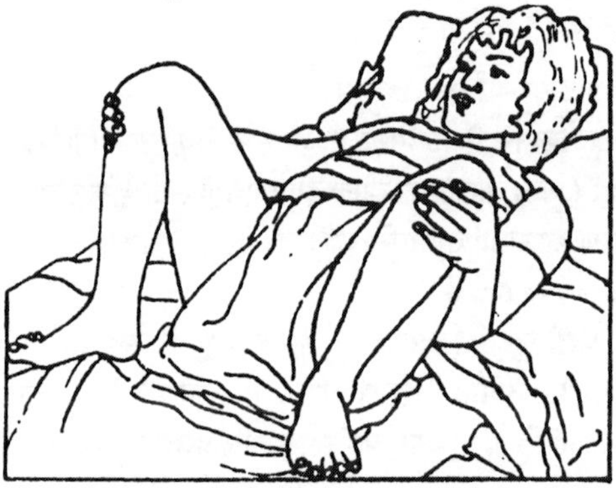

चित्र. 21.6: माँ द्वारा ताकत लगाना

1. माँ को प्रसव की स्थिति में ही रखें। वह अपनी पीठ के सहारे घुटनों को नीचे और मोड़े हुए रखें तथा उसका सिर व कंधा आराम देय स्थिति में सहारा प्राप्त रहे। उसे इस दशा से इधर-उधर न हटाएं, आप शांत रहें।
2. तुरंत ही किसी को एम्बुलैंस लेने को भेजें।
3. संक्रमण को रोकें :
   - चेहरे में कपड़े का मुखौटा (मास्क) लगाएं तथा दस्ताने पहने (चित्र. 21.7)।
   - जिस व्यक्ति को जुकाम, गले में खराश या हाथों में सेप्टिक नहीं हो, केवल वही प्रसव में सहायता करे।
4. माँ को भरोसा दिलाएं तथा किसी रिश्तेदार या सहेली को मदद हेतु अंदर बुलाएं। बिस्तर पर प्लास्टिक शीट लगाकर बचाव करें। यदि माँ घर पर नहीं है तब वह फर्श पर या किसी समतल जगह पर लेट जाएं।

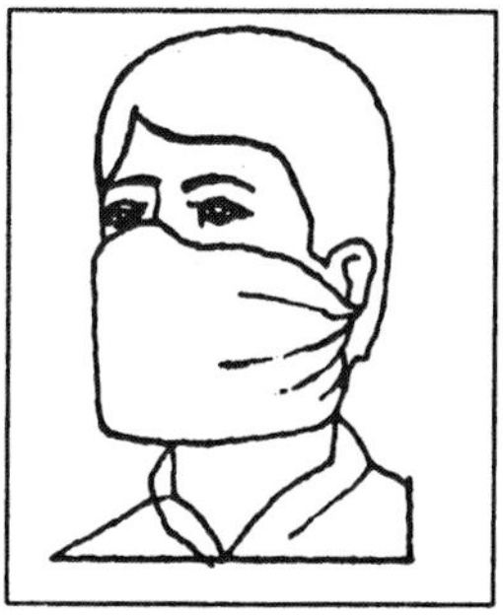

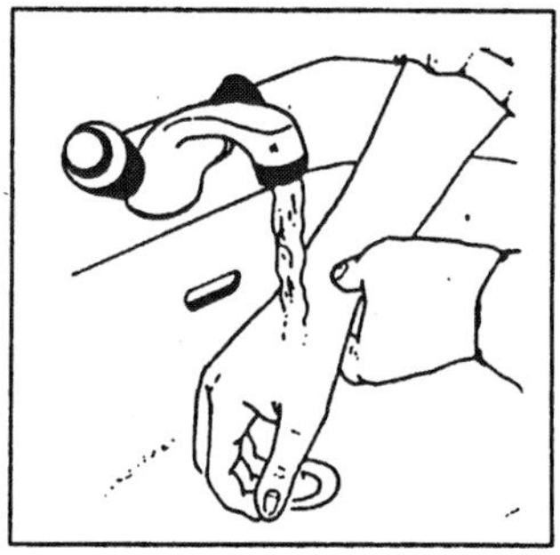

चित्र. 21.7: मुखौटा (मास्क) लगाना व हाथ धोकर प्रसव कार्य करना

शिशु के लिए तैयार

शिशु के लिए एक पालना (चारपाई) तथा कंबल, शॉल या तौलिया तैयार रखें जिसमें उसे लपेटा जा सके (चित्र. 21.8)।

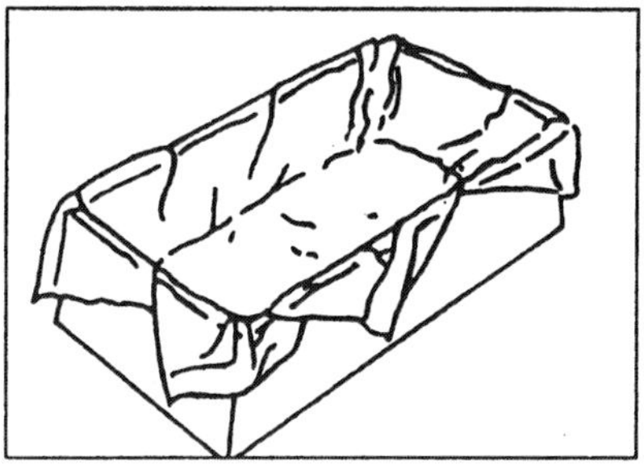

चित्र. 21.8: शिशु के लिए पालना (चारपाई)

प्रसव

- गरम पानी के साथ कुछ जग (लोटे) भरकर रखें और एक साफ सुथरे बेसिन और प्लास्टिक की बाल्टी जिस में भीगे हुए (गंदे) स्वाब रखें।
- नाभिनाल काटने के लिए जीवाणुरहित कैंची या नया ब्लेड तथा जीवाणु रहित डोरियाँ तैयार रखें। कैंची को जीवाणु रहित बनाने के लिए पानी में कम से कम 20 मिनट तक उबाल लें तथा डोरियों (धागों) को मिथाइलेट स्प्रिट में भिंगोया जा सकता है।
- प्रसव करने वाली माता को संकुचनों के दौरान अपनी टाँगों को सख्ती से पकड़ने तथा अपने सिर को आगे की ओर मोड़ते हुए, साँस रोक कर जोर लगाने के लिए प्रोत्साहित किया जाना चाहिए और दो संकुचनों के बीच शिथिल होने के लिए बताया जाना चाहिए।

- योनि द्वार तथा भगान्त (पेरिनियम) बाहर की ओर को उभरेगा और एक उभार या फुलाव सा दिखेगा और संकुचन के दौरान योनि द्वार पर शिशु का सिर दिखेगा (चित्र. 21.9क)।
- संकुचनों के दौरान सिर (आगे) पीछे को हटेगा।
- प्रत्येक संकुचन के दौरान शिशु का सिर स्थिर रहेगा (चित्र. 21.9 ख)। यदि इस समय इसे सहारा न दिया जाए तो दबाव में परिवर्तन के कारण रक्त नलिकाए क्षति ग्रस्त हो सकती हैं।

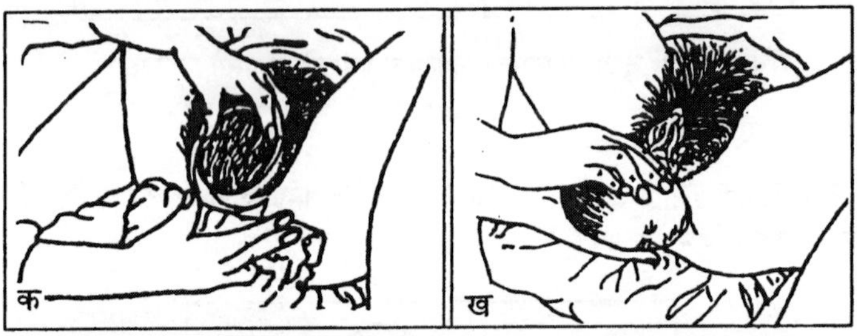

चित्र. 21.9 क से ख: (क) एवं (ख) शिशु जन्म के विभिन्न चरण

- शिशु के सिर को खींचने या ऐंठने की कोशिश न करें।
- यह पता करें कि शिशु के गले में कहीं नाभिनाल तो नहीं है। यदि वह है जो प्राय: एवं साधारणतया सिर के ऊपर निकल (फिसल) जाती है। इसे खींचे नहीं।
- यदि ऊल्व द्रव की (एमनियोटिक) थैली नहीं फटी है जिसके अंदर शिशु रहता है जो जन्म से ठीक पहले माँ के गर्भ में प्राय: फट जाती है। तो वह जन्म के समय उसके शिशु के प्रकट होने के समय चेहरे पर ढकी हो सकती हैं अत: इसे जितना जल्दी से जल्दी संभव हो फोड़ दिया जाना चाहिए, ताकि शिशु को श्वासावरोध से बचाया जा सके।

प्रसव क्रिया कैसे सम्पन्न करें ?

1. माता के मल मार्ग के सामने एक साफ़ पैड लगा देना चाहिए। यदि इस दौरान मल त्याग होता है तो इसे आगे से पीछे की और पोंछा जाना चाहिए ताकि जन्म (योनि) मार्ग न गंदा हो सकें।
   - जन्म (योनि) मार्ग में अपनी अंगुलियाँ न डालें
2. शिशु के सिर को मधुरता से सहारा दें, जैसे-जैसे वह बाहर आए और स्थिर होता जाए। इस तरह से शिशु को तेजी से बाहर उछल कर गिरने से बचाया जा सकता है (चित्र. 21.10)।

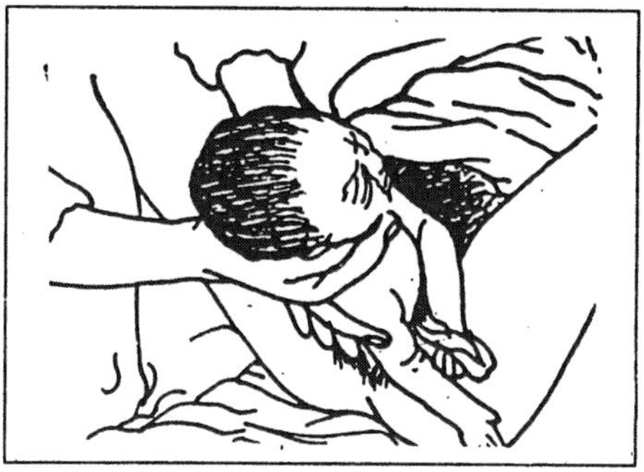

चित्र. 21.10: शिशु को संभालना

3. यदि शिशु के ऊपर कोई आवरण है तो उसे हाथ की अंगुलियों से हटाएं ताकि शिशु को श्वासावरोध से बचाया जा सके।
4. नाभिनाल की स्थिति जाँचें। यदि यह शिशु के गले के आसपास है तो हल्के से उसे सिर के ऊपर से फिसला दें।
5. जब शिशु के सिर का चौड़ा भाग जन्म मार्ग से बाहर आ जाए तो माता से कहें कि वह अपना मुँह खोले और उच्छवास लें। शिशु के पैदा होते ही उसके शरीर को सहारा दें।
6. एक बार जब शिशु का जन्म हो जाए तो उसे माँ के पेट के ऊपर टिकाएं और उसका मुँह साफ करें (चित्र. 21.11)।

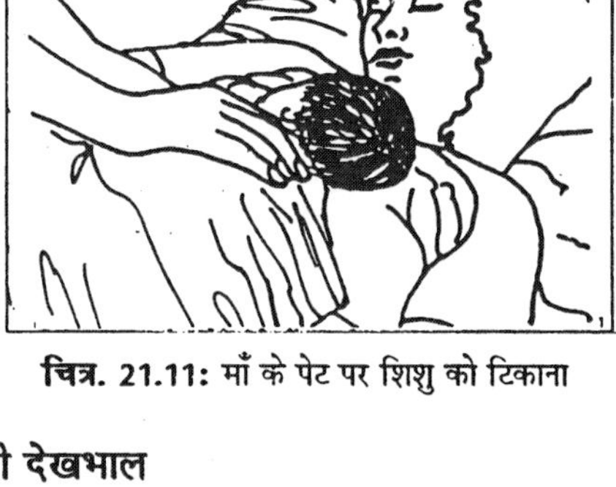

चित्र. 21.11: माँ के पेट पर शिशु को टिकाना

नवजात शिशु की देखभाल

- शिशु के मुँह को खोलें और उसके अंदर से कोई भी रक्त पदार्थ या द्रव पदार्थ को स्वाब के द्वारा साफ करें (चित्र. 21.12)। शिशु की चीख निकलनी चाहिए। शिशु को किसी नरम एवं गरम चीज में लपेट दें।

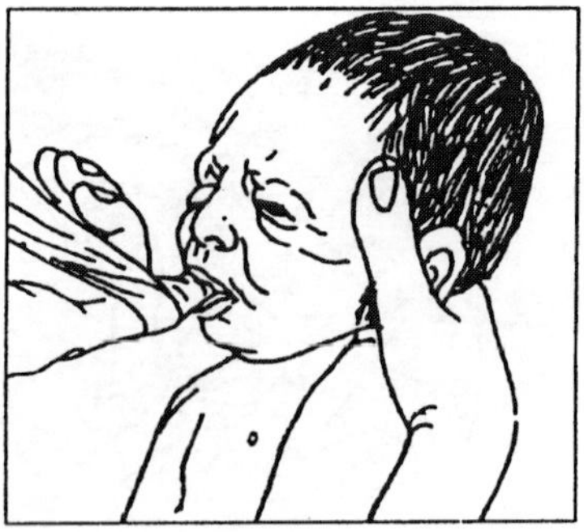

चित्र. 21.12: शिशु के मुँह को साफ करना

- यह सुनिश्चित करें तथा उसके सिर नीचे को (उल्टा) लटकाएं ताकि मुँह के अंदर का कोई भी द्रव या बलगम बहकर निकल जाए। यहाँ पर शिशु के वायुमार्ग में कोई अवरोध भी हो सकता है। यह बलगम हो सकता है और इसे निश्चित रूप से मुँह एवं नाक से साफ किया जाना चाहिए ताकि वायु मार्ग साफ रहें।

श्वास न लेने वाले शिशु की देखभाल

- कई बार कुछ शिशु चीखते (रोते) नहीं है और यदि वह साँसें नहीं ले रहा तो संभवतः उसके वायु मार्ग में अवरोध हैं जोकि प्रायः बलगम होता है इसे तुरंत साफ किया जाना चाहिए।
- शिशु के वायुमार्ग को साफ करें, उसकी मुँह और नाक के रास्ते पोछें (साफ करें)।
- यदि शिशु कोई प्रतिक्रिया नहीं करता है और वह नीला है या सफेद है अथवा पूरी तरह मुलायम है तो तुरंत पुनरुजीवन क्रिया शुरू करें।
- शिशु को थपथपाएं नहीं।
- शिशु की नाभिनाल का किसी भी तरह न खिंचने दें।
- शिशु को पूरी सावधानी से पकड़े, उसे नीचे को लिटाएं ताकि उसका सिर उसके शरीर की अपेक्षा नीचे रहें और सुनिश्चित करें, शिशु और माँ को ढक दिया गया है।

नाभिनाल का काटना

1. दो जीवाणु रहित डोरियों का प्रयोग करें। नाभिनाल को सख्ती के साथ दो जगहों पर शिशु से 15 और 20 सेंमी॰ के बीच बाँध दें (चित्र. 21.13)। यदि नाल काटते समय शिशु के नजदीक वाली डोरी को सख्ती से नहीं बाँधा गया है तो शिशु को इससे रक्तस्राव हो सकता है यहाँ तक कि मृत्यु भी हो सकती है।
2. दो बंधनों के बीच से जीवाणु रहित कैंची या ब्लेड से नाभिनाल को काटें (चित्र. 21.14)।

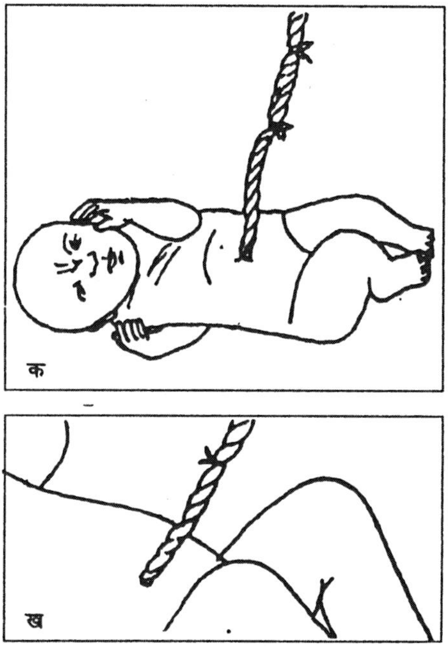

चित्र. 21.13 क से ख: (क) एवं (ख) नाभिनाल काटना

3. नाभिनाल के कटे हुए अंतिम भाग पर शिशु के पेट के ऊपर जीवाणु रहित पट्टी (ड्रेसिंग) रखें (चित्र. 21.15)।

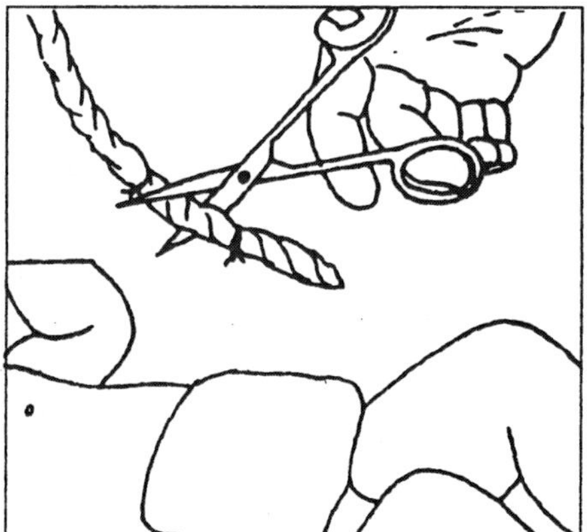

चित्र. 21.14: जीवाणु रहित कैंची का प्रयोग

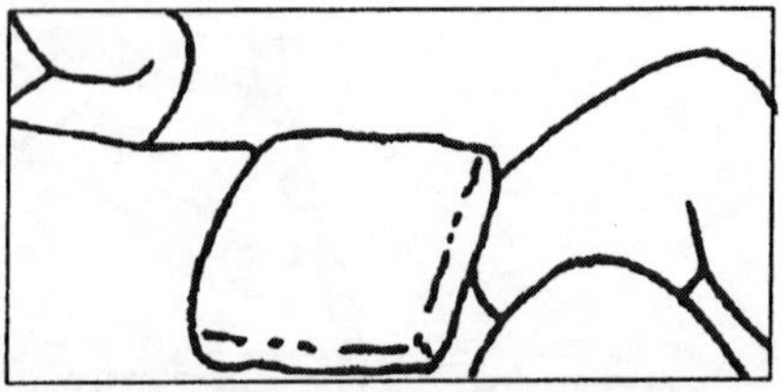

चित्र. 21.15: जीवाणु रहित पट्टी को नाभिनाल पर रखना

4. नाभिनाल या उसके कटे भाग पर कोई पाउडर या संक्रमण विरोधी पदार्थ न लगाएं।
5. नाभिनाल काटने के दस मिनट बाद यह जाँच लें और सुनिश्चित करें कि वहाँ कोई रक्तस्राव नहीं हो रहा है। शिशु की नाभि से 10 सेंमी० की दूरी पर एक अन्य डोरी सख्ती के साथ बाँध दें (चित्र. 21.16)।

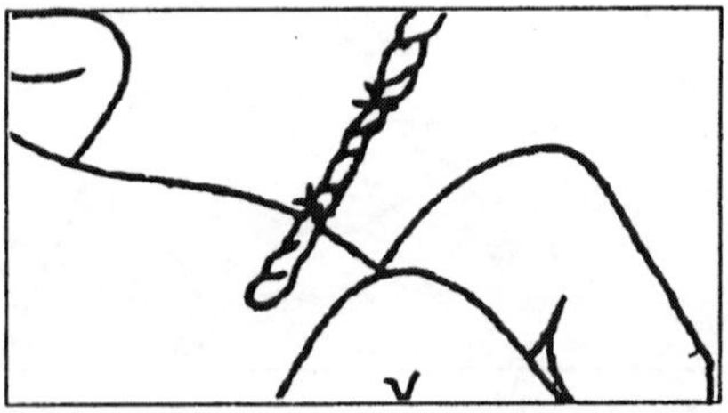

चित्र. 21.16: नाभि नाल पर डोरी को बाँधना

6. एक अन्य जीवाणु रहित पट्टी से नाभिनाल के भाग की ड्रैसिंग करें और इसे शिशु के पेट पर मुड़ी हुई नैपकिन लगाकर सुरक्षित करें।
7. सदैव शिशु जन्म के बाद थोड़ी देर ठहरें ताकि इसे बाद में भी देखा जा सके।

तीसरा चरण

- शिशु जन्म के 10–20 मिनट के बाद, माँ के गर्भाशय से अपरा (प्लेसेंटा) अलग हो जाता है।

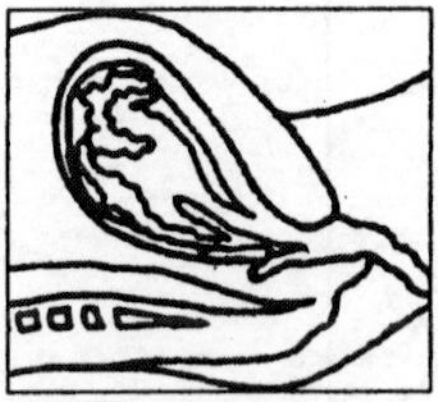

चित्र. 21.17: शिशु जन्म के बाद संकुचन

- अपरा के अलग होने के समय माँ साधारण संकुचन को महसूस करेगी।
- माँ के पेट पर नाभि के ठीक नीचे हल्की सी मालिश कीजिए ताकि गर्भाशय संकुचन के लिए प्रेरित हो सके।
- माँ को अपनी साँस को रोक कर अपरा को बाहर धकेलने की कोशिश करने को कहें (चित्र. 21.17)।
- जब अपरा बाहर निकल जाए तो सफाई करें और योनि पर एक सैनिटरी टवेल या साफ कपड़ा रखिए।

- माँ को आराम करना चाहिए। थोड़ी मात्रा में रक्तस्राव एक सामान्य बात है।
- यदि गंभीर रक्तस्राव होता है तो माँ को तुरंत अस्पताल पहुँचाएं।

ब्रीच डिलीवरी

- यदि गर्भाशय में शिशु की स्थिति उल्टी हो (चित्र. 21.18)।

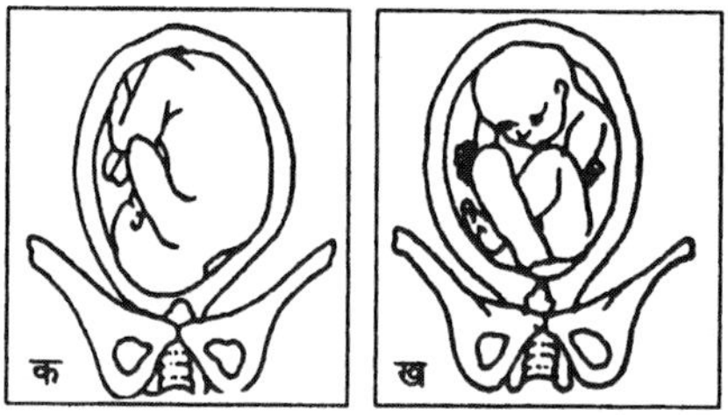

चित्र 21.18 क से ख: (क) सामान्य (ख) ब्रीच (उल्टी) स्थिति

- यदि माँ बिस्तर पर है तो उसे अधलेटी दशा में चित्त (पुट्ठों पर) लेटने को कहें तथा पाँव एवं जाँघों को अगल फैला दें। उसके पाँवों के नीचे दो बाक्स या स्टूल रख कर पाँवों को सहारा दें (चित्र. 21.19)।

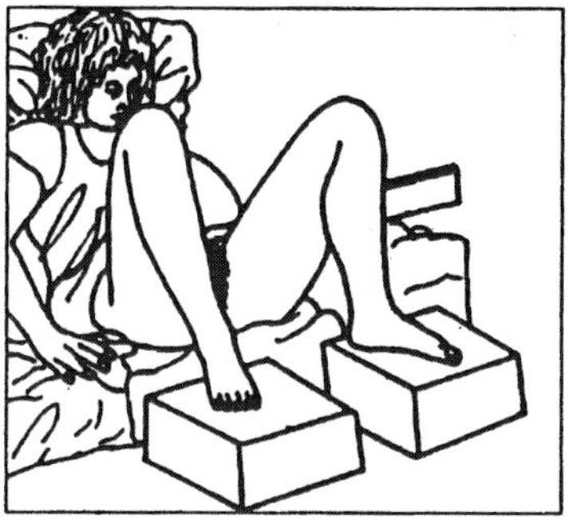

चित्र. 21.19: पाँवों के नीचे दो बाक्स रखना

- जैसे ही शिशु बाहर निकले उसे सावधानीपूर्वक सहारा दें।
- शिशु को प्रसव के दौरान योनि (जन्म) मार्ग में आकर झूलने दें (चित्र. 21.20)। यदि तीन मिनट से ज्यादा समय तक सिर अंदर ही बना रहे जबकि उसके कंधे बाहर आ चुके हों तो शिशु के पाँवों को पकड़ कर खींचते हुए शिशु को माँ के पेट के ऊपर उल्टा लटकाएं ताकि मुँह व नाक से गन्दगी साफ हो जाए (चित्र. 21.21)।
- शिशु के मुँह व नाक से कोई भी बलगम/झाग निकालें तथा वायु मार्ग को साफ करें।

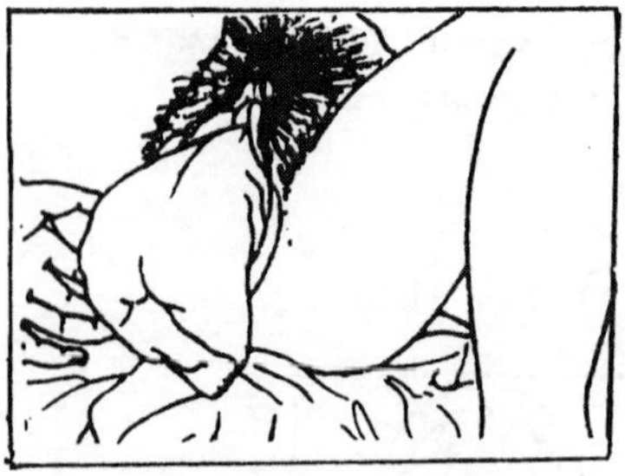

चित्र. 21.20: ब्रीच प्रसव की प्रगति

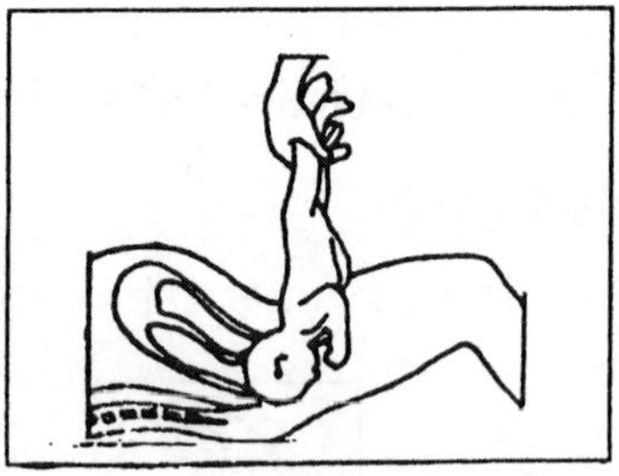

चित्र. 21.21: शिशु को पकड़ना व लटकाना

- शिशु के पूरा निकलने का थोड़ा इंतजार करें, प्रसव में बहुत जल्दबाजी से मस्तिष्क की क्षति हो सकती है। एक बार शिशु का मुँह एवं नाक साफ हो जाए तो फिर प्रसव प्रक्रिया में हड़बड़ाहट की कोई जरूरत नहीं रह जाती है।

प्रतिरक्षण (टीकाकरण) कार्यक्रम

प्रत्येक देश का अपना टीकाकरण कार्यक्रम होता हैं। हमारे देश के लिए निम्न कार्यक्रम प्रस्तावित है:

लाभ कर्ता	*आयु*	*टीका (वैक्सीन)*	*खुराकों की संख्या*
शिशु	6 हफ्ते	डीपीटी, पोलियो	3
	3 माह तक	बीसीजी	3
	9–12 माह	खसरा	1
	18–24 माह	डीपीटी	1 बूस्टर
		पोलियो	1 बूस्टर
बच्चे	5-6 वर्ष	डीटी	1*
		टाइफायड	2
	10 वर्ष	टीटी	1*
		टाइफायड	1*
	16 वेर्ष	टीटी	1*
		टाइफाइड	1*
गर्भवती स्त्री	16–36	टी.टी	1*

* बूस्टर खुराक। यदि पहले टीका नहीं लगा तो दो खुराकें दें।

याद रखने योग्य बातें

- जुकाम, खाँसी या हल्के बुखार के दौरान टीकाकरण करना जारी रखें।
- दो खुराकों के बीच की अवधि एक माह से कम नहीं होनी चाहिए।
- प्रत्येक टीके के सम्बंध में बताए गए कोर्स जल्दी से जल्दी पूरे किए जाने चाहिए।

यदि किसी अपरिहार्य कारणों से शिशु को निर्धारित खुराक समय पर नहीं प्राप्त हो पाती है तो उसे बाद में तुरंत जब भी संभव हो बिना देरी के टीका दिया जाना चाहिए।

- बच्चे को पोलियो एवं डीपीटी की खुराकें एक साथ ही दी जाती है। बीसीजी का टीका इनमें से किसी के साथ दिया जा सकता है। लेकिन डीपीटी और बीसीजी के टीके (सुई) की जगह अलग होनी चाहिए।
- यदि बच्चा बहुत बीमार है और उसे अस्पताल में भर्ती किया गया है और वह जो बहुत ज्यादा बीमारी या तेज बुखार से ग्रस्त है तो उसके टीकाकरण कार्यक्रम को तब तक टाला जा सकता है जब तक कि चिकित्साधिकारी का निर्णय न मिल जाए।

प्रतिक्रियाएं (रियेक्शन)

टीकाकरण के बाद रियेक्शन प्राय: बहुत ही साधारण एवं बिल्कुल कम समय के लिए होते हैं जो ये हो सकते हैं:

- साधारण बुखार।
- मीजल्स (खसरा), डरावनापन।
- सुई की जगह पर स्थानीय दर्द एवं सूजन हो सकती है।
- कुछ समय के लिए छाला।
- बीसीजी टीकाकरण के तीन-चार हफ्ते बाद एक गाँठ सी या छाला सा उभरता है। यह नरम होता है और प्राय: मवादयुक्त होता है।
- फोड़े बनना या गाँठ पड़ना व पकना आमतौर पर जीवाणु रहित न की गई या अपर्याप्त विसंक्रिमत सिरिंजों व सुइयों के उपयोग के कारण होता है। यदि सुई मोटी या गोंठिल होती है तो सुई लगवाना पीड़ादायक होता है।
- माता-पिता को इन दुष्प्रभावों के बारे में बताया जाना चाहिए।

कैंसर: खतरनाक संकेत और बचाव

परिभाषा

कैंसर की रोकथाम को "सफाई करना या उन घटकों से बचाव या कैंसर जनक तत्वों के रूप में जाने या माने गए घटकों को हटाना और कैंसर की पूर्ण स्थितियों का उपचार शामिल माना जा सकता है।"

खतरे के संकेत

1. स्तन के क्षेत्र में गाँठ (सूजी हुई) या सख्त क्षेत्र होना।
2. मस्से या तिल में परिवर्तन।
3. पाचन तंत्र एवं मल त्याग की आदतों में लगातार बदलाव।
4. लगातार खाँसी या आवाज में खराखराहट होना।

5. माहवारी के दौरान भारी रक्त स्राव या माहवारी के बाद भी भारी मात्रा में रक्त स्राव होना।
6. किसी भी स्वाभाविक घाव से लगातार रक्त बहना (नासूर होना)।
7. कोई सूजन या घाव जो ठीक न होता हो।
8. बिना किसी कारण के भार में कमी।

बचाव के उपाय

- व्यक्तिगत-स्वच्छता, निजी साफ-सफाई में बेहतरी लाएं—मुँह, त्वचा, लैगिंक अंग आदि। इससे कुछ विशेष प्रकार के कैसरों से बचाव में मदद मिलती है।
- साफ-स्वच्छ वायु—वायु प्रदूषण को नियंत्रित करना एक महत्व पूर्ण कैंसर निरोधक उपाय है।
- कैंसर पूर्व दशाएं— पूर्व कैंसर जनक स्थितियों की शुरूआती क्षतियों की प्रारंभिक सूचना जैसेकि-गर्भाशय मुख में भ्रंश (चिरना), आंत्र संबंधी गाँठें (पोलीपोसिस) मस्से, चिरकालिक आंत्र शोथ, चिरकालिक गर्भाशय मुख शोथ (क्षति) आदि कुछेक कैंसर की रोकथाम के लिए प्रमुख आधार भूमि है।
- रसायनों एवं प्रसाधन सामग्री के उपयोग प्रसाधन सामग्रियाँ तथा खाद्य पदार्थों में प्रयुक्त रसायनों (एडीटिव्स) का सावधानी पूर्वक करना चाहिए।

मृत्यु के चिंह या संकेत

परिभाषा

मृत्यु को मस्तिष्क, हृदय एवं फेफड़ों का पूर्ण रूप से काम बन्द कर देने के रूप में परिभाषित किया गया है। यह स्वाभाविक तौर पर उम्र बढ़ने की प्रक्रिया, बीमारी या दुर्घटना की क्षति के परिणाम के स्वरूप में उभर सकती है। चूँकि मृत्यु के एकदम सही कारणों को तलाशना प्राथमिक उपचारक की सीमा से बाहर है लेकिन फिर भी उसे मृत्यु के संकेत या चिंहों से परिचित होना चाहिए।

i. तुरंत (तत्काल): सम्पूर्ण रूप से रक्त संचार एवं साँस प्रक्रिया में न उलटने वाला बदलाव जैसेकि-नाड़ी गति न महसूस होना और कोई आवाज न आना।

ii. प्रारंभिक: इसमें त्वचा के रंग एवं प्रकृति या संरचना में बदलाव तथा शरीर ठंडा पड़ना।
आँख का श्वेत पटल शुष्क हो जाता है तथा प्रकाश पड़ने पर भौहों और आँख की पुतली में कोई हरकत नहीं होती।

iii. बाद के बदलाव: सड़न पैदा होना या अपघटन।

तुरंत बदलाव एवं मृत्यु के संकेतों को निम्नलिखित परीक्षणों को पूरा करके सुनिश्चित किया जा सकता है।

- मुँह या नाक के सामने शीशा (दर्पण) लगाने से उसका चमकता तल मद्धिम पड़ जाता है। क्योंकि श्वास गर्म होती है, अत: जीवित व्यक्ति के फेफड़ों से साँस निकलने पर आर्द्रता आती है।
- नाक या मुँह के सामने रुई का टुकड़ा या पंख ले जाने पर कोई हलचल नहीं होती है।
- छाती या पेट पर किसी बर्तन में पानी रखने पर तथा उस पर प्रकाश डालने या सूर्य के प्रकाश से बने बिम्ब या छाया में कोई हरकत न होना।
- कलाई, गले, छाती तथा श्वसनी की नाड़ियों में कोई गति महसूस न होना।
- हाथों की अंगुलियों के नाखूनों पर दबाव डालने से वैकल्पिक रूप में सफेद और गुलाबी रंग का न उभरना जैसा कि जीवित लोगों में पाया जाता है।

22

आहार एवं पोषण

आहार (भोजन) को तीन श्रेणियों में बाँटा जा सकता है:

विटामिन एवं खनिज तत्व	—	संरक्षात्मक आहार
प्रोटीन	—	शरीर निर्माणकर्ता
कार्बोहाइड्रेट्स एवं फैट (वसा)	—	ऊर्जा (शक्ति) दायक

प्रोटीन

यह संश्लिष्ट तत्व पशुओं के साथ-साथ वनस्पतियों में भी पाया जाता है। शरीर के भार का छठवाँ भाग (1/6) प्रोटीन के रूप में होता है। प्रोटीन में 16% नाइट्रोजन होता है।

प्रोटीन अमीनो एसिड से बने होते हैं। 22 में से आठ अमीनो एसिड अनिवार्य अमीनो एसिड होते हैं, जो हमारे शरीर द्वारा नहीं तैयार किये जा सकते हैं और इनकी आपूर्ति बाहर से होती है।

क्रियात्मकता

प्रोटीन की मुख्य क्रियाशीलता इस प्रकार हैं:

i. ये ऊतकों की वृद्धि के लिए तथा उनके घिसने एवं फटने के लिए तत्व उपलब्ध कराते हैं।
ii. ये कुछ खास इंजाइमों के स्त्रोत हैं जो पाचन के लिए आवश्यक होते हैं।
iii. प्रत्येक ग्राम प्रोटीन से 4.1 कैलोरी ऊर्जा प्राप्त होती है।
iv. इन्हें कार्बोहाइड्रेट्स के रूप में बदला जा सकता है। जिन्हें कुछ खास परिस्थितियों के अन्तर्गत फैट के रूप में सिन्थेसाइज्ड (संश्लेषित) किया जा सकता है।

स्त्रोत

यहाँ पर प्रोटीन के दो मुख्य स्त्रोत हैं:

प्रथम श्रेणी (क्लास 1) प्रोटीन	—	इसके स्त्रोत पशु हैं (अंडे, दूध, माँस आदि)
द्वितीय श्रेणी (क्लास-2) प्रोटीन	—	इसके स्त्रोत पेड़-पौध हैं (दालें, अनाज तथा तिलहन बीज आदि)।

अंडे की प्रोटीन खाद्य प्रोटीन में सर्वोत्तम मानी जाती है। क्योंकि इसमें जीव वैज्ञानिक मूल्य एवं पाचनीयता सर्वोच्च होती हैं। क्लास II प्रोटीन में कई खास अमीनो ऐसिड नहीं होते हैं और साथ ही जीव वैज्ञानिक मूल्य भी साधारण व निम्न होते हैं।

प्रोटीन की प्रतिदिन की आवश्यकता प्रति एक किलोग्राम शरीर के भार हेतु 1 ग्राम की होती है। इसकी आवश्यकता का लगभग 1/3 भाग पशु स्रोतों से प्राप्त किया जाना चाहिए। पशु प्रोटीन प्राय: वनस्पति प्रोटीन से मँहगे होते हैं। शैशव अवस्था की वृद्धि में, गर्भावस्था में, तथा स्तनपान कराने के दौरान प्रोटीन की आवश्यकता बढ़ जाती है (तालिका 2.1)।

परस्पर सम्पूरकता

प्रत्येक व्यक्ति विभिन्न स्रोतों से प्रोटीन प्राप्त करता है क्योंकि अनेक आहार कुछेक अमीनो एसिड से अतिभरपूर हो सकते हैं तो कुछ एक की ज्यादातर उनमें कमी भी हो सकती है जबकि दालों में मेथियोनाइन का अभाव होता है। लेकिन जब हम इन्हें एक साथ लेते हैं तो वे आपस में एक दूसरे की क्षतिपूर्ति कर लेती हैं। यदि दूध और अंडों की श्रेणी की प्रोटीन को वनस्पतियों से प्राप्त द्वितीय श्रेणी को प्रोटीन के साथ लिया जाए तो कुछ मिलाकर प्रोटीन की आपूर्ति बेहतर हो जाती है।

ताप का प्रभाव

सामान्य परिस्थितियों में भोजन बनाने से आहार की प्रोटीन की पाचनीयता प्राय: बेहतर हो जाती है। साधारण ताप से सोयाबीन और मटर आदि में छिपी ट्राइसिन नष्ट हो जाती और प्रोटीन की पाचनीयता बढ़ जाती है।

वसा (फैट्स)

- इन्हें ऊर्जा या शक्ति का स्रोत माना जाता है। इसके प्रत्येक ग्राम में 9 कैलोरी ऊर्जा प्राप्त होते हैं।
- यह अंगों के आसपास पैडिंग (आवरण) की तरह प्रयुक्त होती है जो उन्हें यथा स्थान रखती है तथा झटकों को अवशोषित करने में मदद देती है। जो अन्य तरीकों से भी लगते हैं।

तालिका 22.1: प्रति 100 ग्राम में/प्रोटीन ग्राम के महत्वपूर्ण स्रोतों का प्रदर्शन

आहार	*प्रोटीन*	*आहार*	*प्रोटीन*
सोयाबीन	42	माँस (बकरा)	18.5
दालें	24	गाय का दूध	3.5
गेहूँ	11.8	इंसानी (दूध) माँ	1.2
चावल	7	मूँगफली	26.7
मुरगी का अंडा	11.3	बादाम	20.8
मछली	21.5	जिन्जेली (बिनौला)	18.3

- वसा नसों को संरक्षण देता है। यह शरीर के कवच के रूप में काम करती है जो शरीर

को अचानक आए ताप के बदलाव से बचाती है जोकि शरीर के ऊपर अति उच्चताप के कारण हो सकता है।

- ये वसा में घुलनशील विटामिनों के वाहक होते हैं।
- ये पर्याप्त मात्रा में कैलोरी की आपूर्ति करके प्रोटीन को बचाए रखते हैं।
- विभिन्न प्रकार के फलों का स्वाद उसमें निहित वाष्पशील तैलीय तत्वों के कारण होता है।

वसा भोजन के स्वाद में भागीदार होता है। क्योंकि उच्च कैलोरी की मात्रा से बहुत ज्यादा मात्रा में भोजन ग्रहण से बचाव है। इसके साथ ही वसा विटामिन ए एवं डी का भरपूर स्रोत है तथा कुछ खास वनस्पतीय तेलों में विटामिन ई एवं के भी निहित होता है (तालिका 22.3)।

तालिका 22.2: फैट ग्राम/प्रति 100 ग्राम के हिसाब से महत्वपूर्ण स्रोत दिखना

आहार/भोजन	*वसा*	*आहार*	*वसा*
घी	100	गाय का दूध	3.5
मक्खन	81	अंडा	13.5
मूँगफली	40	माँस (बकरा)	13.3
सोयाबीन	19.5	मछली	3.2

वसा की गुणवत्ता/श्रेणी

घी, मक्खन और तेल जैसे वसा दिखाई देने वाले पदार्थ वसा के रूप में जाने जाते हैं। इन्हें प्रतिदिन कि जरूरत का 1.3 से ज्यादा नहीं ग्रहण किया जाना चाहिए।

मूँगफली एवं काजू गिरी में गुप्त वसा होता है और जिनका अंदाजा लगाना कठिन होता है।

घी और मक्खन की सैचुरेटेड फैटी एसिड शरीर में सीरम कोलेस्ट्रोल को बढ़ाने के लिए जिम्मेदार होता है जबकि करडी के तेल में यह तत्व नहीं होते हैं। आवश्यक फैटी एसिड

तालिका 22.3: वसा की विभिन्न गुणवत्ताएं

आहार	*सैचुरेटेड फैटी ऐसिड*	*बिना सैचुरेटेड फैटी ऐसिड*
शुद्ध घी	99.8	नहीं
वनस्पति घी/तेल	98.1	1.9
नारियल तेल	96.0	2.5
बटर फैट	96.8	3.2
सरसों का तेल	78.1	18.1
मूँगफली का तेल	79.0	21.0
तिल का तेल	62.3	27.6
बिनौले का तेल	50.2	49.7
सूरजमुखी का तेल	32.8	67.2

त्वचीय संयोजन को कायम के लिए जिम्मेदार होता है जबकि इसकी कमी से फेरेनोडर्मा हो जाता है जैसेकि पश्च पृष्ठ अंगों में उभार का निकलना एवं बाद में एक अंग का रूप बन जाता है (तालिका 22.3)।

जब वनस्पति तेलों को हाइड्रोजेनिरेटेड द्रव तेल को अर्धठोस वसा बनाया जाता है तब इस प्रक्रिया से कई महत्वपूर्ण बहुमूल्य आवश्यक फैटी ऐसिड नष्ट हो जाते हैं।

वनस्पति घी में विटामिन ए और डी नहीं होते हैं। लेकिन इन्हें ऊपर से जोड़ा जाता है।

रिफाइन्ड तेलों को गंधहीन और रंगहीन बनाने के लिए स्टीम (वाष्प) एवं क्षारों से उपचारित किया जाता है। यह फ्री फैटी एसिड तथा रैनसिड सामग्री निकाल देता है।

दैनिक आवश्यकता

आवश्यक फैटी एसिडों की जरूरतों के लिए 15 ग्राम वनस्पति तेल (नारियल तेल नहीं) की आवश्यकता होती है। यह अपेक्षित है कि पूरी ऊर्जा या शक्ति का 30% भाग वसा से प्राप्त होना चाहिए।

एक नियमानुसार 93 से 98% तक सामान्यतः उपयोग किये जाने वाली वसा पच जाती हैं वसा के अवशोषित होने के लिए एक आवश्यक जरूरत यह है कि यह शरीर के ताप पर घोल के रूप में होनी चाहिए।

वसा एवं अथेरोस्क्लेरोसिस

उच्च मात्रा के कोलेस्टेरोल के कारण अथेरोस्क्लेरोसिस होता है और इसके परिणाम स्वरूप धमनीय हृदय की बीमारी हो सकती है (तालिका 22.4)।

तालिका 22.4: कोलेस्टेरोल के मात्रा को दर्शाना (मिग्रा०/100 ग्राम)

आहार	*कोलेस्टेरोल*	*आहार*	*कोलेस्टेरोल*
मक्खन	280	अंडे की सफेदी	0
क्रीम	140	अंडे की जर्दी	1330
दूध	11	मछली	50
मुर्गी अंडा	498		

कार्बोहाइड्रेट्स

कैलोरी की अधिकतर मात्रा की आपूर्ति कार्बोहाईड्रेट्स से होती है। शरीर को प्रतिदिन कम से कम 100 ग्राम काबोहाइड्रेट्स की आवश्यकता होती है।

शरीर के पास ग्लाइकोजेन के रूप में कार्बोहाइड्रेट्स को भंडारित करने की सीमित क्षमता होती हैं हालांकि वसा को भंडारित करने की क्षमता इतनी अवरोधित नहीं होती है। इसलिए

जब भोजन में कार्बोहाइड्रेट्स की अतिरिक्त मात्रा की आपूर्ति होती है तब उन्हें वसा में बदल दिया जाता है और भंडारित कर लिया जाता है जोकि एडीपोज ऊतकों के रूप में होता है। यह बात उन सभी आहारों के लिए अक्षरश: लागू होती है जो कैलोरी की जरूरत से ज्यादा मात्रा वाले होते हैं और यही बात आहार की प्रोटीन और वसा पर लागू होती है। लेकिन जब भीतर की ऊर्जा आवश्यकता हेतु कार्बोहाइड्रेट्स नहीं मिलते तो शरीर अन्य घटकों से प्राप्त करना शुरू कर देता है तथा प्रोटीन और वसा के ऊतक टूटने लगते हैं।

आहार द्वारा सदैव ही न्यूनतम कार्बोहाइड्रेट्स की आपूर्ति अवश्य होनी चाहिए ताकि ऊर्जा आपूर्ति के लिए डायटरी प्रोटीन का बेकार बदलाव न हो। और उससे बचाव होता रहे।

प्रत्येक ग्राम कार्बोहाइड्रेट 4.1 ग्राम कैलोरी प्रदान करता है।

रेशे (फाइबर)

फलों के छिलके, बीजों की ऊपरी पर्तें तथा खाद्य पौधों की संरचनात्मक प्रोटीन में प्राय: रेशे माने जाते हैं। मानव द्वारा सेल्यूलोज पाचित नहीं होते हैं और वे आंत्र तंत्र में क्रमांकुचक गतिशीलता उत्प्रेरित करते हैं तथा भारी मात्रा में आंत्रीय पदार्थ निहित होते हैं।

प्रतिदिन 5 से 6 ग्राम रेशे लेना प्रस्तावित है।

कैलोरी

1 किलो कैलोरीज की मात्रा में एक किलोग्राम पानी को 15 से 16 से० तापमान वृद्धि करने के लिए आवश्यक ऊर्जा निहित होती है।

आहार/भोजन का ऊर्जा मूल्य निम्नवत होता है:

कार्बोहाइड्रेट	4.1 कैलोरीज
फैट्स (वसा)	9 कैलोरीज
प्रोटीन	4.1 कैलोरीज

कैलोरीज की आवश्यकता

शरीर जब आराम की अवस्था में होता है तब भी कुछ निश्चित मात्रा में ऊर्जा की आवश्यकता पड़ती है। ताकि कुछ खास क्रियात्मकताएं जारी रह सके। इसे बेसिक मेटाबोलिक रेट (आधारभूत चयापचय दर) कहते हैं। यह पुरुषों में 40 कैलोरी प्रतिघंट्य प्रति वर्ग मीटर शरीर के तल अनुसार तथा औरतों के लिए 37 कैलोरी होती है। एक वयस्क पुरुष की औसतन शारीरिक माप 1.75 वर्ग मीटर को ध्यान में रखते हुए उसे बेसिक कैलोरीज की निम्न आवश्यकता होगी–

$$40 \times 1.75 \times 24 = 1700$$

शरीर के द्वारा इसके अतिरिक्त किये जाने वाली कोई भी शारीरिक क्रियाकलाप अतिरिक्त ऊर्जा की माँग करती है।

आईसीएमआर की पोषण सलाहकार समिति (1958) ने प्रत्येक तरह के काम का निम्न तरह से मूल्य निर्धारित किया है–

हल्का काम	1.7 कैलोरी/प्रति कि०/प्रति घं०
मध्यम काम	2.5 कैलोरी/प्रति कि०/प्रति घं०
भारी काम	5 कैलोरी/प्रति कि०/प्रति घं०

ऊर्जा की आवश्यकता की गणना हेतु, आवश्यक मल त्यागने के कारण हुई अनदेखी ऊर्जा की क्षतिपूर्ति भी की जानी चाहिए। हमारे देश में यह अनदेखी ऊर्जा 10% प्रस्तावित (संस्तुत) मानी गई है।

इस कार्य के अतिरिक्त कैलोरीज की आवश्यकता अन्य कई घटकों पर निर्भर करती है (तालिका 22.5):

शरीर का आकार:	बड़े शरीर को ज्यादा कैलोरी की आवश्यकता होती है।
मौसम:	37° सेमी० से कम प्रत्येक 10° सेल्शियस तापमान के लिए 3% अतिरिक्त कैलोरी की जरूरत होती है। गरम देशों में प्रत्येक 10° से० की वृद्धि पर 5% कम कैलोरी की आवश्यकता पड़ती है।
आयु:	40 वर्ष की आयु के बाद प्रत्येक 10 साल में 5% कैलोरी की जरूरत कम होती जाती है।

तालिका 22.5: प्रतिदिन कैलोरी की प्रस्तावित जरूरत प्रदर्शन

विशिष्टताएं	*प्रतिदिन आवश्यक कैलोरीज*
मनुष्य (55 किग्रा०)	
शांत पूर्ण क्रियाएं (कार्य)	2400
मध्यम शक्ति के कार्य	2800
भारी कार्य	3900
औरतें (45 किग्रा०)	
शांत पूर्ण क्रियाएं	1900
मध्यम शक्ति के कार्य	2200
भारी कार्य	3000
गर्भावस्था (द्वितीय तिमाही के मध्य)	+ 300
स्तनपान	+ 700

विटामिन एवं खनिज तत्व

विटामिन

विटामिन जीवन के लिए आवश्यक तत्व है यह समिश्रित तत्व है जो शरीर द्वारा काफी कम मात्रा में आवश्यक होते हैं। यद्यपि ये ऊर्जा नहीं पैदा करते हैं किन्तु यह उत्प्रेरक का काम करते हैं। चूंकि विटामिनों का शरीर द्वारा निर्माण नहीं हो सकता, अत: इन्हें केवल आहार के द्वारा ही पूरा किया जा सकता है।

विटामिनों को निम्न श्रेणियों में वर्गीकृत किया गया है।

वसा में घुलनशील	विटामिन ए, डी, ई एवं के
पानी में घुलनशील	विटामिन बी ग्रुप एवं विटामिन-सी

प्रत्येक विटामिन की विशिष्ट कार्य दक्षता होती है और प्रत्येक की कमी में अलग-अलग लक्षण प्रकट होते हैं।

विटामिन ए

यह पीली, कटु तथा वसा में घुलनशील विटामिन है। यह इपीथेलियल ऊतकों के संयोजन के लिए आवश्यक है तथा नई कोशिकाओं की वृद्धि के लिए आवश्यक होती है। इसके साथ ही यह इंजेक्शन के प्रतिरोध को बनाए रखती है। यह धीमे प्रकाश में उचित ढंग से देखने में मदद करती हैं (तालिका 22.6)।

तालिका 22.6: अन्तर्राष्ट्रीय इकाइयों (आई यू/प्रति 100 ग्राम) में विटामिन 'ए' के महत्वपूर्ण स्रोत

आहार	*विटा० ए/ प्रति 100 ग्रा०*	*आहार*	*विटा० ए/प्रति 100 ग्रा०*
बन्द गोभी	2000 आई यू०	पपीता	2020 आई यू०
धनिया पत्ती	10460 आई यू०	बकरी का लीवर	22300 आई यू०
कढ़ीपत्ता (मीठीनीम)	12600 आई यू०	सम्पूर्ण अंडा	2200 आई यू०
पुदीना	2500 आई यू०	मक्खन	2500 आई यू०
पालक	5500 आई यू०	घी	2000 आई यू०
गाजर	2000-4000 आई यू०	दूध	1400 आई यू०
आम	4800 आई यू०		

क्रियाशीलता

— यह हड्डियों की वृद्धि में महत्वपूर्ण एवं अनिवार्य भूमिका निभाता है और सामान्य दृष्टि बढ़िया बनाती है।

— यह संक्रमण निरोधक होती है।

— यह त्वचा के संयोजन (एकरूपता) को बनाए रखती है चूँकि यह वसा में घुलन शील विटामिन है।

अतः शरीर इसे महीनों वसा के साथ सुरक्षित रख सकता है। इसका 90% भाग लीवर (यकृत) में भंडारित होता है। यह विटामिन पकाने एवं रख-रखाव के दौरान 50% नष्ट हो जाता है। हरी पत्तेदार सब्जियों की 25% कैरोटिन तब नष्ट हो जाती है जब इसे 24 घंटे तक कमरे के ताप में रखते हैं।

प्रत्येक वयस्क को प्रतिदिन औसतन 5500 आई यू अथवा रेटीनोल के 750 μg युक्ति संगत या आवश्यक है। गर्भावस्था के दौरान इसकी आवश्यकता बढ़ जाती है।

विषाक्तता (टोक्सिटी)

यकृत (लीवर) 100,00 μg विटामिन को 6 से 9 माह के लिए भंडारित कर सकता है। विटामिन की अधिकता से सिरदर्द, थकावट, बेचैनी या व्याकुलता, सिर चकराना, उलटी तथा भूख न लगना आदि हो सकता है। ये विटामिन 'ए' की आपूर्ति कम या बंद करने से समाप्त हो सकते हैं।

अभाव (डिफीसिएंसी)

रेटीनोल, रंजक रोडोपसिन का भाग है जोकि अंधेरे की दृष्टि के लिए जिम्मेदार होते हैं। इसकी कमी के कारण रतौंधी (नाइट ब्लाइंडनेस) हो सकती है। बच्चों के मामले में, माता-पिता यह देख सकते हैं कि प्रकाश की कमी में या अंधेरे में बच्चे लड़खड़ाते हैं। यह विटामिन 'ए' की कमी का शुरूआती लक्षण है और इन्हें विशेष तौर पर उजाले से अंधेरे में आने पर देखा जा सकता है जैसे कि तेज प्रकाश के बाद किसी बंद थियेटर में प्रवेश करना।

जीरोफ्थैलमिया या शुष्क नेत्र प्रदाह

यह आँख की नेत्र श्लेष्मला (कंजक्टिवा) की शुष्कता है जिसमें अतिरिक्त धुंधलापन एवं शिकन उभरती है। बिटोट स्पॉट (काले धब्बे) जो तिकोने होते है, झाग या रूई नुमा, खुरदरे तथा उठे हुए धब्बे कन्दुकीय नेत्र श्लेष्मा (बलवार कंजक्टिवा) में उभरते हैं जो दृष्टि में बाधा नहीं डालते हैं।

केराटोमेलेशिया

इसके अन्तर्गत कोर्निया (तारे) का पूरा भाग या कोई एक भाग की पूरी मोटाई ने नम्रता आ जाती है। यदि इसका उपचार न किया जाए तो यह ऊतक क्षय (नेक्रोसिस), व्रण बनना या नेत्र गोलक (तारे) को क्षति का रूप ले सकता है।

यह माना जाता है कि भारत में 45 लाख लोग अंधे हैं और इनमें से हर चौथा व्यक्ति विटामिन 'ए' की कमी के कारण अंधा हुआ है।

कैरोटेनेमिया

यह बहुत ज्यादा कैरोटिन की खपत से होता है जोकि विशेषकर गाजर से प्राप्त हो। इसके कारण त्वचा में पीलापन आता है विशेष रूप से हथेली और तलुओं में, जोकि बिलिरूबिन सीरम को बिना बढ़ाए होता है। श्वेतपटल (स्केलरा) सफेद ही रहता है।

बचाव

अधिक मात्रा में हरी सब्जियाँ खाने से विटामिन 'ए' की कमी से बचाव किया जा सकता है।

राष्ट्रीय स्तर पर पूर्व स्कूली बच्चों के लिए 66000 μg या 200,000 आई यू रेटिनॉल पाल्मिटेट को तेल में समृद्ध देने का प्रस्ताव है।

विटामिन डी

यह सफेद कणों वाली सामग्री है जो वसा (चर्बी) में घुलनशील है तथा ताप, अम्ल एवं आक्सीडेशन में स्थिर या टिकाऊ है। यह शरीर में कैल्शियम एवं फोस्फोरम की खपत तथा सुरक्षित रखने में वृद्धि करती है। विश्व स्वास्थ्य संगठन में प्रतिदिन वयस्कों के लिए 100 आई यू तथा गर्भवती स्त्रियों तथा बच्चों के लिए 400 आई यू० प्रस्तावित की है।

तालिका 22.7: विटामिन 'डी' के महत्वपूर्ण स्रोत

	μg/100 ग्राम
शार्क लीवर आयल	30–100
कॉड लीवर आयल	200–750
मक्खन	0.5–1.5
अंडा	1.25–1.5
दूध (मलाई युक्त)	0.1
मछली	5.30

फलों एवं वनस्पतियों में विटामिन डी नहीं होता है (तालिका 22.7)। विटामिन डी की कमी से बच्चों में सूखा (रिकेट्स) रोग एवं बड़ों में अस्थिमृदुता रोग हो जाता है। झुग्गी-झोपड़ी में रहने वाले बच्चों में सूखा रोग होना आम बात है जहाँ अंधेरी-झोपड़ियों के बीच सीधे सूरज की रोशनी प्रवेश नहीं कर पाती है। सूरज की धूप में काफी मात्रा में सूखा रोधी प्रभाव होता है जो दोपहर में काफी अधिक होता है।

सूखा से प्रभावित बच्चा, बेचैन, चिड़चिड़ा, पीला तथा बिल्कुल पतली-माँसपेशियों वाला होता है। बाल झड़ते है तथा सिर से पसीना आना आम बात है। पेट बाहर निकल आता है। बच्चे का विकास एवं वृद्धि रूक जाती है। आखिरी छोर पर इपीफाईसेस की गोलाई बढ़ जाती है।

विटामिन डी की सूखा रोग (थिराप्युटिक) खुराक की मात्रा भिन्न-भिन्न होती है जो 25 से 125 μg अर्थात् (100 आई-5000 आई यू०) प्रतिदिन होती है और इसके साथ ही पर्याप्त मात्रा में कैल्शियम की आपूर्ति दूध या कैल्शियम ग्लूकोनेट की गोली के रूप में की जाती है। शरीर में तेल लगाना तथा धूप में खुला रहना एक अच्छी आदत है जिससे धूप से विटामिन 'डी' प्राप्त की जा सके।

पर्दा करने की प्रथा कुछ समुदायों में होती है जिसके कुछ खास वर्ग की महिलाएं अस्थि मृदुता के जोखिम में आ जाती है।

विटामिन डी की विषाक्तता

प्रतिदिन 10000–24400 यूनिट की खपत के परिणाम स्वरूप भूख की समाप्ति, उल्टी, सिरदर्द, डायरिया (दस्त), बहुमूत्रता या अल्पमूत्रता की शिकायत हो सकती है।

यह विटामिन पर्याप्त टिकाऊ एवं भोजन निर्माण प्रक्रिया से प्रतिरोधक होती है।

विटामिन 'ई'

इसे रासायनिक तौर पर टोकोफेरोल के रूप में जानते हैं भरपूर पोलीसैचुरेटेड फैटी ऐसिड वाले आहार प्राय: विटामिन ई से भरपूर होते हैं। वनस्पति तेल, गेहूँ का तेल तथा अंडे की जर्दी विशेष रूप से विटामिन ई से भरपूर होते हैं। यदि विटामिन 'ई' को बाहर से लगाया जाए तो यह झुर्रियाँ, खरोंच एवं छिलने के निशान कम हो सकते हैं।

विटामिन 'ई' विटामिन 'ए' की व्यापकता पर भंडारण को छूट देती है। आयरन विटामिन 'ई' को नष्ट कर देता है अत: दोनों चीजें एक साथ नहीं लेनी चाहिए।

सामान्य खाना पकाने की विधि से यह काफी नष्ट नहीं होती है किन्तु परिशोधन (रिफाइनिंग) की प्रक्रिया, जैसेकि मैदा बनाने से, निश्चित ही नष्ट हो जाती है।

यह सुझाव दिया जाता है कि एक वयस्क मनुष्य की प्रतिदिन की विटामिन ई की जरूरत 5 मिग्रा० से लेकर 30 मिग्रा० होती है (तालिका 22.8)। विटामिन ई की कमी के परिणाम स्वरूप जैवीय शरीर की बाह्य त्वचा ह्रास तथा पुरुषों में शुक्राणु गतिहीनता की दर आती है तथा स्त्रियों में गर्भपात तथा भ्रूण मृत्यु जैसी बातें होती हैं।

तालिका 22.8: ताजी सामग्री में एमजी/100 ग्रा० टोकोफेरोल

आहार	*विटा. ई (एम जी)*	*आहार*	*विटामिन ई (एमजी)*
सेब	0.74	लीवर (यकृत)	1.40
सूखी बीन्स (फली)	3.60	संतरा	0.24
मक्खन	2.40	मटरफली	2.10
अंडा	2.00	सोयाफली	14.00
नारियल	8.30	शलजम (पत्ते)	2.30

विटामिन 'के'

इसकी आवश्यकता शरीर के रक्त जमाव को बनाए रखने के लिए होती है। इसकी कमी से सामान्य रक्त स्राव बढ़ जाता है। यहाँ इस बात के प्रमाण मिले हैं कि विटामिन 'के' नवजात शिशुओं में रक्तस्राव की घटनाएं नियंत्रित करती है। वयस्क व्यक्तियों की जरूरत के बारे जानकारी नहीं है (तालिका 22.9)।

तालिका 22.9: विटामिन 'के' के स्रोत (एमजी/मिग्रा०)

आहार	*विटा० 'के'*	*आहार*	*विटा० 'के'*
पत्ता गोभी	250	सोयाबीन	190
गाजर	10	पालक	334
फूल गोभी	275	गेहूँ चोकर	80
मटर	7	पका टमाटर	24

पानी में घुलनशील विटामिन

इस समूह के अन्तर्गत विटामिन 'बी' एवं 'सी' आते हैं। बी काम्प्लेक्स समूह में कई विटामिन सम्मिलित होती हैं। इसमें प्रत्येक सदस्य की एक अलग कार्य प्रक्रिया होती है।

विटामिन बी काम्लेक्स

थियामिन बी$_1$

यह कार्बोहाइड्रेट्स के चयापचय में महत्वपूर्ण भागीदारी निभाती हैं। यह अच्छी भूख तथा सामान्य पाचकता बनाए रखती है। तंत्रिका तंत्र की सामान्य क्रियाशीलता के लिए भी इसकी आवश्यकता होती है। इसकी प्रतिदिन की आवश्यकता 1 से 1.2 मिग्रा० होती है।

चूंकि यह विटामिन पानी में घुलनशील होती है अत: धोने एवं पकाने की प्रक्रिया नें काफी नष्ट हो जाती हैं। फलों को काफी लंबे समय तक पानी में रखने से इसकी लगभग एक तिहाई विटामिन नष्ट हो जाती है (तालिका 22.10)।

कमी के परिणाम

भोजन में इस विटामिन की कमी से भूख कम हो जाती है। पाचकता बाधित होती है और अस्थिर रूप से दाँत विकार के दर्द होते हैं। लंबी कमी से ये बातें हो सकती हैं:

i. **सूखी बेरी-बेरी:** इसकी विशिष्टताएं ये होती हैं—
   - भूख की कमी
   - हाथों व पाँवों में लकवापन (पक्षाघात)
   - शिथिल पाँव एवं अनूठी चाल (पंगापन)।

ii. **आर्द्र/नम बेरी-बेरी:** इसकी विशिष्टताएं ये हैं—
- पेट और पाँव में जलीय शोथ (ओयडेमा)
- हृदय में वृद्धि तथा हार्ट फेल के संकेत।
- स्फुरण और श्वासावरोध।

नियासिन

यह पानी में घुलनशील है किन्तु ताप से अपेक्षित कम प्रतिरोधक होती है। खाना पकाने से नियासिन थोड़ी नष्ट होती है लेकिन तब पर्याप्त मात्रा में नियासिन की हानि होती है जब पकाए गए पानी को बहा दिया जाता है।

तालिका 22.10: विटामिन बी1 (एमजी/100 ग्राम) के महत्वपूर्ण स्रोत

आहार	*विटामिन बी$_1$*	*आहार*	*विटामिन बी$_1$*
सफेद चना	2.2	दूध	0.05
काला चना	0.45	गोश्त (बकरा)	0.18
मूँगफली	0.90	लिवर (यकृत)	0.36
सोयाबिन	0.73	अंडा	0.13

पीसने की प्रक्रिया से अनाज का ज्यादातर नियासिन नष्ट हो जाता है।

इसकी संस्तुत दैनिक प्राप्ति 6.6 एमजी/1000 केकैल है।

तालिका 22.11: निकोटिनिक एसिड की प्राप्ति के महत्वपूर्ण स्रोत (एमजी /100 एमजी)

आहार	*निकोटिनिक एसिड*	*आहार*	*निकोटिनिक एसिड*
बकरी का यकृत (लीवर)	17.0	साबुत गेहूँ	5.0
मूँगफली	14.0	चावल	3.5
गोश्त (बकरा)	6.8	बाजरा	2.3
दालें	2.0	मक्का	1.2

अभाव या कमी के परिणाम

इसकी गंभीर कमी के कारण पेलाग्रा (चर्मग्राह) नामक बीमारी हो जाती है जिसकी विशिष्टताएं निम्नवत हैं:
- शरीर के विभिन्न भागों पर गहरी फुसियाँ या दाने तथा चर्मशोथ उभर आता है।
- मुँह एवं जीभ में छाले हो जाते हैं।
- दस्त रोग होता है।
- मानसिक बाधा।
- रक्त की कमी हो जाती है।

पेलाग्रा (चर्मग्राह) के विशेष उपचार हेतु 300 एमजी का नियासिन एक निश्चित समय तक लिया जाता है।

रिबोफ्लेविन

यह पीला हरा चमकदार समिश्रण या पदार्थ होता है। यह पानी में कम घुलनशील तथा ताप में स्थिर होता है।

अंकुरण करने से इसकी मात्रा बढ़ जाती है। यह बड़ी आँत में बैक्टीरिया द्वारा संश्लेषित किया जाता है (तालिका 22.12)।

वयस्कों के लिए प्रतिदिन इसकी आवश्यकता 0.55 मिग्रा० प्रति 100 कैलोरी के लिए होती है।

तालिका 22.12: रिबोफ्लेविन के महत्वपूर्ण स्रोत मिग्रा०/100 मिग्रा०

आहार	*रिबोफ्लेविन*	*आहार*	*रिबोफ्लेविन*
यकृत (लीवर)	1.70	दालें	0.21
दूध	0.19	हरी पत्तेदार सब्जियाँ	0.15
अंडा	0.40	सोयाबिन	0.32
माँस	0.14	पालक	0.11

शरीर में रिबोफ्लेविन प्रोटीन के साथ सम्पाक बनाकर विभिन्न तरह के कई इंजाइम बनाता है।

कमी के परिणाम

रिबोफ्लेविन की कमी के कारण आँखों, होठों तथा जीभ में जलन होती है। इसके कारण मुँह में फटन और जीभ में चटखन अर्थात् जिह्वाशोथ हो जाता है। नाक की नोक में विकृति शुरू हो सकती है।

पाइरीडोक्सीन

यह अमीनो एसिड के चयापचय प्रक्रिया में महत्वपूर्ण भूमिका निभाता है। लीवर, माँस, दालें तथा सम्पूर्ण अनाज इस विटामिन से भरपूर होते हैं। लगातार आईएनएच तथा मौखिक गर्भनिरोधकों के उपयोग से इस विटामिन की कमी हो सकती है।

इसकी दैनिक आवश्यकता प्रोटीन की खपत पर निर्भर करती है और यह संभवत: प्रति 100 ग्राम प्रोटीन में 1.25 एमजी हो सकती है।

कमी के परिणाम

पाइरीडोक्सीन की कमी के कारण जिह्वा शोथ, आलसीपन तथा उलटी आदि हो सकती है। गर्भावस्था की पहली तिमाही में सुबह का जी मिचलाना विटामिन बी$_6$ के उपचार से निपटी जा सकती है।

फोलिक एसिड

यह शरीर में लाल रक्त कोशिकाओं (RBC) और श्वेत रक्त कोशिकाओं (WBC) के निर्माण को प्रेरित करता है। इसकी कमी से शरीर में माइक्रोसाइटिक एनीमिया (रक्त की कमी) हो सकती है। एक स्वस्थ वयस्क को इसकी 200 μg की आवश्यकता होती है।

तालिका 22.13: फोलिक एसिड के महत्वपूर्ण स्रोत (μg /100 एमजी)

आहार	*μg/100 एमजी*	*आहार*	*μg/100 एमजी*
लीवर	150	मछली	15
सोयाबिन	30	सेब	6
हरी पत्ते वाली सब्जियाँ	30	नाशपाती	24
बकरे का गोश्त	14	मूँगफली	16

गर्भावस्था तथा स्तनपान के दौरान इसकी खपत 400 μg / प्रतिदिन तक बढ़ जाती है। हालांकि विश्व स्वास्थ्य संगठन ने एक गर्भवती महिला हेतु प्रतिदिन दवा-उपचार के रूप में 500 μg फोलिक एसिड की आपूर्ति को प्रस्तावित किया है।

यह सामान्य मस्तिष्क क्रियाशीलता हेतु बहुत ही आवश्यक है। इसकी कमी के कारण बेचैनी व व्याकुलता, स्मृति खोना तथा मानसिक अव्यवस्था हो सकती है। 90% शराब पीने वाले इसकी कमी से प्रभावित होते हैं क्योंकि उनका शरीर फोलिक एसिड नहीं अवशोषित कर पाता है (तालिका 22.13)।

साइनाकोबालमिन बी$_{12}$

यह एक लाल कणदार तत्व है जिसमें मेटलिक कोबाल्ट निहित होता है। यह केवल वनस्पति उत्पाद वाले आहारों में होता है। यह मानव की बड़ी आँत में बैक्टीरियों द्वारा संश्लेषित होता है लेकिन वह अवशोषित नहीं किया जाता है।

यह अपेक्षाकृत अधिक ताप सहनशील तथा खाना बनाने में कम नष्ट होता है।

इसकी प्रतिदिन की आवश्यकता 0.5 से 2 माइक्रोग्राम होती है।

तालिका 22.14: साइनाकोबालमिन के महत्वपूर्ण स्रोत (μg/100 ग्राम)।

आहार	बी$_{12}$ μg	आहार	बी$_{12}$ μg
लीवर (यकृत)	120	गाय का दूध	0.60
माँस (बकरे का)	10.5	दूध पाउडर	2.3
मछली	23.0	स्किम्मड मिल्क (दूध)	3.0
मुर्गी का अंडा	10.4		

इस विटामिन की कमी का प्रकटव होने में दो वर्ष लग सकते हैं। इसके मुख्य स्रोतों को तालिका 12.14 में दर्शाया गया है।

इसकी कमी से निम्नलिखित हो सकता है:

- मेगालोब्लास्टिक एनीमिया।
- न्युरोलाजिकल क्षति/हानि।
- अनुर्वरता (बाँझपन)।

विटामिन सी

यह एक सफेद कणदार तत्व है जो पानी में अत्यधिक घुलनशील और खाना पकाने के उच्च ताप में नष्ट होने वाला है।

इसकी आवश्कता संयोजक ऊत्तकों को चयापचय के लिए होती है। यह क्षति सुधार, संक्रमण तथा तनाव में सहायक होती है।

विटामिन 'सी' की प्रतिदिन की आवश्यकता 50 एमजी होती है।

तालिका 22.15: विटामिन 'सी' के महत्वपूर्ण स्रोत (एमजी/100 ग्राम)

आहार	विटामिन 'सी' एमजी	आहार	विटामिन सी
आँवला	700	पत्ता गोभी	124
अमरूद	300	धनिया पत्ती	135
संतरा	68	मूली	69
टमाटर	32	पालक	48
नींबू रस	63	आलू	17

शिशुओं में विटामिन सी की कमी होना सामान्य बात है। क्योंकि दूध इसके लिए बहुत साधारण स्रोत है (तालिका 22.15)। इसकी कमी की विशिष्टताएं ये हैं:

- कमजोरी एवं बेचैनी/व्याकुलता।

- त्वचा एवं जोड़ों से रक्त स्राव।
- मसूढ़ों में फूलन एवं सूजन।
- हड्डियों एवं अस्थि भंग के घाव भरने व जुड़ने में देरी।
- रक्त की कमी।

खनिज तत्व

कैल्शियम

कैल्शियम शरीर का एक प्रमुख खनिज तत्व है। यह शरीर के भाग का 1.5 से 2% तक होता है। इसका 90% भाग हड्डियों के रूप में होता है।

क्रियात्मकता

कैल्शियम की कार्य विशेषताएं निम्न हैं:

- हड्डियों एवं दाँतों की रचना एवं रख-रखाव ।
- रक्त का जमाव।
- न्युरोमस्कुलर की उत्तेजकता तथा धमनी की पारगम्यता को नियमित बनाता है।
- माँसपेशी की संकोचन शीलता को कायम रखता है।
- इसके मुख्य स्रोत इस प्रकार है (तालिका 22.16)।

तालिका 22.16: कैल्शियम के महत्वपूर्ण स्रोत (बीएम/100 ग्रा०)

आहार	*कैल्शियम*	*आहार*	*कैल्शियम*
गाय का दूध	0.12	गाजर	0.34
भैस का दूध	0.21	सूखी मछली	1.8
पनीर (चीज़)	0.20	पुदीना	0.20

कमी के परिणाम

कैल्शियम की कमी से निम्न बातें हो सकती हैं:

- सूखा रोग।
- पेशी तनाव।
- उच्च्व-उत्तेजकता।
- दाँत में छेद (गड्ढे) तथा काफी ज्यादा रक्तस्राव।

कैल्शियम के अवशोषण को विटामिन 'डी' की उपस्थिति द्वारा सुगम बनाया जाता है। आहार से प्राप्त तैयार कैल्शियम को रक्त संचार के द्वारा हड्डियों तक स्थानांतरित किया जाता है। वृद्धि की आयु के दौरान इसे रक्त द्वारा अस्थियाँ एवं दाँत प्राप्त करते हैं। आहार में कैल्शियम

की कमी के दौरान रक्त के स्तर को बनाए रखने के लिए इसे अस्थियों से प्राप्त किया जा सकता हैं प्राय: रक्त में कैल्शियम की मात्रा ज्यादा होने पर किडनी इसे छानकर निकाल देती है जोकि रक्त में 7 एमजी/100 सी सी से ज्यादा होने पर निथारी जाती है।

प्रतिदिन की आवश्यकता 0.5 से 1 ग्राम होती है। वृद्धि, गर्भावस्था तथा स्तनपान के दौरान इसकी माँग ज्यादा बढ़ जाती है।

हाइपरकैलशीमिया

यह उन छोटे बच्चों में उभर सकती है जिन्हें ज्यादा मात्रा में विटामिन 'डी' दिया जाता है। इसके परिणाम स्वरूप आंत्र तंत्र की अनियमितताएं तथा वृद्धि में धीमापन हो सकता है।

फॉस्फोरस

अस्सी प्रतिशत फॉस्फोरस शरीर की हड्डियों में कैल्शियम के साथ समाहित होता है और वाकी का नरम ऊतकों में तथा शरीर के द्रवों में होता है। यह निम्न हेतु आवश्यक है:

- सामान्य अस्थि एवं दाँतों के निर्माण हेतु अन्य खनिजों के साथ।
- प्रतिरोधक प्रणाली के रख-रखाव हेतु।
- फैटी एसिड के वहन हेतु।
- वसा एवं कार्बोहाइड्रेट्स के चयापचय हेतु।
- विटामिन इंजाइम प्रणाली।
- माँसपेशी ऊर्जा चयापचय।
- कैल्शियम चयापचय।

तालिका 22.17: फॉस्फोरस के महत्वपूर्ण स्रोत (जीएम/100 ग्राम)

आहार	*फॉस्फोरस*	*आहार*	*फॉस्फोरस*
दूध	0.13	बाजरा	0.35
पनीर	0.52	गेहूँ	0.32
अंडा	0.22	चना (कालर)	0.31
लीवर	0.38		

कैल्शियम एवं फॉस्फोरस के बेहतर अवशोषण के लिए दोनों की बराबर मात्रा में आपूर्ति होनी चाहिए। फॉस्फोरस की अधिक मात्रा कैल्शियम के अवशोषण में बाधा पैदा करती है। वे सामान्य आहार जिनमें कैल्शियम एवं प्रोटीन दोनों प्राप्त होते हैं उन्हें अकेले तौर पर आपूर्ति के साथ-साथ सामान्तर रूप में फॉस्फोरस की आवश्यकता होती है (तालिका 22.17)।

आयरन (लौह तत्व)

मानव के शरीर में कुल लौह तत्व की अनुमानित मात्रा 3 से 4 ग्राम के बीच है और इसकी 75 प्रतिशत मात्रा रक्त में पाई जाती है।

इसकी आवश्यकता हीमोग्लोबिन के निर्माण हेतु होती है। जिसके मुख्य क्रियाकलाप में आक्सीजन को वहन करके ऊतकों तक ले जाना है।

फेरोस आयरन ज्यादा सक्षमता से अवशोषित होता है, अपेक्षाकृत फेरिक आयरन के। इसकी अवशोषण क्षमता तब बढ़ जाती है, जब इसे एसिड (अम्ल) के माध्यम से लिया जाता है और विटामिन सी की उपस्थिति हो। इसके साथ ही उन लोगों में भी बढ़ जाती है जो ऊँची पहाड़ियों पर रहते हैं (तालिका 22.18)। सामान्यत: खाए गए लौह तत्व का केवल 10% ही अवशोषित हो पाता है।

तालिका 22.18: प्रस्तावित आयरन की आवश्यकता

वयस्क पुरुष एवं स्त्री	— 20 एमजी/प्रतिदिन
माहवारी वाली स्त्री	— 30 एमजी/प्रतिदिन
गर्भावस्था	— 40 एमजी/प्रतिदिन
स्तनपान कराती (माँ)	— 30 एमजी/प्रतिदिन
किशोर लड़कियाँ	— 35 एमजी/प्रतिदिन
किशोर लड़के	— 25 एमजी/प्रतिदिन
बच्चे	— 15 एमजी/प्रतिदिन
शिशु	— 1 एमजी/प्रति किग्रा० पर

लाल रक्त कोशिकाओं के सामान्य ब्रेकेज (भ्रंश) के कारण एक वयस्क व्यक्ति (पुरुष) में आयरन की हानि की मात्रा 1 एम जी होती है। जबकि औरतों में माहवारी के खून निकलने के दौरान अतिरिक्त हानि होती है जोकि लगभग 14 से 28 एमजी होती है। एक गर्भवती माता के भ्रूण की रचना में 300 से 500 एम जी आयरन लगता है जोकि पूरे गर्भकाल के दौरान में प्राप्त किया जाता है।

तालिका 22.19: आयरन (लोहे) के प्रति एमजी/100 ग्राम के अनुसार महत्वपूर्ण स्रोत

आहार	*लौह (आयरन) तत्व*	*आहार*	*लौह (आयरन) तत्व*
बाजरा	8.8	सोयाबीन	11.3
ज्वार	6.2	गुड़	11.4
चावल	3.2	बादाम	5.50
गेहूँ	5.3	पुदीना	15.6
काला चना	8.9	पालक	5.0
मटर	4.4	पान पत्ता	5.7
मूँगफली	1.6		

शरीर में लोहे (आयरन) की कमी से खून में (पतलापन) कमी आती है। आयरन के प्रमुख स्रोतों का तालिका 22.19 में दर्शाया गया है।

सोडियम क्लोराइड (नमक)

केवल सोडियम क्लोराइड को छोड़कर ज्यादातर शरीर की आवश्यकता वाले सभी खनिज तत्व पर्याप्त मात्रा में संतुलित आहार में यद्यपि इन्हें कम या ज्यादा मात्रा में शुद्ध रूप में लिया जाता है। शरीर में यह अतिरिक्त सेल्यूलर फ्लूड में पाया जाता है। सोडियम क्लोराइड शरीर के अम्ल आधारित इक्वलीबिरियम को ओस्मोटिक दबाव एवं जल संतुलन बनाए रखने में महत्वपूर्ण भूमिका निभाता है।

जब कोई व्यक्ति गरम एवं आर्द्र जलवायु में कठिन श्रम करता है और सोडियम क्लोराइड की कमी वाला आहार (तालिका 22.20) लेता है तो उसे 'ताप जकड़ने' अर्थात् शरीर को माँसपेशियों में दर्द युक्त संकुचन एवं खिंचाव होता है। ऐसा सोडियम क्लोराइड की कमी के कारण होता है जोकि शरीर द्वारा पसीने के रूप में बाहर निकाल दिया जाता है। कठिन श्रम में सोडियम क्लोराइड की क्षति प्रति 8 घंटे में 10–20 ग्राम होती है। मुख्य जकड़नों को 0.2 से 0.5% का नमक युक्त पानी पीकर रोका जा सकता है।

नमक प्रतिबंधित खुराक व्यापक तौर पर हृदय असफलता एवं गुर्दे की सूजन (शोथ) में संस्तुत की जाती है। लंबे समय तक उल्टी एवं दस्तों के कारण, विशेष रूप से गर्मियों में नमक की कमी पैदा हो सकती है। इसकी विशिष्टताओं में भूख का कम होना, पेट दर्द टाँगों में ऐंठन तथा अम्ल आधारित संतुलनों का गड़बड़ होना शामिल है।

तालिका 22.20: सोडियम के स्रोत (एमजी/100 ग्राम)

फूड	*सोडियम*	*आहार*	*सोडियम*
मक्का मुलायम	51.7	टमाटर	45.8
चावल	8 से 10	आँवला	5.0
साबुत गेहूँ	17.1	सेब	28.0
चना दाल	73.2	केला	36.6
मसूर	40.1	कटहल	41.1
चौलाई	230.0	खरबूजा (फ्रूट)	104.6
पालक	58.5	दूध	19.0
आलू	11.0		
मूली	63.5		
पत्ता गोभी	53.0		
आम	43.0		

जिंक (जस्ता)

मनुष्य के शरीर में 1.5 से 2.5 ग्राम तक कुल जस्ता निहित होता है। इसकी शरीर को प्रतिदिन 5 से 10 ग्राम की आवश्यकता होती है।
इसकी कमी के परिणाम स्वरूप भूख न लगना, वृद्धि में अवरोध, जननेंद्री अपक्षय (क्षीणता), त्वचा शोथ तथा बालों का झड़ना हो सकता है। यह सामान्य स्वाद को बनाए रखता है।

ताँबा (कॉपर)

मानव के शरीर में 100 से 150 एमजी ताँबे की मात्रा निहित होती है। इसकी दैनिक आवश्यकता 2 µg होती है।

इसकी कमी को बालों की असामान्यता तथा त्वचा के रंजकता, अस्थि तथा तंत्रिका के ऊतकों के असामान्य विकास के रूप में किया जा सकता है।

कोबाल्ट

यह विटामिन बी$_{12}$ का एक भाग है मनुष्यों (पुरुषों) में कोबाल्ट की कमी नहीं प्रकट होती है। इसकी घातक विषाक्ता के परिणाम स्वरूप दस्त, कंठच्छेद तथा श्रवण क्षमता की समाप्ति के रूप में हो सकती है।

पानी

सम्पूर्ण शरीर के भार का 55 से 70% भाग पानी के रूप में होता है। शिशुओं एवं बच्चों के शरोर में ज्यादा पानी की मात्रा होती है जबकि अधिक आयु होने पर पानी की मात्रा घटती जाती है।

क्रियाशीलता

- यह एक सार्वजनीन विलायक है तथा यह सभी शरीर के द्रवों का निर्माणकर्ता होता है।
- शरीर के ताप का नियमन पानी के उत्सर्जन द्वारा कायम रखा जाता है।
- पेशाब में 87% पानी तथा शेष अवशिष्ट सामग्री निहित होती है।

भोजन का ईंधन (ऊर्जा या शक्ति) मूल्य

यह प्रमाणित हो चुका है कि प्रत्येक ग्राम प्रोटीन तथा प्रत्येक ग्राम कार्बोहाइड्रेट्स 4.1 कैलोरीज (ईंधन) प्रदान करता है। पाचन क्रिया के दौरान भोजन के प्रत्येक तत्व से कुछ ऊर्जा की क्षति होती है। इसलिए आहार द्वारा कुल उत्पादित ऊर्जा वास्तविकता में कम होगी। इसलिए गणना करते समय 10% क्षति को भी शामिल करें। इस गणना में, एक सामान्य

मेहनती व्यक्ति के भोजन के ऊर्जा मूल्य में 100 ग्राम प्रोटीन, 100 ग्राम वसा तथा 500 ग्राम कार्बोहाइड्रेट्स निहित होगा— 100 × 4.1 + 100 × 9.3 + 500 × 4.1

	=	410
	+	930
	+	2050
कैलोरीज	=	3390

संतुलित आहार

संतुलित आहार का तात्पर्य उस भोजन से है जिसमें विभिन्न प्रकार के आहार की उचित मात्रा एवं उचित अनुपात शामिल हों जोकि कैलोरीज, खनिज, विटमिन तथा अन्य पोषकों की पर्याप्त मात्रा में आपूर्ति कर सकें और साथ ही कुछ अतिरिक्त पोषण जुट्य सके, जो बीमारी आदि के दौरान क्षतिपूर्ति कर सके (तालिका 22.21 से 22.25 तक)।

गैरशाकाहारी के लिए संस्तुत विकल्प

आहार सामग्रियाँ जो गैर शाकाहारी आहारों से हटाएं जा सकते हैं।	*वे विकल्प जिन्हें कि हटाए गए सामानों के लिए सुझाया जा सकता है।*
50% दालें (20–30 ग्रा०)	1. एक अंडा या 30 ग्रा० माँस/मछली
	2. 5 ग्राम वसा सा तेल अतिरिक्त
100% दालें (40–60 ग्रा०)	1. 2 अंडे या 50 ग्राम माँस/मछली या एक अंडा + 30 ग्रा० माँस/मछली
	2. 10 ग्रा० वसा या तेल

तालिका 22.21: संतुलित आहार-प्रदर्शन

भोजन सामग्री	वयस्क पुरुषों हेतु			वयस्क स्त्रियों हेतु			बच्चे		लड़के	लड़कियाँ
	बैठी स्थिति	साधारण काम	भारी काम	बैठे हुए	साधारण काम	भारी काम	1–3 वर्ष	4–6 वर्ष	10–12 वर्ष	10–12 वर्ष
अनाज	460	520	670	410	440	575	175	270	420	380
दालें	40	50	60	40	45	50	35	35	45	45
हरी पत्तेदार सब्जियाँ	40	40	40	100	100	50	40	50	50	50
अन्य सब्जियाँ	60	70	80	40	40	100	20	30	50	50
कन्द एवं मूलें (जड़ें)	50	60	80	50	50	60	10	20	30	30
दूध	150	200	250	100	150	200	300	250	250	250
तेल एवं वसा	40	45	65	20	25	40	15	25	40	35
चीनी एवं गुड़	30	35	55	20	20	40	30	40	45	45

तालिका 22.22: गर्भावस्था एवं स्तनपान के दौरान अतिरिक्त आहार की आवश्यकता

आहार सामग्री	*गर्भावस्था के दौरान*	*कैलोरीज (केकैल)*	*स्तनपान के दौरान*	*कैलोरीज (केकैल)*
अनाज	35 ग्रा०	118	60 ग्रा०	2.3
दालें	15 ग्रा०	52	30 ग्रा०	105
दूध	100 ग्रा०	83	100 ग्रा०	83
वसा	—	—	10 ग्रा०	90
चीनी	10 ग्रा०	40	10 ग्रा०	40

तालिका 22.23: प्रत्येक 100 ग्राम खाद्य आहार के भाग आहार मूल्य (प्रदर्शन)

खाद्य पदार्थ	प्रोटीन (ग्रा०)	वसा (ग्रा०)	कार्बोहाइड्रेट्स	कैल्शियम (ग्रा०)	फॉस्फोरस (ग्रा०)	आयरन (ग्रा०)	कैरोटीन μg	विटा० 'सी' (एमजी)	कैलोरीज
1	2	3	4	5	6	7	8	9	10
बाजरा	11.6	5.0	67.5	42	226	5.0	132	–	361
ज्वार	10.1	1.9	72.6	37	222	5.8	47	–	349
मक्का	11.1	3.6	66.2	10	348	2.0	90	–	342
चावल	8.5	0.6	77.4	10	280	2.8	9	–	346
गेहूँ	11.8	1.5	71.2	41	306	4.9	64	–	346
रागी	7.3	1.3	72.0	344	283	6.4	42	–	328
दालें:									
काला चना									
उड़द दाल	24.0	1.4	59.6	154	385	9.1	31	–	347
मूँग दाल	24.5	1.2	59.9	75	405	8.5	49	–	348
मसूर	25.1	0.7	58.0	69	293	4.8	270	–	343
राजमा	22.9	1.3	60.5	260	410	5.8	–	–	345
अरहर दाल	22.3	1.7	57.6	73	354	5.8	132	–	335

जारी...

तालिका 22.23: जारी..

1	2	3	4	5	6	7	8	9	10
सोयाबीन	43.2	19.5	20.9	240	690	11.5	426	–	432
चने की पत्तियाँ	7.0	1.4	14.1	340	120	23.8	978	61	97
पत्ता गोभी	1.8	0.1	4.6	49	44	0.8	1200	124	27
गाजर पत्ता	5/1	0.5	13.1	340	110	8.8	5700	79	77
फूलगोभी पत्तियाँ	5.9	1.3	7.6	625	107	40.0	–	–	66
मैथी	4.4	0.9	6.0	395	51	16.5	2340	52	49
सलाद	2.1	0.3	2.5	50	28	2.4	990	10	21
पुदीना	4.8	0.6	5.8	200	62	85.6	1621	57	48
सरसों पत्ते (साग)	4.0	0.6	3.2	145	26	16.4	2622	33	34
मूली पत्ता	3.8	0.4	2.4	266	59	3.6	5295	81	28
पालक	2.0	0.7	2.9	73	21	10.9	5580	28	26
कन्द एवं मूलें									
गाजार	0.9	0.2	10.6	80	530	2.2	1890	3	48
कोलकेसिया	3.0	0.1	21.1	40	140	1.7	24	–	97
प्याज	1.2	0.1	11.1	47	50	0.7	–	11	97
आलू	1.6	0.1	22.6	10	40	0.7	24	17	97
मूली	0.6	0.3	6.8	50	20	0.5	3	17	32

जारी

तालिका 22.23: जारी..

1	2	3	4	5	6	7	8	9	10
शकरकंद	1.2	0.3	28.2	46	50	0.7	24	24	120
शलजम	0.5	0.2	6.2	30	40	0.4	–	43	29
अन्य सब्जियाँ									
करेला	1.6	0.2	10.6	23	38	2.0	126	96	60
बैंगन									
बाकला	1.4	0.3	1.3	18	47	0.9	74	12	24
फूल गोभी	2.6	0.4	4.0	33	57	1.5	30	56	30
खीरा	0.4	0.1	2.5	10	25	1.5	–	–	13
भिंडी	1.9	0.2	6.4	66	56	1.5	52	13	35
सहजन	2.5	0.1	3.7	30	110	5.3	110	120	26
मटर	7.2	0.1	16.9	20	139	1.5	83	9	93
सीताफल (रामकोला)	1.4	0.1	4.6	10	30	0.7	50	2	25
टिंडा	1.4	0.2	3.4	25	24	0.9	13	18	21
टमाटर	1.9	0.1	3.6	20	36	1.8	192	31	23
गिरियाँ									
बादाम	20.8	58.9	10.5	230	490	4.5	–	–	655
काजू	21.2	46.9	22.3	50	450	5.0	60	–	595
चिलगोजा	13.9	49.3	29.0	91	494	3.6	–	–	615

जारी...

तालिका 22.23: जारी..

1	2	3	4	5	6	7	8	9	10
नारियल गिरी	6.8	62.2	18.4	40	210	2.7	–	–	662
जिंजेली बीज	18.3	43.3	25.0	1450	570	10.5	60	–	563
पिस्ता	19.8	63.5	16.2	140	430	7.7	114	–	626
अखरोट	15.6	64.5	11.0	100	380	4.8	6	–	687
मूँगफल	25.3	40.1	26.1	90	350	2.8	37	–	567
धनिया पत्ती	14.1	16.1	21.6	630	393	17.0	942	–	288
लहसुन	6.3	0.1	29.8	30	310	1.3	–	13	145
लौंग	11.5	6.8	59.2	460	198	16.8	1080	–	3.4
इमली	3.1	0.1	67.4	170	110	10.9	60	3	283
हरी मिर्च	2.9	0.6	3.0	30	80	1.2	175	111	29
फल									
आँवला	0.5	0.1	13.7	50	20	1.2	9	600	58
सेब	0.2	0.5	13.4	10	14	1.0	–	–	59
बेल फल	1.8	0.3	31.8	85	50	0.6	55	3	137
केला	1.2	0.3	27.2	17	36	0.9	78	7	116
चेरी	1.1	0.5	13.8	24	25	1.3	–	7	64
खजूर	2.5	0.4	75.8	120	50	7.3	26	3	37
अंजीर	1.3	0.2	7.6	80	30	0.2	–	–	37

जारी..

तालिका 22.23: जारी..

1	2	3	4	5	6	7	8	9	10
अंगूर	1.0	0.1	10.0	30	30	0.2	–	–	45
अमरूद	0.9	0.3	11.2	10	28	1.4	–	–	51
कटहल	1.9	0.1	19.8	20	41	0.5	175	7	88
नींबू	1.0	0.9	11.1	70	10	2.3	–	39	57
लीची	1.1	0.2	13.6	10	35	0.7	–	31	61
मौसम्बी	0.8	0.3	9.3	40	30	0.7	–	50	43
आम	0.6	0.4	16.9	14	16	1.3	2743	16	74
संतरा	0.7	0.2	10.9	26	20	0.3	1104	30	48
पपीता	0.6	0.1	7.2	17	13	0.5	666	57	32
नाशपाती	0.6	0.2	11.9	8	15	0.5	28	–	52
अन्नानाश	0.4	0.1	10.8	20	9	1.2	18	39	46
आलू बुखारा	0.7	0.5	11.1	10	12	0.6	166	5	52
माँस									
हिल्सा मछली	21.8	19.4	2.9	180	280	2.1	–	24	273
गाय का माँस	22.6	2.6	–	10	190	0.8	–	2	114
रोहू मछली	16.6	1.4	4.4	650	175	1.0	–	22	97
बकरी-माँस	21.4	3.6	–	12	193	–	–	–	118
मुर्गी अंडा	13.3	13.3	–	60	220	2.1	600	–	173
बकरे का माँस (मटन)	18.5	13.3	–	150	150	2.5	–	–	194

जारी...

तालिका 22.23: जारी..

1	2	3	4	5	6	7	8	9	10
कबूतर	23.3	4.9	–	12	290	–	–	–	137
सुअर	18.7	4.4	–	30	200	2.2	–	2	114
बकरी का यकृत (लीवर)	20.0	3.0	–	17	279	–	–	–	107
दूध एवं दूध उत्पाद									
भैंस का दूध	4.3	8.8	5.0	210	130	0.2	160	1	117
गाय का दूध	3.2	4.1	4.4	120	90	0.2	174	2	67
मानव (माँ का) दूध	1.1	3.4	7.4	28	11	–	137	3	65
दही	3.1	4.0	3.0	149	93	0.2	102	1	60
चीज़ (पनीर)	24.1	25.1	6.3	790	520	201	273	–	348
मक्खन	–	81.0	–	–	–	3200	–	729	
घी (गाय)	–	100	–	–	–	–	2000	–	900
घी (भैंस)	–	100	–	–	–	–	900	–	900
वनस्पति (घी)	–	100	–	–	–	–	2500	–	900
खाद्य तेल	–	100	–	–	–	–	–	–	900
सम्मिश्रित									
गुड़	0.4	0.1	95	80	40	11.4	168	–	383
शहद	0.3	–	79.5	5	16	0.9	–	4	319
पापड़	11.8	–	52.4	80	300	17.2	–	–	288
पान पत्ता	3.1	0.8	6.1	230	40	7.0	5760	6	44

तालिका 22.24: सामान्य तैयार आहार का अनुमानित पोषण मूल्य

आहार	(लगभग) मात्रा	(लगभग) भार	कैलोरीज	प्रोटीन ग्रा०	वसा ग्रा०	कैल्शियम ग्रा०	आयरन ग्रा०
सादा चावल	3 प्लेट	504	595	11.9	0.9	0.02	4.8
इडली	2	136	130	4.6	0.2	0.03	0.8
सादा डोसा	2	100	216	4.1	9.7	0.03	0.8
चपाती	2	57	193	5.0	5.5	0.02	3.0
पूड़ियाँ	2	32	126	2.2	8.4	0.01	0.7
परौंठा	1	66	3.4	4.5	19.6	0.01	2.7
चना दाल	1 कप	150	284	9.0	16.4	0.07	3.8
मूंग दाल	1 कप	142	171	7.0	7.7	0.08	2.7
बैंगन भुर्ता	½ प्लेट	45	122	14	10.7	0.02	0.9
पत्ता गोभी (सलाद)	½ प्लेट	50	81	1.5	5.6	0.04	9.9
तला माँस	1 प्लेट	140	339	21.8	26.0	0.24	3.3
काफी	1 कप	200 मिली०	78	1.9	1.7	0.05	0.10
तली-मछली	1 प्लेट	100 मिली०	245	23.4	16.2	0.06	1.2
चाय	1 कप	200 मिली०	64	0.7	0.8	0.03	-
सूजी हलुवा	1 कप	150 मिली०	178	7.5	7.0	0.20	0.3
गाय का दूध	1 कप	280 मिली०	218	7.2	8.0	0.30	0.8

तालिका 22.25: पूर्व निर्मित सीधे खाए जाने वाले आहारों का पोषण मूल्य-प्रदर्शन

आहार	मात्रा (लगभग)	भार (लगभग)	कैलोरीज ग्रा०	प्रोटीन ग्रा०	वसा ग्रा०	कैल्शियम ग्रा०	आयरन ग्रा०
कार्न फ्लैक्स (मक्की फूला)	1 कप	25	94	2.0	0.1	0.01	0.6
भुना ब्रेड	2 स्लाइस	46	120	4.0	1.0	0.03	0.3
बिस्कुट	2 (सं०)	16	65	1.6	2.0	0.04	0.1
काला चना (भुना)		30 ग्रा०	106	6.4	1.5	0.02	0.5
बादाम	12 से 15 सं० में	30 ग्रा०	186	5.9	16.5	0.06	1.0
काजू	15	30 ग्रा०	169	6.0	13.3	0.01	1.4
मूँगफली भुनी		30 ग्रा०	155	7.6	11.3	0.01	0.5
सेब	1 मध्यम आकार	60	42	0.2	0.3	0.01	0.2
केला	1 बड़ा	100	99	1.2	0.2	0.01	0.6
आम	1 मध्यम आकार	100	66	1.5	0.2	00.1	4.0
संतरा	1 मध्यम आकार	100	39	0.6	0.1	0.01	0.4
टमाटर	1 बड़ा	150	30	1.5	0.4	0.01	0.9

23

आपदा या महाविपत्ति (दुघर्टना) में एम्बुलेंस सेवा

बहुक्षति (मल्टीट्रौमा) शब्द का तात्पर्य है कि हताहत को एक से ज्यादा चोटें आई हैं। अनेक/बहु हताहत (ट्रौमा) शब्द के तात्पर्य है एक से ज्यादा मरीज या घायल व्यक्ति। जिसे कई एक (बहु) हताहत के रूप में जानते हैं।

कुछ विशेष परिस्थितियों में, जैसे कि एक दुघर्टना में जोकि मोटर वाहन से हो सकती है या फिर किसी भवन के गिरने या बाढ़ आदि से हो सकती है। आप और आपके साथी को एक संमय में दो या दो से ज्यादा हताहतों को सेवा प्रदान करनी होती है। वहाँ पर ऐसी भी स्थिति हो सकती है कि उस दुर्घटना में आप को साधारण से लेकर गंभीर हताहतों की देखभाल करनी पड़ सकती है।

ट्रायेज (Triage) या परीक्षण काल

ट्रायेज की प्रक्रिया तब उपयोग में लाते हैं जब हताहतों की देखभाल को प्राथमिकता के अनुसार छाँटना होता है जोकि क्षति की गंभीरता तथा चिकित्सीय आपात्काल के आधार पर की जाती है। एक बेहतर ट्रायेज (परीक्षण काल) का उपयोग करते हुए रोगी या हताहतो को तीन श्रेणियों — उच्च प्राथमिकता, द्वितीयक प्राथमिकता एवं निम्न प्राथमिकता में बाँट्य जा सकता है।

उच्च प्राथमिकता

1. श्वासावरोध, वायु मार्ग बाधा या गंभीर साँस लेने की परेशानी।
2. ह्दय संबंधी समस्याएं।
3. अनियंत्रित गंभीर रक्तस्राव।
4. सिर की गंभीर चोंट।
5. छाती का खुला घाव।
6. पेट का खुला घाव।
7. गंभीर प्रघात (शॉक)।
8. श्वसन मार्ग से जुड़ी जलने की समस्या।

9. चिकित्सा समस्या — जैसे हृदयाघात या विषाक्तता।
10. बेहोशी छाना।

द्वितीयक प्राथमिकताएं

1. गंभीर जलना।
2. रीढ़ की हड्डी की क्षति।
3. मध्यम स्तर का रक्तस्राव।
4. सिर की चोट वाला होश युक्त रोगी।
5. बहुक्षतियाँ।

निम्न प्राथमिकताएं

1. साधारण रक्तस्राव।
2. साधारण अस्थि भंग।
3. साधारण जलना।
4. निश्चित जानलेवा घाव जहाँ जिन्दा बचने की आशा न हो।
5. निश्चित मृत्यु।

परिस्थिति के हिसाब से ट्रायेज प्राथमिकताओं का बदलाव किया जा सकता है जोकि क्षति के प्रकार, रोगियों की संख्या, आपात्स्थिति तथा वहाँ उपस्थित सेवा दाताओं पर निर्भर करता है। हताहत सदैव स्थिर नहीं होते हैं अतः किसी व्यक्ति को ट्रायेज का आंकलन करते रहना होगा। कई बार आप देखेंगे कि जिस रोगी को मध्यम श्रेणी की रक्तस्राव में रखा गया था, अचानक उसे तुरंत सहायता की जरूरत पड़ गई है।

एम्बुलेंस तथा बचाव दल के प्रत्येक व्यक्ति को अपने साथ टैग रखने चाहिए जोकि किसी आपदा के दौरान कार्य करते हुए उपयोग किए जा सकते हैं। एक प्रभावशाली कार्यक्रम में रंगीन टैग प्रयोग किये जा सकते हैं। लाल टैग उच्च प्राथमिकता हेतु, हरा टैग द्वितीयक प्राथमिकता वाले तथा सफेद टैग का निम्न प्राथमिकता वाले हताहतों की पहचान के लिए उपयोग किया जाना चाहिए। जब रंगीन टैग का उपयोग होता है, तब आपात्काल की देखभाल वाला व्यक्ति तुरंत समझ लेता है कि किसे पहले सेवा प्रदान करनी है।

रोगी का मूल्यांकन

आपात्कालिक चिकित्सा सेवी को रोगी के प्रारंभिक उपचार देने के लिए उसकी स्थिति के महत्वपूर्ण संकेतों के बारे में जानकारी होनी चाहिए।

किसी भी व्यक्ति को निश्चित रूप से रोगी के मूल्यांकन हेतु निम्नलिखित जानकारियाँ अपनानी चाहिए।

1. *नाड़ी गति*

- प्रघात, रक्तस्राव, ताप श्रांति, मधुमेह कम तथा रक्तचाप कम होने पर नाड़ी गति तेज एवं महीन (कमजोर) सी हो जाती है।
- डरने, अत्यधिक श्रम, तापाघात (लू), उच्च रक्तचाप तथा आंतरिक रक्तस्राव की शुरूआती दौर में तीव्र एवं पूर्ण नाड़ी गति होती है।
- चोंट/ठोकर तथा खोपड़ी के अस्थि भंग पर धीमी एवं पूर्ण नाड़ी गति होती है।
- हृदय अवरोध में नाड़ी गति नहीं महसूस होती है।

2. *श्वसन क्रिया*

- प्रघात, ताप समस्याओं, इन्सुलिन प्रघात तथा संकुचित हृदय असफलता में तीव्र किन्तु उथली श्वसन क्रिया होती है।
- गहरी एवं ताकत लगाने वाली श्वसन क्रिया वायु मार्ग बाधा तथा सीने की चोट पर होती है।
- नशीले पदार्थों एवं शराब के दुरूपयोग पर स्पष्ट रूप से घरघराहट तथा वायु मार्ग में थोड़ी बाधा से होती है।
- छाती के घाव पसली टूटने तथा तपेदिक की गंभीर स्थिति लगने पर खाँसी में खून आना सामान्य बात है।

3. *रक्तचाप*

- चिरकालिक या तीव्र उच्च रक्त दाब, सिर की क्षति, गंभीर दर्द आदि में उच्च रक्तचाप होता है।
- कम रक्त दाब, प्रघात, आंतरिक रक्तस्राव तथा छाती की चोट में निम्न रक्तचाप होता है।

4. *आँख का तारा (पुतली)*

- हृदयावरोध, बेहोशी, प्रघात, रक्तस्राव तथा एल एस डी आदि लेने पर विस्फारित आँखें कोई प्रतिक्रिया नहीं प्रकट करती हैं।
- मॉर्फीन की विषाक्तता पर संकुचित आँख के तारों को देखा जा सकता है।

5. *चेतना (होश) का स्तर*

- भय, चिंता, बीमारी, सिर की चोंट, नशीले पदार्थ के सेवन, शराब पान तथा मिरगी आदि संभ्रम की स्थिति देखी जा सकती है।
- सिर की गंभीर क्षति, प्रघात या नशीले पदार्थों के दुरुपयोग पर उदासीन या विस्मय देखा जाता है।

- थककर चूर होने मिरगी तथा सिर की क्षति से थोड़ी देर की बेहोशी हो सकती है।
- प्रघात (शॉक), एनाफाइलैटिक प्रघात, गंभीर सिर की क्षति विषाक्तता, ताप क्षति/घात तथा डायबेटिक कोमा आदि में कामा की स्थिति देखी जाती है।

लकवा (पक्षाघात)

- प्रघात तथा ताप क्षति में शरीर के एक तरफ के हिस्से में लकवा मार सकता है।
- गर्दन से रीढ़ की क्षति में ऊपरी धड़ का पक्षाघात देखा जा सकता है।
- पीठ में कमर से रीढ़ की क्षति में धड़ के निचले भाग का पक्षाघात देखा जा सकता है।

आपदा के चरण

1. *चेतावनी अवधि*

कुछ आपदाएं घटने से पहले पूर्वाभास कराती या चेतावनी देती हैं जबकि भूकंप और वायु मार्ग दुर्घटनाएं अचानक होती हैं। अचानक आपात् स्थिति में लोग ज्यादा बेहतर प्रतिक्रिया दिखाते हैं अपेक्षाकृत पूर्व चेतावनी के। बहुत सारे लोग उत्तेजना एवं चिंता तथा आशंका से चेतावनी की अवधि के दौरान तालमेल बिठाने में सक्षम नहीं होते हैं। ऐसी अवधि के दौरान उन्हें भावनात्मक स्थिरता की आवश्यकता होती है।

2. *प्रभाव अवधि*

आपात्काल (आपदा) के दौरान लोग तुरंत ही इसके दुष्परिणाम (प्रभाव) को काफी मात्रा में क्षति, मौत तथा विनाश के रूप में देख लेते हैं। ऐसी दशा में भगदड़ (आतंक) से बचना चाहिए।

3. *संत्रास (भय) अवधि*

अनेक लोगों हेतु यह एक संकटापन्न निर्णय लेने की घड़ी होती है। इस अवधि के दौरान लोग अपने जीवन, परिवार व बच्चों के प्रति चितिंत होते हैं।

4. *क्षति सूची बनाने की अवधि*

आपात्काल (आपदा) के दौरान बचने वाले व्यक्ति भय व व्याकुलता, क्रोध, दुःख, निराशा आशंका तथा अन्य भावनात्मकता प्रदर्शित करते हैं। कुछ लोग तो इससे उबर जाते हैं लेकिन अनेक लोग जीवनभर इस भावनात्मक क्षति से ग्रसित रहते हैं।

5. *बचाव अवधि*

इस अवधि के दौरान बचे खुचे लोग एक दूसरे की मदद करते हैं। इसके अलावा प्रध त अब

भी एक समस्या होते हैं। बहुत सारे लोग अपनी इस उदासीनता से बाहर आ जाते हैं। प्राय: हताहतों का सहयोग सर्वाधिक होता है।

प्राथमिकता उपचारकों पर आपदा का प्रभाव

पूरे आपात्कालिक कार्य प्रक्रिया के दौरान आपात्कालिक या उपचार कार्यकर्ता को अपनी भावनात्मकता को नियंत्रित करके रखना होता है।

आपदा या दुर्घटना का दृश्य

प्रत्येक क्षेत्र का आपदा के दौरान कार्य प्रक्रिया का अपना एक मानक स्तर होता है। लेकिन सामान्यत: निम्नलिखित प्रक्रिया मददगार साबित हो सकती है।

- सुरक्षित स्थान पर एक नियंत्रण चौकी स्थापित करें।
- अस्पताल, चिकित्सा सुविधाओं, ले जाने वाले तथा अन्य आपात् इकाइयों के साथ संपर्क सूत्र स्थापित किया जाना चाहिए।
- जितना जल्दी से जल्दी संभव हो, खतरा नियंत्रण शुरू करें। अपेक्षित लोगों के साथ वहाँ पर निश्चित रूप से निकट समन्वय होना चाहिए। जैसेकि बचाव दल, अग्नि शमन दल तथा कानून संरक्षक (पुलिस) आदि।
- पहली एम्बुलेंस से आनेवाला पहला आपात् चिकित्सा प्रथम उपचार कर्ता स्वत: ही ट्रायेज (परीक्षण) अधिकारी बन जाएगा। वह अपनी ड्यूटी तब तक निभाता रहेगा, जबतक कि कोई दूसरा बड़ा अधिकारी नहीं पहुँच जाता है जैसेकि आसपास के अस्पताल का चिकित्साधिकारी।
- बचाव या विमोचन कठिन या देर से हो सकता है। जो लोग बचाव प्रक्रिया कर रहे हैं वे प्राथमिक उपचारक के साथ निकटता से कार्य करें ताकि प्राथमिक उपचार के साथ ही ट्रोयज शुरू किया जा सके और रोगी बचाव या छुड़ाने की कार्य-प्रक्रिया के दौरान न घायल हो जाए।
- जब भी संभावित हो रोगियों को उनकी क्षति की गंभीरता के हिसाब से छोड़ा जाए, लेकिन यह सदैव व्यावहारिक नहीं होता है।
- एक सुरक्षित क्षेत्र में एक ट्रायेज (परीक्षण) बिन्दु स्थापित किया जाना चाहिए। ताकि उन्हें एंबुलेंस में उपचार हेतु चढ़ाने से पहले ट्रायेज के द्वारा चुन लिया जाए।
- सभी एंबुलेसों के चालक अपनी गाड़ियों के पास तैयार खड़े रहें। प्राथमिक उपचार कर्ता को अपने साधनों के साथ ट्रायेज अधिकारी को सूचित करना चाहिए।
- नियंत्रण कक्ष द्वारा उस अस्पताल को निर्धारित करना चाहिए कि किस खास अस्पताल में वह खास एम्बुलैंस पहुँचनी चाहिए।
- हताहत के संबंधियों एवं साथियों को संभालने व ग्रहण करने के लिए एक विशेष

देखभाल क्षेत्र का प्रभारी व्यक्ति यह अवश्य सुनिश्चित करें कि केवल विश्वसनीय सूचनाएं ही मित्रों एवं संबंधियों को प्राप्त हों। सूचना क्षेत्र पर आपात्कालिक सेवाएं भी उपलब्ध होनी चाहिए।

- चूंकि दुर्घटना क्षेत्र से तब तक मृतकों को नहीं हटाया जाता जबतक कि सारे घायल हताहतों को न संचारित कर दिया जाए अत: वहाँ पर अस्थाई रूप से एक मुर्दाघर स्थापित किया जाना चाहिए। वहाँ पर किसी व्यक्ति को निगरानी हेतु रखा जाए ताकि कोई अनधिकृत व्यक्ति लाशों के साथ छेड़छाड़ न करें।

रोगियों के शिफ्ट (स्थानांतरित) करना

प्राथमिक उपचारकर्ता को मानसिक रूप से प्रतिक्रिया जताने एवं सेवा करने के लिए तैयार होना चाहिए।

एम्बुलेंस

- प्रत्येक एम्बुलेंस का ड्राइवर तथा प्राथमिक उपचार के द्वारा निरीक्षण किया जाना चाहिए।
- ड्राइवर अपनी एबुंलेंस को निम्न बातों के लिए देखे।
- टायर एवं पहिए— क्षति जाँचें, रगड़ना, घिसना तथा फुलाव आदि देखे। निश्चित स्पेयर पार्ट्स देखे।
- दरवाजे व खिड़कियाँ जाँचें। यह देखें कि खिड़कियाँ व दरवाजे ठीक से खुलते व बंद होते हैं। सभी लैगेज एवं लॉक काम कर रहे हैं।
- फ्यूल टैंक— ईंधन की मात्रा जाँचें।
- संचार साधन—सभी संचार साधनों की जाँच करें।
- चेतावनी यंत्र— सायरन, हार्न तथा दृश्य चेतावनी संकेत जाँचें कि सभी काम करते हैं या नहीं।
- प्रकाश व्यवस्था— सभी लाइटों के साथ-साथ दृश्य चेतावनी साधन, हाई/लो बीम लाइट्स, घूमने के संकेत ब्रेक लाइट-ब्रैक पैडल चलाकर उसके दाब को जाँच लें।
- ब्रैक— ब्रैक पैडल चलाकर उसके दाब को जाँच लें।

डिस्पैचर (प्रेषक) द्वारा अपनाई जाने वाली सूचना

यहाँ पर ऐसे तमाम उपाय हैं जिससे डिस्पैचर सूचना एकत्र एवं प्रसारित करता है। सूचना भेजने वाले से एक प्रशिक्षित डिस्पैचर की माँग की जानी चाहिए।

- अपनी पहचान बताएं और यह भी कि आप कहाँ से बोल रहे हैं?
- आपात् स्थिति की क्या प्रकृति है?
- दुर्घटना स्थल का बिल्कुल सही स्थान कहाँ है?

- दुर्घटना में कितने लोग शामिल हैं और कितने लोग गंभीर रूप से घायल हैं ?
- सूचना भेजने (या सहायता माँगने) वाले का यदि कोई टेलीफोन नम्बर है तो नोट कर लें।

एक बीमार या घायल व्यक्ति की बिल्कुल सही स्थान एवं स्थिति बहुत महत्वपूर्ण होती है। प्रेषक को भवन का नाम व संख्या, गली का नाम तथा दिशाएं अवश्य बतानी चाहिए।

घटना स्थल की ओर *एंबुलेंस ड्राइव करना*

ड्राइवर को आपात्कालिक वाहन चालन का ज्ञान होना चाहिए। उसे दृश्य एवं श्रृव्य चेतावनी संकेतों की सीमाएं मालूम होनी चाहिए जोकि एम्बुलेंस में लगी होती है। ऐसे ड्राइवरों को प्रशिक्षण के दौरान यह सिखाया जाना चाहिए कि दुघर्टनाओं से कैसे बचाव करें। उन घटकों के बारे में भी, जो समय को प्रभावित कर सकते हैं तथा सम्पूर्ण आपात्कालिक जिम्मेदारी को कैसे निभाया जाए। उसे दुघर्टनाओं से बचना चाहिए।

काननू को समझना

प्रत्येक देश एवं राज्य की कुछ नियमावली होती है जो आपात्कालिक वाहनों पर लागू होती है आपात्कालीन वाहनों को प्राय: कुछ छूटें प्राप्त होती हैं जोकि गति, पार्किग, यातायात संकेतों को पार करना, यात्रा की दिशा में छूट आदि की होती है। लेकिन यह कानून स्पष्ट तौर पर यह बताते हैं कि आपात्कालिक वाहनों का चालन दूसरों की जिन्दगी को असुरक्षित बनाकर नहीं किया जाना चाहिए। उसे निश्चित तौर पर गलत कार्यो के दुष्परिणामों के प्रति भी तैयार रहना चाहिए।

ड्राइवर को निम्न बातें होनी चाहिए:

- एम्बुलेंस ड्राइवर निश्चित रूप से शिक्षित एवं लायसेंस युक्त होना चाहिए।
- एक आपातकालीन वाहन को दी गई छूटें, कार्यवाही के दौरान तब लागू होती हैं जब वाहन किसी आपात्कालिक कार्य का उत्तरदायित्व निभाएं या रोगी को ले जा रहा हो। जब एम्बुलेंस का उपयोग बिना आपात्काल के कार्यों में होता है उपयोग में लाएं, तब उस पर सामान्य यातायात नियम लागू होते हैं।
- यद्यपि एम्बुलेंस के लिए आपात्काल के दौरान कुछ निश्चित छूटें दी गई हैं। इसका तात्पर्य यह नहीं है कि ड्राइवर को वाहन चालन की ड्यूटी में कोई मनमानी छूट प्राप्त है। उसे सड़क पर दूसरों की सुरक्षा का पूरा ध्यान रखना चाहिए। लापरवाही से गाड़ी चलाने वाले ड्राइवर को या सुरक्षा नियमों का पालन न करने वाले ड्राइवर को यह विशेष छूटें कानून से प्रतिरक्षित नहीं बनाती है।

आपात्काल के दौरान कार्यवाही में ड्राइवर निम्नलिखित कर सकता है:

- एंबुलेंस ऐसी जगह पार्क करें जहाँ दूसरे की संपति को क्षति न पहुँचे या कोई जान का जोखिम न हो।
- सुरक्षा मापदंडों को ध्यान में रखते हुए वह लाल बत्ती पार कर सकता है।
- जब तक किसी संपति या जीवन का खतरा न हो ऐसी स्थिति में 5 से 10 किमी० प्रति घंटे की ज्यादा गति सीमा पार कर सकता है।
- पारगमन रहित क्षेत्र में उचित संकेतों को देते हुए अन्य ड्राइवरों के साथ दूरी बना कर सावधानी के नियमों को ध्यान में रखते हुए गुजरें।
- उचित सावधानियों एवं संकेतों के साथ यात्रा की दिशा एवं विशिष्ट दिशा में जाने के लिए नियमित नियामक दिशा का उल्लंघन कर सकता है।

चालक

ड्राइवर एक सर्वाधिक महत्वपूर्ण व्यक्ति होता है। जिसे शारीरिक एवं मानसिक रूप से चुस्त एवं चौकस होना चाहिए। उसकी दृष्टि चश्मे या बिना चश्मे के सामान्य होनी चाहिए। उसके साथ ऐसी कोई शारीरिक विकलांगता नहीं होनी चाहिए जो ठीक तरह से स्टेंयरिंग घुमाने, गियर डालने तथा ब्रेक लगाने में बाधा बनती हो।

कोई भी औषधि सेवन उनींदापन या नींद लाती है अत: उसे एंटी एलर्जिक या दर्द निवारक नहीं लेने चाहिए। चिकित्सीय उत्प्रेरक भी ध्यान केन्द्रित करने में बाधा डाल सकते हैं।

शराब पीने की सख्त मनाही होनी चाहिए। शराब प्रतिवर्ती क्रिया को मंद बनाती तथा निर्णय क्षमता को शमित करती है। शरीर 3/4 औंस शराब को हजम करने के लिए 1 घंटे का समय लेती है।

ड्राइवर को निश्चित रूप से अपना पूरा ध्यान अपने वाहन चालने के कार्य पर केन्द्रित करना चाहिए। उसे वैयक्तिक समस्याओं को नियंत्रित करने में सक्षम होना चाहिए। यदि वह परेशान हो तो उसे वाहन चलाने का काम नहीं करना चाहिए। उसका अपने तथा औरों के प्रति स्वस्थ एवं निर्मल त्रवृत्ति होनी चाहिए। उसे आत्मविश्वासी होना चाहिए न कि अतिआत्मविश्वासी होना चाहिए। अपने को सर्वोत्तम मानने के अहसास से एक दुर्घटना घट सकती है।

चेतावनी संकेतकों का उपयोग

कुछ ड्राइवर वाहनों के चेतावनी संकेतों का सड़कों पर बहुत ज्यादा उपयोग करते हैं। उनका विश्वास सायरन एवं लाइटों की फ्लैश पर ज्यादा भरोसा करने की होती है। जब ड्राइवर ऐसे साधनों का उपयोग करते हैं तब वे खतरों की अनदेखी करते हैं और अनावश्यक जोखिम

उठाते हैं। एक सुरक्षित आपात् वाहन प्रक्रिया तभी प्राप्त की जा सकती है जब आप उचित चेतावनी संकेतों का उपयोग करें और इनके साथ ठोस एवं सुरक्षात्मक चालन व्यवहारों का पालन करें।

सायरन

यह एक सर्वाधिक सामान्य ध्वनि चेतावनी संकेत है तथा इसक भी अक्सर दुरूपयोग होता है। कुछ मामलों में सायरन की आवाज हताहत को और भी ज्यादा भयाकुल तथा उदि्‌ग्न (चिंतित) बना सकती है। यह तनाव बनाने में स्थिति और बिगाड़ सकती है। इसके साथ ही सायरन की आवाज ड्राइवर पर भी उल्य असर डाल सकती हैं। यह देखा गया है कि जो चालक सायरन का अधिक उपयोग करते हैं, मोड़ों पर उतनी सहजता से समन्वय नहीं बिठा पाते जितना कि बिना सायरन की आवाज वाले करते हैं।

सायरन का उपयोग करते हुए ड्राइवरों को ये बातें ध्यान में रखनी चाहिए:

- सायरन का उपयोग कम से कम तथा जरूरत पर ही करें।
- यह कभी कल्पना न करें कि सभी लोग आपका सायरन संकेत सुन रहे हैं।
- अन्य चालकों द्वारा अनिश्चित वाहन चालक के प्रति सतर्क रहें। कुछ लोग सायरन की आवाज सुनकर घबरा (भगदड़) जाते हैं।
- सायरन का लगातार प्रयोग न करें और न ही किसी को डराने के लिए सायरन उपयोग में लाएं।

भोंपू (हार्न)

एक एम्बुलेंस में निश्चित रूप से हार्न (भोंपू) लगा होना चाहिए क्योंकि एक हार्न की आवाज भी उतनी ही प्रभावशाली ढंग से भीड़ साफ करती है जितना कि सायरन करता है।

दृश्य चेतावनी संकेत

जब एम्बुलेंस से किसी रोगी को ले जा रहे हों तो सभी दृश्य संकेतों का उपयोग किया जाना चाहिए। लोग इन संकेतों से बहुत अपरिचित होते हैं अतः लोग आपदा के समय इनका अनादर या उपेक्षा भी कर सकते हैं।

दिन के समय मोटरवाहन चालकों को चेतावनी देने के लिए हेडलाइट का उपयोग किया जा सकता है। अक्सर तेज रोशनी युक्त हेडलाइटें को ज्यादा दूर से देखा जा सकता है।

गाड़ी रोकने की दूरी

जब एक ड्राइवर चलती गाड़ी जहाँ रोकना चाहता है तथा वास्तवव में गाड़ी जहाँ रूकती है उसके बीच कई फुट का अंतर होता है। 60 मील प्रति घंटा से चलने वाली गाड़ी (एम्बुलेंस)

रोकने के लिए 425 फीट जगह की आवश्यकता होती है जबकि 50 मील प्रति घंटे की रफ्तार से चलने वाली गाड़ी के लिए पूरी तरह रोकने हेतु 300 फीट दूरी की आवश्यकता होती है।

सड़क

एक आपदा के दौरान एम्बुलेंस के दौड़ाने पर सड़क के सर्वाधिक आम खतरों से सामना करना पड़ता है। जैसे–

- गीली चिकनी सड़क।
- खराब मिट्टी एवं खराब सड़के।
- क्षतिग्रस्त सड़क।

सड़क और मौसम के हिसाब से उचित रफ्तार रखकर वाहन चलाना सड़क की सभी समस्याओं से तालमेल बिठाने का सर्वोत्तम तरीका है।

चिकने एवं फिसलनदार सड़कों से तब बचा जा सकता है, यदि उचित रफ्तार एवं उचित टायरों का उपयोग किया जाए। ज्यादातर एम्बुलेंस के टायरों को सभी मौसमों के हिसाब से डिजायन किया जाता है।

जब किसी भी चिकने तल पर ड्राइवर को एम्बुलेंस रोकनी हो तो उसे गाड़ी के पहिए बिल्कुल जाम (लॉक) करने से बचना चाहिए। ऐसा न करें अन्यथा स्टेयरिंग की क्षमता से बाहर होकर एम्बुलेंस फिसल सकती है। ब्रेक को दबाते समय चालक को पहियों की रगड़ के साथ इतना ढीलापन रखना चाहिए ताकि गाड़ी सड़क पर लुढ़कती रहे। तब ब्रेक और परिचालन एक साथ करें जब एम्बुलेंस चिकने तल पर फिसलना शुरू करें।

भरा हुआ पानी

जहाँ तक संभव हो रास्ते में भरे हुए पानी से बचाव करें, लेकिन यदि ऐसा न संभव हो तो गाड़ी धीमी करें और गाड़ी को पानी में घुसाने से पहले वाइपर चला लें। इसके साथ ही चूंकि पानी में घुसने से ब्रेक गीले हो सकते हैं अत: बाहर आने पर कई बार हल्के ढंग से ब्रेक पैडल चला कर पानी निचोड़ दें। इससे ब्रेकों को सूखने में मदद मिलेगी। यदि ब्रेक फिर भी गीले है तो एम्बुलेंस रोकने पर प्राय: एक तरफ को भाग सकती है क्योंकि एक ओर के ब्रेक लगते हैं। यदि इस कारण से धीमें चल रहे हैं तो ब्रेक को सीधे तब तक दबाइए जब तक कि एक बार एम्बुलेंस बिल्कुल ठहर न जाए।

खराब रोशनी या कम दिखना

यदि आप खराब रोशनी अर्थात् कम दिखने वाली परिस्थितियों में वाहन चला रहे हैं, ऐसी दशा में गति कम कर दें, पर बिल्कुल ही न रुक जाए। यह अवश्य सुनिश्चित करें कि आपके पीछे वाले वाहन यह समझ जाएं कि आप ने गति कम की है और सावधानी पूर्वक आगे ठहरे हुए या धीमे वाहनों को देखते रहें।

स्टीयरिंग फेल होना

एम्बुलेंस चलाने में सबसे ज्यादा आम स्टीयरिंग फेल होने के कारण स्टीयरिंग की नियंत्रण शक्ति प्रभावित होती है। ऐसी दशा में किसी भी चालक को स्टीयरिंग को मजबूती से पकड़नी चाहिए तथा गाड़ी की गति को धीमा करते हुए धीरे से मुख्य मार्ग से बगल में आकर पूरी तरह रोक देना चाहिए। यदि आप पूरी तरह स्टीयरिंग फेल होने का अहसास करें तो तुरंत ब्रेक न लगाएं। ऐसा करने पर कई बार एम्बुलेंस एक तरफ को पलट जाती हैं।

ब्रेक फेल होना

ब्रेक फेल होने के दौरान आप दुर्घटना रोकने के लिए तुरंत कार्यवाही करें। एक एम्बुलेंस की सामने से टक्कर होने पर यह एक गंभीर दुर्घटना का रूप ले सकती है। एम्बुलेंस को निचले गेयर में डालें और हैंड (पार्किंग) ब्रेक का इस्तेमाल करें। आप ब्रेक को जल्दी-जल्दी दबाएं ताकि दुबारा से ब्रेक प्रेशर आ सके। सायरन का इस्तेमाल करके सामने वाले ट्रेफिक को सावधान करें।

एक्सीलेटर फेल होना

यदि एक्सीलेटर के दबाने पर इंजिन की प्रतिक्रिया न जाहिर हो तो गाड़ी को न्युट्रल गियर में लाएं और रोड से एक तरफ वाहन को रोक दें तथा इंजिन बंद कर दें। आप जब गाड़ी चला रहे हों तो गाड़ी के गियर में होने पर क्लच पैडल न छोड़ें बल्कि दबाए रहें।

सड़क मार्ग की बाधाएं

सड़क पर आने वाली बाधाओं से बचना मुश्किल होता है। बहुत ज्यादा तेज गति से दुर्घटना के अवसर ज्यादा बढ़ जाते हैं। बहुत सारे ड्राइवर अचानक बाईं ओर स्टेयरिंग मोड़ कर प्रतिक्रिया जाहिर करते हैं। यह आनेवाले वाहनों के कारण हो सकता हैं जब आप सड़क पर आने वाले ट्रैफिक से बचाव कर रहे हों तो अपना वाहन बाईं ओर रखें।

सड़क पर चलने वाले पशु

कई बार यह शायद निर्दयता पूर्ण लगे, पर आप छोटे मोटे पशुओं को ठेलना बेहतर समझ सकते हैं। क्योंकि यदि आप अचानक ब्रेक लगाकर पहिए जाम कर देते हैं तो एम्बुलेंस का संतुलन खो सकते हैं। यदि आप सड़क के जानवरों से बचाव के लिए एक तरफ को मोड़ते हैं तो आप शायद सड़क के दूसरे वाहनों या व्यक्तियों से टकरा सकते हैं। जब आप किसी रोगी को लेकर जा रहे हो तो आपको यह ध्यान में रखना चाहिए कि हो सकता है उसके पास उस अतिरिक्त तनाव झेलने की शक्ति व समय न हो और आपके अचानक रुकने की वजह से मुश्किल हो सकती है।

जब भी आप कोई पशु देखें जो शायद चल रहा हो, तो आप अपना वाहन धीमा कर लें। कई बार हार्न बजाएं। सायरन के बजाने से पशु भड़क सकता है और शायद रास्ते में बाधा बन जाए।

सड़क पर आदमी

कुछ लोग सामने से आने वाले वाहनों के कारण प्रतिक्रिया व्यक्त करते हुए सड़क पर दौड़ सकते हैं। आप वे सभी उपाय करें जिससे उसे टकराने से बचाव हो सके। जिसके लिए सदैव उचित गति रखें तथा हर समय लोगों को चौकन्ना बनाते रहें।

आवासीय क्षेत्रों में धीमी गति से वाहन को चलाएं।

रात में एम्बुलेंस चलाना

रात में आपके लिए घातक दुर्घटनाओं के अवसर ज्यादा बढ़ जाते हैं। रात्रि के दौरान कुछ चालक थके हो सकते हैं या कम चौकन्ना हो सकते हैं वे कम जल्दी प्रतिक्रिया वाले हो जाते हैं और बहुत संभव है गलितयाँ कर जाएं। उस ड्राइवर को रतौंधी (नाइट ब्लाइंडनेस) हो सकती है। प्रकाश की कमी होने के कारण बहुत सारी समस्याएं पैदा हो जाती हैं। जबकि कुछ लोग सामने की चौंधियाती रोशनी के कारण अस्थाई तौर पर दृष्टिहीन हो जाते हैं।

पौ फटने (देर रात) तथा संध्याकाल के बाद चालकों के लिए सबसे ज्यादा जोखिम पूर्ण समय होता हैं। प्रकाशमान बत्तियाँ (लाइटिंग) भी परस्पर विरोधी हो सकती है जिनके कारण बहुत सारी समस्याएं तथा पूर्वानुमान कठिनाई पैदा हो जाती हैं।

जब आप रात में एम्बुलेंस चलाएं तो-

- यह सुनिश्चित करें कि एम्बुलेंस की हेडलाइटें सही हों। डैश बोर्ड की लाइटें जाँचें ताकि आप सभी रीडिंग पढ़ सकें।
- यह सुनिश्चित करें कि सामने का शीशा तथा खिड़की के शीशे साफ-सुथरे हों।
- सुरक्षात्मक होकर चलाएं। यह मानकर चलें कि दूसरे ड्राइवर गल्तियाँ कर सकते हैं। उन्हें सड़क पर ज्यादा जगह प्रदान करें।
- रात के समय धीमी गति में चलें।
- अन्य वाहनों पर लगातार लाइट का प्रकाश न डालें और लगातार एक चीज पर ही पूरा ध्यान न टिकाएं। अपनी आँखें चारों तरफ घुमाते रहें।
- यदि कोई वाहन आपके सामने की दिशा में जाते हुए आपसे 300 फुट से कम दूरी पर है तो हेडलाइट की हाई बीम का इस्तेमाल न करें। और इसी तरह से यदि आपकी ओर आता हुआ वाहन 500 फुट की दूरी पर है तो हाई बीम का इस्तेमाल न करें।

24
खेलकूद की चोटें

घुटना

घुटने के ऊपर की चंद्राकार (प्यालीनुमा) रचना फाइबरकार्टिज (रेशेदार) संरचना होती है जोकि अंतरजंघीय स्थूलक (अस्थिमुंड) पर टिकी होती है। ये ऊपर से अर्धचंद्राकार के आकार में दिखती हैं लेकिन क्रास सैक्शन (कटने पर) में तिकड़ी (तिकोनी) होती है।

मध्यक नवचंद्राकार दो से बड़ी होती है जो अर्धगोलाकार एवं पीछे की ओर फैली होती है।

बाद का नवचंद्राकार ज्यादा गोल होता है और एक चौड़ी होती है। इसकी दोनों के (सींग) छोर एक दूसरे से पासपास जुड़े होते हैं। यह मध्यक नवचंद्र से ज्यादा गतिशील होती, यद्यपि मध्यक नवचन्द्र चोट/क्षति हेतु ज्यादा नाजुक होता है।

क्षति का इतिहास प्राय: एक ही होता है जिसमें अर्धलचीले घुटने की संयुक्त ऐंठन पैर के साथ जुड़ी होती है क्योंकि पाँव फर्श से टिका होता है। इसकी शुरूआत अचानक होती है और घुटने पर दर्द महसूस होने लगता है। हताहत को अक्सर यह कहते पाया जाता है कि जैसे कुछ जाते हुए महसूस हो रहा है। सेवा के बाद उद्‌गार बहुत ज्यादा हो सकता है। जोड़ पर रक्त जमा हो सकता है। अर्धचंद्राकार पर या उसके आसपास माँसपेशी फटाव उभर सकते हैं जो ऊर्ध्वाधार या क्षैतिज हो सकता है। मध्यक अर्धचंद्राकार पर एक ऊर्ध्व या अनुलंब फटाव संभवत: पिछले भाग को बीच से खिसकने की छूट दे सकता है जिसके फलस्वरूप मध्य फेमोरल अर्धचंद्र में अवरोध बढ़ सकता है।

परीक्षा करने पर उद्‌भार (इफ्युजन) की जगह उभार और सूजन अक्सर स्थान के बीच होती है।

समस्या के मूल्यांकन के लिए विभिन्न जाँचें एवं परीक्षण किए जाते हैं जिनमें से दो मैक्मुरेज तथा एपलेज काफी सामान्य हैं। मैक्मुरेज परीक्षण के टाँग के पूरे फैलाव की जरूरत होती है अत: यह तीव्र पीड़ा वाले जोड़ के लिए उपयुक्त नहीं होती है। मध्यक जोड़ रेखा स्पर्श की जाती है एवं पूर्ण शिक्षित स्थिति में घुटना बाहरी तौर पर मुड़ा हुआ एवं बाहर को होता है और हल्का सा वक्रपाद खिंचाव लागू हुआ होता है।

यदि मध्यक अर्ध चंद्राकार के ऊपर एक सकारात्मक दर्दयुक्त किल्क (खटाक) महसूस होता है। पश्च अर्धचंद्रक को भी ठीक इसी प्रकार से घुटने को फैलाकर परीक्षित किया जाता

है जिसके साथ अंदरूनी घुमाव तथा संहतुजानु खिंचाव लागू किया जाता है। प्रत्येक मामले में टाँग के अर्ध चंद्राकार का केवल पाश्च भाग परीक्षित किया जाता है। यद्यपि नकारात्मक मैक्मुरेज संकेतों में अर्ध चंद्राकार की क्षति को नहीं छोड़ा गया है।

ऐपलेज राइडिंग परीक्षण में रोगी को पट (अधोमुख) स्थिति में लेटना होता है। घुटने को 90° अंश के कोण पर टिबिया के साथ मोड़ा जाता है तथा फीमर के प्रति इस प्रयास से दबाया जाता है कि एक पटपटाहट उत्पन्न हो या चटकने या तड़कने की संवेदना पैदा हो। खींचने की गति से घुटना (अर्ध चंद्राकार) और भी ज्यादा क्षतिग्रस्त हो सकता है। जब घुटने को दबाया जाएगा तब उसी के अनुसार लक्षण उपस्थित होंगे।

देखभाल

इसके दो उपाय हैं बिना आपरेशन के या फिर शल्य क्रियात्मक हस्तक्षेप।

बिना आपरेशन की देखभाल

- टांग की खुरिया (अर्ध चंद्राकार) की फटान 10 मिमी० से भी कम होती है। और क्षति में आंशिक स्थूलता 50% या अर्धचंद्रक की ऊर्ध्वाधर ऊँचाई से कम हो सकती है जिसे बिना आपरेशन किए के उपचार किया जा सकता है बशर्ते कि लिगामेंट (स्नायु तंत्र) क्षतिग्रस्त न हो।
- क्षैतिज बाहरी क्षेत्र पर लम्बाई (ऊर्ध्वाधर) में होने वाले टियर्स (फटन) की स्थिति में बेहतर सुधार होता है।
- फाइबर की क्षतिपूर्ति या सुधार 10 हफ्ते के भीतर हो सकता है। अर्धचंद्रक का मध्य भाग अक्षैजित (अवैस्कुलर) हो सकता है और परम्परागत रूप से समझा जाता है कि ठीक नहीं होगा।

मेनिसेक्टोमी

- आजकल अर्ध चंद्रक (खुरिया) के सभी भागों का आर्थोस्कोपिक निष्कासन बहुत सामान्य हो गया है।

जम्पर्स नी (कूदनेवालों का घुटना)

यह घुटने के पश्च भाग का दर्द है जो द्विपदीय सूजन का टीनो-ओसेऊस जंक्शन को प्रभावित करता है।

जम्पर्स नी उन खिलाड़ियों में ज्यादा जल्दी उभरती है जो सख्त सतहों पर नियमित रूप से बहुत ज्यादा जल्दी-जल्दी उतकेन्द्रीय भार डालते (उछलते) हैं। इसके 80% मामलों में पलिया (जानुफलक या नी कैप) के निम्न ध्रुव (छोर) को प्रभावित करते हैं और यह 40

वर्ष की आयु के बाद सबसे अधिक सामान्य रूप से प्रभावित करता है और बच्चों में टिबियल ट्युबरोसिटी सर्वाधिक सामान्य होती है।

टीनो आसेओस क्रियात्मकता पर बार-बार तनाव से एक समय के बाद सूक्ष्म फटान (माइक्रोटियरिंग) हो जाती है और घातक दर्द की शुरूआत हो जाती है शुरूआत में यह दर्द सघन क्रियाशीलता के बाद महसूस होता है और इसके साथ ही साथ स्थानीय स्तर पर कभी-कभार हल्का दर्द, बिना किसी अभिघात के इतिहास के होता है। यह दर्द क्रियाशीलता के शुरूआत में उभरता है और जब खिलाड़ी में गर्माहट आ जाती है तो यह खत्म हो जाता है। यह पुन: तभी उभरता है जब खेल की समाप्ति हो जाती है। वास्तव में यह दर्द निरंतर प्रदर्शन के अनुवर्ती क्षति के साथ रहता है।

जाँच के समय, लम्बे समय तक छोड़े गए मामलों में द्विपदीय क्षय प्रकट होती है और विस्तार का प्रतिरोध करते हुए दर्द उभरता है। घातक मामलों में घुटने की टोपी के आस-पास सख्त सूजन देखी जा सकती है।

प्रबंध या देखभाल

खिलाड़ियों को इस बात के लिए प्रोत्साहित किया जाना चाहिए कि पर्याप्त वार्मअप करें और पर्याप्त शिथिलीकरण के अभ्यास करें। द्विपदीय और घुटने की पश्च नस दोनों को सशक्तीकरण समानान्तर रूप से अवश्य ही विकसित की जानी चाहिए और जूतों में निश्चित रूप से झटकों को अवशोषित करने वाली सामग्री के तलों वाला होना चाहिए।

शुरूआत में बर्फ की सेंक करने से उद्देश्य पूरा हो जाता है। बाद में अनुप्रस्थ पेशी में रगड़पूर्ण मालिश ही एकमात्र उपचार बचता है। घातक परिस्थिति में, जहाँ टीनो आसेओस पर क्षतिग्रस्त ऊतक गठित हो जाते हैं। तब शिथिलता या फैलाव में सीमितता पैदा हो सकती है। इसमें शिथिलीकरण (फैलाव) के अभ्यास से परिधीय गति बढ़ सकती है। गई बार नरम ऊतकों के चलाने की आवश्यकता पड़ सकती है ताकि आसंजित (संलग्न) क्षतचिंह के फाड़ने का प्रयास हो सके।

यदि इसमें असफल होते हैं तो शल्यक्रिया की आवश्यकता पड़ सकती है।

ओसगूड-स्कलैटर्स सिंड्रोम

यह स्थिति प्राय: किशोरावस्था में विशेषकर लड़कों को होती है। प्राय: ऐसा व्यक्ति सक्रिय खिलाड़ी होता है। जो हाल ही में किशोरावस्था की तीव्र वृद्धि से गुजरा है।

यह विशिष्टीकृत सुस्पष्ट तौर पर 'टिबियल' बम्प (घुटने का झटका) प्रकट करता है और प्राय: तभी ध्यान योग्य होता है। प्रभावित मार्ग की ओर अपेक्षाकृत घुटने की प्रतिछाया

दूसरी ओर से भिन्न होती है। यह दर्द बहुत अधिक स्थानीय टिबियल ट्यूबरकल की ओर होता है तथा दौड़ने, कूदने या सीढ़ियाँ चढ़ने जैसे क्रियाकलापों से उत्तेजित होता है।

देखभाल

शुरूआत में गतिविधियों को सीमित करके प्रबंधित हो जाता है। इलैक्ट्रोथैरेपी साधनों को अपनाकर ज्वलनशीलता से शांति तथा दर्द से राहत पाया जा सकता है। इन्फ्रापैटेलर पट्टियों का उपयोग टिबियल ट्यूबेरकल पर द्विपदीय खिंचाव को घटाने के लिए उपयोगी होता है।

जब दर्द माँसपेशी समूह की लोचकता को कम कर दें तब अवश्य ही पुनः लाभ होना चाहिए। यदि माँसपेशी अपक्षय को बढ़ने के लिए बहुत समय दिया जा चुका है तब इसके लिए खिंचाव (फैलाव) के अभ्यास बताए जाते हैं।

दर्द को या जलनशीलता बढ़ाने वाले क्रियाकलापों को सीमित करने के लिए बर्फ के टुकड़ों की सेंक उपयोग में लाई जा सकती है।

बरसिटिस (श्लेषपुटिका शोथ)

एक घुटने के जोड़ में औसतन 14 बरसैक (श्लेष पुटी) उस क्षेत्र में होती है जहाँ दो माँसपेशियों, तन्तुओं, अस्थि तथा त्वचा के बीच घर्षण उत्पन्न होता है। इनमें से कोई भी दबकर दर्द और प्रदाहकता (जलन) प्रदान कर सकता है।

प्रीपैटलर ब्रुसा (खुरिया या टोपी) प्रायः तब क्षतिग्रस्त होता है कोई घुटने के बल केन्द्रीयक होकर गिरता है या फिर लंबे समय तक घुटनों के बल टिके रहना पड़े। यदि घुटने की टोपी के ऊपर त्वचा छिलने या घाव के फटने से हो जाने के कारण सेप्टिक पूर्ण हो जाती है तो द्वितीयक संक्रमण शुरू हो सकते हैं।

साधारण या हल्की क्षति के मामलों में बर्फ और आराम ही सामान्यतः समाधान है लेकिन बहुत ज्यादा स्पष्ट सूजन के लिए ऊपरी सेंक (प्रश्वास) की आवश्यकता होती है।

अर्ध झिल्ली बरसिटिस घुटने के पश्च मध्य में सूजन के दर्द को बढ़ाती है।

शिन पेन (अंतरजंघिका दर्द)

एंटीरियर कम्पार्टमेंट सिंड्रोम के अन्तर्गत टाँग के पीछे निचले भाग का दर्द शामिल होता है जोकि प्रतिरोधित पश्चा कुंचन (डोर्सिफ्लेक्सिन) पर बढ़ जाता है। यह सघन प्रशिक्षण के दौरान अचानक बढ़ने की प्रवृति (के इतिहास) वाला होता है जिसमें सख्त फर्श पर जल्दी-जल्दी उछलना या दौड़ना शामिल होता है।

इसका बिल्कुल सही कारण ज्ञात नहीं है लेकिन जब यह स्थिति सघन होकर बढ़ती है तो यह स्थिति जल्दी उभरने का एक कारक अतिवृद्धि भी हो सकता है।

पश्च खंड की माँसपेशी प्राय: अभिघात से प्रभावित होती है। पहली श्रेणी में सूक्ष्म अस्थि भंग या अस्थि का ही तनाव/खिंचाव (अस्थि भंग) शामिल होता हैं रोगी प्राय: दौड़ का खिलाड़ी (धावक) होता है जिसने हाल ही में अपनी दूरी बढ़ाई होती है। यह स्थिति स्ट्रैस फ्रैक्चर के रूप प्रकट हो सकती है जो सूजन का एक बिन्दु या एक टीबिया मेडियल (मध्यक) के किनारे डिफ्यूज क्षेत्र दिखें जो अधिक सामान्य दर्द को देता हो।

श्रेणी दो में मध्यक टिबियल (टेपी) स्ट्रेस सिंड्रोम होता है जिसमें पेरिओस्टम तथा फेसिया का मिलान बिन्दु (जंक्शन) शामिल होता है और विशेष रूप से तीव्र धावकों में उभरता है या फिर जो उछलने की गतिविधियों में शामिल होते हैं। शुरूआत में दर्द केवल गतिविधि के दौरान उभरता है लेकिन बाद में आराम के समय भी असुविधा महसूस होती है।

श्रेणी तीन की स्थिति के अन्तर्गत दूरवर्ती गहन पश्च उपखंड की इस्कीमिया (आसनास्थि) शामिल होती है और यह धीमें चुभनयुक्त पीड़ा के रूप में पश्च नरम ऊतकों पर होता है जो अभ्यास के द्वारा ऊपर आते हैं।

प्रबंध या देखभाल

शुरूआत में आराम और ज्वलनशीलता या प्रदाहक विरोधी दवाइयाँ प्रयोग करके अतिप्रदाहकता को दबाते हैं।

लेकिन अंग की बाहरी सेंक दाब और उन्नयन समस्या को और भी कठोर बना सकती है।

इसकी घातक अवस्था में जिसमें रूढ़िवादी प्रबंध या देखभाल असफल हो जाती है। उसमें फैशियोटेमी के द्वारा विसंपीडन उपयोगी सिद्ध हो सकता है।

शिनपेन के ओस्टेयोजेनिक (अस्थि जनक) कारण

खिंचाव से हुए अस्थि भंग के लिए टिबिया एवं फाइबुला (अंतर जंघिका एवं बर्हिजंघिका) एक सामान्य स्थल है विशेष रूप से धावकों में। शुरू में यह साधारण दर्द होता है लेकिन प्रशिक्षण की सघनता जारी रहने के साथ यह दर्द बढ़ता जाता है जब तक कि वास्तव में खिलाड़ी पूरी तरह आराम के लिए विवश न हो जाए। दर्द विशिष्ट रूप से दौड़ पूरी होने के बाद उभरता है। बाद की स्थिति में दर्द आराम की अवस्था में भी पैदा हो सकता है।

सामान्यत: इसका इतिहास जल्दी में किए गए गतिविधियों में बदलाव से जुड़ा होता है। एथलीट स्पष्ट तौर पर लंगड़ाता है और उस भाग पर सूजन होती है।

इसके उपचार में आराम सर्वाधिक सामान्य घटक है। प्रशिक्षिण तब तक शुरू नहीं किया जाना चाहिए जब तक कि एथलीट पूरी तरह से 10 दिन तक दर्द मुक्त न हो जाए। जब दुबारा से गतिविधि शुरू की जाए तो एथलीट की निकट से निगरानी की जानी चाहिए और यदि फिर से दर्द उभरता है तो क्रियाकलाप रोक देने चाहिए।

खिलाड़ी की खेल में वापसी धीरे-धीरे प्रगति युक्त तथा भिन्नतापूर्ण होनी चाहिए। उस अंग पर जोर पड़ने से बचाने के लिए वैकल्पिक प्रशिक्षण व्यवस्था शुरू की जानी चाहिए।

टेनिस लेग

टेनिस लेग एक गैस्ट्रोसेनमियस तनाव है। तीस वर्ष से अधिक आयु की औरतें प्रायः इससे प्रभावित होती है।

एथलीट शक्तिपूर्ण उछाल या कुदान के बाद टाँग के पिछले भाग पर अंदर की ओर कुछ चुभता (जाता) हुआ सा महसूस करते हैं जैसेकि पीछे से उसे ठोकर मारी गई हो।

तेजी के साथ दर्द एवं ऐंठन उभरता है जो खिलाड़ी को जमीन पर अपना पाँव रखने से भी रोकता है।

इसके बाद क्षति से दूरी पर सूजन एवं गुम चोंट पैदा होती है जो 48 घंटे के भीतर अपने अधिकतम स्वरूप में होती है। यहाँ पर मध्य और पिण्डली के निकटस्थ तीसरी पेशी के जोड़ पर स्थानीय सूजन होती है। घुटने को सीधा करने पर शिथिल अवस्था से ज्यादा बुरी तरीके से दर्द उभरता है।

इसका शुरूआती उपचार पिंडली को पूरी तरह से स्थिर (गतिहीन) करना है ताकि और ज्यादा ऊतक न खराब हो। कुछ एथलीटों को 2-4 सेमी० उठी हुई ऐंड़ी के साथ प्लांटरफ्लेक्स्ड (पादतल कुंचक) स्थिति को संस्तुत किया जाता है।

इलास्टिक बैंडेज के दबाव से सूजन बढ़ने को सीमित किया जा सकता है तथा शुरूआती पुनर्स्थापन को शुरू करके मजबूती एवं लचीलापन किया जा सकता है।

मालिश में कॉफ नीलिंग मालिश में तथा पृष्ठीय घर्षण शामिल है जो माँसपेशी फाइबरों को पर्याप्त व्यापक बनाना सुनिश्चित करते हैं।

पंजे को एक खंड के सहारे रखकर आंशिक तौर पर सीधा तानना और बाद में पूरे भार को डालने की स्थिति का अभ्यास धीरे-धीरे किया जाना चाहिए। एक समान कदम बढ़ाने की दूरी के बढ़ावा हेतु तथा सामान्य हील-टोरा रिदम (एंडी-पंजा लय) के अपनाने हेतु गैर री एजूकेशन (चाल पुनः शिक्षण) उपयोगी है।

एचील्लेस टेनडिन्टिस

एचील्लेस टेंडिटिंस कोई 15 सेमी० लंबा तथा 2 सेमी० मोटी टेंडिटिंस एचील्लस टेंडन की सूजन के रूप में धीरे-धीरे प्रारंभ में ही उपस्थित होती है। टेंडन फाइबर अलग हो जाते हैं जोकि बदले में अपविकास को बढ़ाते हैं।

पेरीटेन्डीडिंटस में पाराटेंडन को प्रदाहक एवं मोटा बनाती हैं और वहाँ पर स्थानीय शोफ (ओडेमा) एवं चटचटाहट होती है।

इसके प्रारंभिक उपचार का उद्देश्य स्थानीय ओडेमा (शौफ) को घटाना होता है। इलेक्ट्रोथैरेपी की मोडल्टीज के संयोजन में आराम और बर्फ का उपयोग किया जाता है। ताकि दर्द और प्रदाहकता से राहत मिल सके।

अनुप्रस्थ पेशी घर्षण की मालिश व्यापक तौर पर उपयोगी होती है।

टेंडन पर खिंचाव घटाने के लिए उठी हुई ऐड़ियों का उपयोग किया जाता है और प्लांटर फ्लेक्सिन के साथ पिंडली को पट्टी से लपेटा जा सकता है। यदि दर्द बहुत तेज है तो रोगी को प्रारंभ में अपना भार उठाने वाला भी नहीं होना चाहिए।

रेट्रोकैलकैनियल पेन

किशोरावस्था में तीव्र वृद्धि के दौरान 11 से 15 वर्ष की आयु के दौरान सेवर्स डिसीज उभर सकती है। इसमें मेडियल (मध्यक) में टेंडरनेस (सूजन) तथा बाद में ऐंड़ी अपक्षय हो सकता है।

प्रारंभ में स्थिति को स्थिर होने के लिए पूर्ण आराम की सलाह दी जाती है। बाद में कोई भी खेल-कूद क्रिया, जो दर्द पैदा करती हो, से बचाव किया जाता है। और जूतों में भी झटकों को अवशोषित करने वाले ऐंडी के पैड उपयोग में लाए जाते हैं।

प्लांटर फास्सिटीज

खेल-कूद में प्लांटर फासिया में प्रदाहकता एक आम बात है जिसमें बार-बार उछलना एवं एड़ी पर कूदना शामिल होता है।

यदि एचील्लेस टेंडन सख्त होते हैं तो प्लांटर फास्सिटीज उत्तेजित होते हैं या फिर ऊँची एड़ी के जूते पहने जाते हैं तो भी ऐसा हो सकता है। दर्द तब बहुत तीव्र होता है जब सुबह-सुबह कुछ कदम उठाए जाते हैं। जब तक कि एचील्लेस टेंडन खिंच न जाएं।

प्राय: दर्द कैलकैनियल के फैसिया या इसमें मेडियल (मध्यक) छोर से जुड़ाव के साथ उभरता है। इसका दर्द एंडी में स्थानीय होता है जैसेकि पत्थरों पर चलता है या एंडीचाप (आच) में जलनशील दर्द होता है।

पाँव के पंजे के बल चलने से अक्सर, आश्चर्यजनक रूप से राहत मिलती है।

छाले या ब्लीस्टर्स

छाले या फफोले त्वचा के अपक्षय या दबने या प्रतिबल के परिणाम स्वरूप निकलते हैं। एक

संकरे पंजे वाला जूता पंजे की पाँचवीं उँगली के ऊपर छाले पैदा कर सकता है। पाद पक्ष (पंजें) के ऊपर होने वाले छाले तब सामान्य रूप से होते हैं जब स्पोर्ट्स शूज ढीला हो। जूते पाँव में बिल्कुल सही ढंग से फिट होने चाहिए और जहाँ तक संभव हो घर्षण को कम से कम किया जाना चाहिए।

पंजे में अंगुलियों के बीच पेट्रोलियम जेली का प्रयोग करना चाहिए और खराब स्वच्छता की सही देखभाल करते हुए उचित रूप से पाउडर या संकोचक का उपयोग करके सुखाकर रखें तथा उनकी देखभाल करते रहें।

घातक छाले में एक छेद करके बहाया जा सकता है।

ऐथलीट्स फुट (खिलाड़ी के पाँव)

यह पैरों को सर्वाधिक आम फँफूदी या कवक संक्रमण है। जहाँ पर स्वच्छता की मानकता बहुत खराब होती है। पंजों के बीच खिलाड़ियों के जूते आर्द्रता (नमी) एवं गर्मी पैदा करते हैं। यह संक्रमण तलवे से भी हो सकता है।

प्रारंभिक उपचार के रूप में त्वचा के ऊपरी मृत ऊतकों को निकाल दें और मल्हम लगाएं। जब मृत ऊतक साफ हो जाएं तो फँफूदी रोधक धूल पाउडर जैसेकि क्लोट्राईमोजोल आदि को लगाएं; जो उपयोगी होते हैं। मोजे और जूतों को प्रतिदिन बदलें और संक्रमण निरोधक का उपयोग करें। जब खिलाड़ियों के पाँव में संक्रमण रहे तब तक वे नंगे पाँव आम जनता के उपयोग वाले क्षेत्रों में न जाएं।

फ्रोजेन शोल्डर (सुप्त या जमे हुए कंधे)

जैसा कि बहुत सारे बुजर्ग लोग लगातार खेल-कूद में संलग्न रहते हैं। इस हालात् का पैदा होना बहुत जल्दी-जल्दी देखा जा सकता है। यह समस्या महिलाओं में ज्यादा सामान्य है जिसके परिणाम स्वरूप दर्द सहित या बिना दर्द के गतिविधि का घटना है। इसमें अपने बालों में पीछे की ओर कंघा चलाने या अपनी चोली के पीछे के हुक को खोलने की परेशानी प्राय: मुख्य समस्या है। सक्रिय खिलाड़ी पुरुष इस स्थिति की शुरूआत को जल्दी ही महसूस करते रहते हैं अपेक्षाकृत कि शांत भाव वाले व्यक्ति के। बुजुर्ग खिलाड़ी अक्सर शिकायत करते रहते हैं कि उनके गोल्फ की घुमाने की शक्ति प्रभावित हुई है या बैडमिंटन के लिए सिर के ऊपर के शॅट को लगाने में पीड़ा (दिक्कत) होती है।

यह स्थिति अन्य तमाम प्रकार की पैथालोजीज (रोगविज्ञान) की भूमिका के कारण भी हो सकती है जैसे कि अभिघातज बातरोग, ओस्टेयोआर्थिरिथिटिस या घूमती पिंडली की क्षति। इस स्थितियों से होने वाले दर्द को परिधीय गति के संचालन से कम किया जा सकता है और यदि उपचार न किया जाए तो उस रोगी के कंधे जाम हो जाते हैं।

यह फ्रोजेन शोल्डर जोड़ की गतिशीलता तकनीक के साथ गतिशील बनाने हेतु प्रतिक्रिया जताते हैं और यह एक माह की अवधि में सही हो सकते हैं। पीछे से आगे के लिए घुमाव युक्त दोलन व्यापक तौर पर दर्द घटाते हैं।

टेनिस इलबो (टेनिस कुहनी)

टेनिस इलबो शब्दावली का उपयोग उस किसी भी नरम ऊतक के दर्द के लिए किया जाता है जो कंधे से लेकर कलाई के बीच में कहीं पर भी होता है। यह फैलाव वाले अंग के लिए एक सामान्य क्षति है। बार-बार दोहराई जाने वाली गतिविधि के कारण सूक्ष्म अभिघात (क्षति) होती रहती है। कणीभूत ऊतक रचना व्यापक संख्या में मुक्त नसों की समाप्ति के रूप में प्रकट होते हैं, परिणाम स्वरूप दर्द होता है। यह प्राय: दर्द के रूप में पश्च इपीकोंडाइल से दूर स्थिति क्षेत्र में होता है। प्रतिरोधित कलाई के विस्तार से दर्द बढ़ता है।

इसके लिए खिंचाव वाले व्यायाम/अभ्यास उपयोगी होते हैं।

जिमनास्टों की कलाई में दर्द

ताकत के साथ बार-बार विस्तार के कारण कलाई में अपक्षय (क्षति) एवं कलाई पर संघात बल पड़ता है। इस प्रकार की गतिविधि जिमनास्टों में सामान्य होती हैं। ऐथलीट भी इस प्रकार के दर्द को अपनी कलाई के पश्च भाग में महसूस कर सकते हैं। इससे आकुंचन की परिधि तथा फैलाव दर्द युक्त होने से सीमित हो जाता है।

किशोरावस्था में क्रियाकलापों से आराम शामिल है जिसमें कलाई का फैलाव तथा भार उठाना आवश्यक है।

फिंगर टेंडन इंजुरी (अंगुली क्षति)

लंबे समय तक मुट्ठी बाँधकर पकड़ने की स्थिति में जैसेकि रस्सी पकड़कर चोटी पर चढ़ना आदि से अंगुलियों में क्षति हो सकती है। और अंगुली की आंकुचन टेंस क्षतिग्रस्त हो जाते हैं।

दूरस्थ अन्तर आंगुलिक जोड़ का फैलाव होता है जबकि बाहरी आंगुलिक जोड़ में आंकुचन होता है। लंबे समय तक इस प्रकार के तनाव से आंकुचल शीथ (त्वचा) क्षतिग्रस्त हो सकती है। जोकि टेंडन के फटा या भ्रंश का परिणाम बन सकता है।

इसका उपचार इसे एक खपच्ची (स्पिलट) पर गति रहित (स्थिर) करना है।

आँख की क्षति

दो व्यक्तियों या खिलाड़ियों के टकराने से आँख की क्षति हो सकती है जिसमें अंगुलियाँ या कुहनी आँख में घुस सकती है। स्क्वैश की गेंद भी आँख को क्षति पहुँचा सकती है।

यदि आँख में कोई बाहरी तत्व आ पड़ा है तो ढेर सारा पानी डालकर आँख अभिसिंचित करें और पानी से उस वस्तु को धोकर (बहाकर) निकाल दें। आँख को टटोलने का जरा भी प्रयास नहीं किया जाना चाहिए।

आँख में बाहरी वस्तु पड़ जाना आँख की एक सर्वाधिक सामान्य समस्या है। इसकी प्रतिक्रिया प्रायः दर्द एवं आँसू बहना है। यदि वह चीज नहीं निकलती है तो बार-बार आँख के झपकने से कोर्निया पर खरोंच पैदा कर सकती है और 48 घंटों तक के लिए गहन दर्द हो सकता है।

कांटैक्ट लैंस भी समस्या पैदा कर सकते हैं। सख्त लैंस टूट सकते हैं या खरोच युक्त हो सकते हैं या भद्देपन के कारण कोर्निया पर क्षति पहुँचा सकते हैं। यदि आँख क्षतिग्रस्त है या पीड़ायुक्त है तो का टैक्ट लैंस कभी भी न लगाएं। जब तक कि आँख की क्षति पूरी तरह से न ठीक हो जाए।

इन क्षतियों के अनुपालन में मूलभूत दृष्टि क्षमता का मूल्यांकन अवश्य किया जाना चाहिए और यदि कोई भी असामान्यता पाई जाती है तो उस खिलाड़ी को आँख के डाक्टर के पास अवश्य भेजा जाना चाहिए।

प्रत्येक खिलाड़ी को स्वयं बचाव करना चाहिए। आँख के ऊपर सुरक्षा के लिए पहनी जाने वाली चीज अवश्य ही इस योग्य होनी चाहिए कि वे प्रतिरोधक शक्ति या झटकों को झेल सकें। स्काईंग के लिए पहने जाने वाले चश्में निश्चित तौर पर अल्ट्रावायलेंट किरणों को छानने वाले होने चाहिए जबकि शूटिंग वालों के चश्में हल्के प्रकाश की स्थितियों के लिए सक्षम होने चाहिए या स्क्रीन की गई वस्तु को चमक में ग्रहण करने योग्य हों।

दाँतों की क्षति

प्रायः सामने वाले दाँत अक्सर टकराकर क्षतिग्रस्त हो जाते हैं। यहाँ पर साधारण नरम ऊतकों की क्षति हो सकती है और दाँत और मुँह में घाव या छाले हो सकते हैं। सीधी चोट लगने के कारण दाँत चोंटिल (या हिल) सकते हैं तथा यह गतिशील हो सकते हैं लेकिन जगह से उखड़े नहीं हैं। जाँच के समय यह दाँत ढीला व भंगुर हो सकता है और संभवतः मसूढ़ों की क्षति हो सकती है। यहाँ दाँत के लिए कसाव सामान्य है और एक हफ्ते में ठीक हो जाता है। हिले या उखड़े हुए दाँत को बहते पानी में धोया जाना चाहिए और फिर से उसी सॉकेट में रख दिया जाना चाहिए। उसमें रखते समय सावधानी बरतें कि सही तरह से रखा गया हो।

एथलीट को अपना दाँत एक साफ कपड़े या रूमाल के द्वारा चबाते हुए दबाकर तब तक रखना चाहिए जब तक कि विशेषज्ञ सहायता एवं सलाह न प्राप्त हो जाएं। यदि चोट के तीस मिनट के भीतर प्रत्यारोपण क्रिया कर दी जाए तो बेहतर नतीजे की उम्मीद रहती है लेकिन यदि दो घंटे बाद किया जाए तो पूर्वानुमान खराब रहता है।

दाँतों की क्षति की घटनाएं रोकने के लिए मसूढ़ों के कवच पहने जाते हैं। मूलत: बॉक्सिंग के लिए मुँह के रक्षक लगाएं जाते हैं। ये साधारण से रबर के मुड़े हुए टुकड़े होते हैं जिन्हें दाँतों के बीच लगाया जाता है।

कान की क्षति

कर्ण या कर्णिक रक्तस्राव अर्थात् कौलीपलावर कर्ण एक सामान्य क्षति है जो सीधे कान के तरफ चोट लगने से होती है। बाहरी कान के ढाँचे/उपास्थि (कार्टिलेज) तथा पेरिकोंड्रियम (पयुपास्थि) अर्थात् अन्दरूनी कर्णास्थि के बीच रक्त और सीरम जमा हो जाता है। प्राथमिक उपचार के अन्तर्गत बर्फ एवं संपीडन सम्मिलित है। इसके बाद जितनी जल्दी से जल्दी संभव हो, कान के स्राव को बहाकर निकाल दिया जाना चाहिए।

पानी के अंदर कूदने की क्षति

कर्ण पट की झिल्ली के दोनों ओर हवा का दबाव बराबर होना चाहिए। बाहर से वातावरण की हवा का दबाव होता है और अंदर से कंठकर्ण नली का दबाव होता है जो नासा रंध्र की ओर जाती है। दबाव में बदलाव होने से, जैसेकि जो लोग वायुपान में हैं वे गुटकने के द्वारा या अंगड़ाई के द्वारा कर्ण कंठ नली की अभियंत्रकी द्वारा समानता बनाते हैं।

यदि वायु का मुक्त आदान-प्रदान बाधित होता है तो वायु अभिघात उभर सकता है।

यदि बाहरी तरफ से वायु का दबाव बढ़ता है जैसा कि डाइविंग (कूदने) में उभर सकता है और यदि कर्ण कंठनली इस दबाव को बराबर कर पाने में असमर्थ रहती है तो परिणाम स्वरूप दर्द उभरेगा। थोड़ा सा रक्तस्राव मध्य कान में हो सकता है। तथा तीन मीटर से अधिक गहराई में कर्णपटल की झिल्ली फट सकती है।

कान में ठेकी (प्लग) लगाकर डाइविंग करने से बचा जाना चाहिए। पानी का दबाव कान की ठेकी को और ज्यादा कान के अंदर को ठेल सकती है तथा कान के पर्दे तथा ठेकी के बीच की वायु में दाब बढ़ सकता है। इससे भंयकर कान का दर्द हो सकता है। और यहाँ तक कि कान का पर्दा फट सकता है।

मैक्सिलोफैसियल क्षति (जंभिका क्षति)

मैक्सिला की अस्थि क्षति तथा जाइगोमैटिक अस्थि (गण्डास्थि) की अस्थि क्षति संपर्क खेलों में एक सर्वाधिक सामान्य बात है। यदि ऊपरी जबड़े में आघात पड़ता है तो क्षति की आशंका उन दाँतों पर होती है जो एलाइनमेंट (मिलान) से बाहर उभरें हैं या फिर एक तरफ का आधा गाल झन्नाहट महसूस करता है।

यदि एक ऐथलीट को एक मुड़े हुए कपड़े को चबाने या काटने के लिए कहा जाता है तो वह दर्दयुक्त होता है। और स्थानीय सूजन उभरी हुई हो सकती है। अस्थि संबंधी विकृति को बेहतर ढंग से, दोनों गालों की हड्डी को देखकर मूल्यांकित किया जा सकता है। जिसे हताहत के सिर के ऊपर से ठीक से देखा जा सकता है।

दाढ़ी पर सीधे आघात लगने की दशा में निचले जबड़े (अधो हनु) का अस्थि भंग उभर सकता है जिसमें मुँह खोलने या बंद करने पर दाढ़ी में दर्द महसूस हो सकता है। यह क्षेत्र कान के नीचे या सामने की ओर भी हो सकता है।

बर्फ को स्थानीय स्तर पर लगाने से दर्द में राहत प्राप्त हो सकती है।

नासिका क्षति (नोजल इंजरी)

खेलों के दौरान मैक्सिफोकल इंजरी अर्थात् चेहरे की क्षतियों में नासिकास्थि की क्षति या टूटना एक सर्वाधिक सामान्य क्षति है। अक्सर नाक की हड्डी एक तरफ को मुड़ जाती है या दब जाती है। यदि नाक पर ऊपर से नीचे को अंगुली चलाकर देखें तो एक तीव्र विकृति को महसूस किया जा सकता है। अस्थि क्षति वाले भाग के बदलाव आदि हेतु नाक के फाइब्रोसिस के सुधार के प्रयास सात दिनों के भीतर ही किए जाने चाहिए। इसके बाद तन्तु शोथ इसे मुश्किल बना देते हैं।

नाक संबंधी क्षति के उपचार के लिए प्राय: रक्तस्राव को सीधे दाब लगाकर रोकना अतिआवश्यक होता है। जो सिर से जुड़े अस्थि के आगे की ओर दूरस्थ भाग पर लागू करना होता है और सिर को आगे की ओर रखना होता है।

यदि नाक से रक्तस्राव बहुत ज्यादा हो तो एक रुई का गोला या कम्प्रेस नाक के अंदर की ओर लगाया जा सकता है।

खेल-कूद की क्षतियों के उपचार के प्रतिमान

चिकित्सीय ऊष्मा (थिरैप्युटिक हीटिंग)

ताप या ऊष्मा वह उपचार है जिसे व्यापक तौर पर चिकित्सीय उपचारकों तथा खिलाड़ियों द्वारा स्वयं उपयोग किया जाता है। चिकित्सीय प्रभाव केवल तभी प्राप्त किया जा सकता है यदि ऊतकों को कम से कम 5 मिनट तक 40-45° सेटी० ताप पर उपचारित किया जाना चाहिए। ऊष्मा के प्रभाव के अन्तर्गत रक्तप्रवाह में बदलाव, दर्द में कभी, भिड़ंतदितान्यत (कोलैजन इक्स्टेन्सविलिटी) के बदलाव तथा माँसपेशी के आकुंचन में कमी आदि हो सकती है।

ऊतकों के 1° सेंटी० ताप वृद्धि से उनकी चयापचय क्रिया में 13% की वृद्धि हो जाती है। क्योंकि ताप के द्वारा प्रोटीन विगुणित (विकृत) होती है, इसलिए यदि ताप बहुत ज्यादा हो तो

मेटाबोलिक इंजाइम निश्चित तौर पर प्रभावित हो सकते हैं। 45° सेटी० के ऊपर प्रोटीन की क्षति एवं ऊतकों का क्षय प्रकट होने लगता है। इसी प्रकार से यदि शरीर का ताप बहुत कम हो जाए तो फिर उसी प्रकार से ऊतक नष्ट होने लगते हैं। ताप की कमी के कारण शरीर के द्रव जम सकते हैं। ऊतकों की गहन उपचार हेतु शरीर की ताप वृद्धि 5-6° सेंटी० ऊपर या नीचे संस्तुत की गई है। जबकि ऊपरी ऊतकों के लिए निम्न ताप ज्यादा लाभदायक होता है।

कोलैजन इक्सटेंसबिलीटी

गहन ताप के साथ जोड़ों की सख्ती कम होती प्रकट होती है। यह जोड़ों के द्रवों की लसीलापन घटा देती है। लेकिन छिछला या ऊपरी ताप प्रभाव नहीं करता और गति परिधि बढ़ा देता है। लेकिन कई बार ऊपरी ऊष्मा (ताप) चिकित्सीय तौर पर ज्यादा बेहतर परिणाम दिखा सकती है और दर्द तथा माँसपेशी की ऐंठन घट जाती है।

इन्फ्रारेडा रेडियेशन

इन्फ्रारेडा लैम्प शरीर के ऊतकों को रेडियेशन के द्वारा ताप देता है जोकि त्वचा के संपर्क में नहीं है। यह प्रभाव ताप के द्वारा पाया जा सकता है अपेक्षाकृत फोटोकेमिकल के बदलावों के।

इन्फ्रारेड किरणों में 0.78-1000 μm की बेव लैंथ होती है और माइक्रोबेव (सूक्ष्म तरंगों) तथा दृषिगत प्रकाश के बीच होती है। यह इन्फ्रारेड किरणें 1μm की चरमोत्कर्ष के साथ बिना प्रकाशमान होती है या 4 μm की चरमोत्कर्ष के साथ बिना प्रकाश के होती है। इन्फ्रारेड रेडियेशन की पैदा की गई तरंगीदीर्घता ताप के औसतानुसार व्युत्क्रमानुपाती होती है। इसीलिए रंगीन स्रोत एक दीर्घ तरंगदीर्घता केवल 0.1 एम-एम विभेदित करती है जबकि लघु बेवलेंथ 3 एम एम तक गहराई तक विभेदित कर सकती है। सबसे ज्यादा प्रभावी प्रतिक्रिया तब प्राप्त होती है, जब इन्फ्ररेड रेडियेशन को 90° के कोण से उपलब्ध कराया जाता है।

कंडक्शन हीट (चालन ऊष्मा)

कंडक्शन हीट या चालन ऊष्मा में वे प्रतिमान सम्मिलित है जोकि त्वचा के तल के सम्पर्क में है और ताप को ज्यादातर से चालक से दिया जाता है अपेक्षाकृत रेडियेशन के।

चालन ऊष्मा साधनों के अन्तर्गत मोइस्ट पैक, पैराफीन वैक्स (मोम) तथा गरम पानी की बोतल शामिल है न कि गरम पानी से स्नान।

- मोइस्ट पैक में काटन फैब्रिक थैली में सिलीकेट क्रेबेल निहित होता है। यह पैक पानी में 75° से 80° सेंटी० में सील किया जाता है। ज़ेल कुछ गरम पानी अवशोषित कर लेती है। इसके बाद ज़ेल पैक को तौलियों के कई पर्तों में लपेट दिया जाता है ताकि त्वचा के सीधे संपर्क से बचाव हो। त्वचा का ताप 42° सेंटी० तक बढ़ जाता है। यह पैक 20-30 मिनट तक रखा जाता है।

- पैराफिन वैक्स (मोम) का उपयोग हाथों व पाँवों की सिंकाई के लिए किया जाता है। मोम 42° से 52° सेंटी० ताप पर द्रव रूप में रखी जाती है। उपचार वाले शरीर के भाग को धोया या मोम के घोल में डुबोया जाता है। इसके बाद निकाल लिया जाता है फिर डुबोने के पहले उसे 2-3 सेंकेंड तक बाहर सूखने के लिए रखा जाता है। ऐसा बार-बार करते रहने से धीरे-धीरे मोम की एक मोटी पर्त सी बन जाती है और बाद में इसे तौलिये से ढक देने पर काफी देर तक ऊष्मा बनी रहती है।
- गरम पानी की बोतल एक साधारण स्वरूप में ताप देती है और इसका फायदा यह है कि इसके साथ-साथ अभ्यास भी जारी रखा जा सकता है।

ताप का उपयोग तब नहीं किया जाना चाहिए जब आपने कोई मल्हम लगाया हो या कोई मालिश की हो; क्योंकि यह त्वचा की ताप संवेदना को क्षतिग्रस्त कर सकता है। इसे साधारण ताप देना ही पर्याप्त होता है।

माइक्रोबेव डायथर्मी (सूक्ष्म तरंग ऊष्मा पार्य)

माइक्रोबेव रेडियेशन रेडियोबेव्स तथा इन्फ्रारेड रेडियेशन के बीच रहता है। उपचार हेतु उपयोग की जाने वाली सामान्य फ्रीक्वींसी (आवृत्ति) 12-245 सेंमी० की तरंगदीर्घता पर 2450 मेगाहार्ज होती है, हालांकि खिलाड़ियों के लिए 950 मेगाहार्ज सबसे ज्यादा अनुकूल होती है।

वसा तथा उच्च संवहनी ऊतकों में माइक्रोबेव अवशोषण की दर निम्न होती है। निम्न आवृत्ति वाली माइक्रोबेव्स कम ताप के साथ आगे को भेदित होती है क्योंकि वसा पर्त से हानि होती है और माँसपेशी ऊतकों में ज्यादा पहुँच होती है। अनुकूलतम उपचारिक ऊष्मा 750 मेगाहार्ज के द्वारा प्राप्त होती है। माइक्रोबेव्स की प्रभावी ऊष्मा गहनता 3 सेंमी० होती है। माइक्रोबेव उपचार के कारण रक्त प्रवाह बढ़ जाता है।

शार्टबेव डायथर्मी (लघु तरंग ऊष्मापार्य)

यह 27.12 मेगाहार्ज पर इलेक्ट्रोमैग्नेटिक ऊर्जा की रेडियो आवृति पैदा करती है। निरंतर आपूर्ति को मुख्यत: ऊष्मा के लिए उपयोग किया जाता है जबकि पल्सेस परिणाम (आपूर्ति) की गैर ऊष्मीय प्रभाव के लिए उच्च प्रगाढ़ता के लिए उपयोग किया जाता है। गहन ऊष्मीकरण सर्वाधिक महत्वपूर्ण प्रभावी होती है।

पल्स शार्टबेव (स्पंदी लघु तरंग)

स्पंदी लघु तरंग शार्टबेव फ्रीक्वींसी (लघु तरंग आवृत्ति) पर कार्यशील होती है। इसमें दोनों विद्युतीय एवं चुबकीय क्षेत्र पैदा होते हैं।

यदि इसे तीन दिन की अवधि तक प्रतिदिन 60 मिनट अपनाया जाए तो टखने की मोंच के दर्द में कमी एवं मोंच में घटाव के नतीजे प्रकट होते हैं।

ठंडा या शीत

खेल-कूद की चोटों के उपचार हेतु ठंडा या बर्फ संभवतः सबसे ज्यादा सुविधाजनक तरीका उपलब्ध है।

यह खेल-कूद की चोटों में तुरंत उपयोग करके तथा बाद में क्षतिपूर्ति या सुधार दोनों में ही प्रयोग कर सकते हैं। तुरंत उपचार का उद्देश्य क्षति के प्रति शरीर की प्रतिक्रिया को सीमित करना है जैसेकि भाराक्रांत ऊतक क्षति, सूजन, दर्द तथा माँसपेशी ऐंठन आदि।

बर्फ का उपयोग प्रायः आराम, संपीडन (सेंक) तथा अंग उत्थापन के साथ मिले-जुले स्वरूप में होता है। टखने की क्षति में बर्फ अकेले महत्वपूर्ण प्रभावी उपचार साबित हो चुका है। तुरंत उपचार के दौरान इसका प्रभाव प्रायः रक्त नलिकाओं के स्थानीय नेटवर्क से स्थानीय धमनी का रक्त प्रवाह घटाना होता है। प्रायः इससे क्षति के 3-5 मिनट में रक्त का जमाव करके क्षतिग्रस्त रक्त नलिकाएं सील हो जाती हैं। ठंडापन के अन्तर्गत शामिल दर्द शामक (एनालजेसिया) ऐथलीट को उपचारात्मक अभ्यास करने की छूट देते हैं। सामान्य शीतलन या कोल्ड के उपयोग के अन्तर्गत तौलिए में बर्फ लपेट कर या प्लास्टिक थैली में बर्फ द्वारा ठंडी सेंक, बर्फ की मालिश, कोल्ड स्प्रे, आइस बाथ (बर्फ में डुबोना) तथा रासायनिक पैक शामिल है।

शरीर के असमान अंगों जैसे पांव, हाथ को बर्फ के अन्तर्गत डुबोना सर्वोत्तम रहता है। लंबे ऊतक क्षेत्र में आइस पैक उपयोगी होते है। जैसेकि घुटना, कूल्हा कंधा आदि। गीला तौलिया कम पृथक्करण प्रदान करता है किन्तु ऊतकों को उतना निम्न ताप नहीं पहुँचा पाता जितना कि आइस पैक या प्लास्टिक थैला में करते हैं। गीली पट्टी के उपयोग से उतना ताप मिलता है जोकि सीधे लागू करने से 5.7° से० ऊँचा होता है।

बर्फ की मालिश या रगड़ विशेषकर दर्द से राहत के लिए, छोटे ऊतक क्षेत्र में ज्यादा उपयोगी है। यह मालिश तब तक जारी रखनी चाहिए, जब तक की एनेथीसिया न शुरू की जाए।

खेल-कूद की क्षतियों में तुरंत उपचार के दौरान बर्फ को मुख्य तौर पर 5-10 मिनट के भीतर क्षतिग्रस्त क्षेत्र में लगायी जानी चाहिए और इसे 20-30 मिनट तक लगाया जाना चाहिए। इसका निरंतर इस्तेमाल करने की सलाह नहीं दी जाती है।

अल्ट्रासोनिक (पराध्वनि) उपचार

अल्ट्रासोनिक के अन्तर्गत 20 किलोहार्ज के ज्यादा की आवृत्ति पर (फ्रीक्वींसी) होती है

जोकि मनुष्य की सुनने की सीमा से ऊपर की है। खेलों में उपयोग की जाने वाली ज्यादातर आवृत्तियाँ 1.0 और 3.0 मेगाहार्ज की होती है। उच्च फ्रीक्वींसी की अल्ट्रासाउंड शरीर द्वारा ज्यादा तैयारी से अवशोषित की जाती है और इसी कारण इनका उपयोग ऊपरी संरचना की क्षतियों को ठीक करने के लिए प्रयोग किया जाता है।

ज्यादा उच्च सघनता के कारण अन्य प्रोटीन तत्व में हीटिंग पैदा हो सकती है जैसेकि माँसपेशी एवं नसों (कंडराओं) में। अल्ट्रासाउंड के द्वारा उद्दीप्त/प्रेरित हीलिंग (सुधार) का ज्वलनशील चरण प्रकट होता है। लेकिन अल्ट्रासाउंड में होलिंग का जो चरण ज्वलनशीलता देता है वह ज्यादा मजबूत एवं अधिक तन्यतापूर्ण विक्षत ऊतक दे सकता है क्योंकि कोलेजन का अधिक निक्षेप होता है।

अल्ट्रासाउंड का निम्न स्तर (0-52/cm^2) गैर प्रदाहक साबित होता है जबकि उच्च स्तर प्रदाहक को, मैस्ट (शिखर) कोशिकाओं की गतिविधि बनकर उत्तेजित करता है।

फैराडिक स्टीम्यूलेशन

खेल-कूद की क्षति में अभी भी इसकी जगह है। क्षतिग्रस्त माँसपेशियों के साथ इसका उपयोग और अधिक आशाजनक होता है। इलैक्ट्रिकल (वैद्युतीय) उत्प्रेरण में यह प्रकट किया है कि यँग की चतुष्पदीप (खुरिया) की क्षीणता को घटा देता है जब इसे 6 हफ्तों तक प्रतिदिन एक घंटा उपयोग किया जाए।

हाईवोल्टेज का उत्प्रेरण (स्टीम्यूलेशन)

बहुत उच्च वोल्टेज (2 से 2.5 एम्पी०) पर 2 से 100 हार्ज पर विभिन्न आवृत्तियों को प्रयोग किया जाता है। इसमें शरीर के ऊतकों के माध्यम से विद्युत धारा आसानी से प्रवाहित होती है और इसे ओडियेमा (शोफ) में प्रयोग किया जाता है।

हाथों से उपचार (मैनुअल थेरैपी)

मालिश करना, गति देना और बिठाना या आगे पीछे करना आदि शब्दावली का उपयोग खेल-कूद फिजियो थिरैपी (भौतिक उपचार) में किया जाता है।

वर्गीकृत मालिश की तकनीकी का विवरण नीचे दिया गया है-

- इफ्ल्युरेज – बहु दिशात्मक आघातिक गति- विधियाँ।
- प्रेट्रीसेज – नरम ऊतकों का संपीडन जैसेकि नीडिंग(गूँथना), ऊपर करना, मरोड़ कर मलना तथा रगड़ना (हिलाना) शामिल है।

- फ्रिक्शन्स (घर्षण) - हल्की, गहरी, चक्करदार या आड़ी या तिर्यक मालिश।
- टैपोटमेंट (थपथपाना) - थपकी या आघातपूर्ण कार्यवाही जिसमें ताली से बजाना (थपकी मारना), कूटना तथा पीटना या पटपटाना शामिल है।

इफ्ल्यूरेज

दो तरह की इफ्ल्यूरेज उपयोग में लाई जाती है जिसमें पहली गहन कार्यवाही लिंफनाड (लसीका गांठों) तथा रक्त वाहिनयों का प्रवाह शामिल है। दूसरे में ऊपरी आघातिक गतिविधि है जो संवेदी प्रतिक्रिया को पैदा करती है जो चाहे तो शिथिलीकरण (स्लो स्ट्रोंकिग) हो या उत्प्रेरण (फास्ट स्ट्रोकिंग) हो।

प्रेट्रीसेज

इसमें विभिन्न गतिविधियाँ उपयोग में लाई जाती हैं। प्रत्येक मामले में हाथों का संपर्क त्वचा के साथ बनाए रखना और त्वचा की ऊपरी पर्त पर न फिसलाना शामिल है।

गूँथना या नीडिंग एक चक्रीय गति है जो अन्दरूनी संरचना के प्रति पड़े ऊतकों को संपीड़ित करना है। इसे हाथ की हथेली या अंगुलियों के पैड और अँगूठे से किया जा सकता है।

मरोड़कर मलने (रिंगिंग) गतिविधि में दोनों हाथ ऊतकों को ऊपर की ओर होते हैं और फिर एक दूसरे के प्रति ऊतकों के ढीले होने से पहले खींचते एवं दबाते हुए गति करते है रोलिंग के साथ त्वचा को उठाते तथा दोनों हाथों की अगुँलियों अंगूठे के बीच घुमाते हुए करते हैं।

घर्षण (फ्रिक्शन)

घर्षण के अन्तर्गत उपचार कर्ता केवल अँगूठे और अँगुलियों का उपयोग करते हुए नरम ऊतकों को गहन एवं उचित हस्त कौशल या हस्तपरिचालन प्रदान करता है। बिल्कुल छोटे क्षेत्र के लिए पहली और दूसरी उँगली का उपयोग करते हैं एवं उसे एक इकाई की भाँति पर्त दर पर्त घुमाते हैं। बड़े भाग के लिए सभी अंगुलियों के अग्र भाग का उपयोग करना पड़ता है।

घुमाव दार घर्षण का उपयोग प्राय: जोड़ के ऊपर विशेषकर मोटे हुए ओडेमा (शोक) को तोड़ने के लिए प्रयोग करते हैं।

नसें या कंडराएं प्राय: खिंचाव वाली स्थिति में एड़ी से घर्षित की जाती हैं। जबकि माँसपेशियों का उपचार अंदरूनी परिधि में शिथिलीकरण के द्वारा की जाती है। इसका उद्देश्य स्थानीय हाइपरेमिया (अति बलय) पैदा करना, दर्द शामक की मालिश करना तथा आसंजित या पिचके विक्षत ऊतकों को घटाना है।

थपथपाना

थपकी या आघात पूर्ण कार्यवाही का उपयोग उत्प्रेरण हेतु या एक खाली गुहा के निकास या शून्यीकरण के लिए श्वसन उपचार में प्रयोग किया जाता है। हाथों को कटोरीनुमा बनाकर शरीर पर थपकी दी जाती है तथा बीच में खाली तथा आसपास हथेली के साथ थपकी दी जाती है।

मालिश के प्रभाव

ये यांत्रिकतापूर्ण, भौतिकता पूर्ण (शारीरिक वैज्ञानिक) एवं मनोवैज्ञानिक होते हैं। संपीडन (दबाव) तथा निचोड़ने की क्रिया से रक्त वाहिकाएं तथा लसीका द्रव के बहाव में सुधार आता है तथा उन क्षेत्रों में ताजा रक्त पहुँचता है।

एक पिंडली में 10 मिनट तक गहन प्रहार या आघात तथा गूँथन या माँड़ना (नीडिंग) क्रिया करने से 40 मिनट के लिए रक्त की मात्रा बढ़ जाती है और पीछे को मालिश से रक्त का दबाव घट जाता है।

संघटन (मोबलाईजेशन)

परम्परागत तौर से सकारात्मक शरीर वैज्ञानिक गतिशीलता या संघटन का उपयोग जोड़ की परिधीय गति के संचालन की फिजियोथिरैपी के उपचार के लिए किया जाता है। यदि तन्यता सीमित है तो जोड़ों को हाथों से दबाकर उपचारक द्वारा आगे बढ़ाकर तन्यता कराई जाती है। यदि इसमें दर्द आगे मुख्य घटक होता है तो सबसे पहले उसी का उपचार किया जाता है और जब दर्द के ऊपर सख्तीपन की प्रतिछाया होती है तो फिर रोगी के जोड़ के घुमाव की परिधि को बढ़ाना एक उद्देश्य होता है। बहुत सारे मरीजों के अन्तर्गत दर्द और सख्तीपन का संयोग पाया जाता है और यदि इसमें शक होता है कि इसमें पहले से ज्यादा हाबी (प्रभावी) विशिष्टता क्या है तो सबसे पहले दर्द का उपचार किया जाता है।

स्ट्रैपिंग या टैपिंग (पट्टी बाँधना)

खेल-कूद की क्षतियों में स्ट्रैपिंग या टैपिंग का व्यापक तौर पर इस्तेमाल किया जाता है। यह पट्टियाँ या तो इलास्टिक या इनइलास्टिक होती हैं। इनइलास्टिक सामग्री में प्रायः जिंक आक्साइड का टेप का इस्तेमाल किया जाता है। यह पट्टियाँ वायु रंध्रयुक्त हो सकती हैं या फिर सुदृढ़ चिपकने वाले पदार्थ से युक्त हो सकती है। ये आसानी से फट जाती है।

एडहेसिव युक्त इलास्टिक पट्टियाँ कुछ सीधा खिंचाव लम्बोत्तर रूप में देती है तथा इनमें एडहेसिव की सुदृढ़ पृष्ठभूमि होती है। ज्यादातर टेपें पानीरोधक होती हैं और इनके साथ ही खिलाड़ी स्नानकर सकते हैं।

इन टेपों के नीचे पैडिंग के लिए उपयोग में लाई जाने वाली सामग्री फोम या फाइबर आधारित वस्तु हो सकती है।

फाइबर (रेशेदार) पैडिंग का उपयोग वहाँ किया जाता है जहाँ पर पैडिंग काफी मोटी करनी हो। इसका लाभ यहाँ होता है कि उन्हें उस जगह के हिसाब से उसकी जरूरत के आकार में काटा जा सकता है। जोड़ों को स्थिर करने तथा सहारा देने के लिए खपच्चियों का उपयोग किया जाता है।

खेल-कूद में पट्टियों को बाँधने का उपयोग या तो क्षति से बचाव के लिए किया जाता है या एक क्षतिग्रस्त भाग को सुरक्षा देने के लिए और घाव के सुधार के लिए क्षतिग्रस्त भाग का सहारा देना होता है जिसके लिए उसके घुमाव या गति की परिधि का घटाना होता है। कार्यशील टेपिंग का उपयोग सामान्य जरूरत भर की परिधि के घुमाव/गति को बनाए रखना है।

ऐड़ी को ठीक करने कारण टखने की टेपिंग को जाती है ताकि नंगे पाँव की मुद्रा में चलकर ऐड़ी जल्दी ठीक होने हेतु उठाकर रखी जाए। त्वचा और पट्टी के बीच का संपर्क जितना ज्यादा से ज्यादा संभव हो रखा जाए ताकि अतिरिक्त गतिविधि को रोका जा सके अन्यथा त्वचा पर खरोंच या रगड़न की क्षति हो सकती है।

कुछ खिलाड़ियों के शरीर में पट्टियों के साथ उपयुक्त घटकों के प्रति अति संवेदन शीलता हो सकती है और जिसके कारण गंभीर एलर्जिक प्रतिक्रिया दिख सकती है। यदि स्ट्रैपिंग (पट्टी) का पट्टा इलास्टिक के तत्व शरीर की त्वचा तक पहुँचाता है तो अभियांत्रिक खुजली का रूप ले सकती है। एडहेसिव टेप का जल्दी-जल्दी हटाना और लगाना भी त्वचा पर खुजलाहट पैदा कर सकता है।

हर बार जब टेप हटाई जाती है तब संरक्षी कोर्नियम (आधार भाग) चिपक कर उखड़ता है। त्वचा के छोटे-मोटे दोष जैसेकि साधारण कटना या छिलना आदि को जीवाणु रहित पट्टियों से ढक कर बचाया जाना चाहिए। बड़े घावों को चिपकने वाली पट्टी के अलावा उचित मरहम-पट्टी की आवश्यकता होती है।

टिंक्चर बेन्जोइन या एडहेसिव स्प्रे के उत्पाद उपयोगी हो सकते हैं यदि स्टैपिंग फिक्शेसन (पट्टी स्थिरीकरण) खराब हो। जब बालों से युक्त त्वचा से स्ट्रैपिंग को उखाड़ रहे हो तो पट्टी को उस दिशा में खींचा जाना चाहिए जिस दिशा में बालों की वृद्धि हो। इस तरह से तीव्र इपीलेशन (चिहुँक) से बचाव होगा।